Guia de Medicina Legal e Perícia Médica

Ivan Dieb Miziara

Guia de Medicina Legal e Perícia Médica

manole
editora

Editora: Cristiana Gonzaga S. Corrêa
Projeto gráfico: Departamento Editorial da Editora Manole
Diagramação: RG Passo
Ilustrações: Luargraf Serviços Gráficos e RG Passo
Capa: Departamento de Arte da Editora Manole
Imagem da capa: iStock.com

CIP-BRASIL. CATALOGAÇÃO NA PUBLICAÇÃO
SINDICATO NACIONAL DOS EDITORES DE LIVROS, RJ

G971
Guia de medicina legal e perícia médica / [coordenação] Ivan Dieb Miziara. - 1. ed. - Barueri [SP] : Manole, 2022.

Inclui bibliografia
ISBN 9786555762310

1. Medicina legal - Brasil. 2. Perícia médica - Brasil. 3. Perícia (Exame técnico). I. Miziara, Ivan Dieb.

22-78173 CDD: 614.1
CDU: 340.6

Gabriela Faray Ferreira Lopes - Bibliotecária - CRB-7/6643

Edição – 2022

Editora Manole Ltda.
Alameda América, 876
Tamboré – Santana de Parnaíba – SP – Brasil
CEP: 06543-315
Fone: (11) 4196-6000
www.manole.com.br | https://atendimento.manole.com.br/

Impresso no Brasil
Printed in Brazil

Para Carmen e Nathália,
pelo apoio constante e carinho.

COORDENADOR

Ivan Dieb Miziara
Professor Associado e Livre-docente, Chefe do Departamento de Medicina Legal, Bioética, Medicina do Trabalho e Medicina Física e Reabilitação da Faculdade de Medicina da Universidade de São Paulo. Professor Titular da Disciplina de Medicina Legal, Bioética e Perícia Médica da Faculdade de Medicina do Centro Universitário do ABC. Professor Adjunto e Coordenador das Disciplinas de Medicina Legal e Bioética e de Bioética e Segurança do Paciente da Faculdade de Ciências Médicas da Santa Casa de São Paulo.

AUTORES

Aimée Christine Alcantara Ribeiro Szonyi Porto
Ex-residente do Programa de Residência em Medicina Legal e Perícia Médica da Faculdade de Medicina da Universidade de São Paulo.

Carmen Silvia Molleis Galego Miziara
Doutorado em Neurologia. Título de Especialista em Medicina Legal e Perícia Médica. Professora Assistente da Disciplina de Medicina Legal e Bioética da Faculdade de Medicina do Centro Universitário do ABC.

Emílio Zuolo Ferro
Médico Preceptor da Residência de Medicina Legal e Perícia Médica da Faculdade de Medicina da Universidade de São Paulo.

Fernanda Scaramussa
Ex-residente do Programa de Residência em Medicina Legal e Perícia Médica da Faculdade de Medicina da Universidade de São Paulo.

Ivan Dieb Miziara
Professor Associado e Livre-docente, Chefe do Departamento de Medicina Legal, Bioética, Medicina do Trabalho e Medicina Física e Reabilitação da Faculdade de Medicina da Universidade de São Paulo. Professor Titular da Disciplina de Medicina Legal, Bioética e Perícia Médica da Faculdade de Medicina do Centro Universitário do ABC. Professor Adjunto e Coordenador das Disciplinas de Medicina Legal e Bioética e de Bioética e Segurança do Paciente da Faculdade de Ciências Médicas da Santa Casa de São Paulo.

Luiz Fernando Segura
Ex-residente do Programa de Residência em Medicina Legal e Perícia Médica da Faculdade de Medicina da Universidade de São Paulo.

SUMÁRIO

APRESENTAÇÃO

O médico espanhol Félix Martí Ibañez, que, ao fugir para os Estados Unidos durante a ditadura franquista em seu país, veio a se tornar professor do New York Medical College of Flower, cunhou uma frase para definir os médicos legistas: "Carregam sob a túnica de Sólon a sapiência de Hipócrates".

É uma frase curta e emblemática, posto que une a capacidade de legislar do sábio grego à medicina encarnada pelo asclepíade da ilha de Cós. De modo metafórico, Ibañez resume à perfeição a função da Medicina Legal: servir à Justiça (e, por conseguinte, às leis) sempre que esta necessitar dos conhecimentos médicos para que se faça justiça – a justiça social, no dizer de um dos pais da moderna Medicina Legal brasileira: o baiano Afrânio Peixoto.

Quase todas as especialidades médicas dispõem de algumas atividades que as caracterizam e identificam, outorgando-lhe grande parte de sua razão de ser. Não é diferente a Medicina Legal enquanto especialidade jovem e recente no rol das especialidades médicas brasileiras, mas que descende diretamente dos marcos da Idade Antiga, dos Códigos de Hamurabi na Mesopotâmia ao de Manu na Índia.

Sua atividade característica e primordial é a perícia médica. E por perícia médica pode-se entender não só o ato de exame em si, mas, muito mais além, pode-se depreender dela a busca incessante da verdade, da prova material que esclarece e faz com que seu destinatário (o juiz) possa bem julgar apoiado em fatos objetivos. Esses fatos que lhe trarão a sempre necessária convicção de estar agindo de modo correto em suas decisões.

Afirmamos em alguma parte desse livro que "a Medicina Legal é a interpretação da lei sob o ponto de vista médico". No entanto, é muito mais do que isso. Já que sua atividade básica é perícia, reforçamos que periciar é ouvir, ver, examinar, compreender e interpretar, para depois relatar ao seu destinatário final. E, como produto final, relatar na forma escrita (de um laudo ou parecer), de forma escorreita, tornando simples o que é complexo, de modo que o leigo em medicina possa compreender de forma clara aquilo que lhe é revelado pelo perito.

A ubiquidade da Medicina Legal é notória. Ela se vale de conhecimentos adquiridos em todas as outras áreas da medicina e das ciências biomédicas. Furta evidências da ginecologia, da obstetrícia, da otorrinolaringologia, da farmácia, da química e da odontologia, dentre as múltiplas áreas do saber científico que lhe interessam. Reúne esses conhecimentos de modo próprio e particular, articula-os entre si, estrutura-os de modo a que formem um corpo doutrinário próprio, uma nova especialidade.

Por doutrina entenda-se também como um conjunto coerente de ideias fundamentais a serem transmitidas e ensinadas. E a doutrina médico-legal deve estar ao alcance de todos os médicos. Inclusive daqueles que, ao assinarem um atestado médico, não se dão conta de que estão emitindo um documento médico-legal; ou daqueles que, por desconhecimento, possam vir a ser acusados de má prática médica; ou, ainda, daqueles que, por ausência de um perito oficial no seu local de atuação, venham a ser nomeados peritos *ad hoc* por necessidade da autoridade policial ou judiciária.

Disseminar essa doutrina médico-legal é obrigação da Academia, seja para conhecimento dos futuros médicos, seja para complementar a formação dos médicos residentes em Medicina Legal. Disseminar a doutrina médico-legal é o objetivo deste *Guia*. Elaborado a várias mãos, no seio da Faculdade de Medicina da Universidade de São Paulo, traduz não só a experiência de alguns, mas também o noviciado entusiasmado de outros, que, ao iniciar na carreira, aprendem ensinando. Que esse aprendizado e ensinamento carreguem tanto a túnica de Sólon quanto a sapiência de Hipócrates – para engrandecer ainda mais a Medicina Legal brasileira.

Esta obra, portanto, se propõe a ser um auxílio ao desenvolvimento da Medicina Legal e uma contribuição à Justiça em nosso país. Abre as portas dessa especialidade aos alunos de graduação em Medicina e Direito, e pretende também atualizar conhecimentos básicos e servir como material de consulta, com linguagem simples e prática, a profissionais destas disciplinas.

Meus agradecimentos à Editora Manole, e a todos seus editores e colaboradores.

Ivan Dieb Miziara

São Paulo, 03 de junho de 2022

CAPÍTULO 1

INTRODUÇÃO À MEDICINA LEGAL

Ivan Dieb Miziara

Simonin, diretor do Instituto de Medicina Legal e Medicina Social da Universidade de Estrasburgo, na introdução ao seu célebre tratado (*Medicina Legal Judicial*), faz uma pergunta fundamental a seu leitor: o que é a Medicina Legal?

Ao discorrer sobre o assunto, com a intenção de responder a essa pergunta aparentemente simples, ele inicia por reconhecer que a associação dos termos "Medicina" e "Legal" surpreende à primeira vista. Após alguma reflexão, acredita que essa associação torna-se menos misteriosa quando se lembra que o juiz está encarregado, em nome da sociedade, de fazer respeitar os direitos do homem. Em muitas circunstâncias, prossegue, esses direitos possuem um caráter biológico. "A vida entre os homens não está baseada em processos biológicos?" – indaga. O organismo humano obedece a componentes psicossomáticos complexos que direcionam sua existência tanto do ponto de vista vegetativo como social, moral e profissional. O autor completa sua resposta mostrando que, para evitar juízos obscuros, condenações abusivas e erros judiciais, o juiz, técnico do Direito, precisa ser informado por uma pessoa que estude os fenômenos biológicos e patológicos.

Prosseguindo em suas inquirições, Simonin levanta outra questão correlata à primeira: o que se pode esperar do pensamento biológico? Este difere em essência do pensamento jurídico em inúmeros pontos; a biologia, com frequência, é vacilante, indecisa e perplexa, já que sua natureza é uma incógnita: a vida. Portanto, o raciocínio biológico sempre carrega consigo uma parte de reserva, de incerteza e de dúvida. Duvidar é a raiz do pensamento biológico. Ao contrário, o pensamento jurídico é preciso, conciso, justo, porque está enquadrado nos textos – códigos e leis – que são de elaboração humana e, em consequência, compreensíveis, discerníveis e assimiláveis.

Os juristas, afirma Simonin, preocupam-se em organizar a vida enquadrando-a dentro dos quadros rígidos da lei; os biólogos buscam sua compreensão. Aparentemente, há divergência entre as tendências biológica e jurídica; por isso, ambas devem se associar em um certo número de casos para a correta administração da justiça.

Como dizia Afrânio Peixoto, a justiça teve de valer-se dos conhecimentos dos homens de arte, ordinariamente dos médicos, para informar-se devidamente ao dar uma sentença. "*Medico creditur in sua medicina.*" Cumpria-lhe ver e observar, às vezes examinar e pesquisar, para reportar ou referir. "*Visum et repertum*", bradava, criando um bordão latino tantas vezes mal compreendido. Além disso, ver, reportar e explicar para se fazer entendido por quem possui conhecimentos das leis e dos códigos, mas que necessita das explicações acerca dos fenômenos biológicos, para aplicar a lei quando esta requer esse tipo de auxílio.

Lima Drummond, ao prefaciar a magnífica obra de Agostinho de Souza Lima,[1] pioneiro ao agrupar os conhecimentos médico-legais de forma sistematizada, lembrava que

> *não podem ser indiferentes os que fazem as leis e os que determinam a ação da justiça, às questões especiais, suscitadas frequentemente pela formação das leis e pela ação da justiça e forçosamente resolvidas pela aplicação das ciências médicas ao seu exame e estudo. E é com essa aplicação que coincide o objeto da Medicina Legal. Assim se estabelece um dos meios de comunicação entre a medicina e o direito, os quais constituíram a ideia dominante de toda a vida científica de Legrand du Saulle. A medicina resolve as questões: a justiça formula-as – disse M. Tourdes. É indispensável, portanto, que a justiça saiba formular as questões pela medicina resolvidas. Esclarecendo a medicina as questões do direito, estabelecem-se entre ambas as ciências as mais íntimas relações e contribui também aquela para o aperfeiçoamento da noção do justo e do injusto, na vida social.*[1]

Dentro desse papel de relevo na vida social, a Medicina Legal pode ser entendida como a arte de interpretar a lei sob o ponto de vista médico. Cabe ao médico especialista em medicina legal e perícias médicas, possuindo os conhecimentos básicos a respeito dos códigos e leis, interpretar essa legislação sob a ótica da ciência médica para melhor responder às perguntas formuladas pelo Direito.

> A medicina legal pode ser conceituada como a interpretação da lei (as existentes e as por serem feitas) sob o ponto de vista médico.

Um exemplo atual citado por Odon Ramos Maranhão é o tema transexualidade.

Essa matéria solicita as atenções do geneticista, do endocrinologista, do cirurgião plástico e do psiquiatra (no campo médico). Cada caso particular, porém, cria uma série de problemas sociais: alteração do registro civil, modificação do estado civil, direitos profissionais e sucessórios etc. (no campo jurídico), além de questões de natureza ética (a cirurgia é realmente necessária?). Surge dessa forma uma área em que a matéria há de ser tratada de modo médico-legal, *isto é, atendendo aos interesses médicos e jurídicos simultaneamente. Não é só médica e não é só jurídica, mas é simultaneamente médica e jurídica. Esse modo particular de enfocar o assunto é tarefa médico-legal.*

Nesse aspecto, é preciso proceder como Agostinho Souza Lima: expor com segurança os princípios científicos, decompô-los em seus elementos fundamentais e, por fim, aplicá-los à legislação. Tudo isso eivado em linguagem clara e em raciocínios seguros. Nas palavras de Souza Lima, estabelece-se de forma límpida o campo de atuação da Medicina Legal:

Fora deste terreno em que se exercitam a clínica e a terapêutica individual, há outra ordem de aplicações da medicina, no concurso dos princípios conducentes à manutenção da harmonia social, para o estabelecimento e garantia dos direitos e dos deveres comuns aos cidadãos, esclarecendo a justiça pública, ministrando-lhe o auxílio valioso de suas luzes, todas as vezes que se tratar de questões do foro cível e criminal, cuja solução depender exclusivamente de conhecimentos médicos profissionais; é este o objeto e o fim da medicina legal. Ela é também chamada medicina judiciária, forense, ou medicina criminal; devendo porém esta última denominação aplicar-se a uma parte somente desta ciência: a que se refere às questões do foro criminal, aliás as que mais frequentemente reclamam a intervenção de peritos médicos."[1]

Com o passar dos tempos, a evolução da sociedade, da tecnologia e dos conhecimentos científicos, assim como os atributos da medicina legal relativos às questões do trabalho (mormente quanto à infortunística), às questões previdenciárias ou securitárias – todos estes, em algum momento, necessitaram do exame pericial médico. Trata-se, portanto, de um campo vasto de aprendizado e prática, que não cabe mais em único compartimento de conhecimentos. Não é mais tão somente o *visum et repertum*, mas a elaboração de um método de trabalho científico denominado perícia, uma maneira científica de ver, descrever, analisar e interpretar o que se viu, à luz da legislação apropriada, para depois reportar àqueles que vão julgar de maneira clara, sem dubiedades ou subterfúgios.

Como bem diz Genival Veloso de França,

> *a medicina legal é uma ciência de largas proporções e de extraordinária importância no conjunto dos interesses da coletividade, porque ela existe e se exercita cada vez mais em razão da ordem pública e do equilíbrio social... É Ciência, Técnica e Arte ao mesmo tempo... Uma arte forçosamente científica... A arte neste sentido é inserir na descrição do laudo o devido entendimento que se deve ter de sua leitura a partir da exata compreensão do fato analisado... "tem-se de construir sua frase como se não estivesse escrevendo, mas fotografando"... E mais: o ato médico-pericial desse modo, é um exercício de arte científica.*

O ENSINO DA MEDICINA LEGAL NA GRADUAÇÃO MÉDICA

Histórico

A Medicina Legal é reconhecida como uma necessidade do Direito, para auxiliar a Justiça na resolução de lides que envolvem questões afetas aos médicos. As origens dessa especialidade remontam ao Código de Hamurabi, na Mesopotâmia, e reverberam até os dias de hoje – quando sua importância foi maximizada (inclusive pela intensa judicialização da Medicina) e os médicos passaram a ser convocados a prestar esclarecimentos às autoridades judiciárias sobre as diversas áreas da profissão, nos processos relativos ao Direito Penal, Civil e suas demais ramificações codificadas.

A evolução prática da Medicina Legal, de seus primórdios até a transformação em disciplina científica e seu reconhecimento como especialidade médica pelo Conselho Federal de Medicina no Brasil (em 2011), é bem documentada na História, a qual constata a sua importância para a vida em sociedade. No dizer de Tourdes (citado por Souza Lima[1]): "A importância da medicina legal resulta da própria gravidade dos interesses que lhe são confiados; [...] a honra, a liberdade e até a vida dos cidadãos pode depender de suas decisões [...]"

As primeiras cadeiras dessa disciplina em escolas médicas surgiram na Alemanha, e os primeiros cursos práticos foram abertos em 1833 em Berlim. No entanto, o ensino dessa disciplina nos cursos de graduação médica no Brasil é razoavelmente recente. Somente com o Código Penal de 1830, em cujo artigo 195 se declara, a propósito do homicídio, que "o mal se julgará mortal a juízo dos facultativos" (o qual obriga ao exame pericial médico nos corpos das vítimas), é que se cria, com a reforma curricular de 1834, a cadeira de medicina legal nas duas únicas faculdades oficiais então existentes: a do Rio de Janeiro e a da Bahia.[1] Considerando-se que a primeira escola médica no Brasil surgiu na Bahia em 1808, é razoável supor que, com apenas 26 anos de existência, o país passou a ser pioneiro no ensino da matéria no Hemisfério Sul.

No Rio de Janeiro, Souza Lima inaugurou o ensino da medicina legal de forma teórico-prática, cujo programa era baseado no ensino da toxicologia forense, da tanatologia forense e da adaptação ao ensino acadêmico da legislação e jurisprudência criminais brasileiras. Da grade de ensino constavam ainda rudimentos da traumatologia e a elaboração de laudos, pareceres e outros documentos oficiais requisitados pela Justiça. É o pioneiro ao elencar no módulo de "jurisprudência médica" o ensino de questões ligadas diretamente à deontologia médica (responsabilidade médica e segredo médico). Acresce ao instrumental teórico do graduando em medicina módulos sobre sexologia e obstetrícia forense (civil e criminal), psiquiatria forense, noções de semiótica pericial. Não obstante, seu programa recebeu críticas por ser excessivamente voltado ao Direito Penal (em detrimento das questões relativas ao Direito Civil) e sua pouca atenção em matéria de psiquiatria forense.[1]

A par dessa organização didática voltada para atender ao disposto nos artigos do Código Penal que exigem interpretação médica, meio século depois começaram a irromper críticas à produção científica da medicina legal brasileira, como as feitas por Flamínio Fávero[2], só poupando Nina Rodrigues que "compreendeu cedo a necessidade de fazer em nosso próprio país a colheita dos elementos de laboratório e de clínica, para solução dos problemas médico-legais e de criminologia brasileiros".

Quanto ao ensino, as críticas surgem tanto na forma organizacional quanto programática, movidas pelo avanço das questões sociais e a importância do conhecimento interdisciplinar desses problemas na formação do médico. Afrânio Peixoto[3], de forma visionária, afirmava:

Em 1895 em uma reforma do ensino, as cadeiras de Higiene e Medicina Legal, criadas pela reforma de 1891, foram fundidas em uma só, a de "Medicina Pública". Recentemente a Higiene passou a preparatório… e a Medicina Legal ficou sozinha. (…) A medicina pública era a intervenção médica em assuntos públicos. Para logo a complexidade obrigou a separação: assuntos de saúde pública ou higiene; assuntos de perícia judicial ou medicina legal. Hoje vê-se que, nem o termo que qualifica, nem o que traduz a essência, bastam. Vamos a caminho de uma "Medicina Social", com a infortunística, os acidentes de trabalho, a avaliação de incapacidades, o prognóstico legal, a invalidez operária, o seguro social, que contam imensamente mais que os casos contados criminais. (…) O médico amplia suas preocupações: médico "social".

Se havia reparos, tanto à produção científica brasileira ser escassa, como também à estrutura organizacional, essas observações não se estendiam ao conteúdo programático. De modo geral, o programa era (e é) voltado unicamente para a própria disciplina – organizado, como afirmado anteriormente, para ensinar tópicos atrelados às exigências do Código Penal. Nesse modelo, praticamente tornam-se esquecidos (ou relegados a segundo plano) o Código Civil, os métodos periciais a serem utilizados nos diversos foros que não o criminal, as perícias previdenciárias, as administrativas, as securitárias; olvida-se o "médico social" e suas preocupações com o bem-estar comum. Contudo, mais importante ainda, esquece-se do aluno de graduação médica, o médico em formação e suas necessidades futuras, tanto técnicas quanto éticas.

No entanto, é fundamental observar, como Reyes[4] que

> *a responsabilidade médica é hoje, mais do que nunca, um sentimento a inculcar nos estudantes de medicina. Com isto não se pretende somente indicar a necessidade duma deontologia: é indispensável que os médicos tenham conhecimento não só de seus deveres mas também de suas obrigações... Esta formação legal faz parte integrante da formação humanística que à Universidade compete transmitir aos seus discentes. No que respeita aos estudantes de Medicina e de Direito, ela pertenceu sempre à Cadeira de Medicina Legal, ministrada em cursos universitários.*

O ENSINO DA MEDICINA LEGAL NO BRASIL HOJE

Para aqueles que acompanham os rumos da educação médica em todo o mundo, o ensino da Medicina Legal no Brasil encontra-se em descompasso com a evolução da ciência médica e os anseios da sociedade. Ensina-se ainda hoje de uma forma que poderia ser considerada narcisista: detalhes das lesões corporais, casos de homicídios e seus sinais eivados de epônimos da tradição francesa. Ministram-se conhecimentos que não serão apreendidos pelos graduandos sobre tipos de arma de fogo. Não se busca adaptar a forma de transmissão desses conhecimentos à realidade que o aluno deverá encontrar em um pronto-socorro ou ambulatório. Não é que esses conhecimentos sejam desimportantes, mas não há o compromisso de construção compartilhada do saber com o corpo discente. Menos ainda preocupação em selecionar quais dessas competências e habilidades serão úteis para o médico generalista e quais deverão ser apreendidas por aqueles que, em outro estágio da vida profissional, forem se especializar na medicina forense. Ou seja, utiliza-se ainda o velho modelo de ensino "centrado no professor", e não aquele que deveria ser "centrado no aluno".[5] Desvaloriza-se a formação do "médico social" intuído por Afrânio Peixoto, já que não se estimula a reflexão e a crítica acerca dos problemas da sociedade que implicam em questões jurídicas, principalmente aquelas geradas pela violência, seja em relação ao indivíduo, seja comprometendo a coletividade.

Esta parece ser a principal deficiência didática do ensino atual da medicina legal na graduação médica. Além disso, o conhecimento é transmitido e recebido de forma passiva; pouco (ou nada) se usa de metodologias ativas de aprendizado; não se desenvolve a atitude correta que um médico de formação generalista, "social", deverá ter frente a uma vítima de violência. Não se questiona qual o impacto das diversas formas de violência nos agravos à saúde, quais as condutas a tomar, quais as intervenções possíveis para prevenir esses agravos. Não se ensina como acolher para evitar a revitimização, como preservar evidências de crime para posteriores inquéritos e processos penais (numa postura até corporativista ou de "reserva de mercado", com prejuízo da persecução penal mesma). Não sobreleva as constantes e cada vez mais frequentes formas de violação dos Direitos Humanos, deixando de capacitar o discente a reconhecer e refletir acerca das violências fundadas em questão de gênero, da violência contra a criança, das formas de violência e negligência contra o idoso – agravos muitíssimo mais frequentes que as inúmeras síndromes raras que lhes são ensinadas em outras disciplinas.

ALTERAÇÕES DAS DIRETRIZES CURRICULARES: UMA ADAPTAÇÃO NECESSÁRIA

Em 2014, com a implantação da Resolução Nº 3, de 20 de junho de 2014[6], houve alterações substanciais nos objetivos da educação médica no Brasil. Desta feita, privilegiou-se a formação de um profissional ético, de perfil humanista e generalista, com capacidade de atender, gerir e pensar os problemas relativos à saúde da coletividade como um todo. Um profissional "com responsabilidade social e compromisso com a defesa da cidadania, da dignidade humana, da saúde integral do ser humano e tendo como transversalidade em sua prática, sempre, a determinação social do processo de saúde e doença."

Vê-se, na seção denominada "Da gestão em Saúde", a intenção de formar um profissional capaz de atuar na dimensão de "Valorização da Vida, com a abordagem dos problemas de saúde recorrentes na atenção básica, na urgência e na emergência, na promoção da saúde e na prevenção de riscos e danos, visando à melhoria dos indicadores de qualidade de vida, de morbidade e de mortalidade, por um profissional médico generalista, propositivo e resolutivo".

Esse futuro profissional deverá ter "compreensão dos determinantes sociais, culturais, comportamentais, psicológicos, ecológicos, éticos e legais, nos níveis individual e coletivo, do processo saúde-doença"[5] – e sob esse aspecto, a violência exerce papel preponderante. A violência, problema grave de saúde pública no Brasil, deve ser encarada sob os vieses das relações interpessoais e coletivas, mas também legais – é preciso que o graduando em medicina conheça os fundamentos legais de identificação dos agravos à saúde nessa área, as formas de melhor combatê-los e preveni-los.

Assim, ao analisar o papel da violência no processo de adoecimento, nota-se que o futuro profissional não pode, de forma alguma, desconhecer os determinantes sociais desse fator, nas questões que envolvem a violência de gênero, a violência contra a criança e a violência contra o idoso – violações dos direitos humanos com papel importante na morbimortalidade do brasileiro. É necessário que o graduando saiba identificar as manifestações "clínicas" dessas formas de violação; entenda a responsabilidade de notificá-las de maneira correta; desenvolva a capacidade de acolhimento dessas vítimas evitando a revitimização – contribuindo para a prevenção de riscos e danos. Parece claro que essa é uma tarefa precípua da Medicina Legal, assim como da Ética e Bioética – mormente no que tange ao capítulo da responsabilidade médica. O compartilhamento de habilidades e conteúdos aqui, de maneira ideal, deverá ser interdisciplinar (se possível ministrado em conjunto com outras áreas como Ginecologia-Obstetrícia, Pediatria e Geriatria). O saber deverá ser compartilhado e construído em conjunto com professores e alunos – tanto em teoria como na prática.

Por todo o mencionado anteriormente, torna-se óbvia a necessidade de uma adaptação do programa tradicional da Medicina Legal às novas diretrizes. A pergunta a ser feita é: quais conteúdos pertinentes à Medicina Legal são importantes na formação do graduando em medicina? Qual competência, qual habilidade deve ser desenvolvida nesse graduando pela medicina legal?

Uma crítica possível a essas diretrizes[5] é a forma como foi elaborada, baseando seus objetivos em expressões vagas e pouco específicas. De modo geral, almeja-se a formação centrada em grandes áreas de conhecimento médico (i.e., Clínica Médica, Cirurgia, Ginecologia-Obstetrícia, Pediatria, Saúde Coletiva e Saúde Mental) e uma tendência a privilegiar o ensino prático no modelo de internato médico (35% da carga horária total). Não há uma referência concreta a outras especialidades. Afirma-se apenas que o currículo "incluirá aspectos complementares de perfil, habilidades, competências e conteúdos, de forma a considerar a inserção institucional do curso, a flexibilidade individual de estudos e os requerimentos, demandas e expectativas de desenvolvimento do setor saúde na região". Tudo fica subentendido, nunca de forma muito clara. Como nada é dito de forma clara (em relação às demais especialidades médicas), qualquer interpretação é possível. Em recente trabalho de pós-doutorado, por exemplo, em que a autora[7] comparou as formas de ensino da Medicina Legal no Brasil e em Portugal, afirma-se que "similar aos cursos de Direito nas universidades brasileiras, a Medicina Legal provavelmente passará a ser lecionada como disciplina optativa com o passar dos anos." Talvez seja uma interpretação exagerada. Só o tempo dirá.

Vale ressaltar, porém, que, se as diretrizes são pouco precisas quanto ao conteúdo programático, por outro lado, elas se abrem a múltiplas interpretações. De forma positiva, obrigará àqueles responsáveis pelo plano de curso em Medicina Legal a serem criativos, a inovarem na criação de novos conteúdos adaptados às necessidades do aluno para sua formação generalista. Mais: a inserirem seus conteúdos de forma transversal nas áreas de conhecimento médico privilegiadas pelas diretrizes.

ALTERAÇÕES DA LEGISLAÇÃO PENAL E CIVIL: UMA ADAPTAÇÃO OBRIGATÓRIA

Por fim, em relação às alterações da legislação penal e civil, elas implicam obrigações bastante específicas, que não podem ser deixadas de lado pela Medicina Legal e pelo ensino na graduação médica.

A primeira modificação legal com profundo impacto no ensino da Medicina Legal se deu na elaboração do Código de Processo Penal em 1941.[8] Lá está determinado de forma explícita no artigo 159:

> *O exame de corpo de delito e outras perícias serão realizados por perito oficial, portador de diploma de curso superior. (Redação dada pela Lei nº 11.690, de 2008)*
> *§ 1º Na falta de perito oficial, o exame será realizado por 2 (duas) pessoas idôneas, portadoras de diploma de curso superior preferencialmente na área específica, dentre as que tiverem habilitação técnica relacionada com a natureza do exame. (Redação dada pela Lei nº 11.690, de 2008)*
> *§ 2º Os peritos não oficiais prestarão o compromisso de bem e fielmente desempenhar o encargo. (Redação dada pela Lei nº 11.690, de 2008)*

De forma clara: na falta de perito oficial, qualquer médico deverá realizar o exame de corpo de delito, e a recusa não será aceita. Como um médico generalista poderá realizar a tarefa a contento se não tiver recebido competência e habilidade para tal, durante sua formação?

Outra modificação importante aconteceu na área da sexologia forense. A Lei n. 12.845, de 1º de agosto de 2013[9], que dispõe sobre o atendimento obrigatório e integral de pessoas em situação de violência sexual, estabelece em seu Art. 3º que

> *o atendimento imediato, obrigatório em todos os hospitais integrantes da rede do SUS, compreende os seguintes serviços:*
> *[...]*
> *§ 2º No tratamento das lesões, caberá ao médico* ***preservar materiais*** *que possam ser coletados no exame médico-legal.*

Quando o legislador se refere a "preservar materiais", está mencionando as evidências deixadas pelo agressor. Na Medicina Legal, essas evidências são sistematizadas pelo exame pericial na coleta dos meios de prova para constatação da violência. É importante que o aluno conheça e entenda a urgência de processamento dessas evidências. Desse modo, sua participação ativa no acolhimento dessa vítima (evitando a revitimização), na notificação dessa forma de violência, no processo mesmo de recolha das evidências e manutenção da cadeia de custódia desse material é, mais que desejável, uma habilidade e atitude obrigatórias.

Uma alteração legal de impacto no ensino da Medicina Legal se deu no âmbito do Código Civil de 2015.[10] A Lei n. 13.105, de 16 de março de 2015, estabelece em seu artigo 465 que "O juiz nomeará perito especializado no objeto da perícia e fixará de imediato o prazo para a entrega do laudo." Nos casos envolvendo fato de ordem médica, o perito especializado no objeto da perícia é o médico legista. No entanto, muitos juízes têm determinado a médicos especialistas em outras áreas médicas (cardiologia, urologia etc.) que atuem realizando perícias e/ou prestando esclarecimentos ao juízo em suas respectivas áreas de conhecimento. Por óbvio, o médico generalista que jamais ouviu falar em perícia, método pericial, elaboração de laudo técnico e outros pormenores como esses deixará de cumprir a demanda da Justiça, com os riscos legais que essa inabilitação lhe pode causar.

TANATOLOGIA FORENSE: UM EXEMPLO

De forma prática, em um item programático como a Tanatologia Forense, é de se indagar o que deveria ser ministrado ao aluno de graduação. Tem-se visto que há deficiência dos recém-formados quanto ao preenchimento da Declaração de Óbito; no reconhecimento e no encaminhamento de um corpo ao IML; no conceito do que seja "morte metatraumática" e questões semelhantes. Assim, qual competência é importante ser transmitida a um futuro médico generalista? Alguns elementos devem ser reforçados, a começar pela compreensão do que é morte e do conceito atual de morte encefálica. Quais são os sinais de presunção e quais são os sinais de certeza de morte, frente a um corpo trazido às portas da unidade de emergência ou da unidade básica de saúde. Como (e se) ele deve preencher a Declaração de Óbito em cada caso; se esse corpo deve ser encaminhado ao Instituto Médico-Legal ou ao Serviço de Verificação de Óbitos. Enfim, saber identificar sinais de causa externa de morte (quando suspeitar dela) ou de causa natural. No domínio da ética, como lidar com as questões de terminalidade da vida etc.

Essas indagações são relevantes no contexto das diretrizes curriculares de 2014. A Medicina Legal precisa reinventar seu conteúdo programático, dentro daqueles saberes que lhe são muito próprios, com a finalidade de servir ao aluno da graduação médica. Outros tópicos necessitam ser incluídos, como o papel da violência na gênese de agravos à saúde, como a conceituação de Direitos Humanos, o respeito às suas normativas e a identificação de violações desses direitos à luz da Medicina Legal. Enfim, é necessário compartilhar saberes com outras disciplinas – como as ciências sociais – para se atingir, dentro da Medicina Legal, aquela aspiração de Afrânio Peixoto do verdadeiro "médico social".

REFERÊNCIAS BIBLIOGRÁFICAS

1. Lima AJS. Tratado de medicina legal. 4. ed. Rio de Janeiro: Editora A Grande Livraria Leite Ribeiro; 1923.
2. Fávero F. Medicina legal. 4. ed. São Paulo: Livraria Martins Editora; 1977.
3. Peixoto A. Novos rumos da medicina legal. Rio de Janeiro: Companhia Editora Nacional; 1938.
4. Reyes LL. A universidade, a medicina legal e a comunidade. Acta Médica Portuguesa. 1983;4(1):69-72.
5. Jones RM. Getting to the core of medicine: developing undergraduate forensic medicine and pathology teaching. Journal of Forensic and Legal Medicine. 2017;52:245-51.
6. Brasil. Ministério da Educação e Cultura. Resolução nº 3, de 20 de junho de 2014. Disponível em http://portal.mec.gov.br/index.php?option=com_docman&view=download&alias=15874-rces003-14&category_slug=junho-2014-pdf&Itemid=30192. Acessado em 16/4/2021.
7. Duarte ML. O ensino das ciências médico-legais e ético-deontológicas nas faculdades de medicina no ano de 2019: um estudo comparado entre Portugal e Brasil. Ponta Grossa: Atena; 2020.
8. Brasil. Código Penal Brasileiro. Disponível em www.jusbrasil.com.br/topicos/10666578/artigo-159-do-decreto-lei-n-3689-de-03-de-outubro-de-1941. Acessado em 18/4/2021.
9. Brasil. Lei n. 12.845, de 1º de agosto de 2013. Disponível em www.planalto.gov.br/ccivil_03/_Ato2011-2014/2013/Lei/L12845.htm. Acessado em 16/4/2021.
10. Brasil. Lei n. 13.105/2015. Código de Processo Civil. Disponível em https://presrepublica.jusbrasil.com.br/legislacao/174276278/lei-13105-15#art-473. Acessado em 10/4/2021.

CAPÍTULO 2

NOÇÕES DE IDENTIFICAÇÃO E ANTROPOLOGIA FORENSE

Ivan Dieb Miziara

INTRODUÇÃO

A antropologia, enquanto ciência social e humana, pode ser definida como o estudo da pessoa humana, de suas características físicas, biológicas, somáticas, psíquicas, culturais e sociais. Entre várias subdivisões possíveis, a antropologia pode ser dividida em dois ramos de conhecimento de interesse médico imediato:

1. Antropologia física – Estuda as diferenças de estruturas e funções no conhecimento comparativo da morfologia do corpo humano.
2. Antropologia forense – Faz uma aplicação prática da antropologia física aos problemas da Justiça.

Partindo mais diretamente para o ponto principal de interesse deste capítulo, pode-se afirmar que a antropologia forense se ocupa basicamente de problemas relativos à identificação do ser humano, vivo ou morto, em sua totalidade ou em partes – identificação que é ponto crucial de interesse da Justiça. A identificação de determinada pessoa, por sua vez, é relevante tanto nos contextos da vida diária – por este motivo, todas as pessoas devem ter documentos que possam identificá-las no trabalho, na escola, nos bancos, nas cabines eleitorais etc.) – como no contexto das investigações criminais, seja para caracterizar o indivíduo que cometeu algum delito, seja para caracterizar sua reincidência delitiva, por exemplo. Por fim, mas não menos importante, a identificação de um indivíduo é fator crucial para preservação da dignidade da vida humana, da dignidade de cada pessoa, garantidora de um direito humano que pode ser considerado "imprescritível", posto que a busca por essa dignidade ofertada pela identificação de alguém perante seu corpo social permanece mesmo além da morte.

Desta maneira, o problema posto à antropologia forense é percebido quando é necessário identificar restos humanos como os expostos na Figura 1.

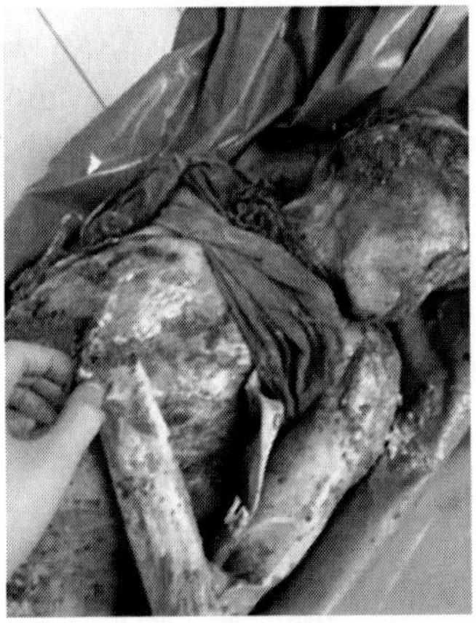

Figura 1 Restos humanos que necessitam de identificação.
Fonte: arquivo pessoal do autor.

RECONHECIMENTO VISUAL

Nas condições em que foram encontrados estes restos humanos, nota-se, de imediato, a impossibilidade de reconhecimento visual – visto que o crânio se apresenta desfigurado e inexistem outros elementos no corpo que possam ser identificados visualmente –, ainda que esta seja uma possibilidade legal que possa ser aventada dentro de nossa legislação. O reconhecimento não é possível nem mesmo com utilização de outros métodos usuais (note-se que as mãos foram decepadas).

Por este motivo, a identificação humana é um capítulo todo especial em Medicina Forense. A questão que se apresenta ao exame de identificação de um indivíduo – seja vivo ou cadáver – é saber se aquele indivíduo é ele mesmo. A pergunta a ser formulada nesse caso é: "qual a identidade desse indivíduo?".

Para efeito didático, Hélio Gomes[1] define identidade como "a soma de caracteres que individualizam uma pessoa, distinguindo-a das demais." Ou seja: um "conjunto de elementos positivos e estáveis que definem a pessoa física de alguém." É ainda, no dizer de Genival Veloso de França, "um elenco de atributos que torna alguém ou alguma coisa igual apenas a si próprio.".[2]

Portanto, é na busca desses elementos e atributos que se concentra o objetivo da antropologia forense. Reunir, catalogar e, por fim, conjugar esses caracteres de forma ordenada, metódica e científica, para finalmente estabelecer sua identidade e restaurar sua dignidade.

Essa questão é tão importante que Cevidali afirmava ser a identificação "o primeiro ato que deve proceder o magistrado", referindo-se ao Código de Processo Penal italiano vigente naquela época (1928).[3] Além disso, esse mesmo código estabelecia que a "autópsia só será realizada depois de estabelecida a identificação do corpo".

A máquina humana é única. Este perfeito conjunto de órgãos e sistemas apresenta características individuais que não se encontram em nenhuma outra, e essas características diferem de pessoa para pessoa, apesar da semelhança entre elas. Em palavras mais simples: nenhum indivíduo é igual a outro. É nesse princípio que se baseiam os métodos de identificação.

A Antropologia é o estudo e a ciência do ser humano. A Antropologia forense é a aplicação prática dos seus conhecimentos, métodos, valores e padrões aos assuntos que interessam à Justiça. Como bem afirma Gerardo Vasconcelos[4], esses conhecimentos se referem às semelhanças e diferenças entre os indivíduos, do ponto de vista comparativo, em todas as suas características – físicas, biológicas, somáticas, psíquicas, sociais e culturais – dentro de um contexto totalizante, no tempo e no espaço.

É o conhecimento do ser humano como ser racional, dotado de inteligência, afetividade, vontade, fenômenos psicológicos conscientes e inconscientes, formando um todo que é composto de caráter e discernimento, com manifestações culturais próprias e relações sociais, estudado de forma analítica e sistemática. Ou seja, a pessoa e seu meio – um não existe sem o outro, e ambos interagem provocando modificações entre si.

Assim, a Antropologia pode ser dividida em duas partes básicas:

1. Antropologia física – Estuda as diferenças de estrutura e funções no conhecimento comparativo da morfologia do corpo humano e de suas funções inseparáveis.
2. Antropologia cultural – Aquela que estuda o indivíduo e suas artes, sua religião, sua filosofia, sua ética e linguagem, assim como busca elementos nas Ciências Sociais e na Psicologia para estudar sua conduta individual, seu comportamento em grupo e suas generalizações.

IDENTIDADE E IDENTIFICAÇÃO

Pode-se definir identidade como o conjunto de sinais, propriedades e caracteres que individualizam uma pessoa, entre muitos ou entre todos, tornando-o igual a si mesma e distinta dos demais. Ou seja, é a reunião de elementos positivos e estáveis que definem o indivíduo, ou ainda, as qualidades de cada indivíduo que permitem afirmar se ele é a mesma pessoa e não outra.

Afrânio Peixoto assim conceituava a identidade:

> *[...] é o conjunto de sinais ou propriedades que caracterizam um indivíduo entre todos ou entre muitos, e o revelam em determinada circunstância, sendo específicos e individuais, originários ou adquiridos.*[5]

A identidade pode ser subjetiva ou objetiva. A primeira é a noção que cada indivíduo tem de si próprio no tempo e no espaço. A segunda, o conjunto de elementos, caracteres e sinais, específicos, individuais ou adquiridos, que, eventualmente observados e reconhecidos, fazem a caracterização de cada um, demonstrando que determinado corpo é aquele que antes fora e que sempre será, mesmo após a morte.

O fundamento biológico da identidade é a unicidade e a imutabilidade. Em outras palavras, as pessoas diferem biologicamente entre si por fatores e elementos próprios constantes que, ainda que se desenvolvam ou multipliquem ou se tornem escassos, conservarão propriedades idênticas que poderão ser reconhecidas, mantendo os indivíduos sempre os mesmos.

O termo identificação refere-se aos diferentes processos e métodos utilizados para reconhecer uma pessoa viva ou morta (e mesmo restos cadavéricos) e aos atos mediante os quais se pode determinar e estabelecer a identidade de alguém.

Como resume Gerardo Vasconcelos[4], "se a identidade é o conjunto de atributos pessoais, a identificação é a determinação desses atributos, obedecendo a métodos e processos e a uma sucessão de atos".

O processo de identificação requer algumas fases. A primeira delas é chamada de "fichamento" ou primeiro registro. Nessa fase, seleciona-se determinado grupo de caracteres permanentes do indivíduo que o distingue de outro. A segunda fase corresponde ao segundo registro (também chamado de inspeção), na qual se procede à verificação do mesmo grupo de caracteres selecionados e catalogados no primeiro registro. E, por fim, a fase de julgamento, ou comparação entre os dois registros, para se verificar a identidade.

Quando a identificação se vale, para execução de seus sistemas, de conhecimentos médicos, é denominada identificação médico-legal. Quando seus atos prescindem dos conhecimentos médicos e se realizam com fundamentos técnicos, físicos, químicos e biológicos específicos, é denominada identificação policial ou judiciária. Por exemplo: a identificação médico-legal pode caracterizar os atributos e sinais individuais de uma pessoa, de modo físico, funcional ou psíquico. Já a judiciária poderá aplicar na determinação da identidade medidas antropométricas ou dactiloscópicas.

IDENTIFICAÇÃO MÉDICO-LEGAL

Segundo Flamínio Fávero[6], a identificação médico-legal é dividida em três partes: física, funcional e psíquica.

Identificação médico-legal física

Em primeiro lugar, é preciso estudar a que espécie animal pertence o objeto de estudo. Essa determinação é feita pelo exame de ossos, dentes, pelos, sangue e outros tecidos orgânicos.

Os ossos podem se apresentar ao exame na forma de esqueleto completo ou isolados. No primeiro caso, mesmo em situações de esqueletização completa, não haverá maiores dificuldades para se estabelecer o diagnóstico de espécie. Quando isolados, mormente se despidos de partes moles, a dificuldade será um pouco maior. O exame macroscópico pode ser útil quando forem ossos longos de aspecto característico, como fêmures bovinos, por exemplo. Há que se atentar para as superfícies articulares, que são amplas em animais de maior porte. De qualquer modo, a dúvida será dirimida pelo exame histopatológico, com especial enfoque aos canais de Havers, que são menos numerosos e mais largos no ser humano; já nos animais, esses canais correm em direção horizontal e quase paralelamente entre si. Em nosso meio, Hilário Veiga de Carvalho estudou a forma dos osteoplastos e suas dimensões, estabelecendo os parâmetros para várias espécies animais e comparando-os àqueles encontrados no ser humano.

Quanto aos dentes e ao aparelho mastigatório em geral, estes apresentam caracteres típicos que dependem do tipo de alimentação adotada pelo animal (p. ex., se carnívoro, onívoro, roedor etc., no caso de mamíferos). Os carnívoros, por exemplo, apresentam arcadas zigomáticas grandes, maxilares curtos, côndilos mandibulares cilíndricos, transversos ao plano sagital, gerando movimento mandibular no sentido vertical. Os dentes incisivos são curtos, os caninos longos e os molares em forma de folhas de trevo.

Os pelos são produções epidérmicas que se implantam na bainha dérmica chamada folículo. Macroscopicamente, os pelos de animais são, em geral, curtos, fusiformes, de colorido acentuado e de espessura variável. Os pelos humanos são, em geral, cilíndricos, flexíveis e de colorido homogêneo.

O exame histológico fornece dados mais precisos, no entanto, é necessário lembrar que essa precisão em relação à espécie animal depende de comparação com pelos já identificados previamente e arquivados em laboratório.

Em segundo lugar, a identificação médico-legal física se interessa sobremaneira pela etnia do indivíduo submetido a exame. Segundo Ottolenghi (*apud* Fávero[6]), existem 5 tipos étnicos fundamentais: caucásico, mongólico, negro, indiano e australoide.

O caucásico tem pele branca, cabelos lisos, ondulados ou crespos (louros, castanhos ou pretos), íris azul, castanha, mais ou menos escura; contorno craniofacial anterior ovoide ou ovoide-poligonal, perfil ortognato e ligeiramente prógnato e nariz mesorrínico (de largura e comprimento médios).

O tipo mongólico apresenta pele amarela, cabelos lisos, contorno facial poligonal (hexagonal), largo, face achatada de diante para trás, fronte larga e baixa. As órbitas são afastadas lateralmente com largo espaço interorbitário, olhos amendoados, nariz curto e largo, com raiz e dorso achatados. Os maxilares, em geral, são pequenos e o mento, saliente.

O tipo negro possui pele negra, cabelos crespos em touceiras e tufos, crânio pequeno, dolicocéfalo, achatado lateralmente. O perfil facial é prógnato, com a fronte alta, saliente, arqueada, e íris castanha. O nariz é pequeno, com raiz achatada, curto e de dorso largo.

Já o tipo indiano "não é um tipo de raça nítido como os precedentes, encontrando-se nos chamados peles-vermelhas da América do Norte"[6]. Tem estatura alta, pele amarela trigueira tendendo para o avermelhado e íris castanha; cabelos pretos, lisos e crânio mesocéfalo; zigomas e arcadas zigomáticas largas e volumosas; nariz desenvolvido, saliente, longo e estreito; mandíbula desenvolvida.

O tipo australoide tem estatura alta, espáduas largas e bacia estreita. Pele achocolatada, cabelos muito pretos, ondulados e longos, crânio dolicocéfalo, poliédrico. A fronte é estreita e o nariz é curto, largo, com narinas afastadas; zigomas salientes e prognatismo pronunciado.

A forma do crânio é de interesse, como se viu, por ajudar na identificação das diferentes etnias. Esta é verificada examinando a dimensão vertical (de cima para baixo), a anterior, a posterior e as laterais, relacionando-as com figuras geométricas. O índice facial é calculado dividindo a largura (diâmetro bizigomático), multiplicada por 100, pela altura (medida da raiz dos cabelos à ponta do mento). Desse modo, ossatura facial alongada recebe a denominação de dolicoprosopia, e o inverso (ossatura curta e larga).[3]

Retzius definiu, por meio de fórmula matemática, o Índice Cefálico (Ic) da seguinte maneira:

Ic = largura máxima × 100 comprimento máximo

Da mesma maneira, os ângulos faciais, que servem para determinar o prognatismo, são de grande valor na determinação da etnia. Essas medidas de ângulos são feitas por instrumentos denominados goniômetros.

Existem pelo menos três tipos de medida do ângulo facial, segundo seus autores:

1. Jacquart – Medição do ângulo formado por uma linha que passa pela parte mais saliente da linha mediana da fronte e pela espinha nasal anterior (chamada linha facial), com outra linha que vai da espinha nasal anterior ao meio da linha biauricular, denominada linha aurículo-espinal.
2. Cloquet – Encontro dessas duas linhas no rebordo alveolar dentário da arcada superior.
3. Cuvier – Intersecção na borda cortante dos incisivos.

Outro dado de valor para a determinação étnica é o cabelo, principalmente sua forma. Desse modo, os cabelos podem ser lisos ou lissótricos, lamosos ou ulótricos.

Os cabelos lisos podem ser anelados e rígidos (retilíneos e crespos). Os lisos anelados ou ondeados são o tipo caucásico. Os cabelos do tipo indiano são lisos e rígidos, retilíneos, no dizer de Fávero[6], dando a impressão de crina de cavalo. Já os australoides apresentam cabelos lisos e rígidos, não retilíneos, crespos.

Identificação da etnia pelo formato do palato

A forma do palato também pode ser útil na identificação da etnia. Sabe-se que os indivíduos caucasoides apresentam formato do palato triangular. Os negroides apresentam o palato aproximadamente retangular, e os mongólicos, na forma mais arredondada, de ferradura. A correlação entre a curvatura do palato e a etnia também pode ser mais bem realizada com o uso de tomografia computadorizada (TC). Entretanto, cabe uma ressalva: essa correlação nem sempre é fidedigna e está sujeita a falhas. Exemplo clássico é o do indivíduo negro que apresenta forma de palato triangular por ser um respirador bucal desde a infância.

Determinação do sexo

Com o corpo em bom estado de conservação, a determinação sexual não oferece grandes dificuldades, exceto naqueles casos de malformação de natureza intersexual. No entanto, pode se tornar um problema pericial quando o corpo se encontra esqueletizado. Assim, alguns aspectos peculiares dos ossos necessitam de análise acurada.

Esqueleto completo

Em geral, a análise do conjunto dos ossos mostra que o esqueleto feminino é mais delicado e, na média, de menor tamanho. As extremidades articulares são menores, com inserções musculares pouco pronunciadas.

Crânio

Como se pode observar na Figura 2, o crânio apresenta linhas mais delicadas na mulher, com saliências menos protrusas; a região da face, principalmente a mandíbula, é menor em relação ao todo e mais leve, ainda que, quando comparada com o esqueleto como um todo, tenha proporção maior do que o crânio masculino.

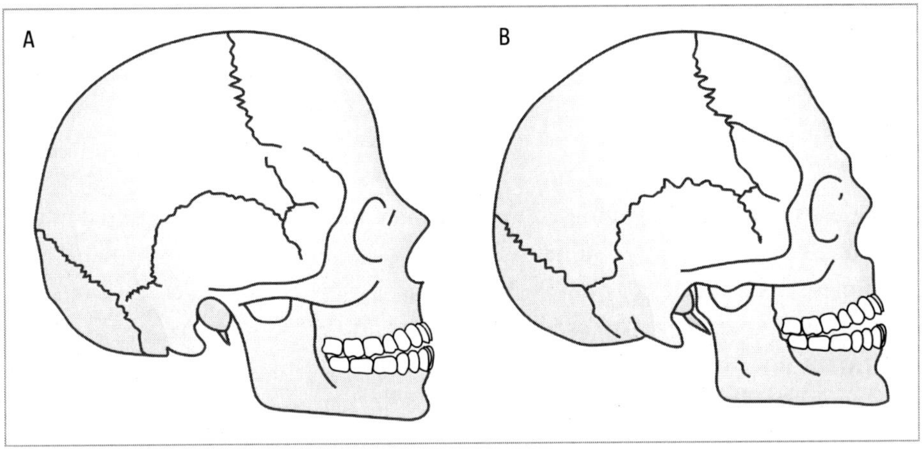

Figura 2 A. Crânio masculino. B. Crânio feminino.

Suas paredes são mais adelgaçadas, de superfície mais lisa. Digno de nota é o fato de as apófises mastoides serem mais aproximadas e menores na mulher, e mais salientes no homem. Um artifício interessante a realizar nesse caso é apoiar o crânio (sem a mandíbula) sobre a mesa de exame. O crânio masculino se apoia sobre as apófises mastoides, enquanto o feminino, sobre o occipício. Contudo, é preciso notar que os resultados de determinação do sexo pelo crânio são menos seguros. Como dizia Wood Jones, esta é uma tarefa para especialista, quiçá para um anatomista.

Tórax

Segundo Fávero[6], as apófises transversas das vértebras dorsais apresentam-se dirigidas mais para trás na mulher. A capacidade torácica, nelas, também é menor, e, no todo, o tórax é mais curto. Em relação à largura, o tórax feminino é maior na porção superior e menor na inferior, quando comparado ao masculino. Em outras palavras, o tórax masculino em conjunto assemelha-se a um cone, e o feminino, a um ovoide, quando analisados em conjunto. O esterno feminino é menos inclinado que o masculino, e as duas primeiras costelas, no homem, são menores. A proporção entre o manúbrio e o corpo do esterno pode ser útil. Para estabelecê-la, é preciso calcular o índice relativo, multiplicando-se o comprimento do manúbrio por 100 e dividindo o resultado pelo comprimento do corpo. O índice feminino médio é de 54,3, e o masculino, por volta de 46,2.

Bacia

É o grande elemento ósseo diferencial. Há que se notar que essa estrutura óssea na mulher tem como uma de suas finalidades dar passagem ao feto durante o parto, o que determina suas características peculiares. De acordo com Sappey (*apud* Fávero[6]), as diferenças entre as bacias masculina e feminina se baseiam nos seguintes elementos:

- espessura das paredes: a masculina é de constituição mais forte, com saliências para as inserções musculares;
- dimensões da bacia: no homem, as dimensões verticais prevalecem, enquanto nas mulheres são as dimensões transversais que preponderam;
- inclinação: é maior na bacia feminina, porém a inclinação da sínfise é menor na mulher, sendo ela mais baixa, por volta de 45 mm.

O índice ísquio-púbico de Washburn também pode ser de valia. Chega-se a ele dividindo-se o comprimento do púbis pelo comprimento do ísquio, valor quase sempre maior na mulher. No homem caucasiano, o valor oscila entre 73 e 94. Na mulher, de 91 a 115. A margem de erro é de 10%.

Quando se conjuga o exame da grande chanfradura isquiática, mais larga e mais rasa na mulher, a margem de erro cai para 5%.

Determinação da idade

Para se precisar a idade, importante em vários atos da vida civil e também de interesse criminal, antes é necessário saber quais são as faixas de idade que o indivíduo pode apresentar, do nascimento até a morte. Como nos itens anteriores, é preciso considerar a determinação da idade tanto no indivíduo vivo quanto no morto. No vivo, Thoinot já dizia que é fácil distinguir a criança do adulto e este do velho, pelo simples aspecto externo ou aparência. Entretanto, há alguma dificuldade em distinguir o adulto (até 50 anos na mulher e até 60 anos no homem) do velho, ou seja, nas faixas etárias intermediárias, assim como na faixa que vai dos 7 anos, final da primeira infância, até os 14 anos, final da segunda infância. Por esse motivo, na perícia, a simples aparência pode não fornecer elementos fidedignos para a conclusão do médico legista. Ainda mais nos dias de hoje, em que a preocupação dos indivíduos com a aparência e a infinidade de produtos e técnicas rejuvenescedoras pode ser fator contribuinte ao erro.

Há que se lembrar, ainda, que qualquer avaliação nesse sentido será aproximada. Quanto mais idoso o indivíduo, menos precisa será a determinação.

No vivo, o desenvolvimento do sistema dentário é um dos melhores métodos para avaliação da idade. O desgaste dos dentes, a atrofia dos rebordos alveolares e maxilares, por exemplo, fornecem indícios de idade mais avançada. Contudo, é bom lembrar que a perda de elementos dentários, arrancados precocemente, é comum em nosso país, decorrente de condições sociais precárias. Há que se notar também que a conformação, o desenvolvimento e a proporcionalidade dos membros podem oferecer subsídios valiosos para esse fim, assim como o estado dos pelos e cabelos. Os infantes apresentam pelos finos; conforme a idade avança, surgem penugens faciais, no púbis e nas axilas. No adulto, os pelos são mais grossos, atingem a linha mediana e a região mamilar. Na senectude, a calvície e a canície tornam-se presentes.

No cadáver, além do exame externo e dos dentes para fornecer essas informações, o exame interno é de grande valia, principalmente quanto ao desenvolvimento e à degeneração (ou alterações de velhice) dos órgãos. Degeneração gordurosa, peso diminuído (p. ex, de pulmões e fígado) e aumento da próstata indicam senilidade. O mesmo se pode dizer dos corpos amarelos ovarianos, o peso e a conformação uterina em relação à mulher.

No cadáver esqueletizado, deve-se atentar para a evolução da ossificação (até os 12 anos), a soldadura completa dos ossos (até os 40 anos) e também para a ossificação das cartilagens, achatamento e rarefação óssea (sinais de senilidade). Gomes[1] refere como sinais de velhice a calvície, as rugas, a pele seca, manchas pigmentadas na pele, unhas secas e friáveis, o arco senil da córnea (de natureza coleterínica, nem sempre é senil, podendo aparecer já a partir dos 45 anos). A radiografia do esqueleto para evidenciação de pontos de ossificação, assim como a verificação de soldadura das epífises, fornece dados de valor inestimável.

O exame radiográfico também é importante para se verificar os pontos de ossificação presentes no feto. No crânio das crianças, a formação do alvéolo destinado ao dente do siso começa por volta dos 9 anos de idade. Crianças mais velhas (acima dos 14 anos) requerem o uso de radiografias de punho e palma da mão de um lado, como preconizava Fávero[6], complementando-se (quando necessário) com radiografia da epífise umeral superior. O exame de ossos isolados também pode ser de grande ajuda na determinação da idade.

Outros ossos também têm sua importância. As quatro partes do osso esterno, por exemplo, se fundem umas às outras entre os 14 e 25 anos de idade. Por volta dos 40 anos, o apêndice xifoide se funde ao corpo do esterno. O manúbrio se funde ao corpo esternal em idade avançada.

Nesse aspecto, Fávero dá grande importância ao estudo dos ossos do crânio, detendo-se no estudo das sinostoses. É preciso considerar separadamente os crânios da criança, do adulto e do idoso. Segundo o autor, "dos 26 aos 30 anos, as suturas do crânio começam a soldar-se, iniciando-se pela porção junto ao obélion".[6]

Na criança, notam-se as fontanelas, indicando desenvolvimento incompleto dos ossos em suas bordas e principalmente em seus cantos. As fontanelas principais, em número de 6, são as medianas (2) e as laterais (4). As fontanelas medianas são a anterior (bregmática), situada entre os parietais e o frontal; e a posterior (lambdoide), pequena, localizada na união dos dois parietais com o occipital, devendo estar fechada no nascimento da criança. As fontanelas laterais são anteriores e posteriores; as anteriores situadas na união do frontal parietal, temporal e asa maior do esfenoide (fontanelas pitéricas); e as duas posteriores estão localizadas entre o parietal, o occipital e a porção mastóidea do temporal (fontanelas astéricas).

No adulto, desaparecidas as fontanelas, entra-se no período osteossutural, quando os ossos se interpenetram de forma dupla aos 15 anos, ou de forma tripla mais tardiamente. Essas suturas recebem a denominação de sagital, metópica, coronária etc. Já no indivíduo idoso, as suturas se obliteram por volta dos 75 a 80 anos, acompanhadas de adelgaçamento da díploe e atrofia da tábua externa. De modo geral e arbitrário, pode-se dizer que as suturas ainda estarão todas presentes até os 30 anos e estarão todas apagadas após os 80 anos de idade.

O ângulo mandibular também é de interesse. Grosseiramente, afirma-se que, na criança, ele está por volta dos 180°, no adulto, em torno de 97,5°, e no idoso mede cerca de 185°.

Note-se que essas aferições contêm margens de erro, principalmente nos casos de ângulos mais abertos e, nesses casos, tanto o tamanho do crânio como a presença de fontanelas ou ausência de suturas são de grande valor no diagnóstico complementar.

Os exames dos dentes, campo da Odontologia Legal, pode fornecer elementos valiosos na determinação da idade. Principal base de definição para idade fisiológica humana, o processo de mineralização dentária consiste no grau de maturação dos tecidos que compõem a estrutura dos dentes permanentes. A análise é feita por meio de radiografias panorâmicas e indicativos pré-estabelecidos.

O método de Gustafson, usado para estimar a idade em adultos acima de 21 anos, baseia-se nas modificações fisiológicas do órgão dentário, do periodonto e dos maxilares, atentando-se para os desgastes coronários, a redução dos diâmetros das cavidades pulpares, bem como sua atrofia, e das gengivas, da parede alveolar e dos rebordos maxilares.

Dentre esses parâmetros, a transparência da raiz é um dos mais importantes. A mudança de cor dos elementos dentários também é relevante, pois estes se tornam mais escuros com o envelhecimento, havendo até escalas de cores usadas para esse fim.

Afora isso, como os dentes costumam aparecer em épocas pré-determinadas, tornam-se elementos de extrema utilidade para a aferição da idade do indivíduo. Há que se separar, entretanto, a primeira dentição (com início por volta dos 5 meses de idade) da segunda dentição (com início por volta dos 5 anos de idade).

O método de Liliequist e Lundberg (1971) avalia todos os dentes permanentes inferiores do lado esquerdo, com exceção do siso, e classifica-os de acordo com os 8 estágios de mineralização definidos pela técnica. Ao final, estes números são somados e o resultado da soma é encontrado em uma tabela que estima a idade do indivíduo de acordo com o valor obtido. Além do método de Liliequist e Lundberg, foram avaliados também os de Haavikko (1974 – Finlândia) e Mornstad et al. (1994 – Suécia), que se mostraram mais trabalhosos e menos confiáveis, apesar de ainda aplicáveis.

De interesse e importância, por reduzir a margem de erro, são algumas associações que podem ser feitas entre a presença de núcleos de ossificação e o estado dos dentes, que podem ser feitas para determinar a idade do indivíduo. Como já dito, são associações aproximadas e sujeitas a falhas, em virtude das inúmeras variações individuais.

Determinação da estatura

A estatura na pessoa viva é medida com o indivíduo em pé, sem o calçado e em posição perfeitamente vertical, encostado em uma parede e medindo a distância do calcanhar ao plano horizontal que passa pela cabeça levantada. No cadáver, mede-se a mesma distância entre os dois planos que passam pelo vértice e pela planta dos pés. Há que se fazer algumas correções, deduzindo-se 16 mm em média (no vivo), em virtude do achatamento dos discos intervertebrais sobre as cartilagens intra-articulares, quando o indivíduo está em pé. No esqueleto, ao contrário, devem-se acrescentar 6 cm na medida entre o crânio e o calcâneo, em virtude de partes moles destruídas.

Quando se dispõe apenas de ossos longos, é possível lançar mão de tábuas especiais, como a de Trotter & Gleser, sendo a mais utilizada e mais minuciosa a de Étienne-Rollet. Para utilizá-la, antes determina-se o sexo do indivíduo, posto que a tabela é diferente para cada um dos sexos. A tábua osteométrica de Broca, embora não tão precisa, também é de utilidade e sua margem de erro é de 3 a 4,5 cm para mais ou para menos. Para calcular a altura de homens e mulheres, basta multiplicar o comprimento de um dos ossos longos (fêmur, úmero, rádio ou tíbia) por constantes fixas. Em corpos carbonizados, essa análise fica prejudicada e é pouco confiável.

Nesse aspecto, Mellega[7], buscando validar outras técnicas (como a de Pearson [1889], de Telkaã [1950] e de Freire [2000]) utilizando ossos secos de 100 ossadas de indivíduos não identificados com estatura conhecida, produziu uma nova tabela, que parece ser mais confiável do que as citadas.

As malformações e a identificação médico-legal

É necessário citar as malformações, no campo da identificação médico-legal. Dentre elas, convém mencionar o lábio leporino, os tumores de vários tipos, os desvios de coluna, o *genu varum* e o *genu valgum*, as discromias, as sindactilias, as alterações ósseas etc. Elas devem ser anotadas e fotografadas durante o exame, com localização e medidas precisas.

Cicatrizes

Ulisses, ao retornar a Ítaca, foi reconhecido por sua ama de leite por conta de uma cicatriz resultante de uma dentada de javali. Já na antiga Grécia, Homero demonstrava a importância desses vestígios de lesões na identificação individual. Ligam-se não só a traumatismos de origem criminal (p. ex., o caso do famoso gângster americano Scarface) como também a causas várias (projétil de arma de fogo, navalha e estados mórbidos anteriores atingindo o tegumento, como vacina, tuberculose etc.). De importância também são as cicatrizes deixadas por procedimentos cirúrgicos anteriores, assim como a colocação cirúrgica de próteses ou órteses no indivíduo. Próteses de silicone costumam ter numeração específica, assim como placas metálicas para correção de fraturas ósseas. Devem ser minuciosamente descritas quanto a local, dimensões, forma, cor, espessura, profundidade e resistência, além de estarem acompanhadas de documentação fotográfica.

Almeida Jr. e Costa Jr. afirmavam que, quanto à identificação, "a verdadeira cicatriz é indelével."[8] Com o crescimento do indivíduo, pode aumentar ou diminuir de dimensões, sofrer deslocamento relativo, modificar-se um pouco em seu contorno, mas permanece. Acrescenta-se: pode ainda mais identificar o corpo em condições de ausência de outros elementos comprobatórios de sua identidade.

A cicatriz também pode fornecer elementos a respeito da vida pregressa do indivíduo, quanto à sua etiologia e a data em que se formou. Em relação à etiologia, as cicatrizes podem ser de origem traumática (resultantes de feridas por instrumentos mecânicos, queimaduras, ação de agentes cáusticos), patológicas, cirúrgicas, entre outras. Em relação à sua cronologia, ainda hoje são necessários estudos mais acurados para estabelecê-la com maior precisão. De início, a cicatriz cutânea é vermelha em razão da intensa neoformação de vasos sanguíneos no local. Depois, torna-se mais esbranquiçada, pela obliteração dos vasos por tecido fibroso compacto.

Fávero[6] fazia uso da luz ultravioleta para evidenciar cicatrizes antigas, tornando-as amarelo-esbranquiçada, enquanto as mais recentes exibiam coloração vermelho-arroxeada. De modo prático, o perito deve discriminar em seu laudo (também na eventualidade da constatação de lesão corporal) se a cicatriz observada é de cronologia recente ou não recente, e mais não poderá afirmar.

Entre as cicatrizes, convém citar aquelas deixadas nos ossos por lesões traumáticas, como as fraturas. São popularmente denominadas de "calos", e, se for necessário o uso de exame radiográfico, podem contribuir para solucionar problemas de identidade e vida pregressa do indivíduo. O exame histológico do calo pode contribuir para estabelecer a cronologia do evento.

As lesões iniciais (primeiras 6 semanas) apresentam maior densidade de tecido conjuntivo. As lesões mais antigas já apresentam neoformação óssea, por adaptação funcional, como se pode observar na imagem radiográfica da Figura 3, de uma fratura de fêmur à esquerda já consolidada.

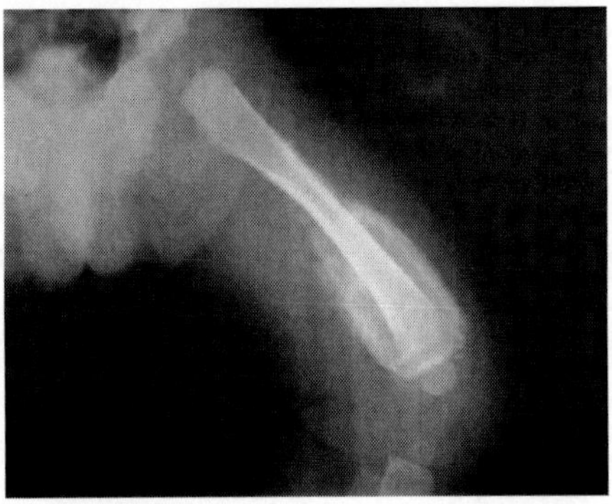

Figura 3 "Calo" em fratura de fêmur.
Fonte: arquivo pessoal do autor.

Tatuagens

A etimologia da palavra tatuagem desperta controvérsias. A versão mais aceita dá conta de que ela se origina da palavra *tatahu*, em polinésio. De interesse, significa a marca ou o desenho feito na pele, mediante a introdução subepidérmica de substância corante de origem mineral ou vegetal. De uso antiquíssimo, hoje em dia, principalmente entre os jovens, tornou-se um modismo, adquirindo contornos de "arte sobre a pele", perdendo seu caráter de estigma social – como na Idade Média, por exemplo, em que as prostitutas na França recebiam uma tatuagem distintiva de sua condição.

Entretanto, a tatuagem ainda hoje conserva sua importância policial e para identificação médico-legal, seja no vivo ou no morto. Por serem permanentes, servem como excelente marca de identificação física. Pelo seu conteúdo, podem oferecer dados sobre a vida pregressa do indivíduo, tendências viciosas ou criminais de seu portador. Vale lembrar dos membros de grupos mafiosos orientais, como a Yakuza, que apresentam como característica comum as tatuagens distribuídas por todo o corpo, e mesmo dos grupos de motociclistas norte-americanos, como os Hell's Angels.

Para registrá-las em relatório médico-legal, podem ser adotados vários métodos, desde a descrição pormenorizada de cada uma delas, dando conta de local, forma, dimensões, cor e outras particularidades, até (como é preferível) a documentação fotográfica sob vários ângulos.

Na prática diária, não se recomenda retirar a pele tatuada de cadáveres, pela dificuldade prática de conservação que acarreta.

Em geral, as tatuagens não desaparecem espontaneamente. Quando se utiliza pólvora, tinta nanquim e azul da Prússia, o pigmento é muito estável; por sua vez, pigmentos como o vermelhão (cinábrio) e a tinta comum são pouco estáveis. De início, a área adjacente à tatuagem torna-se inflamada, com um eritema característico, demorando em média 2 a 3 semanas para retornar às condições normais. A remoção a *laser* da tatuagem, conforme difundido pela mídia, é possível, no entanto, quase sempre deixa vestígios cicatriciais em maior ou menor grau, como se observa na Figura 4, em um cadáver que foi identificado pela tatuagem dorsal que apresentava.

Estigmas profissionais e outros sinais particulares

Sabe-se que o exercício das profissões é capaz de marcar, de "maneira indelével" como dizia Almeida Jr.[8], o corpo e até o espírito dos homens, de modo que seu assinalamento auxilia tanto na identificação física quanto na reconstituição do passado do indivíduo. É rotineiro, e até folclórico, o uso, por policiais em diligências,

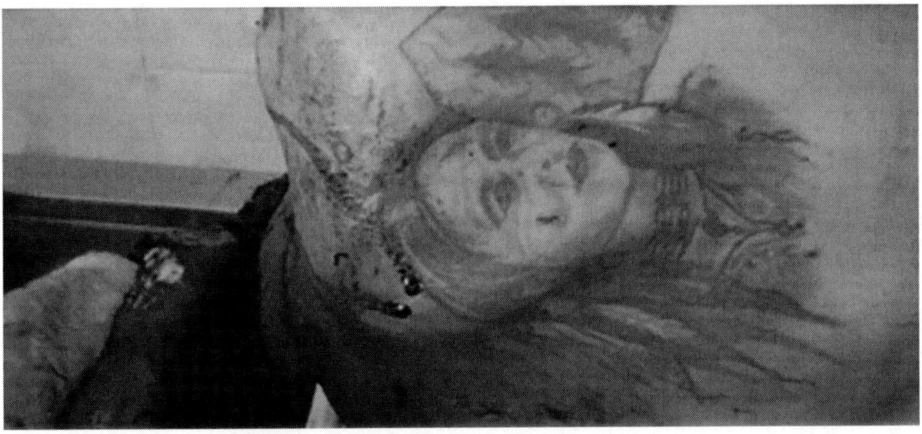

Figura 4 Tatuagem em região dorsal.
Fonte: arquivo pessoal do autor.

do exame da palma das mãos de um suspeito em busca de calosidades que indicariam ser aquele indivíduo um trabalhador honesto.

De fato, a presença de calosidades, deformações, irritações, queimaduras e outras marcas pode conduzir ao diagnóstico da profissão do examinado. As mãos dos fotógrafos, dos tintureiros e dos químicos, por exemplo, exibem lesões características. As unhas, já ensinava Lacassagne, quando roídas são um bom sinal identificador, sobretudo quando acontecem acidentes em que outras partes do corpo não podem fornecer dados de interesse.

Identificação médico-legal funcional

É possível reconhecer um indivíduo não só por dados anatômicos, mas também pelo seu modo de se apresentar, de andar, pela voz, pela mímica ou por sua escrita, assim como por sua força, pela acuidade de seus sentidos, por suas aptidões em geral. Também se pode reconhecê-lo por sua identidade psíquica, considerada por alguns como um prolongamento da identidade física.

Assim, para fins de identificação, impõe-se o estudo, no indivíduo vivo, de seus movimentos em geral (normais e anormais) e do funcionamento de seus diversos órgãos. Ademais, avalia-se também a evolução das faculdades psíquicas, dependendo da faixa etária, levando-se em conta tanto a quantidade quanto a qualidade dessas faculdades para cada idade.

IDENTIFICAÇÃO POLICIAL OU JUDICIÁRIA

Exceto de modo excepcional, esse tipo de identificação não trata de métodos (em geral utilizados na determinação da identidade judiciária de criminosos) que requeiram a intervenção do médico, sendo realizados por técnicos capacitados para tal. No entanto, o médico legista precisa ter alguns conhecimentos básicos a respeito do tema.

A identificação de criminosos perigosos data de tempos quase imemoriáveis. A humanidade já lançou mão de métodos como marcação com ferro em brasa de indivíduos considerados de periculosidade elevada. Isso também era feito no Brasil colonial com os escravos fugitivos. Cerca de 2 mil anos antes de Cristo, vigorou o Código de Hamurabi, que continha penas denominadas "expressivas", pois, além do castigo imposto ao infrator, também o marcavam. Por exemplo, a pena ao caluniador ou blasfemo era cortar-lhe a língua. Ao ladrão, decepar-lhe uma das mãos. Muitas vezes, estes eram estigmatizados por terem o nariz ou a orelha cortados. Em Portugal, muito tempo depois, os arrombadores de igreja também tinham as orelhas cortadas e, adicionalmente, eram castrados.

O jurista inglês Bentham chegou a sugerir que as tatuagens fossem usadas como método de identificação. Esse método seria estendido a todos os indivíduos já ao nascer, como forma de retirar o caráter infamante da identificação reservada somente a criminosos. Formas de assinalamento sucinto, como a descrição empírica, foram muito utilizadas. Nas prisões, essas descrições eram feitas pelos próprios carcereiros, mas desde o Egito antigo e o Império Romano, os fugitivos eram assinalados por descrições verbais. Obviamente, esse método, por empírico, impreciso e indisciplinado, era fonte de enormes equívocos e falhas.

Assinalamento descritivo

Este tipo de assinalamento é feito pelo retrato falado de Bertillon (comparado às descrições metódicas realizadas pelos egípcios), como forma de assinalamento minucioso, disciplinado, sendo útil até hoje (mormente com o advento de recursos da informática moderna) para a captura de criminosos. É feito de frente e de perfil direito, examinando-se a fronte, o nariz, o pavilhão auditivo, a boca, as rugas, o cabelo, a barba etc. Esses itens são qualificados de acordo com as dimensões (pequeno, médio, grande) que estão ligadas à impressão do observador. Embora com reservas, pois sujeito a erros, tem ainda sua utilidade nos dias de hoje. Métodos modernos computadorizados, com diversas formas de itens anatômicos armazenados, facilitam muito o trabalho técnico, aumentando a sua precisão.

Fotografia sinalética

Fávero[6] já ressaltava a importância da fotografia como método de identificação judiciária, ainda mais a fotografia sinalética, método desenvolvido pelo mesmo Affonse Bertillon, e que consiste em se fotografar o examinando de frente e de perfil direito, na redução fixa de 1/7. Esse método evita os inconvenientes da fotografia comum, como aqueles da semelhança entre indivíduos e as alterações acidentais ou dolosas que porventura o examinado venha a sofrer.

No entanto, Almeida Jr.[8] chama atenção para o fato de a fotografia apresentar "três defeitos capitais" quando se trata de identificação. Em primeiro lugar, ela desatende ao primeiro requisito dos processos de identificação – a unicidade – pois, "mesmo que não se trate de sósias, a imagem fotográfica faz muitas vezes desaparecer importantes notas diferenciais", sendo muitas vezes causa de confusões e equívocos. Em segundo lugar, ela não obedece ao requisito da imutabilidade, atendendo às diferentes aparências da pessoa com o transcorrer do tempo. E, por fim, também não atende a um requisito de grande importância: a classificabilidade, ou seja, um modo de distribuir metodicamente os retratos em uma coleção.

O autor cita ainda outros dois defeitos adicionais da fotografia comum – por isso, prefere-se a sinalética de Bertillon: a possibilidade de retoques e o fato de o indivíduo ser, em geral, fotografado de frente, posição

> [...] *deficiente para fins precisos de identificação, os quais, em parte, repousam sobre elementos fornecidos pelo perfil: inclinação da fronte, linha do nariz, linha do queixo, e, muito particularmente, forma da orelha.*[8]

Antropometria ou bertillonage

Este método consiste na mensuração do corpo, de acordo com várias regras estabelecidas por Bertillon. Compreende três espécies de assinalamento: o antropométrico, o descritivo e o de particularidades. Segundo seu autor, o método obedeceria aos quatro requisitos técnicos da identificação judiciária, ou, nas palavras de Fávero, "o assinalamento antropométrico se baseia em quatro elementos de valor"[6]:

1. Unicidade – Não existem dois homens com as mesmas dimensões corporais.
2. Imutabilidade – A partir dos 20 anos, as medidas esqueléticas do homem tornam-se fixas.
3. Praticabilidade – As medidas podem ser tomadas facilmente.

4. Classificabilidade – É possível a classificação sistemática das fichas, com base objetiva.

As medidas preconizadas pela antropometria são as seguintes:

- Conjunto – Estatura, grande envergadura e busto.
- Cabeça – Comprimento e largura da cabeça, diâmetro bizigomático e comprimento da orelha direita.
- Membros – Comprimento do pé esquerdo, dos dedos médio e mínimo esquerdos e do antebraço esquerdo.

Com esses elementos, faz-se a classificação das fichas, partindo-se da cabeça, passando pelos membros e pela estatura, e, depois, chegando-se à cor dos olhos.

A antropometria, hoje, foi suplantada por outros métodos e tem apenas valor histórico. Vários foram os inconvenientes que a fizeram cair no esquecimento. Em primeiro lugar, ela prova a não identificação, agindo por eliminação. Depois, as medidas sempre dependem de um fator pessoal, subjetivo e, portanto, passível de erro (principalmente nos idosos e nas mulheres, nos quais é difícil tomar medidas exatas). Finalmente, gasta-se muito tempo na execução das medidas, que necessitam de técnicos experimentados para realizá-las.

Impressões digitais, plantares, dentárias e manchas

Dactiloscopia

Não se pode negar a importância das impressões digitais nos métodos de identificação judiciária. Na prática, este método resiste às críticas, posto que é firmado em sólidas bases, em razão da imutabilidade e da individualidade das cristas papilares (saliências dérmicas na polpa digital) que os indivíduos apresentam nos dedos. As cristas papilares surgem durante a vida fetal (por volta do 6º mês de gestação) e permanecem por toda a vida, só desaparecendo com a putrefação cadavérica que desintegra a pele.

A disposição dos desenhos formados pelas cristas papilares, apesar de variável, permite que sejam classificadas adequadamente. Dentre os vários sistemas de classificação existentes – as decadactilares de Vucetich e de Galton-Henry, e a monodactilar de Roberto Thut –, aqui será abordada somente a de Vucetich, lançada em 1891 e utilizada no Brasil desde 1903, por sua simplicidade e facilidade de entendimento.

Vucetich definiu o método de dactiloscopia como

> [...] *a ciência que se propõe a identificar as pessoas, fisicamente consideradas, por meio de impressões ou reproduções físicas dos desenhos formados pelas cristas papilares das extremidades digitais.* (Vucetich, 1891)

Desenho digital é o conjunto de cristas e sulcos existentes nas polpas dos dedos. Impressão digital é o reverso desse desenho, apresentando-se como um conjunto de linhas negras e brancas sobre um suporte, em geral o papel, como se pode observar na Figura 5.

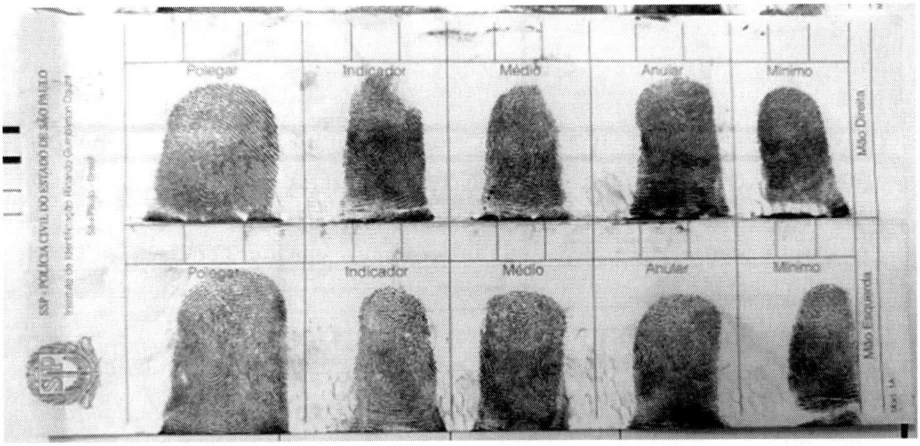

Figura 5 Planilha decadactilar.
Fonte: arquivo pessoal do autor.

A melhor descrição de como esse sistema classificatório foi constituído encontra-se em Fávero:

> [...] *examinando as impressões digitais em uma ficha, vê-se que é possível agrupar as linhas papilares em três sistemas: um sistema basal, dado pelas linhas mais ou menos horizontais, situadas nas proximidades do sulco articular, na base da última falange; um sistema marginal constituído pelo conjunto de linhas que se dispõem circularmente segundo as bordas e extremidade da falange; e um sistema nuclear ou central, mais ou menos individualizado e incluído nos dois outros.*[6]

No sistema de Vucetich, a base da classificação é dada pelo ponto em que, unindo-se esses sistemas, formam-se os chamados deltas (Figura 6), pela semelhança que esse entrecruzamento de linhas apresenta com a letra grega. A ausência ou presença do delta, bem como a sua posição, orientam toda a classificação subsequente das impressões digitais.

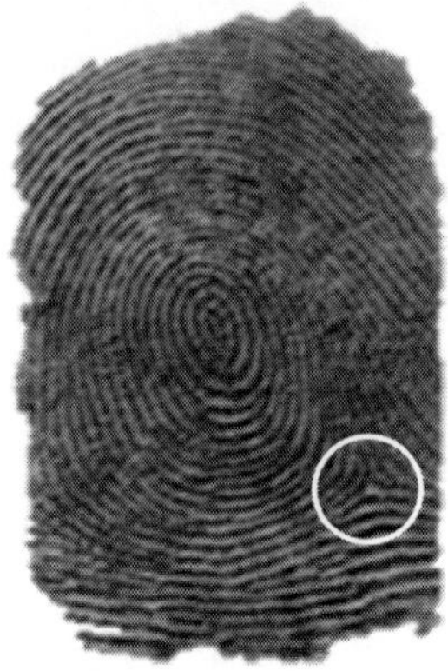

Figura 6 Presença de delta à direita do observador - Presilha interna.

Desse modo, o sistema apresenta alguns tipos fundamentais, segundo a posição do delta e a sua presença ou ausência. São eles:

- Verticilo – Figura que apresenta dois deltas, um à esquerda e outro à direita.
- Presilha interna – Figura que apresenta um único delta, localizado à direita do observador.
- Presilha externa – Também apresenta um único delta, à esquerda do observador.
- Arco – Figura em que não há delta, portanto, não se individualizando o sistema central.

Para se anotar esses tipos em uma ficha dactiloscópica que inclua os dez dedos das mãos (como a da Figura 5), sejam da mão direita ou da mão esquerda, designam-se os tipos que aparecem no polegar por letras maiúsculas. Assim:

- A = arco.
- I = presilha interna.
- E = presilha externa.
- V = verticilo.

Nos demais dedos, os tipos serão designados por números:

- Arco = 1.
- Presilha interna = 2.
- Presilha externa = 3.
- Verticilo = 4.

Para se completar a classificação e proceder a catalogação, é necessário fazer a fórmula dactiloscópica do indivíduo, a qual receberá o nome de individual dactiloscópica. A figura fundamental é representada pelo polegar direito e a divisão pelos demais dedos da mão direita. Todos os dedos da mão direita constituem a série. A subclassificação é dada pelo polegar esquerdo, e a subdivisão pelos demais dedos da mão esquerda. Todos os dedos da mão esquerda constituem a seção. Desse modo, um indivíduo que apresente no polegar da mão direita um arco, e nos outros dedos, um verticilo, uma presilha interna, uma presilha externa e outro verticilo, terá a seguinte série: A – 4234. Se, na mão esquerda, o polegar apresentar um verticilo, e nos outros dedos, um verticilo, um arco e duas presilhas internas, terá a seguinte seção: V – 4122. Assim, a individual dactiloscópica com sua respectiva fórmula será:

A – 4234.
V – 4122.

Depois de obtida a fórmula dactiloscópica, esta é arquivada em armário apropriado. Cada um desses armários contém 180 escaninhos. No primeiro armário, são guardadas as fichas cujas fórmulas tenham a fundamental A, I ou E. No segundo armário, as fichas cuja fundamental seja V. Existem escaninhos próprios para os casos em que haja cicatrizes na impressão digital, ou amputações. Quando isso ocorre, a anotação é diversa. Em caso de cicatriz, trocam-se os números ou letras pela letra X. Se houver amputação, o dedo correspondente será identificado com o número zero (0).

Desse modo, demonstra-se como o sistema de Vucetich é simples e prático. A leitura da ficha é feita diretamente, segundo a ordem anatômica. Os tipos fundamentais são apenas quatro, e o que antes era defeito do sistema (a desigual distribuição das fichas nos escaninhos, sendo que a combinação entre séries e seções resulta em um total de 1.048.576 subdivisões), hoje pode ser armazenado facilmente em sistema computadorizado de leitura imediata, a partir de, por vezes, simples fragmentos de impressões digitais.

Obviamente, se o foco fossem apenas as subdivisões, o quesito unicidade de um sistema dactiloscópico cairia por terra. Isso não acontece porque, na polpa digital, além das linhas papilares, existem detalhes denominados "pontos característicos". Sem esses pontos, muitas figuras se assemelham, daí a sua importância. Examinando as linhas dos desenhos papilares, nota-se que umas são cheias, outras pontuadas, outras interrompidas, bifurcadas etc. Esses acidentes diferem para cada indivíduo, e a existência de cerca de 20 ou 25 deles em uma impressão digital permite a identificação perfeita.

Os pontos característicos são os seguintes:

- Ilhota – Um ponto ou pequeno traço.
- Cortada – Um traço maior.
- Bifurcação – Quando as linhas se separam em ângulo curvilíneo.
- Forquilha – Quando a separação for em ângulo aproximadamente retilíneo.
- Encerro – Quando duas linhas paralelas se unem nas duas extremidades.

Além desses, podem servir como pontos característicos outros acidentes naturais, como o aspecto e a localização do delta, o número de linhas entre os deltas etc., ou acidentes artificiais, como as cicatrizes. Para se pesquisar adequadamente esses pontos, é conveniente aumento fotográfico, como dizia Fávero[6], ou, após passar a imagem em um *scanner*, aumentá-la em computador (digitalização da imagem). Depois, numera-se cada um dos pontos encontrados na impressão suspeita a se identificar e dá-se igual número ao ponto correspondente da ficha em estudo. Nos Estados Unidos, o fichamento dos indivíduos é universal, com interligação entre todos os estados do país. Programas de computador fazem essa comparação automaticamente, obtendo-se o resultado em poucos minutos. Hoje já se utiliza, no Brasil, o sistema digital denominado Automated Fingerprint Identification System (AFIS), com excelentes resultados, tanto de confiabilidade quanto de rapidez de consulta.

Impressões plantares

Nas plantas dos pés também se apresentam cristas papilares que obedecem aos princípios gerais da dactiloscopia e, portanto, também servem à identificação. Esse tipo de impressão tem duas funções básicas: a primeira é para casos em que um criminoso, descalço, pise em terreno ou substância que absorva e deixe visível os desenhos papilares das plantas dos pés; a segunda, mais comumente utilizada, é para identificação de bebês em maternidades, evitando-se possível troca de crianças. Basta que, na mesma ficha, tomem-se as impressões digitais da mãe e as plantares do recém-nascido, antes mesmo de se cortar o cordão umbilical, repetindo-se o procedimento no verso da ficha quando a mãe deixar a maternidade. É um método fácil, rápido e razoavelmente seguro.

Poroscopia e albodactilogramas

Nas linhas papilares, existem espaços claros que, com forte aumento da impressão digital, podem ser percebidos facilmente. Sua presença sofre variação de número, posição e dimensões, além da forma (circular, oval ou triangular). São diferentes em cada papila, mas imutáveis e inalteráveis no indivíduo, por isso seu valor e importância na identificação das impressões.

Além dos poros e das linhas negras nas impressões digitais, há as linhas brancas dactiloscópicas – por conta dos espaços claros correspondentes aos sulcos interpapilares –, cujo conjunto recebe o nome de albodactilograma, segundo Luís Reyna Almandos. Essas linhas são bem visíveis quando a camada de tinta que recobre os dedos para a tomada de impressão digital é bem fina e a pressão dos dedos sobre o papel é bem suave. Dentre essas linhas, são mais frequentes as linhas retas, as oblíquas e as isoladas. Sua importância na identificação é inegável, porém são de extremo valor na procura das fichas a serem comparadas.

A individualidade celular e a hematologia médico-legal

Historicamente, os grupos sanguíneos ABO (identificados por Landsteiner em 1900) permitiram, a princípio, a identificação células individuais. Desde então, muitos outros grupos, que caracterizam o sangue de várias formas, foram descobertos e, entre esses sistemas, podem-se citar Rhesus (Rh), Kell, Duffy e Lewis, além de outros achados, como os complexos proteicos, as haptoglobulinas e os sistemas enzimáticos sanguíneos, como a fosfoglutamase. Ao se realizar a combinação desses testes, pode-se ter a certeza de exclusão de 93% das amostras sanguíneas submetidas à comparação. Entretanto, não há possibilidade de identificação com 100% de positividade.

Este banco de testes foi muito utilizado para identificação forense de sangue e outros fluidos corpóreos, mas atualmente tem sido substituído pela análise de DNA de tecidos humanos e fluidos, que oferece precisão de 99,99%, tanto na exclusão quanto na identificação.

Identificação pelo perfil de DNA

Após as descobertas de Sir Alec Jeffreys, geneticista britânico, essa poderosa ferramenta alterou radicalmente as investigações forenses. A especificidade dos perfis de ácido desoxirribonucleico (DNA) é tão elevada em termos estatísticos que a torna virtualmente específica para cada indivíduo. A molécula de DNA apresenta duas hélices de carboidrato e moléculas de fosfatos que são ligadas entre si pela combinação de quatro bases nitrogenadas – adenina, timina, citosina e guanina –, formando a estrutura característica do DNA em dupla hélice. Somente 10% da molécula é usada para codificação genética (os genes ativos); o restante permanece "em silêncio". Nessas zonas "silenciosas", existem entre 200 e 14 mil repetições de sequências idênticas das quatro bases. Jeffreys descobriu que sequências adjacentes são constantes para cada indivíduo e são transmitidas, como os grupos sanguíneos, do DNA de cada genitor. Somente gêmeos univitelinos possuem as mesmas sequências. Assim, a chance de dois indivíduos estranhos compartilharem a mesma sequência é de um para um bilhão, ou mais.

A análise estatística de DNA para identificação é extremamente complexa, devendo ser baseada em amplas amostras populacionais. A técnica de determinação das sequências é igualmente complexa, repousando na separação das hélices, por meio de enzimas, em pontos predeterminados. Os fragmentos de DNA são separados por eletroforese em outros fragmentos e identificados por probes radioativos. O resultado é uma imagem semelhante à dos códigos de barra que existem em produtos comerciais. Assim, pela comparação da presença de diferentes barras e determinadas posições, pode-se comparar as amostras em exame. É importante assinalar que hoje não é mais necessário comparar sangue com sangue, sêmen com sêmen, podendo-se comparar tecidos diferentes entre si. Qualquer célula ou fluido deixado pelo criminoso pode ser uma "prova viva" de sua presença na cena do crime.

Teste de paternidade/maternidade

Outro uso médico-legal para o DNA é o teste de paternidade. Inicialmente, a identificação positiva (ou exclusão) pode ser feita pelo método de grupos sanguíneos. A seguir, passa-se para o exame de DNA. Cada "barra" do código deve ser proveniente do pai e da mãe – metade de cada. No teste, é feito o código da mãe, da criança e do pai presumido. As "barras" no perfil da criança são comparadas com as do perfil da mãe, e as restantes devem ser todas provenientes do perfil paterno. Qualquer discrepância nessa última fase exclui a paternidade. Eventualmente, o mesmo procedimento pode ser feito para resolver disputas em maternidades acerca de troca de crianças, por exemplo.

Material para análise de DNA

O material passível de análise por DNA é derivado de qualquer célula nucleada, como leucócitos, cabelos, espermatozoides etc. Antigamente, as amostras necessárias deviam ser em grande quantidade, mas o desenvolvimento da reação denominada PCR (*polymerase chain reaction*), a qual "amplifica" pequenas quantidades de DNA, tornou possível a identificação mesmo em pequenas amostras de tecidos.

Sem dúvida, sangue é o melhor material para se realizar a análise do DNA. No cadáver, os ossos chatos (como o esterno) ou a "cabeça" do fêmur também produzem boas amostras. Amostras de *swabs* vaginais, anais ou penianos são igualmente úteis. Quanto aos cabelos, o melhor é que estejam completos, com o bulbo piloso presente. O armazenamento sempre que possível deve ser feito a -20 °C (ou segundo as instruções do laboratório), embora atualmente se indique que, após a secagem da amostra, ela possa ser armazenada em envelope para posterior extração de material genético. O mesmo procedimento pode ser feito para armazenamento de sangue de um cadáver, que é coletado e uma pequena amostra depositada em um papel de filtro para posterior extração, quando necessário.

DNA nuclear e mitocondrial

O DNA nuclear é encontrado no núcleo das células. É herdado tanto do pai quanto da mãe. A análise do DNA provindo do núcleo celular tem como alvo áreas denominadas *short tandem repeats* (STR), que podem ser encontradas em materiais diversos como sangue, sêmen, ossos, pontas de cigarro, colarinhos de camisas, chapéus, armas, garrafas, envelopes, entre outros. O DNA mitocondrial é encontrado nas mitocôndrias das células e é herdado somente da mãe. Geralmente é extraído de itens biológicos como cabelos, ossos e dentes. Tipicamente, esses materiais nem sempre contêm altas concentrações de DNA ou este se encontra degradado, frequentemente impedindo a análise. O aspecto de herança materna é útil em casos de pessoas desaparecidas em que exemplares de referência direta de DNA não estão disponíveis. Entretanto, uma vez que várias amostras podem apresentar o mesmo DNA mitocondrial, seu uso não permite a identificação exclusiva.

REFERÊNCIAS BIBLIOGRÁFICAS

1. Gomes H. Medicina legal. 33.ed. Rio de Janeiro: Livraria Freitas Bastos; 2004.
2. França GV. Medicina legal. 11.ed. Rio de Janeiro: Guanabara Koogan; 2017.
3. Cevidali A. Compendio di medicina legale. Milão: Società Editrice Libraria; 1928.
4. Vasconcelos G. Lições de medicina legal. Rio de Janeiro: Companhia Editora Forense; 1969.
5. Peixoto A. Medicina legal. 8.ed. Rio de Janeiro: Livraria Francisco Alves; 1938.
6. Fávero F. Medicina legal. 4.ed. São Paulo: Livraria Martins; 1977.
7. Mellega R. Validação das principais técnicas de determinação da estatura existentes e aplicadas em amostras de cadáveres brasileiros. Dissertação (mestrado). Faculdade de Odontologia de Piracicaba, Universidade Estadual de Campinas; 2004.
8. Almeida Jr. A, Costa Jr. JBO. Lições de medicina legal. São Paulo: Companhia Editora Nacional; 1996.

BIBLIOGRAFIA

1. Costa LRS, Costa BM. A perícia médico-legal aplicada à área criminal. Campinas: Millenium; 2015.
2. Dettmeyer RB, Verhoff MA, Schütz HF. Forensic medicine – Fundamentals and perspectives. Berlim: Springer; 2014.
3. Knight B, Saukko P. Knight's forensic pathology. 3.ed. Londres: Hodder Arnold – Hachtte; 2004.
4. Miziara ID. Manual prático de medicina legal. São Paulo: Atheneu; 2014.
5. Velho JA, Geiser GC, Espindula A. Ciências forenses – Uma introdução às principais áreas da criminalística moderna. Campinas: Millenium; 2017.

CAPÍTULO 3

DOCUMENTOS MÉDICOS E DOCUMENTOS MÉDICO-LEGAIS

Carmen Silvia Molleis Galego Miziara

Tópicos principais

- Documento cujo conteúdo é de veracidade, até que se prove o contrário.
- Deve ser elaborado para ser lido e compreendido por pessoas habilitadas a terem acesso a ele, independentemente de ser médico ou não.
- É de suma importância para o paciente, para o médico, para a instituição e para a pesquisa.
- Instrumento de defesa do paciente e do médico.
- Documento médico é meio de prova em ações litigiosas.

DEFINIÇÃO

Documento é a "unidade de registro de informações, qualquer que seja o suporte ou o formato".[1] Portanto. todas as informações registradas que comprovem eventos, fenômenos ou formas de vida e que são capazes de serem consultadas e estudadas, servindo de prova ou para pesquisa, são documentos. Quando as informações dizem respeito a fatos médicos, são consideradas documento médico e, por ser em formato manuscrito ou digitado, passam a ser denominadas documento textual.[2]

RESPONSABILIDADE MÉDICA FRENTE À ELABORAÇÃO DE DOCUMENTOS MÉDICOS

O rigor técnico no preenchimento dos documentos médicos é de suma importância para a segurança do paciente e para a qualidade do serviço médico prestado, exigindo a máxima responsabilidade, posto que todas as informações nele contidas têm presunção de veracidade.[3]

O Código Penal especifica as penalidades passíveis de serem impostas ao médico diante de ação delituosa advinda da elaboração de documentos médicos inverídicos;[4] esses fundamentos legais estão dispostos nos artigos 297 ao 299, que abordam o tema da falsificação de documento público mesmo que parcial, e o artigo 302 que é específico à atuação do médico.

Conforme Parecer Consulta do Conselho Regional de Medicina do Estado de São Paulo (Cremesp), de 2011, o documento médico goza de fé pública, com validade legal inerente ao próprio documento até que o contrário seja provado (falsidade ou vício)[5] – esse entendimento não está pautado em leis ou decretos, mas é indiscutível a presunção de veracidade dos documentos médicos. Por sua vez, o Parecer do Conselho Regional de Medicina da Bahia (Cremeb) explanou essa divergência, ratificando, especificamente, que o prontuário médico "absolutamente" não possui "fé pública" e, por ser objeto material, é documento particular e com "significância ou relevância jurídica", conforme artigo 297 do Código Penal (1940).[6] No contexto legal sobre essa temática, a Lei n. 3.268, de 30 de setembro de 1957, estabeleceu apenas que a carteira profissional "valerá como documento de identidade e terá fé pública".[7]

A cessação da "fé" do documento médico (público) pode ser estabelecida quando nele constar informações que supostamente não correspondam à completa veridicidade, considerando a omissão do fato sabidamente observado; o mesmo se aplica em caso de ausência de identificação do médico, conforme artigos 427 e 428 do Código de Processo Civil, de 2015. No artigo 374 desse mesmo Código, consta que não dependerá de prova os "fatos em cujo favor milita presunção legal de existência ou veracidade", no caso, as afirmações escritas provindas pelo médico no exercício de seu ofício.[8]

A importância do documento médico suplanta apenas o dever do profissional em relação ao cuidado do paciente e da sociedade. Ele é objeto de prova nas ações judiciais e extrajudiciais contra o profissional, tendo força probatória; nesse contexto, há dois documentos de suma importância: prontuário médico do paciente e o termo de consentimento livre e esclarecido.

O artigo 82 do Código de Ética Médica, de 2018, proíbe que o médico utilize formulários institucionais para uso particular, portanto, para exercer qualquer tipo de atuação que não esteja intrinsecamente relacionada à instituição na qual o impresso foi disponibilizado.[9]

Funções dos documentos médicos

As funções dos documentos médicos podem ser classificadas em primária e secundária. Primariamente, os documentos médicos são instrumentos de apoio aos cuidados do paciente, por conter a história de saúde e por intermediar as comunicações entre equipe médica e paciente e entre os membros das equipes de saúde. A função secundária está balizada como importante fonte de teor médico-legal, servindo de instrumento para análises de auditorias e monitoramentos, sede de informações para pesquisas clínicas, fonte de dados epidemiológicos, contendo elementos capazes de subsidiar a análise de possíveis desvios de atendimentos e servindo como ferramenta facilitadora de estratégias de planejamentos de serviços, visando à maior segurança do paciente.[10]

1. Função primária – Instrumento de apoio aos cuidados de saúde do paciente:
   - Histórico das condições de saúde do paciente.
   - Apoio na comunicação.
2. Função secundária – Fonte de informações de conteúdo médico-legal:
   - Auditoria.
   - Pesquisa clínica.
   - Epidemiologia.
   - Planejamento de estratégias de serviços.
   - Monitoramento.

PRONTUÁRIO MÉDICO DO PACIENTE

Prontuário é definido como "manual que contém as informações úteis ou o lugar onde se guardam os objetos que podem ser necessários a qualquer momento".[11] Certamente, o prontuário médico do paciente é a ferramenta importante para a segurança do paciente e a defesa do médico e, por essas razões óbvias, deve ser preenchido com rigor técnico e ético, mas a importância desse documento médico nem sempre é reconhecida pelo médico.

O médico tem a obrigação de elaborar o prontuário, posto que ele não se limita a registrar as informações de saúde atuais do paciente; ele reterá os registros que, em necessidades futuras, poderão ser acessados.[9] O médico ou a instituição tem a responsabilidade de guardar esse valioso documento, certificando quais são as pessoas que poderão ter acesso às informações, assegurando, dessa maneira, o sigilo.

Conforme entendimento, a função do documento médico é a comunicação. Desse modo, o ideal é que os textos sejam registrados de maneira compreensível, principalmente para os pacientes. Nessa linha de pensamento, a utilização de siglas ou abreviações em prontuários médicos do paciente, por exemplo, deveria ser evitada. É interessante notar que, no Parecer Consulta do Cremesp, de 2005, referente a prontuário médico, não houve esse entendimento e assentou-se que a utilização de siglas e abreviações é prática médica corrente, remontada ao período hipocrático e que pode ter "grande vantagem de imprimir rapidez aos relatórios médicos, tornando-os mais completos e com documentos médicos com maior número de informações essenciais".[12]

O prontuário médico do paciente é um dos mais importantes documentos da prática médica, se não o mais importante, e perde a sua principal função como instrumento de comunicação quando são utilizados termos ou expressões (siglas ou abreviações) que são interpretadas apenas pela equipe médica, dificultando significativamente a compreensão de seu conteúdo por pessoas leigas e, muitas vezes, até por outros médicos. O emprego de siglas e abreviações em trabalhos científicos é de ampla aplicação, seguindo rigorosa norma técnica que permite a compreensão completa pelos leitores, fato que não pode ser equiparado aos documentos médicos, como o prontuário do paciente.

No Brasil, o prontuário médico do paciente em suporte de papel e os digitalizados podem ser eliminados após 20 anos do último registro nele contido, entretanto, o prazo pode ser estendido em situações específicas "com potencial de uso em estudos e pesquisas nas áreas das ciências da saúde, humanas e sociais, bem como para fins legais e probatórios", conforme artigo 6º da Lei n. 13.787, de 2018. Outra opção possível é a entrega do documento médico ao paciente como alternativa à sua destruição.[13] Os assentamentos em prontuários individuais de instituições públicas ou privadas que prestam serviços à saúde de gestante deverão ser mantidos sob guarda durante 18 anos, conforme o artigo 10 do Estatuto da Criança e do Adolescente.[14]

A elaboração adequada desse documento facilita a evolução clínica do paciente e evita desvio de conduta oriundo de eventos adversos evitáveis. Antes de iniciar o atendimento, seja ambulatorial ou hospitalar, o médico deve ler as evoluções anteriores quando não for a primeira consulta, inclusive as anotações da enfermagem.

Alguns cuidados devem ser adotados pelos médicos ao preencherem o prontuário:

1. Identificar o paciente, não se restringindo apenas ao nome, mas acrescentando outras informações que possam diferenciar homônimos.
2. Numerar as páginas (ordem cronologia dos fatos).
3. Colocar dia e hora do atendimento.
4. Destacar no cabeçalho as informações mais importantes, como data de internação e diagnóstico de entrada do paciente (prontuário hospitalar), alergia a algum medicamento, comorbidade, data da última menstruação (mulheres em idade fértil), reação adversa a algum fármaco etc.

5. Escrever de forma legível, sem possibilidade de informações duvidosas ou rasuradas. Caso ocorra rasura, o texto a ser corrigido deve ser riscado (com apenas um risco) e reescrito em conformidade e o médico deve assinar e datar logo em seguida para que a identificação do responsável pela nova redação seja possível, assim como a data que foi feita. Nunca utilizar corretivos ("branquinho", líquidos ou em fita).
6. Deve ser preenchido após a realização do ato médico ou, em situação de excepcionalidade, assim que for possível.
7. Proceder com a história clínica, exames médicos geral e especial.
8. Nunca esquecer de questionar o paciente sobre a ocorrência de dor ou anormalidades fisiológicas.
9. Não colocar exame físico "inalterado" ou conduta mantida (lembrar sempre que o processo é dinâmico).
10. Durante a "conversa" com os pacientes, o médico precisa se ater às condições psicológicas e mentais deles.
11. Refazer a prescrição (não colocar prescrição mantida, pois, é um processo dinâmico), sem rasuras.
12. Ao prescrever, especificar o intervalo entre as tomadas em horas.
13. Assinar e acrescentar o número do registro no Conselho Regional de Medicina (ou carimbo).

Prontuário eletrônico

O registro eletrônico dos dados referentes ao atendimento médico certamente será a principal ou a única forma disponível nos próximos anos.

As tecnologias de informação e da comunicação (TIC) são consideradas importantes avanços no cuidado da saúde, no que tange a possibilidade do prontuário eletrônico do paciente, possibilitando o armazenamento de grande quantidade de dados que poderão ser facilmente acessados por maior número de profissionais habilitados, fato que é mais complexo quando o prontuário é elaborado em suporte de papel. Entretanto, é fundamental que esse instrumento seja blindado para manter a segurança do sigilo das informações.

Permanece no registo eletrônico das informações médicas a definição de prontuário médico do paciente, conforme artigo 1º da Resolução CFM n. 1.638, de 2002, segundo o qual o prontuário médico é:

o documento único constituído de um conjunto de informações, sinais e imagens registradas, geradas a partir de fatos, acontecimentos e situações sobre a saúde do pa-

ciente e a assistência a ele prestada, de caráter legal, sigiloso e científico, que possibilita a comunicação entre membros da equipe multiprofissional e a continuidade da assistência prestada ao indivíduo.[15]

A segurança dos dados médicos contidos em prontuários em meio eletrônico ficou estabelecida no artigo 5º da Resolução CFM n. 1.821, de 2007, com a exigência de nível de garantia de segurança 2 (NGS2), incluindo a assinatura digital[16], e pela Lei 13.787, de 2018, que também determinou o valor probatório do documento digitalizado, desde que este tenha sido preparado de acordo com as normas estabelecidas por lei, sendo este documento igual ao original para todos os "fins de direito". A Lei Geral de Proteção de Dados Pessoais (LGPD) determinou as medidas protetivas dos dados pessoais quando estes são armazenados nos meios digitais quanto ao acesso, ao uso, às alterações, à reprodução e à destruição não autorizadas das informações.[17]

Diferente do entendimento do Conselho Federal de Medicina (CFM), conforme a Resolução n. 1.821, de 2007, no artigo 6º da Lei n. 13.787, de 2018, após 20 anos a partir do "último registro", os prontuários em suporte de papel e os digitalizados poderão ser extintos.[13] O artigo 225 do Código Civil garantiu a viabilidade do prontuário eletrônico como meio de registro de informações médicas com teor legal.

Art. 225. As reproduções fotográficas, cinematográficas, os registros fonográficos e, em geral, quaisquer outras reproduções mecânicas ou eletrônicas de fatos ou de coisas fazem prova plena destes, se a parte, contra quem forem exibidos, não lhes impugnar a exatidão.[18]

Acesso ao prontuário

A guarda do prontuário médico do paciente é responsabilidade do médico ou da instituição onde foi elaborado. O manuseio desse documento somente é permitido por pessoas submetidas ao sigilo profissional, e a sua cópia é direito inquestionável do paciente ou de seu representante legal, desde que a solicitação seja por escrito, para atender a ordem judicial, devendo ser encaminhado ao "juízo requisitante", ou requisição dos Conselhos de Medicina. O médico está autorizado a obter a cópia do prontuário quando a finalidade é para subsidiar sua própria defesa.[9]

A possibilidade de acesso às informações médicas contidas em prontuários para finalidades de pesquisa científica está atrelada exclusivamente à autorização do Comitê de Ética Médica[9], conforme as diretrizes e normas regulamentadoras de pesquisas envolvendo seres humanos da Resolução do Conselho Nacional de

Saúde n. 466, de 2012, inclusive a solicitação de dispensa do termo de consentimento livre e esclarecido (TCLE) deve estar claramente especificada.[19]

Prontuário médico de vítimas de violência sexual

O registo de informações relacionadas ao atendimento de vítima de violência sexual é absolutamente necessário e de extremo significado. Desde 2013, os hospitais integrantes da rede do Sistema Único de Saúde (SUS) devem atender as vítimas de violência sexual integralmente, conforme a Lei n. 12.845.[20]

Para que se cumpra adequadamente essa determinação, o Decreto n. 7.959, de 2013, estabeleceu normas para a elaboração do prontuário, conforme o disposto no artigo 4º, ressaltando a importância do acolhimento da vítima, com anamnese direcionada aos fatos médicos exclusivamente. Dados obrigatórios que devem constar: data e hora do atendimento; história clínica detalhada, com dados sobre a violência sofrida; exame físico completo, inclusive o exame ginecológico, se for necessário; descrição minuciosa das lesões, com indicação da temporalidade e localizações específicas; descrição meticulosa de vestígio e de outros achados no exame; e identificação dos profissionais que atenderam a vítima. Outros documentos que devem fazer parte do prontuário: termo de relato circunstanciado; termo de consentimento informado, assinado pela vítima ou responsável legal; termo de consentimento informado autorizando a coleta de vestígios para análise; ficha de notificação compulsória de violência doméstica, sexual e outras violências ao Sistema de Informação de Agravos de Notificação (SINAN).[21] Se a vítima for menor de 18 anos, deve ser anotado em prontuário que o Conselho Tutelar foi comunicado, de acordo com o Estatuto da Criança e do Adolescente[14], e, no caso de vítima idosa, que a comunicação do fato foi feita às autoridades competentes, conforme o Estatuto do Idoso.[22]

Prontuário médico ocupacional

No prefácio do livro "De Morbis Artificum Diatriba", de 1700, conforme citado por Franco[23], Ramazzini explanou sobre as razões éticas e sociais pelas quais o médico e a sociedade devem se preocupar com a saúde do trabalhador, baseado em duas virtudes: compaixão e gratidão. O prontuário médico ocupacional deve registrar todas as avaliações clínicas, os resultados de exames complementares, as conclusões e as condutas médicas adotadas para cada trabalhador individualmente, e deve ser mantido em segurança, permanecendo sob a responsabilidade do médico coordenador do Programa de Controle Médico de Saúde Ocupacional (PCMSP) – NR 7.6.1.[24]

A Lei n. 13.787, de 2018, permitiu a eliminação do prontuário em suporte de papel ou eletrônico no período de 20 anos, podendo sofrer alteração se houver outro entendimento regulamentado, como para ser fonte de material de pesquisas ou para fins legais e probatórios. Nessa lei também consta a possibilidade de o prontuário ser devolvido ao paciente como opção em caso de indicação de sua destruição.[13] Embora não faça referência particular ao prontuário médico-ocupacional, essa deliberação pode ser aplicada em ele. Contudo, em situações específicas (exposição a amianto ou radiação), conforme a determinação da Normas Regulamentadoras n. 15 (NR 15)[25] e a número 32 (NR 32.4.7), a manutenção do prontuário individual pode ser estendida até o trabalhador completar 75 anos de idade e por 30 anos, no mínimo, após o término da atividade laboral quando houver exposição a radiações ionizantes.[26]

ATESTADO MÉDICO OU DECLARAÇÃO MÉDICA

Embora muitas vezes considerados termos sinônimos, alguns consideram que exista diferença entre atestado e declaração. França, por exemplo, considera "no atestado, quem o firma, por ter fé de ofício, prova, reprova ou comprova. Na declaração, exige-se apenas um relato de testemunho".[27]

Quando os termos são analisados conforme dicionários da língua portuguesa, essa diferença não se mostra acentuada. Juridicamente, atestado é "a declaração escrita e assinada que uma pessoa devidamente qualificada faz sobre a verdade de um fato, e que serve como documento atestatório"[28] ou documento passado por pessoa qualificada afirmando a veracidade de um fato ou de uma situação; certificado, certidão, declaração.[29] Declaração seria aquilo que se declara; afirmação verbal ou escrita sobre algo ou o ato ou efeito de declarar manifestação oral ou escrita, com ou sem testemunhas; anúncio, revelação.[29]

O Parecer CREMESP n. 51.739, de 2001[30], trouxe à tona essa discussão e a conclusão foi que, independentemente do termo aplicado – isto é, atestado ou declaração –, o que tem valor é o "conteúdo do documento" e, portanto, o "mesmo peso ético-legal".

Atestado médico seria a constatação escrita elaborada pelo médico de um fato passado ou presente que tenha participado com ato próprio de sua profissão, sendo esse documento de testemunho fiel à verdade.[31] Para Vasconcelos[32], citando Souza Lima, atestado é a "afirmação simples e escrita de um fato médico e suas consequências", sendo esse documento parte integrante do atendimento médico, condição *sine qua non*, e deve ser fornecido ao paciente ou ao responsável/representante legal caso seja solicitado sem qualquer majoração de honorários.[9]

O Conselho Federal de Medicina (CFM), por meio da Resolução n. 1.658, de 2002, alterada pela Resolução n. 1.851, de 2008, orienta em duas resoluções sobre a estruturação básica a ser seguida na elaboração do atestado, inclusive quando este tem por finalidade a perícia médica.[33,34]

Ao ser solicitado o atestado, o médico deve certificar-se de que o solicitante do documento é o paciente ou o responsável/representante legal, quando se trata de paciente menor ou interdito, por meio de apresentação de documento de identidade ou documento que comprove o parentesco com o menor ou de interdição.

Para a inclusão de diagnóstico por extenso ou por codificação pela Classificação Internacional de Doença e Problemas Relacionados à Saúde (CID), a concordância do interessado deve estar explicitada no atestado. O médico deve também definir a finalidade a que se destina o atestado, não sendo adequado "aos devidos fins". Todos os dados contidos no documento devem estar descritos em prontuário médico, inclusive citando que o documento foi concedido ao paciente.[35]

A desobrigação de o médico colocar a CID em atestado para fins trabalhista se manteve, em acordo com a Resolução CFM n. 1.658, de 2002, por decisão do Tribunal Superior de Justiça, em 2019, que considerou essa imposição como invasão do direito de privacidade do trabalhador.[36]

Por se tratar de documento com presunção de veracidade, portanto, com importância jurídica, devem ser evitadas as rasuras, assim como a utilização de abreviações ou siglas que possam gerar dúvidas ou inconsistências. A integridade do documento deve ser garantida em todos os aspectos relacionados a ele. Quando for necessária correção de rasura, esta deve ser feita passando um único traço sobre a palavra a ser corrigida, fazer a correção, rubricar e datar, ficando claro que a correção foi feita pelo autor do documento e na referida data. Não deve ser usado nenhum tipo de corretivo("branquinho") nem tornar a rasura ilegível.

Após encerrar o texto, o médico não deve deixar espaços em branco entre a última palavra escrita e sua assinatura, evitando que se acrescentem dados ilegítimos. O local e a data são dados obrigatórios, assim como o número do registro no Conselho Regional de Medicina da Jurisdição de atendimento. O carimbo não é obrigatório, mas faz parte da prática médica, conforme orientação do Conselho Federal de Medicina.[37]

Para França[27], o atestado falso ou doloso é aquele emitido pelo médico consciente de que as informações nele contidas são inverídicas. O atestado gracioso ou complacente é aquele emitido por questões de amizade ou de parentesco, podendo ter conteúdo infiel ou sem a verificação objetiva do exame médico, portanto, também falso, diferindo apenas na intencionalidade. O médico pode justificar a omissão de informação ou a adulteração do atestado quando for para "ajudar" o paciente, mas isso não deve proceder. O atestado deve ser prova fiel da condição do paciente.

DECLARAÇÃO DE COMPARECIMENTO

O Parecer CREMESP n. 75.909[38] aborda o questionamento sobre declaração de comparecimento. Segundo Gonçalves, declaração de comparecimento "nada mais é que um atestado de que o paciente compareceu a uma consulta médica", não sendo função do médico adentrar em questões administrativas.

Nessa mesma linha de entendimento, o Parecer CFM n. 17 esclarece que "A declaração de comparecimento assinada por médico é um atestado médico, mesmo que não conste especificação de dispensa no trabalho".[38] Fica salientada a importância de que, ao elaborar o documento de comparecimento, o horário a ser acrescido no texto deve se restringir obrigatoriamente ao tempo em que o paciente ficou em consulta médica, não devendo o médico atestar o que não presenciou.[39]

RECEITA MÉDICA

A Agência Nacional de Vigilância Sanitária (Anvisa) define receita como o documento, emitido por profissional legalmente habilitado, que goza de caráter sanitário e elaborado sob normalização, que contém prescrição de medicamentos.[40]

Em geral, a receita médica faz parte do atendimento final do paciente, devendo ser elaborada com máximo cuidado quanto ao fármaco ou princípio farmacologicamente ativo prescrito e a posologia (dose a ser administrada uma única vez, intervalo entre as doses e o tempo de tratamento). Não é possível ter rasuras nem abreviações/ siglas e não deve ser ilegível ou ser escrita de maneira secreta.

Para os atendimentos realizados nas unidades do SUS, as prescrições dos fármacos (princípio ativo do medicamento) devem estar de acordo com a Denominação Comum Brasileira (DCB) ou, na sua falta, a Denominação Comum Internacional (DCI), obrigatoriamente.[41] A aplicação da palavra droga é desaconselhada, pois todos os fármacos são drogas, mas nem todas as drogas são fármacos.[42]

As receitas têm validade em todo o território nacional, inclusive de medicamentos sujeitos a controle sanitário.[43] Desde o início da pandemia de SARS-Cov-2, que assolou o país em 2019, algumas normas foram adaptadas e, dentre elas, as receitas em meio eletrônico, ressalvados os atos internos no ambiente hospitalar. Esse meio de prescrição será válido se tiver a "assinatura eletrônica avançada ou qualificada do profissional e atenderem aos requisitos de ato da Diretoria Colegiada da Anvisa ou do Ministro de Estado da Saúde, conforme as respectivas competências".[44]

Receituário simples

A receita médica simples está indicada para prescrições de medicamentos anódicos (paliativos) ou de tarja vermelha. Deve-se seguir a boa prática médica quanto ao seu preenchimento, e todas as informações nela contida devem ser seguidas ao ato médico.[45]

Dados da receita médica:

1. Médico – Nome e endereço do profissional ou da instituição onde o ato médico foi realizado, número do registro do Conselho Regional da jurisdição e, de forma optativa, o anúncio do número de registros de qualificação de especialista (RQE) de até 2 especialidades.[46,47]
2. Paciente – Nome completo do paciente. Por se tratar de receita simples, não é necessária a informação do endereço.
3. Inscrição – Nome do fármaco, forma farmacêutica e concentração.
4. Subinscrição – Quantidade total de medicamento a ser fornecido descrita em algarismo arábico (alfanumérico).
5. Adscrição – Orientações quanto à forma de ser ministrar a medicação.[48]
6. Local, dada, assinatura do médico, seu número do Registro do Conselho Regional da jurisdição ou carimbo.

Receita de controle especial branca

Os medicamentos de tarja vermelha (venda sob prescrição médica) devem ser prescritos com receita de controle especial, que terá duas vias, sendo a primeira devolvida ao paciente e a segunda, retida pelo vendedor.[49] Essa forma de prescrição foi regulamentada pela Portaria n. 344, de 1998, do Ministério da Saúde.

Referem-se a prescrições de substâncias e medicamentos classificados na Resolução da Diretoria Colegiada (RDC) n. 277, de 2019: "C1", "C4", "C5" e adendos das listas "A1", "A2" e "B1". São válidas por 30 dias, em todo o território nacional. Quanto ao número de medicamentos por receita, podem ser listadas no máximo 3 substâncias ou medicamentos das listas "C1" e "C5" e 5 substâncias ou medicamentos da lista "C4". A quantidade máxima/receita é de 5 ampolas por medicamento injetável. Já a quantidade é correspondente a 60 dias de tratamento para outras formas farmacêuticas, exceto para antiparkinsonianos e anticonvulsivantes, que podem ser prescritos por quantidade correspondente a 6 meses de tratamento.[50]

A prescrição de retinoides sistêmicos é realizada em receita de notificação especial de cor branca, com validade de 30 dias e em quantidade suficiente para tratamento por 30 dias, no máximo de 5 ampolas, e deverá ser acompanhada de termo de consentimento pós-informado constando os riscos da medicação.[48]

Notificação de receita (NR)

É o documento que, acompanhado da receita, autoriza a dispensação de medicamentos das listas A1 e A2 (entorpecentes), A3, B1 (psicotrópicas), B2 (Psicotrópicas Anorexígenas), C2 (Retinoico para uso sistêmico) e C3 (Imunossupressoras).

Notificação de receita A

Essa forma de notificação de receita é destinada à prescrição de medicamentos entorpecentes e psicotrópicos, pertencentes às listas A1 (lista das substâncias entorpecentes), A2 (lista das substâncias entorpecentes) e A3 (lista das substâncias psicotrópicas), anexo I da Portaria SVS/MS n. 344, de 1998. A receita tem validade de 30 dias após a sua emissão e é aceita em todo o território nacional, entretanto, não pode conter mais do que 5 ampolas além da quantidade necessária para 30 dias de tratamento, conforme o artigo 43 da referida Portaria.[49]

Notificação de receita B

Destinada à prescrição de medicamentos B1 (lista das substâncias psicotrópicas) e B2 (lista das substâncias psicotrópicas anorexígenas), de acordo com o Anexo X da Portaria e Anexo I, RDC n. 58, de 2007.[51] Exceções:

- Fenobarbital, metilfenobarbital (prominal), barbital e barbexaclona não estão sujeitos à prescrição em notificação de receita B, mas sim à prescrição em receita de controle especial, em 2 (duas) vias e os dizeres de rotulagem e bula devem apresentar a seguinte frase: "venda sob prescrição médica – só pode ser vendido com retenção da receita".
- Zolpidem e zaleplona, em que a quantidade dos princípios ativos não exceda 10 mg por unidade posológica, ficam sujeitas à prescrição em Receita de Controle Especial, em 2 (duas) vias.[49]

Receita de uso contínuo

A prescrição pode ser utilizada para a aquisição do medicamento por até 90 dias a constar da sua emissão, mas é necessária a colocação do termo "uso contínuo" e a quantidade a ser utilizada para cada 30 dias de tratamento.[52]

Validade das receitas

A partir de novembro de 2018, a Lei n. 13.732 instituiu a validade nacional das receitas médicas, incluindo os medicamentos sujeitos ao controle sanitário especial[53], entretanto, está mantida a necessidade de justificativa médica de "uso para a aquisição em outra unidade federativa" das receitas A, conforme disposto no artigo 41 da Portaria do Ministério da Saúde n. 344, de 1998.[49]

A validade da receita em todas as unidades federativas não exclui a obrigatoriedade de ter sido emitida por médico em atividade regular na jurisdição de exercício, salvo as exceções impostas pela Resolução CFM n. 1.948, de 2010.[54]

Excepcionalidade durante a pandemia pelo novo coronavírus SARS-CoV-2

Devido ao isolamento social e à restrição de atendimentos ambulatoriais, as receitas de controle especial foram alteradas em relação à quantidade máxima prescrita, conforme a Resolução RDC n. 357, de 2020, que estendeu "temporariamente as quantidades máximas de medicamentos sujeitos a controle especial [...] permitindo a entrega remota definida por programa público específico e a entrega em domicílio de medicamentos sujeitos a controle especial, em virtude da Emergência de Saúde Pública de Importância Internacional (ESPII) relacionada ao novo Coronavírus (SARS-CoV-2)".[55]

Receita de antimicrobiano

Antimicrobianos são as substâncias indicadas para prevenir a proliferação ou para a exterminação de agentes infecciosos ou microrganismos, podendo ser prescritos em receituários não padronizados em duas vias, sem rasuras e contendo obrigatoriamente: identificação do paciente (nome completo, idade e sexo); nome do medicamento ou da substância prescrita sob a forma de DCB, dose ou concentração, forma farmacêutica, posologia e quantidade (em algarismos arábicos); identificação do emitente (nome do profissional com sua inscrição no Conselho Regional ou nome da instituição, endereço completo, telefone, assinatura e marcação gráfica (carimbo); e data da emissão. A validade, em todo o território nacional, é de 10 dias após a data de emissão.[40]

Receita de retinoides

No estado de São Paulo, a Portaria CVS n. 23/2003 estabelece que a validade da notificação de receita especial (NRE) para prescrição de medicamentos retinoides para pacientes em idade fértil têm validade de, no máximo, 7 dias. O Estado de São Paulo poderá aplicar esta regra para as NRE com prescrição de medicamentos retinoides para pacientes em idade fértil advindas de outras unidades federativas, uma vez que essa regra não inviabiliza a aplicação da Lei n. 13.732/2018.[56]

Autoprescrição

Este é um tema que desperta dúvida, podendo transparecer irregularidade. De acordo com o CFM, Parecer n. 01/2014[57], a autoprescrição não é irregular, exceto nos casos referidos no artigo 18 do Decreto n. 20.931, de 1932, que regularizou o exercício da Medicina.

> *Art. 18 Os profissionais que se servirem do seu título para a prescrição ou administração indevida de tóxicos entorpecentes, além de serem responsabilizados criminalmente serão suspensos do exercício da sua profissão pelo prazo de um a cinco anos, e demitidos de qualquer cargo público que exerçam.*[58]

Entendimento oposto foi publicado pelo Cremesp[59], que considerou "inapropriado" o médico "autoprescrever" ou " autoexaminar". Nessa seara, foi considerado que a receita médica advém de exame clínico prévio e elaboração de prontuário médico, fatos que estariam prejudicados quando o médico é o seu próprio paciente. Dessa forma, a autoprescrição não é proibida, mas não é recomendada. Não existe impedimento ético ou legal de o médico realizar prescrições de medicamentos ou fármacos para descendentes ou ascendentes diretos.[57,60]

Carimbo na receita médica

Segundo entendimento do CFM, a utilização de carimbo médico não é obrigatória, sendo necessária a colocação do nome do médico e o número do registro no Conselho Profissional[57], dessa forma, "quando os dados do profissional estiverem devidamente impressos no campo do emitente, este poderá apenas assinar a Notificação de Receita". Entretanto, "quando o profissional pertencer a uma instituição ou estabelecimento hospitalar, deverá identificar a assinatura com carimbo, constando a inscrição no Conselho Regional, ou manualmente, de forma legível".[61]

As prescrições de substâncias sujeitas a controle especial (C1), anabolizantes (C5), entorpecentes (A1) e psicotrópicos (A2 e B1) necessitam do nome do emissor e dados profissionais impressos no cabeçalho do receituário, bastando, assim, apenas a assinatura e o número do registro no Conselho Regional de Medicina. Entretanto, quando o profissional estiver prescrevendo em estabelecimento hospitalar, deve identificar sua assinatura manualmente (legível) ou carimbar a receita.[61]

Algumas considerações devem ser pontuadas quanto à prescrição de esteroides ou peptídios anabolizantes, pois exige, para a sua dispensação, além da identificação do profissional e o número do registro do Conselho Regional de Medicina, o número do Cadastro de Pessoa Física (CPF), o endereço e o telefone profissionais, nome e endereço do paciente e o código da CID, devendo a segunda via da receita permanecer retida no estabelecimento farmacêutico por 5 anos.[62]

TERMO DE CONSENTIMENTO LIVRE E ESCLARECIDO

O respeito à autonomia do paciente ou de seu representante legal é expressa de forma absoluta no termo de consentimento livre e esclarecido (TCLE). A simples assinatura do documento é apenas parte do processo no qual o esclarecimento do participante de pesquisa é de extremo valor para que a decisão tomada seja absolutamente voluntária e autônoma.[63]

Nessa vertente, podem-se abordar dois princípios bioéticos: o da autonomia e o da beneficência. O princípio da autonomia representa a capacidade de a pessoa se autodeterminar, rejeitando a base da Medicina paternalista na qual a decisão é unilateral para o bem do paciente. Inclusive a participação do paciente na tomada de decisão era considerada indesejada na Grécia Antiga.[64] O respeito a esse princípio dá ao paciente a possibilidade de escolha voluntária. O princípio da beneficência estaria pautado no bem-estar do paciente e, portanto, espelha o princípio da autonomia.[65] O TCLE é a aplicação prática clínica do respeito à autonomia do paciente.[66]

Dois fatos históricos singulares envolvendo o Imperador Alexandre, o Grande, são citados na literatura. No primeiro, o médico Filipe de Acarnânia somente tratou os ferimentos do imperador após este declarar publicamente sua confiança ao médico, e no segundo, o médico Cristobulus somente aceitou operar o imperador após este declarar que sua doença era incurável. Nessas duas situações, ficou evidente que o imperador era um paciente difícil.[67]

Certamente, os marcos que deram início aos mais importantes avanços contemporâneos sobre o direito ao exercício da autonomia do paciente foram o Código de Nuremberg, de 1947, e a Declaração Universal dos Direitos Humanos, de 1948.

Em ambos, a humanidade é reverenciada. Enfaticamente, o Código de Nuremberg traz a autonomia como ponto chave na conduta em pesquisa com seres humanos. Entretanto, pouco ou nada esse código sensibilizou muitas esquipes médicas.

A história mostra que, apesar do Código de Nuremberg, estudos envolvendo seres humanos estavam em pleno curso sem que os direitos à autodeterminação fossem minimamente preservados, como o estudo da sífilis não tratada de Tuskegee e o estudo de hepatite Willowbrook, que duraram mais de duas décadas.

Em 1964, a Associação Médica Mundial estabeleceu vários determinantes éticos fundamentais em pesquisas com seres humanos, a Declaração de Helsinque. Essa Declaração permanece como a pedra fundamental em pesquisa clínica envolvendo seres humanos dentro dos preceitos éticos. No Brasil, em 1996, a Resolução n. 196 do Conselho Nacional de Saúde, norma jurídica de proteção ao participante de pesquisa, trouxe as diretrizes e normas regulamentadoras de pesquisas envolvendo seres humano, além de estabelecer o Comitê de Ética em Pesquisa (CEP) e a Comissão Nacional de Ética em Pesquisa/Ministério da Saúde (CONEP/MS).[68]

A Resolução do Conselho Nacional de Saúde n. 466, de 2012, atualiza a n. 196, mas mantém a essência de proteção ao participante de pesquisa.[69]

A obtenção do termo de consentimento é instrumento de grande apoio jurídico do médico, além de garantir a proteção do paciente, principalmente em procedimentos invasivos ou de risco.[70]

A Recomendação CFM n. 1, de 2016, aborda de maneira detalhada como o médico deve proceder na elaboração e na tomada do consentimento do paciente. O texto da Resolução é completo e esclarecedor.[71]

O Código de Ética Médica determina que o médico tem o dever de cumprir as normas estabelecidas quando em pesquisa clínica, incluindo a necessidade de obter, além do TCLE do responsável/representante legal, o termo de assentimento quando o participante é menor de idade, "pessoa com transtorno ou doença mental, em situação de diminuição de sua capacidade de discernir". Reforçando no parágrafo 2º, artigo 101, a obrigatoriedade de proceder de acordo com as normas da Resolução CNS n. 466, de 2012, quando se tratar de estudo retrospectivo por meio de levantamento de dados em prontuário médico.[9]

NOTIFICAÇÃO COMPULSÓRIA

A necessidade de controlar doenças transmissíveis, na década de 1950, trouxe a expressão vigilância epidemiológica definindo as atividades sequenciais à campanha de erradicação da malária. Originalmente compreendida como "a observação sistemática e ativa de casos suspeitos ou confirmados de doenças transmissíveis e de seus contatos, tinha por finalidade a vigilância de pessoas, com medidas de isolamento ou de quarentena, aplicadas individualmente e não de forma coletiva". O reconhecimento da vigilância epidemiológica se deu nas duas décadas seguintes (1966 a 1973) diante das ações para o controle da varíola, por meio da Campanha de Erradicação da Varíola (CEV), mas foi a partir de 1969 que a Fundação Serviços de Saúde Pública (FSESP) passou a organizar um "sistema de notificação semanal de doenças selecionadas e a disseminar informações pertinentes em um boletim epidemiológico de circulação quinzenal". Em 1975, o Ministério da Saúde instituiu o Sistema Nacional de Vigilância Epidemiológica (SNVE).[72]

A notificação compulsória (NC) é a comunicação obrigatória à vigilância epidemiológica de doenças, agravos ou eventos de saúde pública estabelecidos de acordo com as normas do Ministério da Saúde, e constitui "a principal fonte da vigilância epidemiológica a partir da qual, na maioria das vezes, se desencadeia o processo informação-decisão-ação".[73] Portanto, a NC "é conceito próprio do direito sanitário e figura na legislação brasileira desde a década de 1970".[74]

O procedimento da NC deve ser realizado em todos os casos suspeitos ou confirmados de doença ou de evento determinados pelo Ministério da Saúde e sempre será sigiloso, exceto quando se tratar de condição de risco para a comunidade. A notificação negativa decorre de ausência de caso (não ocorrência de doença) e também tem importância, pois serve de baliza para demonstrar a eficiência do sistema de informação.

Em 1993, o SINAN foi criado, mas com o recebimento heterogêneo de informações advindas das diferentes localidades do país. Somente após a Portaria n. 073, da Fundação Nacional de Saúde (Funasa), de 1998, o fluxo das informações passou a ser definido e foi facilitado pela implantação da informatização do Sistema.[75]

A Portaria Ministerial n. 1.399, de 15 de dezembro de 1999, estabeleceu a competência do Ministério da Saúde, intermediado pela Funasa, para gerir o Sistema Nacional de Vigilância Epidemiológica e Ambiental em Saúde no âmbito nacional, e os municípios no âmbito municipal, atribuindo a eles a notificação de doenças de notificação compulsória, surtos e agravos inusitados, conforme normatização federal e estadual.[76]

A primeira lista de doenças de notificação obrigatória no Brasil data de 1961, com o Decreto n. 49.974[77], composta por 47 itens dispostos no artigo 9º (Tabela 1). Em 1975, a Lei n. 6.259 acrescentou à lista o "agravo inusitado à saúde", determinando a obrigatoriedade da NC às autoridades sanitárias dos casos suspeitos ou confirmados de acordo com a relação elaborada pelo Ministério da Saúde.[78]

TABELA 1 Primeira lista de doenças de notificação compulsória no Brasil

Blastomicoses	Lepra
Bouba	Linfogranuloma venéreo
Bruceloses	Malária
Câncer	Meningite cerebrospinal epidêmica
Cancro venéreo	Meningoencefalites epidêmicas
Carbúnculo	Oftaltmias de recém-nascido
Cólera	Parotidite epidêmica
Coqueluche	Pênfigos
Dengue	Peste
Difteria	Poliomielite anterior aguda
Disenterias	Quarta moléstia
Doença de Chagas	Raiva
Eritema infecioso	Rubéola
Escarlatina	Riquetsioses
Espiroquetose ictero-hemorrágica	Sarampo
Esquistossomose	Sífilis
Exantema súbito	Tétano
Febre amarela	Tracoma
Febres tifoide e paratifoide	Tuberculose
Gonococia	Varicela
Gripe	Varíola (inclusive alastrim)
Hepatites virais	Outras viroses humanas
Leishmanioses	Infortúnios do trabalho

Fonte: Brasil, 1961.[77]

A Lei n. 10.778, de 2003, estabeleceu a obrigatoriedade de NC de todos os casos de violência contra a mulher atendida em serviços de saúde públicos ou privados, mesmo sem a obrigatoriedade da confirmação da violência.[79] Certamente, a Lei n. 11.340, de 2006, conhecida como Lei Maria da Penha, é um dos mais elevados pilares de proteção às mulheres contra a violência no país.[80]

Correlacionando a Lei Maria da Penha à norma de atendimento à vítima de violência, o Conselho Nacional da Justiça instituiu o "Formulário Nacional de Avaliação de Risco no âmbito do Poder Judiciário e do Ministério Público", por meio da Resolução Conjunta n. 5, de 2020, que deve ser aplicado pela Polícia Civil, preferencialmente.[81] Embora fuja do escopo médico, essa ação do poder judiciário é de valor quando o médico enfrenta a difícil decisão de comunicar à autoridade policial o caso suspeito ou confirmado de violência de qualquer natureza contra a mulher, conforme disposto na Lei n. 13.931, de 2019.

Em 2006, foi implantado o Sistema de Vigilância de Violência e Acidentes (VIVA), pela Portaria MS/GM n. 1. 356, de 2006, com dois componentes: vigilância de violência interpessoal e autoprovocada do SINAN (VIVA/SINAN) e vigilância de violências e acidentes em unidades sentinela de urgência e emergência (Viva Inquérito).[82]

O estabelecimento do fluxo de atendimento, dos critérios e das responsabilidades dos profissionais e de serviços de saúde com padronização dos procedimentos relacionados à NC e à vigilância em saúde do SUS foi determinado pela Portaria n. 14, de 2011, a qual inclui na lista de NC de doenças, agravos e eventos a violência doméstica, sexual e/ou outras violências (Anexo I).[83]

A padronização dos procedimentos de NC no âmbito do SUS foi estabelecida pela Portaria MS/GM n. 1.271, de 2014, a qual também incluiu na lista de notificações imediatas (em 24 horas) a tentativa de suicídio e a violência sexual.[84]

A Lista Nacional de Notificação Compulsória de doenças, agravos e eventos de saúde pública nos serviços de saúde foi estabelecida pela Portaria n. 204, de 2016. De acordo com a determinação ministerial, todos os serviços de saúde particulares ou privados em todo o país devem obrigatoriamente adotar as medidas propostas.[85]

Desde 2016, outras condições passaram a ser incluídas na lista de NC:[86] as neoplasias e as malformações congênitas pela Lei n. 13.685, de 2018; a automutilação e a tentativa de suicídio pela Lei n. 13.819, de 2019; e a doença de Chagas crônica, pela Portaria n. 264, de 2020.[87,88]

A ficha de notificação de casos de violência interpessoal/autoprovocada foi integrada ao SINAN a partir de 2009, fazendo parte do Sistema VIVA.[75] A Portaria n. 1.271, de 2014, estabeleceu que a notificação de violência (doméstica ou não) deveria ser semanal, exceto a sexual, que deve ser imediata (24 horas).[84]

A Lei n. 13.931, de 2019, alterou a Lei n. 10.778, de 2003, e estabeleceu a obrigatoriedade de comunicação da violência contra a mulher à autoridade policial em 24 horas após o conhecimento do evento,[81] conforme disposto no parágrafo 4º do artigo 1º.

Em caso de morte encefálica, a notificação é obrigatória às centrais de notificação, captação e distribuição de órgãos da unidade federativa onde ocorreu,[89] conforme artigo 13 da Lei n. 9.434, de 1997.

DECLARAÇÃO DE ÓBITO

Em 2007, a revista *The Lancet* publicou uma série de artigos sobre contabilidade de nascimentos e mortes no planeta,[90] denominando esse grave problema como "escândalo da invisibilidade", pois, em um dos artigos, os autores mostram que, no mundo, milhões "de seres humanos nascem e morrem sem deixar registros de sua existência", sendo estimado que três quartos pertencem a países da África Subsaariana e Sudeste da Ásia.[91]

O objetivo de coletar dados fidedignos sobre mortalidade, número e causa, com sua disponibilização de forma rápida, ampla e organizada, permite que governos e agências internacionais analisem e proponham medidas de contenção. O adequado preenchimento da declaração de óbito (DO) é o alicerce dessa construção, possibilitando a compilação, a validação e a elaboração de relatórios dos dados sobre a mortalidade, desde que seja aplicado em formato capaz para a comparabilidade.[92]

Em meados do século XV, no Norte da Itália, os Conselheiros passaram a registrar os números de mortes diante dos fatos ocorridos no século anterior, em que um terço da população europeia sucumbiu à peste, com finalidade de lidar com a recorrência da doença. Documentos escritos naquela época apontam a indicação de quarentena sob supervisão sanitária.[93] Contudo, foi na Inglaterra, em 1552, que os registros de mortes, com a identificação do falecido, paróquia em que foi sepultado e a possível causa da morte, passaram a ser sistematizados semanalmente. Somente a partir dos séculos XVII e XVIII os interesses científicos sobre dados passaram a ser discutidos.[94]

Em 1662, John Graunt publicou o livro *Natural and political observations upon the bills of mortality*, listando 83 casos de mortes com base em dados dos párocos ingleses, dando início às bases estatísticas demográficas que mais se aproximam da era atual A lista de Graunt é considerada a primeira tentativa de classificação internacional de doenças, embora seja uma nosografia apenas.[95] Em suas análises, Grant[96] especificou a alta taxa de mortalidade de crianças nos primeiros anos de vida.

Em 1837, foi implantada a Lei de Registro na Inglaterra, mas os dados não seguiam normas nem regularidade de coletas, enfrentando grandes dificuldades para o estabelecimento de normatizações sobre as principais causas de mortes, pois não tinham padrão aceito universalmente. Dois anos após, William Farr foi nomeado compilador no Escritório de Registros Geral, sendo o primeiro médico estatístico do General Register Office of England and Wales, dando início à análise de dados estatísticos sobre mortalidade. Outro nome de suma importância foi de Florence Nigthingale, que compilou os dados de mortes em hospitais militares. A Lei de Registros atravessou os limites europeus e foi implantada nos Estados Unidos da América em 1842, em Massachusetts, mas ainda carecia de uniformização dos dados sobre a causa da morte.[97]

William Farr, em 1853, propôs uma classificação de causas de mortes, subdivididas em 5 categorias, a qual foi recomendada no Primeiro Congresso Internacional de Estatística realizado em Bruxelas.[95] No Segundo Congresso Internacional de Estatística em Paris, em 1855, Farr e d'Espine "apresentaram listas separadas e baseadas em eixos diferentes de classificação". A lista de Farr foi composta por 5 classe e 8 eixos, que serviram de base para a classificação atual. A lista de Marc d'Espine não teve boa aceitação na comunidade científica, mas o Congresso propôs uma lista com as posições de ambos.

Em 1891, foi criado o Instituto Internacional de Estatística, em Viena, que teve por objetivo preparar a classificação de doenças sob a égide de Jacques Bertillon, a qual foi denominada "Classificação das Causas de Morte de Bertillon", composta por 14 grupos ou capítulos e adotada internacionalmente em 1893, sofrendo várias revisões, sendo a primeira em 1900. A sexta revisão (1948-1957) foi feita sob a coordenação da Organização Mundial da Saúde (OMS) e ganhou nova nomenclatura: "Classificação de Doenças, Lesões e de Causas de Morte da OMS".

Desde a proposta de Farr e de d'Espine e, posteriormente, a de Bertillon, as declarações de óbitos passaram a ter mais confiabilidade quanto às causas de mortes, entretanto, ainda mostravam muitas diferenças em seus conteúdos. Em 1925, a "Organização da Saúde da Liga das Nações sugeriu a adoção de um modelo único de atestado de óbito". O Brasil passou a adotar o modelo internacional em 1950, com adesão irregular entre os estados da federação; em 1976, o Ministério da Saúde criou o Sistema de Informações de Mortalidade (SIM) e estabeleceu o formulário padrão denominado Declaração de Óbito (DO), que é utilizado até hoje.[94]

A DO é um documento médico de importância legal e estatística. No aspecto legal, a DO é documento necessário para as formalidades do sepultamento,[98] como o estabelecido na Lei n. 6.015, de 1973, com nova redação do artigo 77 dada pela Lei n. 13.484, de 2017, assim como determina que pessoa identificada no documento perdeu os direitos civis, pois deixou de ser pessoa natural, conforme o artigo 6º do Código Civil.[18] No campo estatístico, a Lei n. 11.976, de 2009, reforçou a obrigatoriedade da DO como fonte nacional de dados estatísticos.[99] Esse documento médico também tem importância para a família e para a implementação de programas educacionais e pesquisas, portanto, deve ser preenchido da forma mais correta possível.[100]

Todos os campos dos blocos atribuídos ao médico são de estrita responsabilidade do profissional[101], conforme explicitada na Resolução CFM n. 1.779, de 2005.

Nesse ponto, há que se discutir a orientação dada pelo Ministério da Saúde quanto à colocação da CID no campo específico ser incumbência do codificador da Secretaria de Saúde, conforme o descrito na página 15. Entretanto, no mesmo documento do Ministério da Saúde, na página 9, consta, em destaque, a seguinte informação[102]: "o médico tem responsabilidade ética e jurídica pelo preenchimento e pela assinatura da DO, assim como pelas informações registradas em todos os campos deste documento. Deve, portanto, revisar o documento antes de assiná-lo". Isso demonstra divergências de orientações.

Alguns pontos necessitam ser abordados no que se refere à DO. O formulário é composto por três vias de cores diferentes (branca, amarela e rosa), autocopiativas e pré-numeradas sequencialmente, conforme padronização da Secretaria de Vigilância em Saúde do Ministério da Saúde (SVS/MS), e são direcionadas distintamente.

A via branca (primeira via) destina-se à Secretaria Municipal da Saúde, exceto em caso de morte natural ocorrida em aldeia indígena, com assistência médica, pois ela é enviada para o Distrito Sanitário Especial Indígena.

A segunda via (amarela) é entregue à família da pessoa falecida para que se inicie o processo da obtenção da certidão de óbito junto ao Cartório de Registro Civil, que guardará esse documento. Existe uma exceção referente ao fluxo seguido pela segunda via; no caso de óbito de causa natural em localidade sem médico, a DO será preenchida pelo Cartório de Registro Civil, que emitirá à família do falecido a certidão de óbito; nesse caso também, a primeira e a terceira vias serão encaminhadas à Secretaria Municipal de Saúde.[103]

A qualidade das informações contida na DO está diretamente proporcional à determinação da causa do óbito, na maioria das vezes, quando houve assistência médica. O uso de termos imprecisos "sinaliza as baixas condições de infraestrutura assistencial, condições para o diagnóstico de doença, bem como captação de profissional para o preenchimento da DO".[104] A falta de assistência médica é a causa de óbitos por causas mal definidas nas regiões Norte e Nordeste do país, enquanto nas demais regiões a falta de assistência não é a razão mais preponderante, mas sim a baixa qualidade do preenchimento da DO.

Pritt et al.[105] analisaram as DO de instituição de ensino médico em Vermont, EUA, entre janeiro de 2002 e dezembro de 2003, e propuseram uma escala graduada de I a IV em gravidade crescente de erros de preenchimento. O grau zero seria aplicado ao documento sem nenhum erro, os graus I e II incluiriam os erros menores (dados incompletos, ilegíveis, rasurados, sem ordem lógica ou sem sentido e ausência de informações médicas de menor impacto). Os erros considerados em grau III seriam os decorrentes de falta de informações sobre as causas imediatas ou intermediárias do óbito e os erros mais graves, grau IV, seriam os que omitiriam ou constassem de forma errada a causa básica da morte. Os erros de graus III e IV impactam significativamente de forma negativa a interpretação da DO.

AUTÓPSIA VERBAL (INVESTIGAÇÃO DOMICILIAR DE CAUSA DE MORTE MAL DEFINIDA)

A determinação da causa real da morte é de extremo valor epidemiológico, mas nem sempre a certificação médica pelos métodos rotineiros é possível, fragilizando a confiabilidade das informações sobre a mortalidade e, consequentemente, dificultando a implantação de políticas públicas e a avaliação da saúde em todos os seus níveis.[106] Nesse contexto, surgiu a autópsia verbal (AV) como instrumento auxiliar de expressivo valor na tentativa de resolução desse problema[107], especialmente em países de baixo nível socioeconômico, com baixa cobertura dos sistemas de informações de mortalidade e alto índice de subnotificação, visando à identificação de mortes até então mal definidas. Dados da OMS mostraram que, entre 2000 e 2009, somente 4 países africanos tinham registros vitais com 75% ou mais de informações.[108]

Altas taxas de mortes mal definidas expõem a falta de assistência médica e/ou a baixa qualidade dessa assistência, como a falta de preparo técnico de médicos para o preenchimento da DO. Quanto maior o percentual de mortes mal definidas, piores são os indicadores de qualidade do sistema de informações de mortalidade da localidade.

A primeira regulamentação brasileira sobre o registro civil de mortes[109] data de 1874, pelo Decreto n. 5.604, determinando a execução do artigo 2º da Lei n. 1.829, de 1870, que tratava sobre procedimentos do recenseamento da população do Império.[110]

Em 1973, a Lei n. 6.015 estabeleceu os critérios sobre os registros públicos, incluídos os de óbitos.[98] Em seu artigo 49, que foi alterado pela Lei n. 6.140, de 1974, ficou determinado que os registros civis deveriam enviar trimestralmente os dados à Fundação Instituto Brasileiro de Geografia (IBGE), como forma de controle. Em 1975, foi implantado o Sistema de Informações sobre Mortalidade (SIM) visando a complementar a ação do IBGE quanto às causas de mortes[111]; a partir de 1979, com a informatização do SIM, houve a descentralização dos registros de mortes advindas de dados das DO para as Secretarias de Saúde Estaduais e Municipais.

Dados históricos mostram que a AV teve início na década de 1930, mas somente em 1956 Biraud[112] passou a considerar as informações de pessoas sem formação biomédicas, pertencentes à comunidade local onde o óbito ocorreu, como fonte de dados epidemiológicos sobre as circunstâncias da morte e, a partir da década de 1970, passou a ser aplicada de maneira sistemática em Matlab, Bangladesh.

A determinação da causa da morte pela AV nem sempre é possível, mas foi uma forma de notificar os óbitos quando as análises de registros de prontuário ou outros documentos médicos não são suficientes para esclarecer a causa da morte considerada mal esclarecida;[113,114] é uma forma de documento que busca se aproximar ao máximo da natureza da morte, incluindo o total de casos.

A investigação de causas de morte consideradas mal definidas pode contar com o formulário para investigação da causa do óbito e o formulário doméstico de autópsia verbal. O formulário para investigação da causa do óbito busca informações em DO, em estabelecimentos da saúde onde o óbito ocorreu e em unidade básica de saúde – Programa de Saúde da Família ou outros locais possíveis de serem disponibilizados documentos referentes às condições de saúde que possa auxiliar na determinação da causa da morte. O formulário doméstico ou de autópsia verbal não são necessariamente preenchidos por médico, portanto, o tema será brevemente discutido neste capítulo.

A OMS, em 2007, publicou a primeira versão unificada do formulário de AV buscando informações relevantes das condições médicas que precederam a morte por meio de entrevista com pessoa(s) que presenciou(aram) a morte.[107] O questionário procura sinais, sintomas e circunstâncias que estiveram associadas proximamente à morte. O material obtido por meio do questionário é analisado por dois ou três médicos certificadores, os quais preencherão o campo "conclusão da investigação".

A AV é instrumento de importância na determinação da causa de morte baseada em informação de parentes próximos ou de cuidadores quando a morte se dá sem assistência ou por causa indeterminada.[115] Os formulários da AV são adequados às diferentes faixas etárias e servem de guias gerais de informações padronizadas sobre as circunstâncias da morte. Quanto às idades, existem três grupos de questionários: para menores de 4 semanas; entre 4 semanas e 14 anos; e acima de 15 anos. A certificação da causa da morte deve ser descrita de acordo com a CID. Parte dos questionários são comuns aos três grupos.[115] No Brasil, os questionários são subdivididos por faixas etárias diferentes:[107] menores de 28 dias; de 28 dias a 10 anos; e acima de 10 anos.

1. **Questionário 1** – Menores de 4 semanas: busca distinguir entre natimortos, mortes de recém-nascidos e mortes neonatais tardias; e determinar as causas desses eventos perinatais e mortes. Também investiga as condições gestacionais, parto, saúde materna e fatores correlatos.

2. **Questionário 2** – Mortes de maiores de 4 semanas e menores de 14 anos: nesse grupo, existe um módulo direcionado a mortes de crianças de 4 semanas a 11 meses.
3. **Questionário 3** – Estão incluídas questões relacionadas a mortes de maiores de 15 anos, adolescentes e adultos. São abordadas as mortes relacionadas a gestação e parto, mortes de mulheres, fatores de risco comportamentais (consumo de álcool e tabaco).

Elementos comuns ou denominados "módulo de informações gerais" aos três questionários são as questões relacionadas a algumas causas de morte e certos sinais e sintomas generalizados. A primeira página de cada questionário contém as principais informações de identificação e sociodemográficas e campos de dados. É composta por um número de identificação ou número de referência, data, local e hora da entrevista e identidade do entrevistador; principais características do entrevistado; hora, local e data da morte; nome, sexo e idade do falecido; a(s) causa(s) da morte e eventos que levaram à morte de acordo com o entrevistado; história de condições médicas previamente conhecidas (do falecido ou da mãe); história de lesão ou acidente; tratamento e utilização de serviços de saúde durante o período de doença final; dados extraídos de certidões de óbito, cartões de saúde pré-natal ou materno-infantil, ou outros registros médicos e evidências documentais relevantes no nível familiar.

ATESTADOS, LAUDOS, AUTOS E PARECERES MÉDICO-LEGAIS

Para Fávero[116], os documentos escritos por médicos podem ser classificados em três tipos: atestado médico, relatórios e pareceres. Para Vasconcelos[117], os documentos eminentemente médico-legais são os atestados, laudos, autos e pareceres, acrescentando o depoimento oral como condição equiparada. Esses documentos médico-legais a que Vasconcelos se refere, em sua quase totalidade, estão associados à questão litigiosa ou de concessão de benefícios, sendo elaborados por médicos peritos ou com *expertise* em algum aspecto médico, portanto, devem conter informações absolutamente confiáveis. Para Gomes, citado por França, "o laudo pericial, muitas vezes, é o prefácio de uma sentença".[118]

Atestado no contexto médico-pericial

O atestado, quando requisitado para cumprimento de ordem judicial ou de autoridade competente, deve ser elaborado após a prestação de compromisso, "segundo fórmula sacramental" e submergido por absoluta verdade dos fatos.[119] O seu conteúdo é composto por afirmações simples, resumidas e objetivas, em forma escrita, que correspondem a fato de teor médico. Para a elaboração do atestado médico-legal, não existe um padrão pré-determinado, entretanto, os mesmos cuidados exigidos na atestação na medicina assistencial devem ser adotados.

Relatório médico-legal - Laudo médico-pericial

Relatório médico-pericial é o documento escrito pelo médico perito "nomeado e compromissado na forma da lei" contendo detalhes sobre o ato pericial direcionado às autoridades policial ou judicial. Caso o documento tenha sido composto por informação oral do médico ao escrivão, o termo será auto. No caso de o documento ter como objetivo responder a fatos relativos à necropsia, o seu nome seria de "protocolo", conforme ensina Fávero.[116] Seu conteúdo é de caráter oficial e a redação do documento segue regras. Vale salientar que esse documento também interessa a áreas extrajudiciais, como abarca a perícia administrativa.

As partes do relatório médico-legal podem variar de acordo com o autor pesquisado. Fávero[116], por exemplo, estabeleceu 7 partes: preâmbulo; quesitos; histórico; descrição; discussão; conclusão e respostas aos quesitos. França[118] adota a mesma classificação. Para Legrand du Saulle, são 3 partes: preâmbulo, também designado de cabeçalho; histórico; e conclusão. Citado por Souza Lima, Tourdes subdividiu o histórico em anamnese e "*visum et repertum*". Miziara[120] sugere outra ordem, deixando os quesitos após a conclusão e seguido pelas respostas aos mesmos.

1. Preâmbulo – Composto pelo nome da autoridade solicitante do exame médico-pericial, identificação e titulação do médico perito, incluindo o local, a data e a hora da realização do exame, as qualificações do examinado e finalidade do exame médico.
2. Quesitos – Parte transcrita de acordo com a requisição da autoridade solicitante, sendo que, na área criminal, os quesitos seguem um padrão oficial aprovado pela Comissão responsável pela elaboração do Código e Processo Penal, de 1941, Decreto-Lei n. 3.689. Para as demais áreas, não existem quesitos oficiais, incluindo a perícia em psiquiatria forense.[121]
3. Histórico – Por equiparação à medicina assistencial, seria o mesmo que a anamnese. Quando a perícia é em vivo, as informações podem ser obtidas por meio de entrevista com o examinado e/ou seu representante legal, devendo sempre considerar que as informações foram prestadas pelos interessados sem que o médico se comprometa com o informado. Em perícia de cadáver, o médico

deve obter o maior número de informações nos documentos emitidos pelo delegado ou pelo médico assistente (guia de encaminhamento de cadáver). Todas as informações contidas no histórico não devem ser influenciadas pelas interpretações pessoais do perito. Ainda no histórico podem conter transcrições de documentos disponibilizados, não cabendo ao perito afirmar a veracidade destes. Os laudos de exames complementares devem ser anotados com referência à data de realização e à identificação do médico responsável pelo exame.

4. Descrição – Considerada a parte mais importante do laudo, pois contém todos os achados do exame médico praticado, o qual não poderá ser refeito.[121] É a única parte do laudo em que as informações podem ser afirmadas como verdadeiras pelo perito, pois correspondem ao "*visum et repertum*". O exame deve seguir o padrão. A identificação do sexo e da idade aproximada ou a correspondência com a informada, cor da pele, características étnicas, altura e peso aproximados, quando não possíveis de obtenção de maneira objetiva. O exame (inspeção) deve seguir um padrão cartesiano, no sentido craniocaudal[120], descrevendo as características físicas indiscutíveis da pessoa examinada (dados antropométricos, cicatrizes, marcas, tatuagens etc.), todos os sinais visíveis em detalhes, localização, tamanho, forma, cor, textura etc.), além de sinais associados. Em perícia presencial, os exames médicos geral e especial (direcionado para o objeto da perícia) também devem ser particularizados, portanto, o conhecimento propedêutico é de extremo valor. Caso haja necessidade, fotografia ou desenhos podem ser acrescidos à descrição para melhor elucidação.
5. Discussão – Parte do laudo em que o médico perito confronta os dados de história, os exames complementares disponíveis e os achados clínicos e elabora o raciocínio com base científica. O texto da discussão deve ser claro, objetivo e específico ao que está em questão, para que possa ser compreendido não apenas por médicos, mas por todos que possam ter acesso a ele.
6. Conclusão – Resumidamente, o médico perito descreve os pontos mais importantes dos passos anteriores.
7. Respostas aos quesitos – Os questionamentos devem ser respondidos de forma sucinta, com base nos achados anteriores, sempre que possível fazendo referência aos textos anteriores para maiores esclarecimentos, sem se tornar repetitivo. Em situação em que o quesito extrapola a competência médica, o perito deve justificar a razão.

Parecer médico-legal

É um documento particular elaborado por um profissional ou grupo de profissionais altamente qualificado e incontestavelmente profundo conhecedor do tema abordado para que esclarecimentos aprofundados sejam disponibilizados para auxiliar na correta decisão pericial.

Resumidamente, a solicitação de parecer busca uma resposta. O valor técnico do parecer pousa no renome do parecerista. Na elaboração do parecer, são seguidos quatro passos, conforme Fávero[116]: preâmbulo; exposição; discussão; e conclusão. Como é possível observar, no parecer não consta a descrição, mas isso não impede que o exame presencial com o examinado não possa ser realizado.

1. Preâmbulo – Consta a qualificação do parecerista e do autor da consulta, incluindo os títulos de ambos.
2. Exposição – Motivação da consulta, histórico do caso e os quesitos a serem respondidos.
3. Discussão – Parte mais importante, pois contém a análise detalhada dos fatos, com embasamento técnico-científico atualizado.
4. Conclusão – Resumo dos pontos mais relevantes da discussão com respostas aos quesitos.

REFERÊNCIAS BIBLIOGRÁFICAS

1. Dicionário Brasileiro de Terminologia Arquivística. Arquivo Nacional. Rio de Janeiro; 2005. p. 79. Disponível: https://www.yumpu.com/pt/document/read/15948961/dicionario-brasileiro-de-terminologia-arquivistica-arquivo-nacional.
2. Brasil. Ministério do Planejamento. Portaria Normativa n. 05, de 19 de dezembro de 2002. Disponível em: http://www.comprasnet.gov.br/legislacao/portarias/pn05_02.pdf.
3. Conselho Federal de Medicina (CFM). Parecer n. 7, de 14 de abril de 2011. Disponível em: https://sistemas.cfm.org.br/normas/visualizar/pareceres/BR/2011/17.
4. Brasil. Casa Civil. Subchefia para Assuntos Jurídicos. Decreto-Lei n. 2.848, de 7 de dezembro de 1940. Código Penal. Disponível em: http://www.planalto.gov.br/ccivil_03/decreto-lei/del2848compilado.htm.
5. Conselho Regional de Medicina do Estado de São Paulo (Cremesp). Consulta Cremesp n. 145.526/11. Disponível em: http://www.cremesp.org.br/library/modulos/legislacao/pareceres/versao_impressao.php?id=10663.
6. Conselho Regional de Medicina da Bahia (Cremeb). Parecer Cremeb n. 14, de 19 de novembro de 2019. Disponível em: https://www.cremeb.org.br/wp-content/uploads/2019/12/lsp_36077062f734a0e-30d6a60e2aceafb32_160120-071134.pdf.
7. Brasil. Casa Civil. Subchefia para Assuntos Jurídicos. Lei n. 3.268, de 30 de setembro de 1957. Disponível em: http://www.planalto.gov.br/ccivil_03/leis/l3268.htm.
8. Brasil. Casa Civil. Subchefia para Assuntos Jurídicos. Código de Processo Civil. Lei n. 13.015, de 16 de março de 2015. Disponível em: http://www.planalto.gov.br/ccivil_03/_Ato2015-2018/2015/Lei/L13105.htm#art1046.

9. Conselho Federal de Medicina (CFM). Resolução CFM nº 2.217, de 27 de setembro de 2018, modificada pelas Resoluções CFM nº 2.222/2018 e 2.226/2019. Disponível em: https://portal.cfm.org.br/images/PDF/cem2019.pdf.
10. Mann R, Williams J. Standards in medical record keeping. Clin Med. 2003;3:329-32.
11. Michaelis. Dicionário Brasileiro da Língua Portuguesa. Rio de Janeiro: Melhoramentos; 2021. Disponível em: https://michaelis.uol.com.br/moderno-portugues/busca/portugues-brasileiro/prontuario.
12. Conselho Regional de Medicina do Estado de São Paulo (Cremesp). Parecer Consulta nº. 61.624/05. Disponível em: http://www.cremesp.org.br/?siteAcao=Pareceres&dif=s&ficha=1&id=7080&tipo=PARECER&orgao=Conselho%20Regional%20de%20Medicina%20do%20Estado%20de%20S%E3o%20Paulo&numero=61624&situacao=&data=05-06-2007.
13. Brasil. Presidência da República. Casa Civil. Subchefia para Assuntos Jurídicos. Lei nº 13.787, de 27 de dezembro de 2018. Brasília: Diário Oficial da União; 2018. Disponível: http://www.planalto.gov.br/ccivil_03/_ato2015-2018/2018/lei/L13787.htm.
14. Brasil. Presidência da República. Casa Civil. Subchefia para Assuntos Jurídicos. Lei n. 8.069, de 13 de julho de 1990. Disponível em: http://www.planalto.gov.br/ccivil_03/leis/l8069.htm.
15. Conselho Federal de Medicina (CFM). Resolução CFM n. 1.638, de 9 de agosto de 2002. Disponível em: https://sistemas.cfm.org.br/normas/visualizar/resolucoes/BR/2002/1638.
16. Conselho Federal de Medicina (CFM). Resolução CFM n. 1.821, de 23 de novembro de 2007. Disponível em: https://sistemas.cfm.org.br/normas/visualizar/resolucoes/BR/2007/1821.
17. Brasil. Presidência da República. Casa Civil. Subchefia para Assuntos Jurídicos. Lei n. 13.853, de 2019. Disponível em: http://www.planalto.gov.br/ccivil_03/_ato2015-2018/2018/lei/l13709.htm.
18. Brasil. Presidência da República. Casa Civil. Subchefia para Assuntos Jurídicos. Lei n. 10.406, de 10 de janeiro de 2002. Disponível em: http://www.planalto.gov.br/ccivil_03/leis/2002/l10406compilada.html.
19. Brasil. Conselho Nacional de Saúde. Diretrizes e normas regulamentadoras de pesquisa envolvendo seres humanos. Disponível em: https://conselho.saude.gov.br/resolucoes/2012/Reso466.pdf.
20. Brasil. Presidência da República. Casa Civil. Subchefia para Assuntos Jurídicos. Lei n. 12.845, de 1º de agosto de 2013. Disponível em: http://www.planalto.gov.br/ccivil_03/_ato2011-2014/2013/lei/l12845.htm.
21. Brasil. Presidência da República. Casa Civil. Subchefia para Assuntos Jurídicos. Decreto n. 7.959, de 13 de março de 2013.
22. Brasil. Presidência da República. Casa Civil. Subchefia para Assuntos Jurídicos. Lei n. 10.741 de 01 de outubro de 2003. Disponível em: http://www.planalto.gov.br/ccivil_03/leis/2003/l10.741.htm.
23. Franco G. A tribute to Bernardino Ramazzini (1633-1714) on the tercentenary of his death. Occup Med (Lond). 2014;64(1):2-4.
24. Brasil. Ministério do Trabalho. Portaria n. 24/GM, de 29 de dezembro de 1994. NR 7, Norma Regulamentadora-7 (1994) Atualizada pela Portaria nº 6.734, de 9 de março de 2020. [acesso 28 jul 2021]. Disponível em: https://www.gov.br/trabalho/pt-br/inspecao/seguranca-e-saude-no-trabalho/normas-regulamentadoras/nr-07_atualizada_2020.pdf.
25. Brasil. Ministério do Trabalho. Norma Regulamentadora n. 15. Disponível em: http://trabalho.gov.br/seguranca-e-saude-no-trabalho/normatizacao/normas-regulamentadoras/norma-regulamentadora-n-15-atividades-e-operacoes-insalubres.
26. Brasil. Ministério do Trabalho. Norma Regulamentadora –n. 32. Atualizada pela Portaria SEPRT n. 915, de 30 de julho de 2019. Disponível em: https://www.gov.br/trabalho/pt-br/inspecao/seguranca-e-saude-no-trabalho/normas-regulamentadoras/nr-32.pdf/view.
27. França GV. Direito médico. Rio de Janeiro: GEN Grupo Editorial Nacional; 2018. p. 109.
28. Aulete C. Dicionário da língua portuguesa. [Internet]. Disponível em: https://www.aulete.com.br/.
29. Dicionário Houaiss. [Internet]. Disponível em: https://houaiss.uol.com.br/corporativo/apps/uol_www/v5-4/html/index.php#1.
30. Conselho Regional de Medicina. Parecer n. 51.739, de 27 de novembro de 2001. Disponível em: http://www.cremesp.org.br/?siteAcao=Pareceres&dif=s&ficha=1&id=5215&tipo=PARECER&orgao=Conselho%20Regional%20de%20Medicina%20do%20Estado%20de%20S%E3o%20Paulo&numero=51739&situacao=&data=00-00-20014#anc_integra.
31. Rubinstein NJ. Documentación médica. In: Medicina Legal. Patitó JA. Buenos Aires: Ediciones Centro Norte; 2000. p. 109.
32. Vasconcelos G. Lições de Medicina Legal. Rio de Janeiro: Forense; 2007. p.28.

33. Conselho Federal de Medicina (CFM). Resolução n. 1.658, de 13 de dezembro de 2002. Disponível em: https://sistemas.cfm.org.br/normas/visualizar/resolucoes/BR/2002/1658.
34. Conselho Federal de Medicina (CFM). Resolução n. 1.851, de 14 de agosto de 2008. Disponível em: https://sistemas.cfm.org.br/normas/visualizar/resolucoes/BR/2008/1851.
35. Conselho Federal de Medicina (CFM). Resolução CFM n. 1.658, de 20 de dezembro de 2002. Alterada pela Resolução CFM n. 1851, de 18 de agosto de 2008. Disponível em: https://sistemas.cfm.org.br/normas/visualizar/resolucoes/BR/2002/1658.
36. Brasil. Tribunal Superior do Trabalho. TST mantém nulidade de cláusula que exigia CID em atestados médicos TST mantém nulidade de cláusula que exigia CID em atestados médicos. Disponível em: http://www.tst.jus.br/noticias/-/asset_publisher/89Dk/content/tst-mantem-nulidade-de-clausula-que-exigia--cid-em-atestados-medicos.
37. Conselho Federal de Medicina (CFM). Parecer CFM n. 41, de 12 de dezembro de 2019. Disponível em: https://sistemas.cfm.org.br/normas/arquivos/pareceres/BR/2019/41_2019.pdf.
38. Conselho Regional de Medicina do Estado de São Paulo (Cremesp). Parecer n. 75.909, de 11 de dezembro de 2001. Disponível em: https://www.cremesp.org.br/?siteAcao=Pareceres&dif=s&ficha=1&id=5332&tipo=PARECER&orgao=%20Conselho%20Regional%20de%20Medicina%20do%20Estado%20de%20S%E3o%20Paulo&numero=75909&situacao=&data=00-00-2001.
39. Conselho Federal de Medicina (CFM). Parecer n. 17, de 14 de abril de 2011. Disponível em: https://sistemas.cfm.org.br/normas/visualizar/pareceres/BR/2011/17.
40. Brasil. Ministério da Saúde. Agência Nacional de Vigilância Sanitária (Anvisa). Resolução da Diretoria Colegiada (RDC) n. 471, de 23 de fevereiro de 2021. Disponível em: http://antigo.anvisa.gov.br/documents/10181/6232328/%281%29RDC_471_2021_COMP.pdf/1f679ba2-6220-49ee-a664-2e838eb2f5f3.
41. Brasil. Ministério da Saúde. Agência Nacional de Vigilância Sanitária (Anvisa). Resolução da Diretoria Colegiada (RDC) n. 51, de 15 de agosto de 2007. Disponível em: https://bvsms.saude.gov.br/bvs/saudelegis/anvisa/2007/rdc0051_15_08_2007.html.
42. Taveira CC, Guimarães RSF. Fundamentos de farmacologia. Disponível: https://sbfte.org.br/wp-content/uploads/2017/05/1.medicamentovsRemedio-Farmacovs-droga-Junho2013.pdf.
43. Brasil. Casa Civil. Subchefia para Assuntos Jurídicos. Lei n. 5.991, de 17 de dezembro de 1973. Disponível em: http://www.planalto.gov.br/ccivil_03/leis/l5991.htm.
44. Brasil. Casa Civil. Subchefia para Assuntos Jurídicos. Lei n. 14.063, de 23 de setembro e 2020. Disponível em: http://www.planalto.gov.br/ccivil_03/_ato2019-2022/2020/lei/L14063.htm.
45. Brasil. Casa Civil. Subchefia para Assuntos Jurídicos. Lei n. 5.991, de 17 de dezembro de 1973. Disponível em: http://www.planalto.gov.br/ccivil_03/leis/l5991.htm.
46. Brasil. Senado Federal. Secretaria-Geral da Mesa. Secretaria de Informação Legislativa. Decreto-Lei n. 4.113, de 14 de fevereiro de 1942. Disponível em: http://legis.senado.leg.br/norma/529199/publicacao/15720302.
47. Conselho Federal de Medicina (CFM). Resolução CFM n. 1.974/2011. Disponível em: https://portal.cfm.org.br/images/stories/pdf/publicidademedica.pdf.
48. Madruga CMD, de Souza ESM. Manual de orientações básicas para prescrição médica. 2.ed. revista e ampliada; 2011. Disponível em: https://portal.cfm.org.br/images/stories/biblioteca/cartilhaprescrimed2012.pdf.
49. Brasil. Ministério da Saúde. Secretaria de Vigilância e Saúde. Portaria n. 344, de 12 de maio de 1998. Disponível em: http://www.saude.campinas.sp.gov.br/saude/dicas/receituarios_talonarios_medicamentos/informacoes_sobre_receituarios_talonarios_medicamentos.htm.
50. Brasil. Ministério da Saúde Agência Nacional de Vigilância Sanitária (Anvisa). Resolução da Diretoria Colegiada (RDC) n. 277, de 16 de abril de 2019. Disponível em: https://bvsms.saude.gov.br/bvs/saudelegis/anvisa/2019/rdc0277_16_04_2019.pdf.
51. Brasil. Ministério da Saúde. Agência Nacional de Vigilância Sanitária (Anvisa). Resolução da Diretoria Colegiada (RDC) n. 58, de 5 de setembro de 2007. Disponível em: https://bvsms.saude.gov.br/bvs/saudelegis/anvisa/2007/rdc0058_05_09_2007.html.
52. Brasil. Ministério da Saúde. Agência Nacional de Vigilância Sanitária (Anvisa). Resolução da Diretoria Colegiada (RDC) n. 20, de 5 de maio de 2011. Disponível em: https://bvsms.saude.gov.br/bvs/saudelegis/anvisa/2011/rdc0020_05_05_2011.html.

53. Brasil. Casa Civil. Subchefia para Assuntos Jurídicos. Lei n. 13.732, de 8 de novembro de 2018. Disponível em: http://www.planalto.gov.br/ccivil_03/_ato2015-2018/2018/lei/L13732.html.
54. Conselho Federal de Medicina (CFM). Resolução CFM n. 1.948, de 6 julho de 2010. Disponível em: https://sistemas.cfm.org.br/normas/visualizar/resolucoes/BR/2010/1948.
55. Brasil. Ministério da Saúde. Agência Nacional de Vigilância Sanitária (Anvisa). Resolução da Diretoria Colegiada (RDC) n. 357, de 24 de março de 2020. Disponível em: https://www.in.gov.br/en/web/dou/-/resolucao-rdc-n-357-de-24-de-marco-de-2020-249501721.
56. Conselho Regional de Farmácia de Minas Gerais. Disponível em: https://www.crfmg.org.br/site/noticias/-Anvisa-esclarece-duvidas-sobre-validade-nacional-de-receita-medica.
57. Conselho Federal de Medicina (CFM). Parecer CFM n. 01, de 31 de janeiro de 2014. Disponível em: https://sistemas.cfm.org.br/normas/visualizar/pareceres/BR/2014/1.
58. Brasil. Casa Civil. Subchefia para Assuntos Jurídicos. Decreto n. 20.931 de 11 de janeiro de 1932. Disponível em: http://www.planalto.gov.br/ccivil_03/decreto/1930-1949/d20931.htm.
59. Conselho Regional de Medicina do Estado de São Paulo (Cremesp). Consulta n. 103.167, de 21 de novembro de 2007. Disponível em: www.cremesp.org.br/?siteAcao=Pareceres&dif=s&ficha=1&id=9283&tipo=PARECER&orgao=Conselho%20Regional%20de%20Medicina%20do%20Estado%20de%20S%E3o%20Paulo&numero=103167&situacao=&data=21-11-2007.
60. Brasil. Ministério da Saúde. Agência Nacional de Vigilância Sanitária (Anvisa). Disponível em: https://www.anvisa.gov.br/sngpc/documentos%202013/Nota_Tecnica_RDC_n_20_2011_24_09_2013_x.pdf.
61. Conselho Regional de Farmácia. Você sabia que nem todas as prescrições precisam ter o carimbo de identificação do prescritor? Disponível em: http://www.crfsp.org.br/comites/479-comite-de-direitos-e-prerrogativas/8291-voce-sabia-que-nem-todas-as-prescricoes-precisam-ter-o-carimbo-de-identificacao-do-prescritor.html.
62. Brasil. Casa Civil. Subchefia para Assuntos Jurídicos. Lei n. 9.965, de 27 de abril de 2000. Disponível em: http://www.planalto.gov.br/ccivil_03/leis/l9965.html.
63. U.S. Food and Drugs Administration. Informed Consent. Draft Guidance for IRBs, Clinical Investigators, and Sponsors. Disponível em: https://www.fda.gov/regulatory-information/search-fda-guidance-documents/informed-consent.
64. Murray PM. The history of informed consent. Orthop J. 1990;10:104-9.
65. Vaughn L. Bioethics. Principles, issues and case. 2.ed. Oxford: Oxford University Press; 2013. p.180.
66. Jonsen AR, Ziegler M, Winslade WJ. Clinical ethics: a practical approach to ethical decision in clinical medicine. 7.ed. Texas: McGraw Hill Medical; 2010. p.50.
67. Kumar NK. Informed consent: past and present. Perspect Clin Res. 2013;4(1):21-5.
68. Brasil. Ministério da Saúde. Conselho Nacional de Saúde (CNS). Resolução n. 196, de 10 de outubro de 1996. Disponível em: https://bvsms.saude.gov.br/bvs/saudelegis/cns/1996/res0196_10_10_1996.html.
69. Brasil. Ministério da Saúde. Conselho Nacional de Saúde (CNS). Resolução n. 466, de 12 de dezembro de 2012. Disponível em: https://www.inca.gov.br/sites/ufu.sti.inca.local/files//media/document//resolucao-cns-466-12.pdf.
70. Fabbro L. Manual de documentos médicos. Porto Alegre: EDPUCRS; 2006. p.13.
71. Conselho Federal de Medicina (CFM). Recomendação CFM n. 1, de 21 de janeiro de 2016. Disponível em: https://portal.cfm.org.br/images/Recomendacoes/1_2016.pdf.
72. Brasil. Ministério da Saúde Secretaria de Vigilância em Saúde. Departamento de Vigilância Epidemiológica. Guia de vigilância epidemiológica. 7.ed. 2009. Disponível em: https://bvsms.saude.gov.br/bvs/publicacoes/guia_vigilancia_epidemiologica_7ed.pdf.
73. Brasil. Ministério da Saúde. Secretaria de Vigilância em Saúde. Departamento de Vigilância Epidemiológica. Guia de vigilância epidemiológica. 6.ed. 2005. Disponível em: https://bvsms.saude.gov.br/bvs/publicacoes/Guia_Vig_Epid_novo2.pdf.
74. Ministério Público do Estado de São Paulo. Centro de Apoio Operacional Cível e Tutela Coletiva Centro de Apoio Operacional Criminal. Nota Técnica [Internet]. 2020. Disponível em: http://www.mpsp.mp.br/portal/page/portal/CAO%20Tutela/NTConjunta_NotificacaoCompulsoria.pdf.
75. Brasil. Ministério da Saúde. Secretaria de Vigilância em Saúde. Departamento Vigilância de Doenças e Agravos Não Transmissíveis e Promoção da Saúde. Coordenação Geral de Doenças e Agravos não Transmissíveis. 2019. Disponível em: http://www.saude.ba.gov.br/wp-content/uploads/2019/03/Rotei-

ro-para-uso-do-Sinan-Net-an%C3%A1lise-da-qualidade-da-base-de-dados-e-c%C3%A1lculo-de-indicadores-epidemiol%C3%B3gicos-e-operacionais-Caderno-de-An%C3%A1lises.pdf.
76. Brasil. Ministério da Saúde Portaria n. 1.399, de 15 de dezembro de 1999. Disponível em: http://www.funasa.gov.br/site/wp-content/files_mf/Pm_1399_1999.pdf.
77. Brasil. Casa Civil. Subchefia para Assuntos Jurídicos. Decreto n. 49.974-a, de 21 de janeiro de 1961. Disponível em: http://www.planalto.gov.br/ccivil_03/Atos/decretos/1961/D49974A.html.
78. Brasil. Casa Civil. Subchefia para Assuntos Jurídicos. Lei n. 6.259, de 30 de outubro de 1975. Disponível em: http://www.planalto.gov.br/ccivil_03/leis/l6259.html.
79. Brasil. Casa Civil. Subchefia para Assuntos Jurídicos. Lei n. 10.778, de 24 de novembro de 2003. Disponível em: http://www.planalto.gov.br/ccivil_03/leis/2003/l10.778.html.
80. Brasil. Casa Civil. Subchefia para Assuntos Jurídicos. Lei n. 11.340, de 7 de agosto de 2006. Disponível em: http://www.planalto.gov.br/ccivil_03/_Ato2004-2006/2006/Lei/L11340.html.
81. Brasil. Casa Civil. Subchefia para Assuntos Jurídicos. Lei n. 13.931, de 10 de dezembro de 2019. Disponível em: http://www.planalto.gov.br/ccivil_03/_ato2019-2022/2019/lei/L13931.html.
82. Brasil. Ministério da Saúde. Portaria n. 1.356 de 23 de junho de 2006. Disponível em: http://portalsinan.saude.gov.br/violencia-interpessoal-autoprovocada.
83. Brasil. Ministério da Saúde. Portaria n. 104, de 25 de janeiro de 2011. Disponível em: https://bvsms.saude.gov.br/bvs/saudelegis/gm/2011/prt0104_25_01_2011.html.
84. Brasil. Ministério da Saúde. Portaria n. 1.271, de 6 de julho de 2014. Disponível em: https://bvsms.saude.gov.br/bvs/saudelegis/gm/2014/prt1271_06_06_2014.html.
85. Brasil. Ministério da Saúde. Portaria n. 204, de 17 de fevereiro de 2016. Disponível em: https://bvsms.saude.gov.br/bvs/saudelegis/gm/2016/prt0204_17_02_2016.html.
86. Brasil. Casa Civil. Subchefia para Assuntos Jurídicos. Lei n. 13.685, de 25 de junho de 2018. Disponível em: http://www.planalto.gov.br/ccivil_03/_ato2015-2018/2018/lei/L13685.htm.
87. Brasil. Casa Civil. Subchefia para Assuntos Jurídicos. Lei n. 13.819, de 26 de abril de 2019. Disponível em: http://www.planalto.gov.br/ccivil_03/_ato2019-2022/2019/lei/l13819.html.
88. Brasil. Ministério da Saúde. Portaria n. 264, de 17 de fevereiro de 2020. Disponível em: https://bvsms.saude.gov.br/bvs/saudelegis/gm/2020/prt0264_19_02_2020.html.
89. Brasil. Casa Civil. Subchefia para Assuntos Jurídicos. Lei n. 9.434, de 4 de fevereiro de 1997. Disponível em: http://www.planalto.gov.br/ccivil_03/LEIS/L9434.htm.
90. Horton R. Counting for health. Lancet. 2007; 370(9598):1526.
91. AbouZahr C, Cleland J, Coullare S, on behalf of the Monitoring of Vital Events (MoVE) writing group. The way forward. Lancet. 2007;24;370(9601):1791-9.
92. World Health Organization (WHO). WHO civil registration and vital statistics strategic implementation plan 2021-2025. [Internet]. 2021. Disponível em: https://apps.who.int/iris/bitstream/handle/10665/342847/9789240022492-eng.pdf?sequence=1&isAllowed=y.
93. Moriyama IM, Loy RM, Robb-Smith AHT. History of the statistical classification of diseases and causes of death. Rosenberg HM, Hoyert DL (eds.). Hyattsville, MD: National Center for Health Statistics. 2011. Disponível em: https://www.cdc.gov/nchs/data/misc/classification_diseases2011.pdf.
94. Conselho Regional de Medicina do Estado do Rio Grande do Sul (Cremers). Manual de atestado de óbito. 2.ed. Porto Alegre: Cremers; 2018. Disponível em: https://cremers.org.br/conteudos/livros_e_cartilhas/manual_do_atestado_de_obito.pdf.
95. Laurenti R. Análise da informação em saúde: 1893-1993, cem anos da Classificação Internacional de Doenças. Rev Saúde Públ S Paulo. 1991;25:407-17.
96. Pelling M. John Graunt, the Hartlib circle and child mortality in mid-seventeenth-century London. Contin Chang. 2016;31(3):335-59.
97. Moriyama IM, Loy RM, Robb-Smith AHT. History of the statistical classification of diseases and causes of death. Rosenberg HM, Hoyert DL(eds.). Hyattsville, MD: National Center for Health Statistics. 2011. Disponível em: https://www.cdc.gov/nchs/data/misc/classification_diseases2011.pdf.
98. Brasil. Casa Civil. Subchefia para Assuntos Jurídicos. Lei n. 6.015, de 31 de dezembro de 1973. Disponível em: http://www.planalto.gov.br/ccivil_03/leis/l6015compilada.html.
99. Presidência da República. Casa Civil. Subchefia para Assuntos Jurídicos. Lei n. 11.976, de 7 de julho de 2009. Disponível em: http://www.planalto.gov.br/ccivil_03/_ato2007-2010/2009/lei/l11976.htm.

100. McGivern L, Shulman L, Carney JK, Shapiro S, Bundock E. Death certification errors and the effect on mortality statistics. Public Health Rep. 2017;132(6):669-75.
101. Conselho Federal de Medicina (CFM). Resolução n. 1.779, de 5 de dezembro de 2005. Disponível em: https://sistemas.cfm.org.br/normas/visualizar/resolucoes/BR/2005/1779.
102. Brasil. Ministério da Saúde. Conselho Federal de Medicina. Centro Brasileiro de Classificação de Doenças. A declaração de óbito: documento necessário e importante. 3.ed. Brasília: Ministério da Saúde; 2009. Disponível em: https://portalarquivos2.saude.gov.br/images/pdf/2015/agosto/14/Declaracao-de-Obito-WEB.pdf.
103. Ministério da Saúde. Secretaria de Vigilância em Saúde. Portaria n. 116, de 11 de fevereiro de 2009. Disponível em: https://bvsms.saude.gov.br/bvs/saudelegis/svs/2009/prt0116_11_02_2009.html.
104. Organização Pan-Americana da Saúde (OPAS). REDE Interagencial de Informação para a Saúde. Indicadores básicos para a saúde no Brasil: conceitos e aplicações. 2.ed. 2008. Disponível em: https://bvsms.saude.gov.br/bvs/saudelegis/svs/2009/prt0116_11_02_2009.htmlhttps://www.paho.org/bra/dmdocuments/indicadores.pdf.
105. Pritt BS, Hardin NJ, Richmond JA, Shapiro S. Death Certification Errors at an Academic Institution. Arch Pathol Lab Med. 2005;129(11):1476-9.
106. Leitao J, Chandramohan D, Byass P, Jakob R, Bundhamcharoen K, Choprapawon C, et al. Revising the WHO verbal autopsy instrument to facilitate routine cause-of-death monitoring. Glob Health Action. 2013;6:10.3402/gha.v6i0.21518. Disponível em: https://www.ncbi.nlm.nih.gov/pmc/articles/PMC3774013/.
107. Brasil. Ministério da Saúde. Manual para investigação do óbito com causa mal definida. Disponível em: https://bvsms.saude.gov.br/bvs/publicacoes/manual_investigacao_obito.pdf.
108. Projeto CISA - Centro de investigação em saúde de Angola. Sistema de autópsia verbal metodologia e procedimentos para aplicação no terreno. Caderno 4. 2014. Disponível em: http://www.cisacaxito.org/contents/bibliotecaitens/14652052129610.pdf.
109. Brasil. Senado Federal. Secretaria-Geral da Mesa. Secretaria de Informação Legislativa. Decreto n. 5.604, de 25 de abril de 1874. Disponível em: https://legis.senado.leg.br/norma/566340/publicacao/15778226.
110. Brasil. Senado Federal. Secretaria Geral da Mesa. Secretaria de Informação Legislativa. Lei n. 1.829, de 9 de setembro de 1870. Sancciona o Decreto da Assembleia Geral que manda proceder ao recenseamento da população do Império. Disponível em: https://legis.senado.leg.br/norma/543582/publicacao/15631205.
111. Brasil. Ministério da Saúde. Sistema de Informações Sobre Mortalidade (SIM). Disponível em: https://www.gov.br/saude/pt-br/composicao/vigilancia-em-saude-svs/sistemas-de-informacao/sistema-de-informacoes-sobre-mortalidade-sim.
112. Biraud Y. Disponível em https://doi.org/10.2307/1965185https://www.jstor.org/stable/1965185.
113. Barreto ICHC. Utilização de autópsias verbais na investigação da causa básica de óbito de crianças menores de 1 ano de idade em 3 municípios do Ceará. Dissertação. Universidade Federal do Ceará: Fortaleza; 1997. Disponível em: http://www.repositorio.ufc.br/bitstream/riufc/4594/1/1997_dis_ichcbarreto.pdf.
114. https://gh.bmj.com/content/3/2/e000639.
115. Organização Mundial da Saúde (OMS). Autópsia verbal. Disponível em: https://cdn.who.int/media/docs/default-source/mca-documents/verbal-autopsy-standards-the-2012-who-verbal-autopsy-instrument---release-candidate-1.pdf?sfvrsn=68f9b5a4_1&download=true.
116. Fávero F. Medicina Legal. 8.ed. São Paulo: Martins Fontes; 1966. p.44.
117. Vasconcelos G. Lições de Medicina Legal. Rio de Janeiro/São Paulo: Forense; 1970. p.28.
118. França GV. Medicina Legal. 11.ed. Rio de Janeiro: Guanabara Koogan; 2017. p.33.
119. Lima AJS Tratado de Medicina Legal. Rio de Janeiro: Grande Livraria Leite Ribeiro; 1923. p.84.
120. Miziara ID. Manual prático de medicina legal. São Paulo: Atheneu; 2014. p.8.
121. Gomes H. Medicina Legal. 33.ed.. Rio de Janeiro: Freitas Bastos; 2004. p.32.

CAPÍTULO 4

TRAUMATOLOGIA

Luiz Fernando Segura
Ivan Dieb Miziara

CONCEITO DE TRAUMA, LESÃO, LESÕES VITAIS E AGENTE VULNERANTE

Dentre as manifestações antissociais do homem, desde sempre, encontram-se as formas de violência "que ocasionam danos à saúde ou à vida do próximo". A medicina legal traumatológica se propõe a estudar seus diferentes aspectos, tanto clínicos quanto a sua relação com o Direito positivo vigente. Nesse ponto, a traumatologia forense estuda os aspectos médico-jurídicos das lesões causadas pelos agentes lesivos. É importante ressaltar que a traumatologia ou lesonologia médico-legal é um dos maiores capítulos dentro do estudo da especialidade Medicina Legal e Perícia Médica. Sua ocupação direta é investigar o mecanismo que originou o trauma e a lesão por ele provocada. Assim, a partir do estudo da lesão, é possível inferir o tipo de instrumento, agente ou energia que a provocou – tipo de raciocínio que se convencionou chamar de paradigma médico-legal. A palavra trauma etimologicamente provém do grego, *traumatos*, que significa choque, impacto. Trauma, portanto, é definido como uma energia de ordem externa que impacta sobre o indivíduo, modificando seu estado de equilíbrio fisiológico (com ou sem tradução morfológica) de modo reversível ou irreversível, capaz de produzir lesão. Lesão, por sua vez, é a alteração estrutural proveniente de uma agressão ao organismo, provocada por um agente vulnerante.

Os agentes vulnerantes são estratificados de acordo com o tipo de energia que os compõem e suas características em comum. Sua classificação varia de acordo com o autor consultado. Por exemplo, Fávero[1] adota a classificação de Borri, subdividindo as energias vulnerantes em mecânica, física, química, físico-química, bioquímica, biodinâmica e mista. Gomes[2], por seu turno, divide-as entre física (mecânica, barométrica, térmica, elétrica, radiante); química (venenos, cáusticos); e físico-química. Gerardo Vasconcelos (1970), por sua vez, explicita e classifica as causas produtoras de lesão, de acordo com a origem, em:

A. Energias de ordem física, entre as quais se alinham as ações mecânicas, a temperatura, a pressão atmosférica, a eletricidade, a radioatividade, a luz e o som;
B. Energias de ordem físico-química, das quais decorrem, principalmente, as asfixias, as asfixias médico-legais, primitivas, cujo conceito básico é a morte produzida por impedimento intencional à penetração do ar na árvore respiratória;
C. Energias de ordem química e bioquímica, as que agem por substâncias que, entrando em reação com os tecidos vivos determinam lesões corporais por ação interna ou externa no organismo. Estas substâncias ora atuam sobre os tecidos, desorganizando-os ou destruindo-os, como os cáusticos, ora em reação mais íntima, intervêm diretamente no metabolismo da célula provocando processos degenerativos como os venenos. As últimas são de ordem química, propriamente. De ordem bioquímica serão as perturbações alimentares, as auto-intoxicações e as toxiinfecções;
D. Energias de ordem biodinâmica, que, em traumatologia forense, são aquelas que lesam a dinâmica vital da pessoa humana, daí decorrendo perturbações da saúde ou morte. A consequência da ação deste tipo de energia é normalmente o choque como um quadro geral, via de regra de síncope, inconsciência e perturbações circulatórias, e denominado de várias formas, sempre considerando o nexo de causa e efeito. Assim temos o choque traumático, hemorrágico, do queimado, inibitório, emocional, obstétrico, tóxico, alérgico etc.;
E. Energias de ordem mista, que não se catalogam entre os já referidos e que decorrem de um mecanismo complexo, em realidade misto, onde entram em jogo fatores diversos bioquímicos e biodinâmicos. Citam-se em geral, como consequências destas energias, a fadiga, as doenças parasitárias e as sevícias, que não serão apenas os traumatismos físicos, mas as carências alimentares, e as ofensas morais e mentais.

O estudo sistemático das lesões produzidas por agentes exógenos tem a finalidade de fornecer subsídios para o esclarecimento da Justiça. No âmbito do Direito Penal, mormente no que se refere aos artigos 129 (das ofensas produzidas à integridade física ou à saúde de outrem) e 121 (que trata dos homicídios), a Justiça necessita saber que tipo de instrumento originou a lesão, assim como se dá no terreno do Direito Civil quanto à avaliação do dano corporal pós-traumático, quadro que se repete quando se trata da infortunística e dos acidentes de trabalho, no escopo do Direito do Trabalho.

Assim, instrumento é aquele objeto utilizado com a finalidade de lesão, que possui a capacidade de transferir energia para o corpo atingido, produzindo lesão. Possui forma e volume definido, a se observar e buscar no exame pericial.

Problema de especial interesse da Justiça é se as lesões produzidas foram causadas em vida ou após a morte. De modo geral, na lesão vital, em seu aspecto macroscópico, encontra-se afastamento dos bordos do tecido com infiltração hemática nas bordas do tecido e, consequentemente, acúmulo de sangue dentro de cavidade. Entretanto, o diagnóstico sempre deve privilegiar o aspecto histológico, com infiltração leucocitária nas bordas da ferida. As lesões pós-mortais, diferentemente, não apresentam infiltração hemática nos bordos da lesão; o afastamento dos tecidos costuma ser mais acentuado, e, ao exame microscópico, não há infiltração leucocitária, como nas lesões produzidas *in vitam*.

REAÇÃO AOS TRAUMAS

Quando um organismo sofre um trauma, o corpo apresenta uma série de reações a fim de buscar o reequilíbrio corporal. Inicia-se com uma reação inflamatória local com vasodilatação, liberação dos glóbulos brancos, aumento da permeabilidade vascular e posterior extravasamento de líquido extracelular, resultando em edema local.

De maneira sistêmica, ocorre liberação de adrenalina, elevação da pressão arterial, taquicardia, hiperglicemia, podendo ou não, a depender da gravidade das lesões, acarretar um estado de choque. Na fase de equilíbrio (ou de recuperação), o organismo busca reequilíbrio homeostático e retorno de estado basal.

ENERGIAS DE ORDEM FÍSICA

Agentes mecânicos

Atuam de maneira a transferir energia cinética de um objeto a outro, por meio de colisão ou choque. A extensão e a intensidade da lesão dependem do tempo de contato. Segundo a fórmula de energia cinética ($E = m.v^2/2$), a capacidade lesiva (ou o *quantum* de energia transferida em joules) vai depender, em razão direta, tanto da massa do instrumento quanto da velocidade empregada. Por outro lado, a pressão com que um corpo atua é diretamente proporcional a sua força e inversamente proporcional a sua superfície (P = força/superfície).

A força de contato pode ser unidirecional ou oblíqua. Quando o contato se dá de forma oblíqua, ocorre desvio da trajetória após o choque, gerando um efeito de deformação menor. Dessa forma, os agentes mecânicos classificam-se em simples e mistos. Os simples são os perfurantes, os cortantes e os contundentes. Já os mistos dividem-se em perfurocortantes, cortocontundentes e perfurocontundentes.

Segundo suas características individuais, os instrumentos perfurantes transferem energia cinética por meio de uma ponta (são instrumentos pontiagudos), atuando por pressão em um ponto, gerando um afastamento dos elementos teciduais. Sua ação pode ser ativa ou passiva. Conforme o diâmetro da haste, podem ser de pequeno, médio ou grande calibre. Em geral, apresentam pouco sangramento externo. A lesão determinada por este tipo de instrumento, chamada de ferida punctória, apresenta forma circular, diâmetro pequeno, profundidade maior que a extensão e menor que o tamanho do instrumento produzido, coberto por crosta hemática. Podem ser superficiais, penetrantes (terminando em fundo cego) ou transfixantes (orifício de saída semelhante ao de entrada, porém com as bordas evertidas). O ferimento de saída costuma ser irregular e de menor diâmetro do que o de entrada. Caso o agente possua calibre médio, as características da lesão serão determinadas pelas linhas de força da pele (leis de Filhós e Langer) que ditam:

1. As feridas apresentam-se em forma de botoeira (biconvexa alongada), com suas bordas regulares e simétricas, e na mesma direção anatômica da região da lesão (Primeira Lei de Filhós).
2. As feridas na mesma região apresentam linhas de força em um só sentido, pois a direção é fornecida pelas linhas da força da fibra corporal (Segunda Lei de Filhós).
3. Onde houver cruzamento de fibras, a ferida tomará o aspecto de figura geométrica anárquica, pela existência de confluência de diferentes linhas de força (Terceira Lei de Filhós).

Existem algumas situações especiais que determinam algumas feridas um tanto diversas das citadas, por exemplo:

- Feridas em acordeão, denominadas assim por Lacassagne, são as lesões cuja profundidade de penetração é maior que o comprimento da arma; tal situação é possível em regiões de depressibilidade, como no abdome.
- As lesões em região muscular apresentam fendas nas mesmas direções.
- Na colisão com ossos do corpo, o relevo será baixo, com lesão em cone invertido (mais comum em ossos esponjosos).
- Encravamento é o ferimento produzido pela penetração de objeto pontiagudo e consistente em qualquer parte do corpo.

- Empalamento é uma forma especial de encravamento, em regiões ostiais (p. ex., anal).

Os instrumentos cortantes transferem energia cinética por meio de deslizamento e pressão, com uso de borda com gume ou fio. As fibras do tecido corporal são seccionadas. As lesões produzidas são denominadas lesões incisas ou cortantes. De modo característico, o ferimento se apresenta de forma linear, com bordas regulares, podendo mostrar hemorragia abundante e afastamento das bordas. Este afastamento das bordas da lesão pode gerar, por vezes, figuras com aspecto navicular ou fusiforme, de bordas regulares e planas, e ângulos agudos na extremidade. O centro da ferida costuma ter maior profundidade que o início e o fim da área de secção, onde muitas vezes a pele é apenas escoriada, formando o que se convencionou chamar de cauda de escoriação. Por meio da cauda de escoriação, é possível determinar o sentido da lesão, pois a profundidade é maior no terço inicial, ocorrendo uma superficialização gradual, vindo a terminar em escoriação linear.

Caso duas lesões se cruzem, é possível determinar a ordem dos ferimentos por meio da coaptação das bordas. Uma segunda lesão produzida sobre uma lesão pré-existente, por exemplo, não adota um trajeto linear, pois os bordos da primeira lesão já se encontravam afastadas em razão da elasticidade da pele (sinal de Chavigny).

Lesões incisas especiais

As lesões incisas podem variar de gravidade, passando de superficiais até aquelas que acarretam mutilações. As mais usuais são:

1. Esgorjamento: ferida incisa localizada na região anterior ou na face lateral do pescoço (Figura 1).

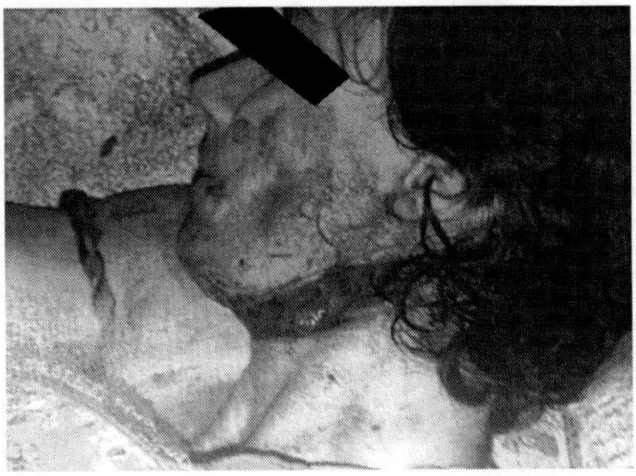

Figura 1 Esgorjamento: ferida incisa em face anterior e lateral esquerda do pescoço.
Fonte: arquivo pessoal do autor.

2. Degola: ferida incisa na região posterior do pescoço.
3. Esquartejamento: ato de dividir o corpo em partes, por amputação ou desarticulação, portanto, respeitando os limites anatômicos do corpo e evitando as estruturas ósseas. Caso ocorra separação da cabeça do corpo, dá-se o nome de decapitação (Figura 2).

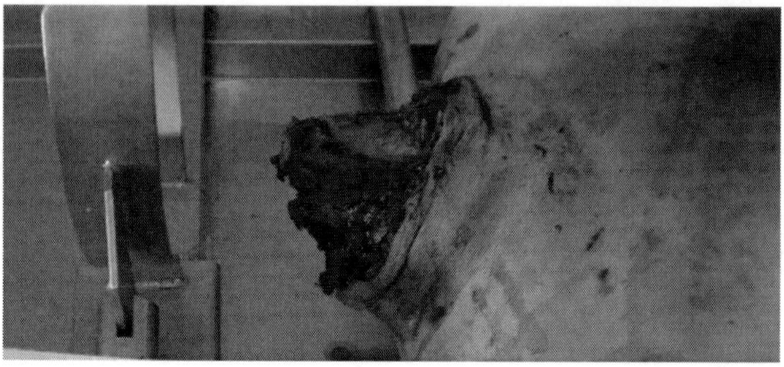

Figura 2 Decapitação.
Fonte: arquivo pessoal do autor.

4. Espotejamento: redução do corpo a fragmentos diversos e irregulares, sem respeitar cíngulos anatômicos, havendo necessidade de dissolução óssea. Normalmente não é feito em vida, mas, sim, na tentativa de ocultação de cadáver.
5. Lesões de defesa: em geral, localizam-se em topografia de mão ou antebraços, quando a vítima tenta se defender com os braços de agressão desferida com objetos cortantes.
6. Lesões de hesitação: múltiplos entalhes ou escoriações lineares na pele após hesitação nas tentativas de suicídio (Figura 3).

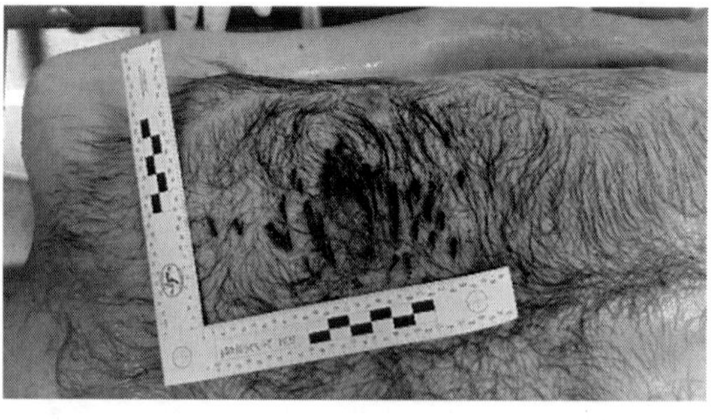

Figura 3 Lesões de hesitação em hemitórax esquerdo em vítima de suicídio.
Fonte: arquivo pessoal do autor.

É importante notar que:

- Pela presença de vasos calibrosos em região cervical (artérias carótidas e veias jugulares), tanto a degola quanto o esgorjamento podem levar à morte por choque hipovolêmico após lesão vascular e hemorragia, ou mesmo asfixia por aspiração de sangue e embolia gasosa (veias jugulares). Portanto, o exame necroscópico é que define a causa do óbito.
- No suicídio por corte em região cervical anterior no indivíduo destro, o sentido da ferida é da esquerda para direita, anterolateral à esquerda, com terminação voltada para baixo, ou espelhada caso o indivíduo seja canhoto.

Os instrumentos perfurocortantes transferem energia cinética via pressão, por meio de uma ponta, e por deslizamento de gume único, duplo e, em casos excepcionais, por mais de dois gumes, seccionando as fibras do tecido. Originam lesões denominadas perfuroincisas, com predomínio da profundidade sobre a extensão, com bordos regulares, e podem ser superficiais, penetrantes ou transfixantes. Exibem formas variadas de acordo com o número de gumes dos instrumentos utilizados. Caso seja de um gume (p. ex., faca de cozinha), apresenta a forma de botoeira com um único ângulo agudo. Se forem de dois gumes (punhais), apresentam a forma de fenda, navicular (Figura 4), com dois ângulos agudos. Se porventura tiverem mais de dois gumes, apresentarão a forma estrelada ou variações de acordo com o instrumento. Detalhe importante: caso o instrumento seja torcido na saída, a lesão apresentará ângulos acessórios, com pequenos entalhes na borda da ferida. Podem apresentar ferimentos superficiais, penetrantes e transfixantes. Caso exista batente da empunhadura na arma, esta pode deixar marca nas bordas da ferida, ajudando na identificação da arma do crime. O trajeto corpóreo se apresenta por meio de túnel em forma de fenda.

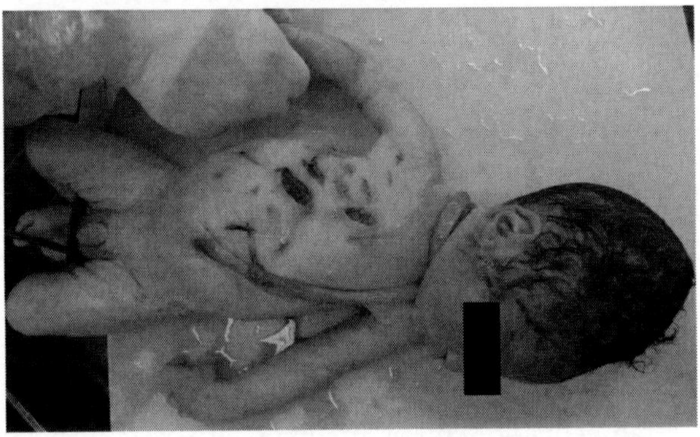

Figura 4 Lesões perfuroincisas em caso de infanticídio; notar o formato navicular com apenas um ângulo agudo.
Fonte: arquivo pessoal do autor.

Os instrumentos contundentes transferem energia cinética por meio de mecanismo de ação de compressão, tração, sucção ou deslizamento sobre os tecidos. Em geral, são grandes causadores de dano. As lesões resultantes podem ser fechadas ou abertas, são denominadas contusas, apresentam forma e volume definidos, podendo ter sinais característicos do agente responsável (como cassetete), e são produzidas tanto de forma ativa quanto passiva. Quanto ao modo de ação, pode ser direta, quando o instrumento (sem pontas ou arestas) atinge a superfície em um plano por choque (caso a lesão seja no local do impacto); ou de ação indireta, quando a lesão se apresenta em local afastado do impacto (lesão por contragolpe, como em hemorragias subaracnóideas e corticais que ocorrem do lado oposto ao do golpe) pois, ao retirar o corpo da inércia, gera uma força de tração entre órgãos e segmentos fixos por ligamentos ou estruturas ósseas.

A gravidade das feridas contusas depende do *quantum* de energia transferido para o corpo atingido. Nas lesões fechadas, elas podem ser divididas em rubefação, tumefação, equimose, hematoma, bossas sanguínea e serosa, entorse (ligamentar, luxação e fratura), roturas viscerais por impacto ou compressão, de acordo com a intensidade do impacto. As lesões abertas, por sua vez, dividem-se em escoriação e ferida contusa aberta.

Entre as lesões contusas fechadas, a rubefação consiste em uma hiperemia cutânea, por meio de vasodilatação de capilares e vênulas mediados pela histamina; persiste cerca de 10 minutos. Não caracteriza lesão anatomopatológica.

A tumefação consiste em elevação e palidez da pele. Surge 1 a 3 minutos após o trauma. Faz parte da tríplice reação de Lewis, com hiperemia no ponto de impacto, extensão da hiperemia para área ao redor, seguida de palidez na zona central do edema.

A equimose, a mais frequente das lesões contusas, consiste em uma infiltração hemática nos tecidos por rotura de vasos (capilares, vênulas e arteríolas) e por diapedese. Podem ser superficiais ou profundas, surgem na pele após 1 ou 2 dias do trauma. O mecanismo de formação pode ser por compressão, tração ou sucção. Existem também algumas formas especiais de lesões contusas: petéquias, sugilação, víbice, sufusão, equimoses a distância e equimoses (petéquias) em conjuntivas por constrição cervical. Algumas equimoses são conhecidas como lesões com assinatura, pois apresentam a impressão do instrumento que as causou, por exemplo, aquelas produzidas por cassetetes, fivelas de cintos, estrias pneumáticas de Simonin (impressão na pele das estrias de pneus de automóveis).

As equimoses também apresentam um fenômeno bastante peculiar. Conforme o tempo passa, a hemoglobina que extravasou para a malha dos tecidos sofre um processo de oxidação, alterando a sua coloração original. Esta mudança de cor recebe o nome de espectro equimótico de Legrand du Saulle. Assim, a coloração da mancha equimótica na pele vai se alterando com a seguinte cronologia:

- 1º dia: vermelho.
- 2º e 3º dias: violáceo.
- 4º ao 6º dias: azul.
- 7º ao 10º dias: esverdeado.
- 12º dia: amarelado.
- 15º ao 20º dia: desaparece.

Obviamente, esta cronologia pode apresentar alguma variação (para mais ou para menos), a depender do autor consultado. O exame histológico das equimoses também apresenta algumas peculiaridades. Nas primeiras 24 horas, encontram-se hemácias descoradas na malha tecidual. A seguir, no 3º dia, vê-se hemácias descoradas e deformadas; no 4º dia, surgem células fagocitárias; no 9º dia, os fagócitos digerem os glóbulos e pigmentos; no 12º dia, todos os glóbulos já estão rotos; e, a partir do 18º dia, há predomínio de células pigmentárias.

As equimoses têm grande valor médico-legal. Além de indicarem uma reação vital, servem para identificação específica de determinado instrumento (lesões com assinatura). Também são úteis para identificar o tipo de agressão (sevícias, maus-tratos, tortura) por sua localização e distribuição. Além disso, auxiliam na identificação de abusos e maus-tratos constantes, pois, ao indicarem a época da agressão, acabam por indicar também agressões constantes em épocas distintas (casos em que são encontradas equimoses de diversas colorações, i.e., épocas distintas de produção, em um mesmo indivíduo – Figura 5).

Os hematomas consistem em hemorragia com formação de nova cavidade, graças ao deslocamento e compressão dos tecidos ao redor. Caso seja intracraniano

Figura 5 Equimoses de diversas colorações (notar as mais escuras em contraste com as mais claras) em vítima de violência de gênero.
Fonte: arquivo pessoal do autor.

(Figura 6), apresenta-se como hematoma epidural, subdural, subaracnoideo ou intraparenquimatoso. Segundo Hércules (2008), "É hemorragia que, pelo seu volume e velocidade de formação, afasta os tecidos vizinhos e ocupa um espaço próprio, formando uma neocavidade".

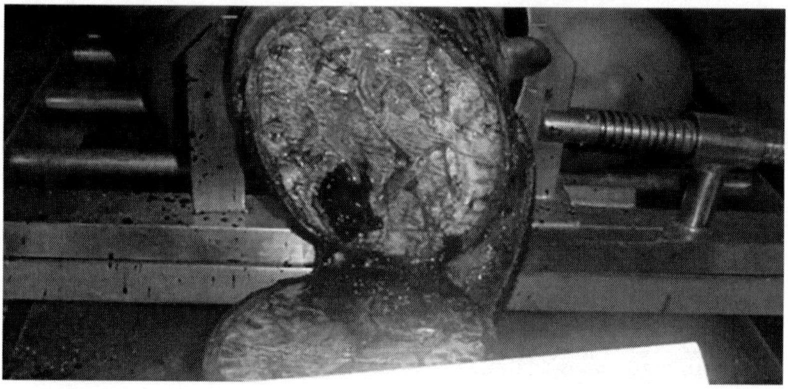

Figura 6 Hematoma intracraniano.
Fonte: arquivo pessoal do autor.

Bossas sanguínea e serosa consistem em uma coleção com infiltração de tecidos consequente a distúrbio circulatório localizado, extracraniano, com quantidade variada de sangue. Surgem quando o impacto acontece contra um tecido mole que se encontra sobreposto a uma superfície óssea, como no caso do couro cabeludo, formando-se uma poça popularmente conhecida como "galo". Sua presença também pode ser útil ao indicar vitalidade durante o trabalho de parto, por exemplo, quando se forma o chamado *caput succedaneum* localizado na região occipital.

A entorse (ligamentar) consiste em um estiramento da cápsula articular, com ou sem rotura, por ultrapassar a amplitude normal do movimento. É mais comum na articulação tibiotarsal (perônio astragalino do ligamento lateral externo), por um movimento abrupto de adução do pé. Já a luxação consiste em um deslocamento permanente das superfícies articulares, provocadas frequentemente por ação a distância de um agente contundente. Pode ser completa ou incompleta, também conhecida como subluxação. A fratura consiste em uma solução de continuidade do osso. Pode ser classificada como fratura patológica (ou espontânea), fechada, exposta (ou aberta), quando ocorre a comunicação com o meio exterior, completa ou incompleta (fratura em galho verde), múltiplas ou única. Quanto ao mecanismo, é dividida em direto ou indireto (flexão além do limite articular/ósseo, torção, rotação óssea, arrancamento ou esmagamento ósseo). No esmagamento ósseo, todos os planos anatômicos são comprimidos e torcidos, gerando partes moles laceradas e osso com fratura cominutiva. É possível a ocorrência da síndrome do esmagamento, pela liberação em corrente sanguínea de mioglobina, catecolaminas e fragmentos ósseos, gerando necrose tubular e insuficiência renal aguda (Figura 7).

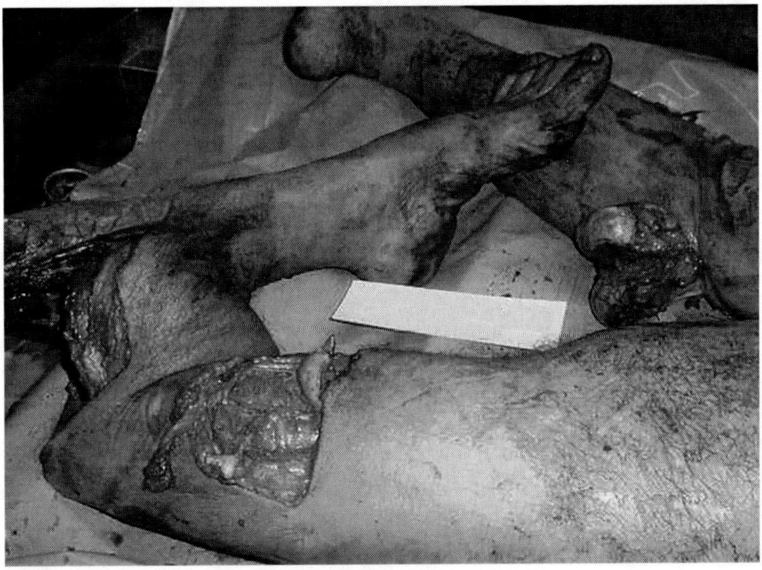

Figura 7 Síndrome de esmagamento em atropelamento por trem. Fraturas expostas.
Fonte: arquivo pessoal do autor.

As roturas viscerais podem ocorrer após lesão de impacto ou compressão. No tórax, a rotura pulmonar está relacionada a fraturas costais com cavalgamento de fragmentos. Quanto à rotura aórtica, é mais frequente abaixo da subclávia. Vísceras ocas rompem-se com mais facilidade quando repletas ou quando fixas por ligamentos ou musculatura.

Lesões produzidas por artefatos explosivos

Tópico de relevância é a lesão produzida por artefato explosivo que ocorre por ação mecânica da onda explosiva (ondas de choque), decorrente de deslocamento súbito de camadas do ar, conhecida como síndrome explosiva ou *blast injury*. A lesão por ação da onda explosiva afeta o canal auditivo, com rotura linear na metade anterior do tímpano; *blast* pulmonar provoca hemorragia capilar difusa, dos lobos médios e inferiores e equimoses subpleurais; em região abdominal, gera rotura e infiltrado hemorrágico no estômago, sangramento e rotura intestinal; *blast* cerebral ocasiona hematoma subdural ou hemorragia ventricular; na região ocular, é responsável por hemorragia do humor vítreo, equimose subconjuntival e cegueira.

Outras lesões contusas dignas de nota são aquelas produzidas por martelo que culminam com a chamada fratura perfurante de Strassmann, ou fratura em saca-bocados, a qual consiste no afundamento ósseo com sentido perpendicular ao trauma. Tem-se também o sinal do mapa múndi de Carrara, que é o afundamento parcial e uniforme dos ossos do crânio com inúmeras fissuras, e o sinal em terraza de Hoffmann, traumatismo tangencial em forma triangular com base aderida à porção óssea, vértice solto e dirigido para o interior da cavidade craniana. As lesões de encravamento ocorrem com a penetração de um objeto afiado e consistente em qualquer parte do corpo, de maneira acidental – existem autores que discutem se estas são lesões contusas propriamente ditas. Empalamento, por sua vez, é uma forma especial de encravamento em que o objeto é inserido na região anal ou perineal, de maneira proposital ou criminosa.

Dentre as lesões contusas abertas, há a escoriação, que consiste em um arrancamento traumático da epiderme, quando um agente desliza pela pele (ou a pele desliza sobre o agente) e, por causa do atrito, camadas celulares são arrancadas, gerando erosão epidérmica por meio da abrasão. Por definição, escoriação não deixa lesões cutâneas após cicatrização, portanto, caso atinja a derme (quando poderia haver mudança de tonalidade no tecido de reparação), não se pode denominá-la escoriação. Por outro lado, a marca de escoriação residual é uma lesão hipocrômica, com a presença de tecido fibroso, que permanece por tempo indeterminado até a total cicatrização sem lesão estética. Em casos excepcionais, há hiperpigmentação temporária.

As feridas contusas abertas também apresentam características especiais e próprias. Elas consistem em solução de continuidade que atinge todos os planos da pele, incluindo tecido subcutâneo, por meio do mecanismo de compressão da pele entre duas superfícies rígidas (agente contundente e osso) ou tração da pele (escalpelamento). Podem apresentar lesões em formas sinuosas ou retilíneas, estreladas, bordas irregulares, entre outros. Suas bordas são escoriadas, anfractuosas, infiltradas por sangue, em geral possuem ponte de tecido unindo as bordas da lesão. São pouco sangrantes e encontradas frequentemente em couro cabeludo ou em região de supercílio.

Os instrumentos cortocontundentes transferem energia por meio de gume espesso, em um objeto com grande massa, atuando simultaneamente por pressão e corte. São comumente utilizados em amputação e decapitação. Podem atravessar partes moles e plano esquelético. São instrumentos nos quais a massa tem papel importante no mecanismo de transferência de energia, por exemplo, facão, foice, machado, enxada, guilhotina etc. Produzem lesões denominadas cortocontusas, que caracteristicamente se apresentam como feridas retas, com bordas lisas e regulares, afastadas e escoriadas, podendo ou não ser acompanhadas por fraturas. Portanto, têm componente inciso com solução de continuidade dos tecidos, grande profundidade e extensão, forma fusiforme ou navicular, e componente contuso com contusão nas bordas das lesões e lesão óssea com secção linear.

Os instrumentos perfurocontundentes produzem uma lesão denominada perfurocontusa. O exemplo clássico desse tipo de instrumento é o projétil de arma de fogo. A lesão característica é uma solução de continuidade nos tecidos com transferência de energia cinética por meio de alta força de impacto de agente de ponta ogival ou romba perfurando e contundindo. Pela ponta romba ou ogival do projétil, seu modo de atuação se dá por pressão, gerando uma lesão em forma de túnel. É uma lesão complexa constituída por orifício de entrada e saída com características distintas, devendo-se levar em consideração o trajeto e a trajetória do projétil, que serão descritos mais adiante.

Noções de balística

Neste tópico, estuda-se a parte da Física Aplicada mecânica que analisa as armas de fogo e os projéteis com seus movimentos dentro da arma, sua trajetória, os meios que atravessam, as forças envolvidas na impulsão, trajetória e efeitos finais. Balística forense, portanto, é a parte da medicina legal que estuda armas de fogo, munição e os efeitos dos tiros produzidos no corpo, que envolvem uma infração penal. Pode-se dividi-la em:

- Balística interna, que versa sobre o funcionamento e mecanismo das armas de fogo, desde a propulsão do projétil após a deflagração da munição/propelentes até a saída do cano da arma; em balística externa, que cuida do trajeto e trajetória do projétil, desde sua saída da arma até sua parada.
- Balística terminal, que se refere aos efeitos produzidos no alvo.

Importante destacar que trajeto é o caminho percorrido pelo projétil dentro do corpo da vítima. Já a trajetória é o caminho seguido desde a saída do cano da arma até o ponto em que atinge o alvo. A trajetória pode ser de cima para baixo, de baixo para cima, da direita para a esquerda (ou da esquerda para a direita), perpendicular, oblíqua etc.

A arma de fogo (revólver, pistola, fuzil etc.) é o elemento facilitador da propulsão do projétil (que é o instrumento perfurocontundente *per se*) direcionado para um alvo. Esse artefato utiliza a expansão de gases produzidos pela combustão instantânea de uma carga de pólvora como forma de propulsão dos projéteis. Nas palavras de Gomes[2], "devem ser consideradas como armas de arremesso complexas.

Seus componentes básicos são um mecanismo que desencadeia a queima da pólvora, uma câmara de combustão para alojar o cartucho e um cano que "deve ser percorrido pelo projétil antes de atravessar o ar que o separa do alvo." São constituídos por um ou dois canos, abertos em uma extremidade e fechado na parte traseira. Podem ser classificados de acordo com vários aspectos de sua estrutura ou elementos básicos. Por exemplo: quanto a face interna ("alma") do cano, as armas de fogo podem ser lisas ou provida de raias. "As raias são depressões de forma helicoidal cavadas ao longo do cano, separadas por cristas paralelas." A função da raiação é imprimir movimento de rotação do projétil, "tornando seu deslocamento através das camadas de ar mais regular e estável." De acordo com esse movimento de rotação uniforme, podem ser destrógiras (quando o projétil roda da esquerda para direita em torno do seu eixo longitudinal) ou sinistrogiras (quando em sentido contrário). Essas raias, embora variem de um fabricante para outro, serão sempre em número de, no mínimo, 5. Alguns modelos possuem raias mais estreitas e em maior número, o que se denomina microrraiação. No dizer de Costa e Costa, "o processo desenvolvido na segunda metade do século XX, conhecido como *rifling* ou 'raiamento do cano', é utilizado nas armas que necessitam de precisão.".[3]

As armas também podem ser classificadas quanto ao funcionamento ou capacidade de disparo, dividindo-as em de tiro único ou de repetição; ou quanto ao mecanismo de repetição, em simples, automático ou semiautomático.

Já quanto ao porte, são classificadas em fixas, móveis, semiportáteis e portáteis. As portáteis, por sua vez, podem ser longas (fuzil, carabina, espingarda, que requerem apoio no ombro) ou curtas (pequenas e de mão). Quando a arma longa apresenta alma lisa, é nomeada espingarda; caso possua alma raiada, é denominada carabina ou fuzil.

Muito comum é a classificação de armas quanto ao calibre, que varia de acordo com o diâmetro e peso do projétil; podem ser divididos em calibre real ou calibre nominal. O calibre real é o diâmetro da boca das armas de fogo, quando medido entre dois eixos opostos. O calibre nominal é o número referido pelo fabricante dos cartuchos. Por exemplo: calibre 38, ou 9 mm ou .38 SPL. O calibre nominal é importante, pois cartuchos de calibre nominal diferente destinam-se a armas diferentes, por conta de suas diferentes qualidades balísticas, mesmo que possuam o mesmo diâmetro. Gomes[2] dá como exemplo os cartuchos Magnum .357, que têm o mesmo diâmetro e peso do .38 SPL, mas possuem um estojo mais longo com maior quantidade de pólvora, tornando seu uso perigoso nos revólveres 38 comuns de cano longo.

Dentre os sistemas de medidas para se referir o calibre de uma arma, os mais usados são o sistema europeu, em que a medida é feita em milímetros (7,65 mm a

9 mm). Outro desses sistemas é o angloamericano, em frações de polegadas, seja em centésimos como fazem os americanos (.22, .32, .38) seja em milésimos, como os ingleses (.220, .320, .360 etc.).

Em relação a munição ou cartucho, divide-se em estojo ou cápsula (receptáculo que contém a pólvora, o projétil e a espoleta), espoleta (região onde, após contato do percursor, origina-se uma chama que inflama a carga) e, nos casos de espingardas e escopetas, a bucha (material que separa a pólvora dos balins ou bagos). Nesses casos, cada bago produz sua própria entrada e trajeto, pois eles costumam se dispersar no momento do disparo em diferentes trajetórias. A concentração de lesões produzidas, portanto, é inversamente proporcional à distância do tiro. Em disparos efetuados à distância inferior a 7 metros, por exemplo, é possível até encontrar lesão produzida pela bucha.

Quanto à carga de pólvora (mistura de substâncias químicas que entram em combustão com rapidez), esta é usada como propelente na munição para expulsão do projétil. O impulso do projétil e seu potencial lesivo dependem da potência da carga (ou seja, a quantidade de pólvora que entra em combustão), determinando a velocidade com que o projétil sai da arma e, consequentemente, a quantidade de energia cinética que irá atingir o anteparo, multiplicado pelo peso do projétil.

Outros conceitos importantes em balística são:

- Coeficiente balístico, que representa o poder de penetração do projétil.
- Arrasto, referente à força de resistência ao deslocamento do projétil, sendo diretamente proporcional ao meio atravessado, ao valor do fator de forma e ao quadrado da velocidade e do calibre do projétil.
- Frenagem ou retardo, que é diretamente proporcional ao arrasto e inversamente proporcional à massa do projétil.

Os resíduos da combustão da pólvora também são de suma importância, uma vez que podem atingir o corpo da vítima nos disparos efetuados a curta distância. A depender da composição da pólvora, estes resíduos podem ser carbonato de potássio, carbonato de amônia, tiossulfito, sulfito, sulfocianeto, entre outros.

Quanto ao projétil, este se constitui em uma esfera ou ogiva de chumbo que será disparada após a combustão. Sua extremidade ou ponta apresenta diversas conformações, podendo ser ogival (mais comum), truncada (cilindro tronco cônico), planas (canto vivo), ocas/escavadas ou deformáveis. Essa variação modifica a capacidade de transferir e dissipar a energia cinética para o alvo. As espingardas, em especial, no local do projétil único, apresentam um (balote ou bala ideal) ou diversos balins ou bagos, gerando no alvo um aspecto lesional de rosa de tiros (grupamento dos orifícios produzidos pelo bago).

Ao atingir um corpo de maneira perpendicular ou oblíqua, um projétil de arma de fogo exerce uma ação perfurocontundente, penetrando no corpo e, consequentemente, produzindo uma lesão de entrada, uma lesão de saída ou, eventualmente, alojando-se no interior do organismo. A probabilidade de um projétil alojar-se em determinado órgão ou tecido do corpo, de forma íntegra ou fragmentada, está relacionada à distância do disparo, ao tipo de arma utilizado, à velocidade imprimida ao projétil e à região do corpo atingida, posto que o tecido muscular oferece menor resistência que os tecidos ósseos ou fibrosos, por exemplo. Quanto à velocidade imprimida ao projétil, ela pode ser baixa (< 330 m/s), média (entre 330 e 600 m/s) e alta (> 600 m/s), naqueles projéteis chamados de alta energia. Em Medicina Legal, é de suma importância analisar cuidadosamente as características de cada uma dessas lesões.

Orifício de entrada

O orifício de entrada possui a forma circular ou ovalar, a depender da direção do tiro. Os disparos efetuados perpendicularmente ao corpo, em geral, produzem orifícios de entrada circulares. O diâmetro do orifício costuma ser menor que o do projétil, apresentando bordas invertidas, lisas e regulares com a presença de orlas e zonas de contorno que dependem da distância em que o disparo foi efetuado. Essas orlas são concêntricas nos disparos perpendiculares e ovalares nos oblíquos, assim como o orifício de entrada. Em resumo, conforme Costa e Costa, orla é um "sinal de pequenas dimensões que se estende ao redor da lesão, como se fosse uma margem".[3] Por outro lado, zona refere-se a uma "área com dimensões maiores, sem se limitar de forma direta com o orifício produzido pelo projétil".[3] Os disparos efetuados a longa distância (> 70 cm) apresentam apenas orlas, formando o que se convencionou chamar de anel de Fisch. Já os disparos efetuados a curta distância (< 50 cm) apresentam, além das orlas, também as zonas.

Disparos a longa distância

De modo geral, pela ação contundente, há arrancamento da epiderme, formando uma orla de escoriação. Com o rompimento de vasos sanguíneos da derme, forma-se uma equimose, conhecida como orla equimótica. O projétil sofre atrito com a derme e lhe transfere suas sujidades e impurezas; essa orla é chamada de enxugo (Figura 8).

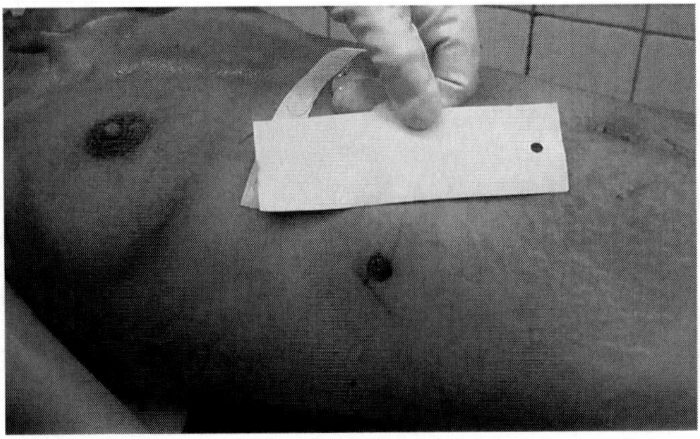

Figura 8 Orifício de entrada por projétil de arma de fogo apresentando orla de escoriação, enxugo e equimótica.
Fonte: arquivo pessoal do autor.

Disparos a curta distância

Nos disparos efetuados a curta distância, elementos que são expelidos pelo cano da arma atingem o corpo, deixando, ao redor do orifício de entrada, zonas contendo alguns desses elementos.

Zona de tatuagem

Essa zona é produzida por parte da pólvora incombusta que sai pelo cano e se dispersa em forma geométrica de cone, com sua base voltada para o lado do alvo no disparo, tanto maior e mais rarefeito quanto maior a distância da arma. Os grânulos incombustos se incrustam na pele, entre a epiderme e a derme, e não são removíveis com a lavagem do corpo. Caso o disparo seja oblíquo, a zona de tatuagem se apresenta em forma geométrica elíptica, com impregnação tanto maior quanto mais próxima da arma (Figura 9).

Zona de esfumaçamento

Essa zona é produzida pela deposição de fuligem na superfície cutânea, ao redor do orifício de entrada. É removível com lavagem e cobre ou ultrapassa a zona de tatuagem.

Zona de chamuscamento

Essa zona é produzida pela ação do calor dos gases do disparo, gerando um chamuscamento dos pelos e da pele da região atingida, que fica apergaminhada e vermelho-escura. É característica dos chamados disparos "à queima-roupa".

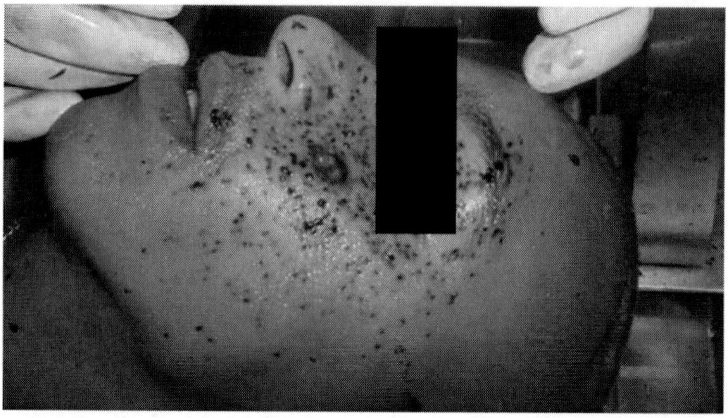

Figura 9 Zona de tatuagem ao redor de orifício de entrada por disparo oblíquo a curta distância; notar os grânulos de pólvora incrustados na pele.
Fonte: arquivo pessoal do autor.

Disparos encostados

No caso do disparo encostado, todos os elementos citados acima penetram na pele, ocorrendo sua expansão pelos gases da combustão que invadem o subcutâneo. Nas regiões sem plano ósseo, o orifício se apresenta em forma circular com impressão cutânea da boca da arma, conhecido como sinal de Puppe-Werkgartner. Na região com plano ósseo, o orifício é irregular, estrelado, com diâmetro maior que o do projétil.

Quando o disparo é efetuado apoiando-se o cano da arma sobre uma superfície óssea, surge um orifício estrelado, de aspecto irregular ou dentado, com bordas evertidas (voltadas para fora da superfície corporal), formado por ação dos gases que descolam e destroem os tecidos, denominado câmara de mina de Hoffmann (Figura 10).[3]

Nos disparos encostados sobre superfície óssea, também pode ocorrer a formação de halo de fuligem, em geral na tábua externa da calota craniana, recebendo o nome de sinal de Benassi (Figura 11).

Por outro lado, disparos encostados sobre tecido mole, pela temperatura da boca do cano da arma, podem produzir impressão na pele deixada pela extremidade do cano e pela massa de mira da arma. Esta impressão na pele é denominada sinal de Pupe-Werkgaertner.

No entanto, armas mais modernas que apresentam compensadores de recuo podem alterar o formato do residuograma e deixar de apresentar os formatos habituais dos tiros descritos anteriormente.

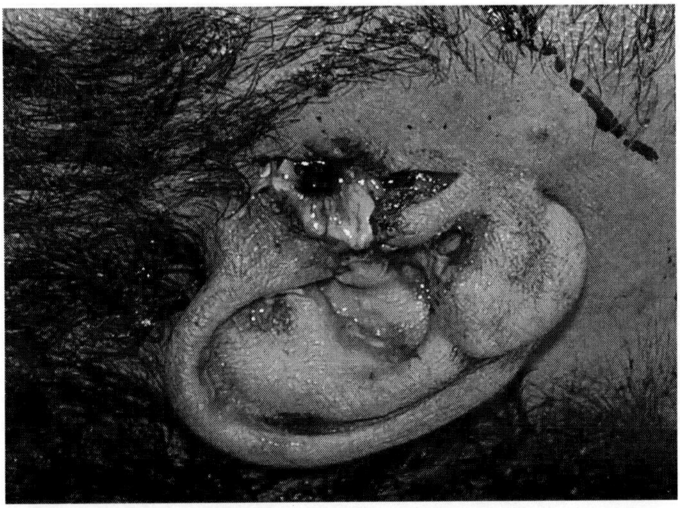

Figura 10 Câmara de mina de Hoffmann.
Fonte: arquivo pessoal do autor.

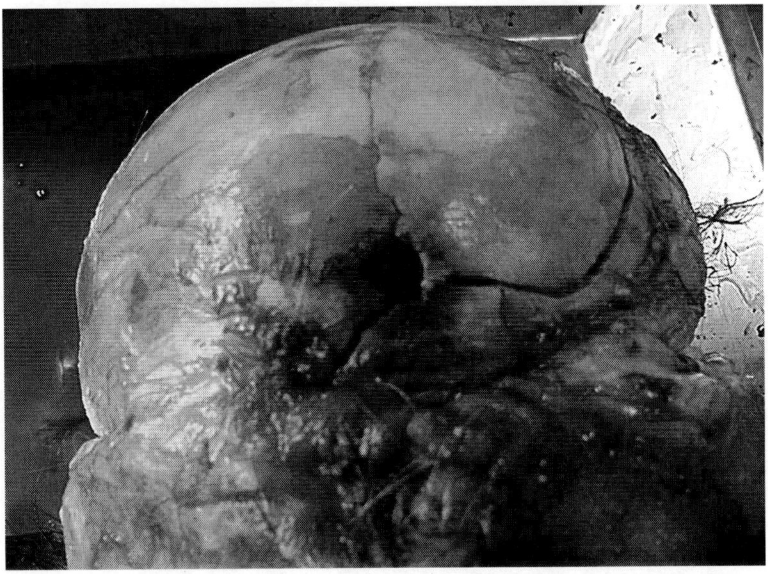

Figura 11 Sinal de Benassi.
Fonte: arquivo pessoal do autor.

Trajeto

Trajeto é o caminho percorrido pelo projétil no interior do corpo. Na avaliação pericial, é sempre retilíneo e único para cada projétil. Caso ocorra a transfixação do corpo pelo projétil, este canal será aberto, com orifício de entrada e de saída. O projétil pode sofrer desvio ao transfixar um órgão móvel ou um osso. Ao atingir um osso chato (com duas lâminas), como os da calvária ou o osso esterno, a lesão será afunilada, de diâmetro menor no ponto de entrada e maior no ponto de saída, conhecido como sinal de Bonnet (Figuras 12 a 14) ou do cone truncado de Pousold. Como explica França,

> *[...] na lâmina externa do osso, o ferimento de entrada é arredondado, regular e em forma de 'saca-bocado'. Na lâmina interna, o ferimento é irregular, maior do que o da lâmina externa e com bisel interno bem definido, dando à perfuração a forma de um funil ou de um tronco de cone. O ferimento de saída é exatamente o contrário, com um amplo bisel externo, repetindo a forma de tronco de cone, mas desta vez com a base voltada para fora.*[4]

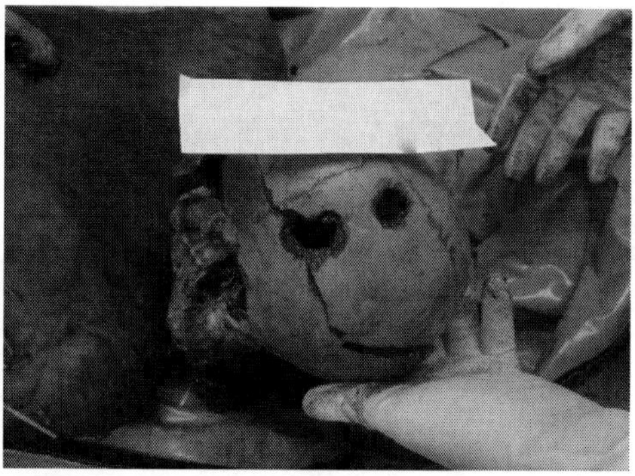

Figura 12 Sinal do funil de Bonnet: vista geral.
Fonte: arquivo pessoal do autor.

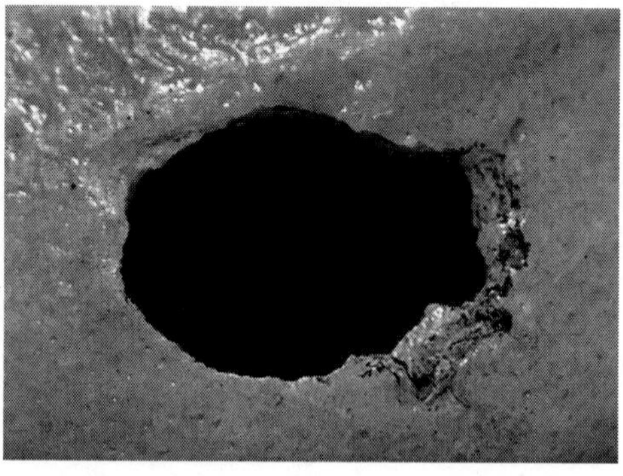

Figura 13 Sinal do funil de Bonnet: lâmina interna – ferimento irregular, maior que o da lâmina externa.

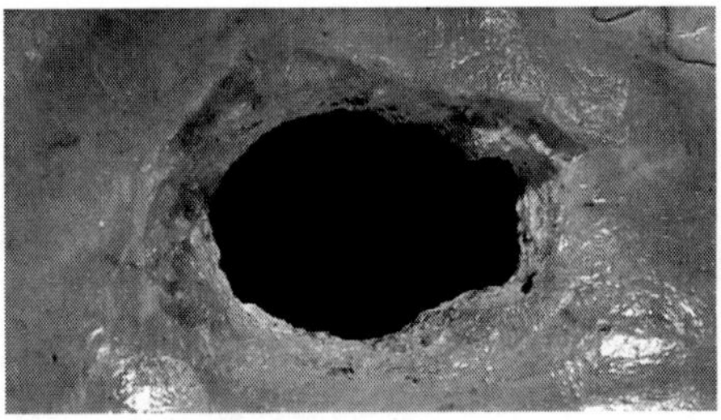

Figura 14 Sinal do funil de Bonnet: lâmina externa – ferimento arredondado, regular, em "saca-bocado", menor que o da lâmina interna.

Por fim, há também um outro tipo de ferimento de entrada nos ossos da calvária, denominado *keyhole wound* (ou em formato de buraco de fechadura). Esse tipo de ferimento ocorre quando o projétil penetra na cavidade craniana em incidência tangencial com um mínimo de inclinação (em torno de aproximadamente 45°). A princípio, o projétil atinge tangencialmente o crânio, depois sua extremidade ogival começa a levantar um fragmento de osso e penetra na cavidade, fragmentando-se ou não. O orifício formado lembra muito um buraco de fechadura (Figuras 15 e 16).

Orifício de saída

Diferentemente da entrada, o orifício de saída possui a forma irregular, estrelada ou em fenda, com diâmetro maior que o do orifício de entrada. Suas bordas são evertidas. Pode haver fragmentos de tecidos e/ou órgãos internos exteriorizan-

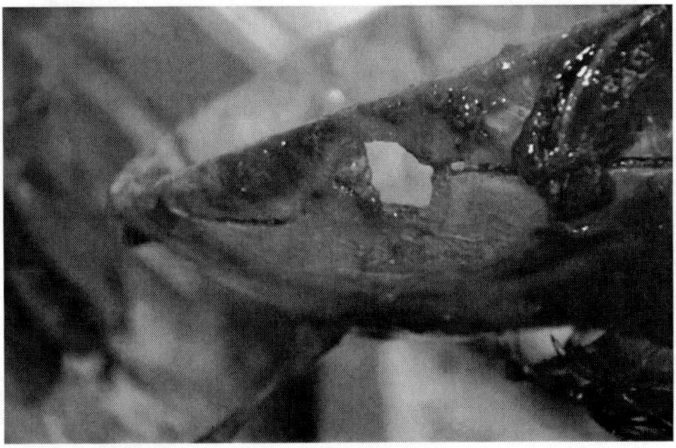

Figura 15 *Keyhole wound* – lâmina externa do osso parietal.
Fonte: arquivo pessoal do autor.

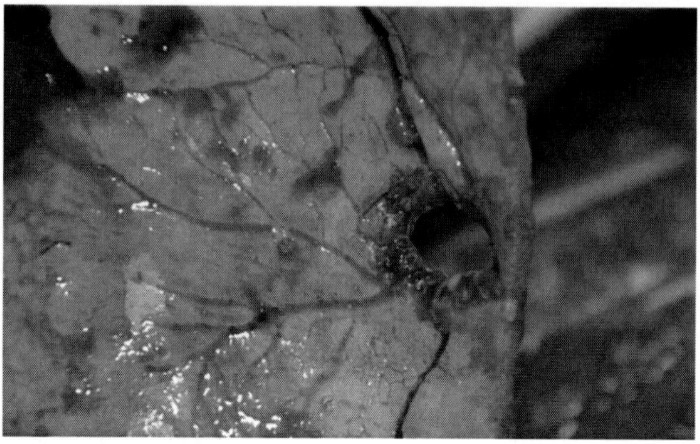

Figura 16 *Keyhole wound* – lâmina interna do osso parietal.
Fonte: arquivo pessoal do autor.

do-se pela lesão, não apresenta as zonas de contorno citadas no orifício de entrada e, em geral, é mais sangrante. Existem situações em que há mais de um orifício de saída para um projétil, em virtude da fragmentação do projétil ao transfixar um órgão móvel ou um osso. A título de comparação e ilustração, a Figura 17 mostra as diferenças entre orifício de entrada e orifício de saída, e a Tabela 1 resume suas características.

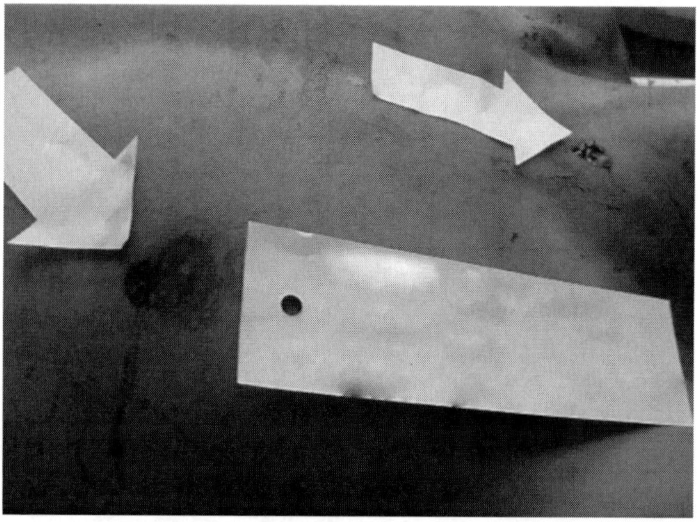

Figura 17 Orifícios de entrada (na região mamilar esquerda) e de saída (na região cervical), com trajetória ascendente, ligeiramente da esquerda para direita. Notar as diferenças de formato, sendo o de saída com bordas evertidas e sem orlas ou zonas.
Fonte: arquivo pessoal do autor.

TABELA 1 Diferenças entre orifícios de entrada e de saída

Entrada	Saída
Regular	Dilacerado
Invertido	Evertido
Normalmente proporcional ao diâmetro do projétil (exceto nos projéteis de ponta oca, sobretudo os expansivos)	Desproporcional ao diâmetro do projétil
Com orlas e zonas	Sem orlas e zonas

Um problema de ordem forense é saber se um indivíduo fez uso de arma de fogo ou não, muito comum em casos de homicídios e suicídios. Para a pesquisa de resíduos em superfícies ou mãos do suspeito do disparo, é possível realizar a pesquisa direta por meio da coleta de resíduos com algodão limpo e lenço de papel, ou eventualmente em fita de esparadrapo. Esse exame recebe o nome de residuográfico. Existem ainda algumas provas de reação química:

- Rodizonato de sódio para pesquisa de resíduos de chumbo.
- Prova do reagente de Lunge, uma solução de difenilamida em ácido sulfúrico que, em caso positivo, exibe uma coloração azulada da região; pode reagir nas mãos de indivíduos que atiraram de 3 a 5 dias antes do exame.
- Prova direta da parafina.

Outro problema é se determinada arma foi a responsável por determinado disparo. Caso a arma suspeita de tiro seja recolhida para exame pericial, é possível identificá-la, bem como a lesão por ela produzida, por meio de tiros ou disparos de prova, realizando análise na estriação fina que é impressa no corpo do projétil durante o disparo. Em armas raiadas, é possível observar estrias e microdeformações no projétil (normais, acidentais ou periódicas). No microscópio balístico de comparação, essas estrias ou microestrias devem coincidir. Nas armas automáticas ou semiautomáticas, é possível realizar análise da marca do extrator e do ejetor.

Por fim, outro ponto de controvérsia é a determinação da distância exata de disparo. Como visto, essa determinação é empírica, baseada na presença de sinais e resíduos em torno do orifício de entrada no corpo, mas sua precisão é bastante frágil, dividida em curta, média e longa distância. Para determinar com exatidão a distância do tiro, são necessários disparos de prova, lançando mão da mesma arma e da mesma munição que foi utilizada. Faz-se isto usando uma placa de papelão de cor clara para analisar o residuograma e as lesões produzidas pelo disparo.

Baropatias

Alterações provocadas no organismo por permanência em ambientes de pressão distinta da pressão atmosférica próxima ao nível do mar, assim como alterações decorrentes de mudanças bruscas da pressão ambiental. O organismo humano está adaptado com a pressão de 760 mmHg ou 1 atmosfera (atm) ao nível do mar, porém ele é capaz de se adaptar e consegue manter sua função razoavelmente em variações discretas deste nível. Quanto maior a altitude, menor será a pressão atmosférica e, consequentemente, o nível de oxigênio disponível no ar inspirado.

Lesões baropáticas são comuns em indivíduos que necessitam trabalhar em ambientes pressurizados, que correm risco de descompressão e naqueles que escalam grandes altitudes.

Caso o organismo seja submetido a pressões muito baixas, irá apresentar sintomas agudos da hipóxia com excitação mental, irritabilidade, hiperpneia, taquicardia, discreta hipertensão arterial, fadiga, cefaleia, entre outros. São exemplos casos de aviões não pressurizados ou despressurizados por injúria em sua estrutura. O mal das montanhas ou doença das montanhas é a incapacidade ou perda da capacidade de adaptação a baixas concentrações de oxigênio no ar inspirado. O problema aparece nos recém-chegados em grandes altitudes, geralmente após 12 horas, e em altitudes superiores a 3.000 m. Pode se manifestar agudamente sob forma benigna ou maligna (edema pulmonar ou cerebral) ou crônica, também conhecida como doença de Monge, em razão da poliglobulia. Sua forma clássica geralmente ocorre em ascensões rápidas a mais de 4.000 m com sintomatologia de cefaleia frontal incapacitante (que melhora com hiperventilação), tontura, náusea e dispneia, que desaparecem com o repouso. O edema pulmonar das grandes altitudes, em geral acima de 3.000 m, tem seu início após 6 a 36 horas do indivíduo atingir essa altitude. Os pulmões se tornam volumosos, da cor de ameixas, edemaciados, podendo ter focos de consolidação e hemorragias, com ou sem derrame pleural.

Pressões elevadas, por sua vez, também acarretam barotraumas e é comum nos mergulhadores, também conhecido como mal dos escafandristas. A cada 10 m de profundidade, a coluna de água sobre o objeto eleva a pressão em mais 1 atm. Após período submerso, é necessário que o mergulhador retorne à superfície de maneira gradual, a fim de evitar baropatias decorrentes da descompressão rápida ou doença de descompressão, que consiste no aparecimento de bolhas de azoto (gás composto de nitrogênio) no interior dos líquidos orgânicos (sangue, linfático e liquórico), gerando fenômenos isquêmicos e localizados. A subida rápida à superfície gera uma não eliminação do ar em excesso e em pressão distinta, gerando hiperdistensão alveolar com consequente rotura de parede. Na autópsia, é possível visualizar bolhas de tamanhos variados no sangue das cavidades esquerdas do coração, pulmões distendidos, com desenho lobular, árvore brônquica com mucosa congesta e espuma rósea abundante. O tratamento é feito com câmara hiperbárica.

Baropatias decorrentes de explosões

A força expansiva dos gases liberados em uma explosão gera um impacto da onda de choque transmitida pelo ar, denominada *blast*. Quanto maior a onda de choque, maior o impulso e o efeito sobre o objeto. O resultado pode ser o desencadeamento de lesões em ouvidos, pulmões e tubo digestivo (*blast* aéreo), predomínio de lesões abdominais (*blast* líquido) e, a depender da postura da vítima e do contato de seu corpo com a superfície de onda de choque, outras lesões corpóreas (*blast* sólido). Todas essas lesões da onda de choque propriamente dita são denominadas *blast* primário. O *blast* secundário refere-se a estilhaçamento de fragmentos que atingem o corpo do indivíduo, enquanto o *blast* terciário refere-se ao deslocamento do indivíduo e o *blast* quaternário, a queimaduras, intoxicações e irradiação.

Temperatura

Em situações de variação de temperatura extrema, o corpo sofre lesões externas, internas, complicações e sequelas, podendo levar à morte.

Frio

Nas lesões térmicas causadas pelo frio, é possível observar lesões cutâneas externas como hiperemia das partes expostas, cútis anserina, flictenas, lesão de nervos superficiais após cerca de 12 horas de exposição, além de lesões vasculares, necroses e gangrena de extremidades e áreas mais expostas, como a ponta do nariz. No cadáver, é possível observar congestão polivisceral, congelamento de líquido sinovial e outros líquidos corpóreos, entre outros.

Considera-se hipotermia quando a temperatura corporal atinge níveis abaixo de 35 °C. As situações de exposição a baixas temperaturas podem ser por frio ambiente em indivíduo debilitado por inanição ou doença prévia, hipotermia seguida de procedimentos terapêuticos, mera exposição, com ou sem exaustão física e exposição ao frio sob o efeito de droga que prejudique o ajuste térmico.

Os indivíduos em extremos de idades (idosos e recém-nascidos) são mais vulneráveis a exposição térmica. Ao ser submetido ao frio, o corpo apresenta vasoconstrição inicial, seguida de vasodilatação, bradicardia e bradipneia, acidose respiratória, lesão da parede vascular, hiperglicemia, aumento da amilase, transudação, edema e flictena, pletora de hemácias, hemoconcentração, dissociação da hemoglobina, hemólise e bloqueio arterial, rotura celular por cristalização, reação inflamatória circundante, necrose e gangrena superficial.

As lesões podem ser divididas em graus.

- No 1º grau, apresentam hiperemia ou palidez e aspecto anserino da pele.
- No 2º grau, há bolhas de conteúdo sero-hemorrágico.
- No 3º grau, há necrose em toda a espessura da pele.
- No 4º grau, ocorre gangrena e desarticulação dos membros. Na eletrocardiografia (ECG), encontra-se alargamento entre as ondas P e Q e do complexo QRS, onda T plana ou invertida e surgimento da onda J.

Um quadro especial é o chamado pé de imersão ou de trincheira, doença vascular que surge nas situações de frio extremo e provoca isquemia dos pés. O mecanismo de morte acontece por depressão do sistema nervoso central, ação sobre o metabolismo celular ou ação direta sobre o seio carotídeo. Na necrópsia, encontram-se livores de cor vermelha viva ou clara, pele com coloração avermelhada ou palidez intensa, congestão polivisceral, pulmões com edema moderado com focos de hemorragia intraparenquimatosa. As chamadas úlceras de Wischnevsky – erosões na mucosa gástrica – ocorrem predominantemente em idosos.

Calor

As fontes de calor no corpo humano podem ser de origem interna, oriundas de processos oxidativos do corpo, ou externas, por calor ambiental. A ação geral do calor externo no corpo humano se traduz por:

- Insolação: definida como calor proveniente do ambiente em locais abertos.
- Intermação: definida como calor proveniente do ambiente em locais fechados, manifestando-se por vasodilatação com fadiga, queda de pressão, cefaleia, náusea e vômito.
- Síncope térmica: caracterizada por hipotensão arterial decorrente de vasodilatação e desidratação.
- Insolação: conhecida como golpe de calor ou *heatstoke*, surge por ação direta dos raios de sol, que levam a náusea e vômitos, hiperpirexia com ausência de sudorese, incapacitação do mecanismo termorregulador, taquicardia, pele seca e quente, perda salina moderada ou inexistente e flacidez muscular. São fatores agravantes desse quadro a idade, doenças degenerativas (fibrose cística e esclerodermia) e alcoolismo agudo. A forma clássica ocorre em idosos, debilitados, intoxicados pelo álcool, em quem a termorregulação está comprometida

central ou perifericamente. Em temperaturas acima de 41°, ocorrem desidratação com redução do volume sanguíneo e aumento de sua viscosidade, desvio da respiração celular para a via anaeróbia e acidose, seguidos de vasoconstrição, com falência de órgãos e sistemas. O cérebro apresenta edema do tipo citotóxico. Pode ocorrer coagulação intravascular disseminada (CIVD) e óbito.

As lesões também podem ser provocadas pela ação direta de chamas do fogo, líquidos, sólidos e gases quentes sobre o corpo, acarretando diversos graus de queimaduras que têm especial interesse na medicina legal. Além de causar muitas lesões corporais deformantes, também podem provocar o óbito, seja de forma acidental ou com natureza homicida.

Classificação das queimaduras

Krisek classifica as queimaduras em:

1. Superficiais – Apresentam eritema (vasodilatação no plexo vascular subpapilar) e necrose coagulativa das camadas superficiais da pele.
2. Parciais – Dividem-se em:
   - Parciais superficiais, apresentando necrose coagulativa das células superficiais e intermediárias da epiderme, além de derme com vasodilatação, edema acentuado e acúmulo de líquido com formação de vesículas bolhosas).
   - Parciais profundas, que atingem a camada basal, sem a formação de vesículas bolhosas.

- Totais, com lesão total da epiderme e suas estruturas, com isquemia por lesão da vascularização). Correspondem a queimaduras de 3º grau na classificação de Lucena ou na de Hoffmann.

Segundo Hoffmann, as lesões podem ser divididas em graus.

- Nas queimaduras de 1º grau, há rubefação ou eritema, com hiperemia, edema tissular discreto e infiltração inflamatória localizada.
- Nas queimaduras de 2º grau, há vesicação ou flictenas na epiderme, hiperemia e inflamação circundante.
- Nas queimaduras de 3º grau, há escarificação ou ulceração com coagulação necrótica dos tecidos e necrose tecidual, ulceração, lesão de terminações nervosas e reação inflamatória.
- Nas queimaduras de 4º grau, ocorre a carbonização dos tecidos (Figura 18).

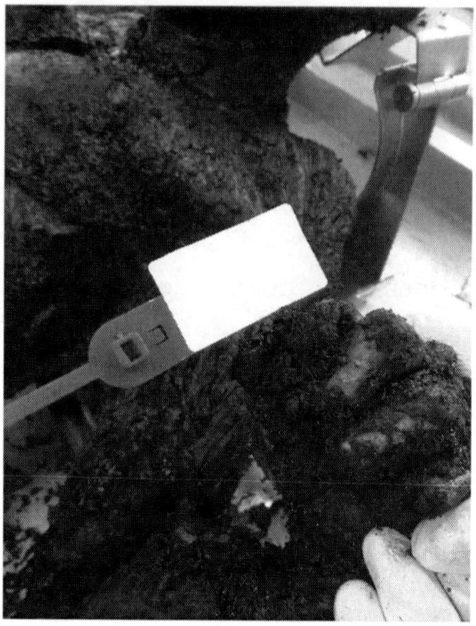

Figura 18 Corpo totalmente carbonizado.
Fonte: arquivo pessoal do autor.

Quando o indivíduo sobrevive às chamas ou ao calor intenso de líquidos, sólidos ou gases escaldantes, podem surgir sequelas e complicações como lesões renais, cicatrizes deformantes, choque por hemoconcentração e perda plasmática, absorção de substâncias tóxicas e liberação de histamina sistêmica, lesões pulmonares hemorrágicas, necrose e degeneração hepática, ulcerações do intestino delgado e degeneração do córtex suprarrenal. Em recintos fechados, um mecanismo de morte encontrado pode ser a lesão de inalação. O cadáver apresenta queimadura da mucosa do rino e da orofaringe, de vias aéreas inferiores, aspiração de partículas de carvão com irritantes, mucosa traqueobrônquica com edema, congestão, focos de hemorragia e depósitos de substâncias inaladas e asfixia por monóxido de carbono. Dosagem de monóxido de carbono no sangue acima de 30 a 50% indica processo de carbonização *in vitam*. O sinal de Montalti (Figura 19) consiste na presença de fuligem inalada em vias respiratórias.

Um sinal importante para se distinguir queimaduras *in vitam* daquelas *post mortem* é o sinal de Janesie-Jeliac. As flictenas produzidas *post mortem* não apresentam conteúdo seroso ou exsudato leucocitário.

Para definir o agente térmico responsável pela queimadura, é necessário exame ectoscópico do indivíduo, em busca de sinais indicativos do agente. Nas queimaduras por chamas, as roupas e pelos encontram-se queimados e a propagação do fogo pode ser em sentido ascendente do corpo. Nas queimaduras por gases ou

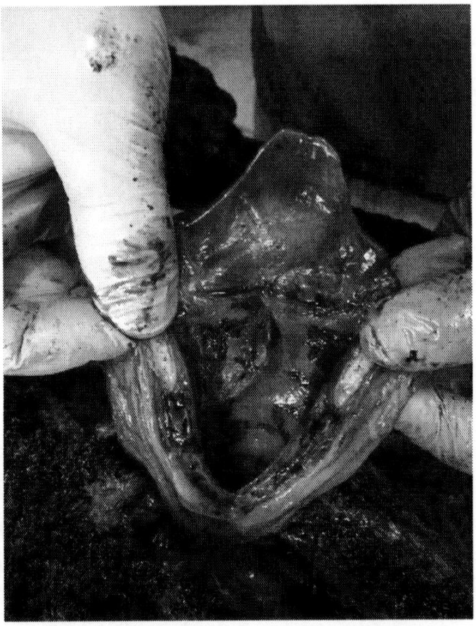

Figura 19 Sinal de Montalti: presença de fuligem nas vias respiratórias.
Fonte: arquivo pessoal do autor.

vapores, atinge partes desnudas do corpo. Em sólidos metálicos, é possível observar queimaduras profundas com limites definidos e/ou impressão do objeto em pele. Líquidos escaldantes produzem queimaduras descendentes, de acordo com o escorrimento do fluido e a força da gravidade (Figura 20).

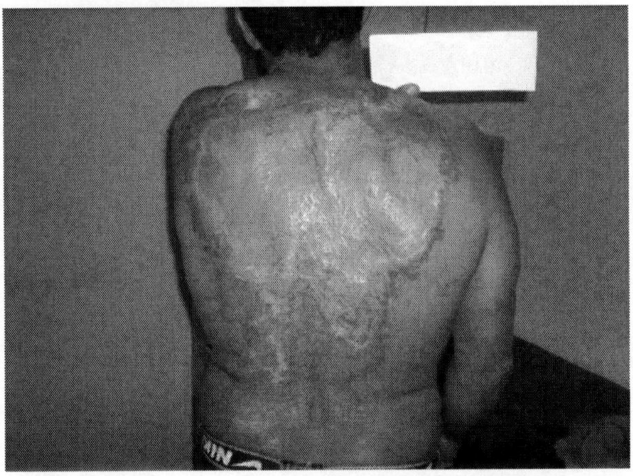

Figura 20 Cicatriz de queimadura produzida por água fervente. Notar o sentido descendente, pelo escorrimento do líquido.
Fonte: arquivo pessoal do autor.

Na medicina assistencial, existem escores para estipular a superfície corpórea queimada e o diagnóstico de gravidade da lesão. O método Krizek e Pulaski ou Pulaski-Tennisson, conhecido como regra dos 9, determina que:

- Cabeça e pescoço: 9% (18% criança).
- Membro superior: 9% cada.
- Membro inferior: 18% cada (13,5% cada em crianças).
- Tórax: 18% face anterior e 18% face posterior.
- Genitália e períneo: 1%.

No cadáver carbonizado, observa-se diminuição do volume corporal, postura com membros semifletidos (posição viciosa conhecida como lutador de boxe), pele, subcutâneo e musculatura de aspecto duro, friável e enegrecidas; pode ocorrer destruição completa das extremidades e fraturas espontâneas. É possível encontrar hematoma intracraniano e em espaço subdural após a morte, pela rotura de veias da dura-máter por fraturas do crânio decorrentes da ação térmica do fogo (Figura 21).

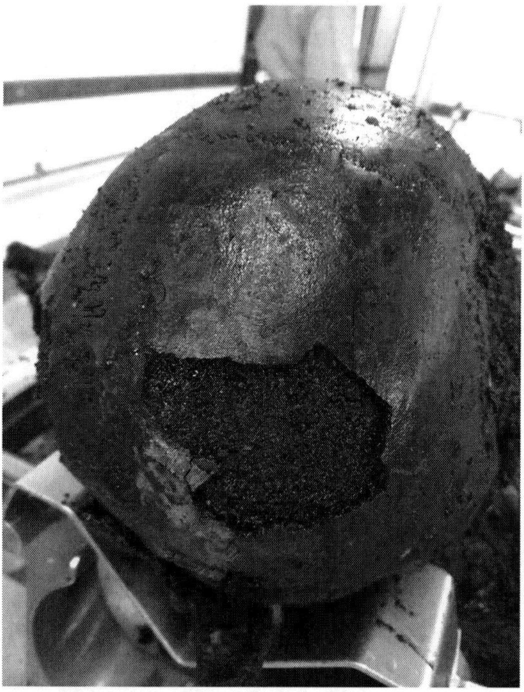

Figura 21 Fratura craniana por ação térmica em corpo carbonizado.
Fonte: arquivo pessoal do autor.

Energia elétrica

Este agente lesivo origina-se da energia potencial elétrica, que consiste na geração de diferença de potencial elétrico, estabelecendo corrente elétrica entre dois pontos. Caso essa corrente atinja o corpo humano, é possível observar lesões externas, internas, sequelas, complicações e morte. Duas formas de energia elétrica são capazes de produzir lesão no corpo humano: a cósmica (ou natural, determinada pelos raios) e a artificial ou industrial, presente em tomadas, fios de eletricidade urbanos etc.

Os mecanismos de morte, em caso de lesão elétrica, diferem de acordo com a intensidade de corrente que atinge o indivíduo. Após uma descarga elétrica de alta voltagem (acima de 1.200 V), ocorre inibição dos centros cerebrais superiores após lesão neuronal. Uma descarga de até 1.000 V leva a paralisia dos músculos respiratórios, denominada tetanização, por contração espasmódica dos músculos intercostais, causando asfixia; ocorrem também hemorragia tardia por rotura vascular, hemorragia meníngea, trombose e obstruções dos vasos. Já uma descarga de até 200 V pode ocasionar fibrilação ventricular e parada cardíaca, por interferência nos mecanismos de condução elétrica cardíacos.

Eletroplessão é o nome da ação que resulta de energia elétrica artificial, que, quando não letal, produz queimaduras na pele, conhecidas como marcas elétricas de Jellinek. Sua ocorrência se dá pela dissipação da energia através de uma resistência (a pele) na forma de calor. Esse mecanismo é denominado efeito Joule. Quanto maior a quantidade de calor produzida, mais escura e profunda será a ferida. Após algumas horas, surge reação inflamatória local (Figura 22).

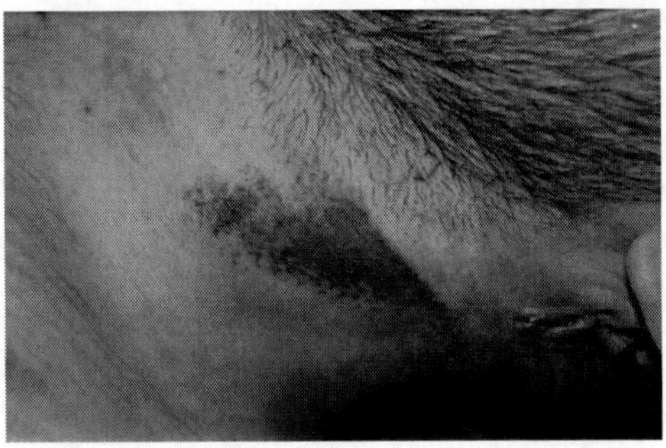

Figura 22 Marca de Jellineck em região cervical esquerda.
Fonte: Instituto Médico Legal de São Paulo.

Internamente, ocorrem petéquias e congestão generalizada, destruição do tecido muscular com liberação de mio-hemoglobina, lesão renal, lesão endotelial, agregação plaquetária e coagulação sanguínea, por ação térmica da corrente elétrica. Sequelas como gangrena, hemorragia, lesões oculares e neurológicas também estão presentes.

Na análise histológica, de forma muito característica, é possível encontrar cavidades na derme e epiderme; núcleos alongados e perpendiculares à superfície, formando feixes e paliçadas (Figura 23).

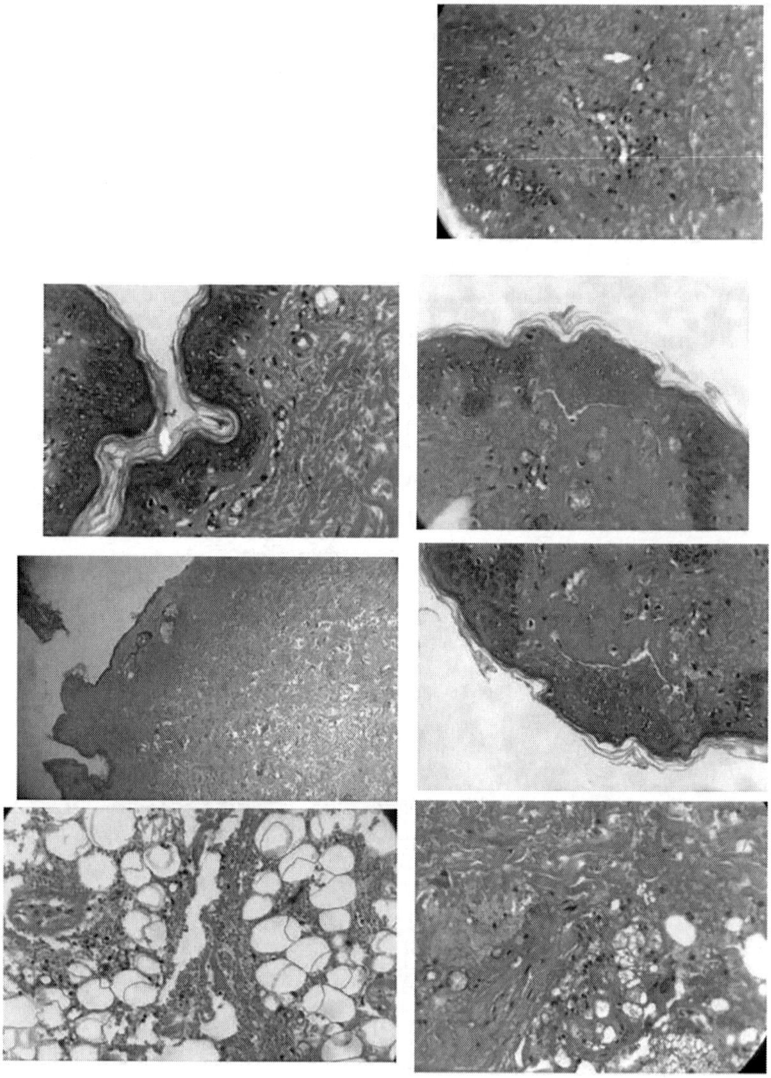

Figura 23 Exame histológico de lesão na pele do mesmo indivíduo ilustrado na Figura 22, causada por eletroplessão.
Fonte: Instituto Médico Legal de São Paulo.

Fulguração (quando a descarga é não letal) ou fulminação (quando a descarga é letal) é o nome da ação da eletricidade cósmica natural, isto é, os raios, em que a onda de choque gerada pela ionização do ar e a luminosidade intensa podem produzir formas distintas de acidentes. O contato pode ser direto sobre a vítima ou pode ocorrer dissipação da energia na área em que a vítima se encontra, gerando queimaduras. Por exemplo: o raio cai próximo e a voltagem é induzida por um corpo metálico em contato com a vítima. Ou então a vítima é atingida por "invasão" de tomadas da casa. O raio também pode cair perto da vítima e, conduzido pelo solo ou onda de choque, produz lesões semelhantes ao *blast*, pelo deslocamento do ar ao redor. É muito comum a vítima estar imersa em meio líquido (mar ou piscina) e o raio atingir um ponto próximo da vítima, sendo a água ótimo condutor de energia.

Se as lesões forem não letais, podem deixar marcas na pele denominadas figuras arboriformes de Lichtemberg. Tais marcas danificam a rede vascular, que assume aspecto semelhante a galhos de árvore e tendem a desaparecer em 18 a 24 horas. Alguns fatores influenciam os efeitos da corrente elétrica no corpo humano, como peculiaridades pessoais, doenças, voltagem, amperagem (de suma importância), resistência da pele (pele úmida ou molhada oferece menor resistência e melhor passagem da corrente), efeito terra, duração do contato, tipo de eletrodo do contato, ponto de entrada e trajeto da corrente no interior do corpo.

Importante lembrar que voltagem refere-se à tensão, enquanto amperagem refere-se à corrente. Trata-se, portanto, de fator primordial, pois determina a quantidade de energia elétrica que atinge um indivíduo. Sua medida é o ampèere, que equivale a 1 Coulomb/segundo. Um choque de média voltagem e alta amperagem, por exemplo, pode ser mais lesivo que um choque de alta voltagem e baixa amperagem.

Radioatividade

Radiação é a propagação da energia no espaço, produzindo algum efeito na matéria com a qual tiver contato. Pode ser dividida em radiação não ionizante ou radiação ionizante. A depender da dose, ambas são capazes de produzir perturbações biológicas.

A radiação não ionizante dissipa energia da radiação sob a forma de calor; não apresenta características mutagênicas ou cumulativas; produz sobretudo lesão ocular, auditiva ou cutânea. Exemplos de radiação não ionizante são luz, raios infravermelho e ultravioleta, raios *laser* e som.

O som é um fenômeno físico vibratório, audível, de características e frequências. Nas frequências acima de 20 kHz e 85 dB, podem produzir alterações auditivas com perda auditiva em exposição contínua e permanente. A perda costuma ser bilateral, permanente, lenta e progressiva, acometendo as frequências de 3.000 a 6.000 Hz, produzindo inicialmente um padrão em gota na audiometria tonal por via aérea, como na perda auditiva induzida por ruído ocupacional (PAIRO).

Na radiação ionizante, a energia é dissipada por íons após a retirada de elétrons das camadas mais externas do átomo. O corpo submetido ao contato com a fonte de radiação ionizante sofre efeitos de sua exposição, seja a distância ou por contaminação e contato com o produto radioativo. Possui efeito cumulativo e gera no corpo, além de lesões externas cutâneas e lesões internas, alteração de função corporal.

Dentre os tipos de radiação ionizante, tem-se as ondas eletromagnéticas produzidas por equipamentos eletrônicos, compostas por raios X e raios gama. Geralmente originam-se no interior dos núcleos de alguns átomos especiais, conhecidos como radioisótopos. As partículas são constituídas por corpúsculos emitidos pelo núcleo desses elementos radioativos. Sua fonte e exposição podem ser natural (sol, radionuclídeos na superfície terrestre) ou artificial (medicina nuclear e diagnóstica ou em aceleradores lineares de partículas para radioterapia). Importante destacar que estão diretamente relacionados também com a infortunística trabalhista.

As lesões causadas por raios X e energia atômica são divididas em agudas e crônicas. Os efeitos agudos iniciam-se em horas, dias ou semanas, com sintomas como náuseas, vômitos, hemorragias, infecções, diarreia, perda de cabelo, entre outros. Os efeitos tardios surgem após anos de exposição (grandes exposições em longo período), com aumento da incidência de cânceres em geral, indução de catarata, anormalidades no desenvolvimento do embrião e redução da vida média do indivíduo, além de produção de mutação genética em células reprodutivas, podendo ou não ser transmitida aos herdeiros genéticos.

Fatores que influenciam a gravidade dos feitos biológicos são taxa de exposição pelo efeito cumulativo, dose total recebida, tipo de radiação, profundidade atingida pelo efeito máximo da radiação (varia de acordo com a energia da radiação e o tipo de tecido) e área exposta desprotegida, assim como a idade celular, posto que células jovens, com rápida divisão celular, não especializadas, são mais sensíveis aos sintomas da radiação ionizante.

A proteção contra as radiações externas depende do tempo de exposição/irradiação (exposição vs. radiação recebida), distância da fonte emissora (a intensidade da radiação diminui com o inverso do quadrado da distância) e blindagem, que consiste no tipo de anteparo destinado a barrar ou diminuir a intensidade da radiação, interposto entre a fonte de radiação e o corpo (biombos de chumbo, avental de borracha plumbífera, luvas plumbíferas, protetor de tireoide, óculos plumbíferos, entre outros).

A síndrome aguda de radiação depende da intensidade da dose e da resistência do organismo. A dose letal de radiação é estimada em 6 sievert, ou 600 rems, na antiga unidade de Equivalente de Dose para o corpo humano (1 Sv = 100 rem). Os efeitos da radiação podem ser classificados como genéticos ou somáticos. Efeitos genéticos são aqueles em que ocorre mutação do DNA das células reprodutoras do indivíduo, havendo a possibilidade de transmissão dessa informação errônea à linhagem descendente. Efeitos somáticos são alterações das células do próprio indivíduo. Os efeitos somáticos mais prevalentes são o aumento da incidência de câncer, redução da expectativa de vida, anomalias no desenvolvimento do embrião, indução de catarata, entre outros.

ENERGIAS DE ORDEM QUÍMICA

As energias de ordem química, ou agentes químicos, são substâncias que, por ação física, química ou biológica, são capazes de entrar em reação com os tecidos e causar danos à saúde ou à vida. Sua ação ou atuação pode ser externa (cáusticos) ou interna (venenos). Tais agentes possuem diversos tipos de mecanismos de ação a depender de suas propriedades físico-químicas. São exemplos gases, vapores, sólidos e líquidos, e seus efeitos lesivos estão correlacionados a extremos de pH (ácido ou alcalino) e à natureza química (propriedades irritantes locais ou sistêmicas).

Cáusticos

Os agentes cáusticos são substâncias que, por suas afinidades químicas, desorganizam os tecidos com os quais entram em contato. Suas lesões possuem aspecto de queimaduras químicas, e a gravidade das lesões varia conforme a região acometida e a área de superfície de contato. As lesões tegumentares, produzidas de forma dolosa (quando o agressor joga determinada substância cáustica sobre a vítima) são conhecidas como vitriolagem, remetendo à denominação antiga do ácido sulfúrico na França – óleo de vitríolo.

De modo geral, são divididos em cáusticos coagulantes (ácidos fortes, como sulfúrico, nítrico, clorídrico etc.) e liquefacientes (bases fortes, como hidróxido de sódio, hidróxido de cálcio, amônia e outros sais, como nitrato ácido de mercúrio, cloreto de zinco etc.). Os mecanismos de ação dessas substâncias são resumidos na Tabela 2.

Via de regra, as substâncias coagulantes, como nitrato de prata e acetato de cobre, podem desidratar o tecido e produzir necrose tecidual de coagulação, com for-

TABELA 2 Mecanismo de ação de substâncias cáusticas

Coagulantes	Liquefacientes
Desidratantes, adstringentes	Deliquescência (dissolução na água do ambiente)
Lesão seca e endurecida	Lesão úmida e lisa
Coloração variada	Aspecto brilhante
Substância clássica: formol	Substância clássica: soda cáustica

mação de escaras endurecidas. As substâncias liquefacientes, como soda cáustica e amônia, produzem necrose de liquefação e geram escaras úmidas, translúcidas e amolecidas, que evolvem em cicatrizes rígidas, como as produzidas no esôfago por ingestão de soda cáustica. Desse modo, as lesões por eles produzidas dependem do local acometido (pele, mucosa, esôfago, estômago etc.), da natureza do agente e de sua concentração. As cicatrizes podem ser irregulares, hipertróficas e retráteis, ou mais rígidas.

Quanto à natureza jurídica das lesões, estas podem ser acidentais (trabalho e escola), criminosas (vitriolagem) ou voluntárias (tentativas de suicídio).

É importante reafirmar que, nos dias de hoje, a vitriolagem é o nome genericamente dado às lesões produzidas pelos cáusticos e comumente se situam em rosto, pescoço e tórax, com a intenção de lesão estética deformatória ou vexatória na vítima.

Venenos

Uma definição possível de veneno seria qualquer tipo de substância tóxica, seja ela sólida, líquida ou gasosa, que possa produzir qualquer tipo de enfermidade, lesão ou alteração nas funções do organismo ao entrar em contato com um ser vivo, por reação química com as moléculas do organismo. Por outro lado, Calabuig (2010) define veneno como "um agente químico que, quando entra em contato com o organismo, altera elementos bioquímicos fundamentais para a vida".

O envenenamento, portanto, é o efeito próprio de cada veneno e leva em conta as ações e os efeitos no corpo, a depender da dose ingerida, do veículo utilizado para sua dissolução, da via de penetração ou contato e, também, das condições individuais (idade, estado de higidez, tolerância, peso do indivíduo e etc.).

O conhecimento dessa matéria é útil em diversas áreas, como indústria, alimentação (agrotóxicos e conservantes), clínica, analítica, médico legal e profilática.

A etiologia jurídica dos envenenamentos é dividida em acidental (ingestão involuntária), para fins de suicídio, criminoso ou "venicídio", que, em nossa legislação, é classificado como lesão corporal ou homicídio qualificado.

A fisiopatologia do envenenamento depende do meio de penetração no corpo, da absorção, da distribuição, em alguns casos, da fixação em tecidos específicos e dos efeitos transformativos da substância após efeito de primeira passagem e eliminação.

Os venenos podem ser classificados quanto ao estado físico (líquidos, sólidos e gasosos); quanto à origem (animal, mineral ou sintético); quanto às funções químicas (óxidos, ácidos, bases e sais, hidrocarbonetos, álcoois, acetonas, aldeídos, ácidos orgânicos, aminoácidos, carboidratos e alcaloides, ésteres, aminas) e quanto ao uso (doméstico, medicinal, cosmético, agrícola, industrial); além dos venenos propriamente ditos.

Dentre os critérios para diagnóstico de envenenamento, é necessário observar o histórico do caso, circunstâncias descritas por testemunhas ou documental quanto ao momento perimorte, diagnóstico sindrômico por meio de sinais e sintomas e exames complementares, como anatomopatológico e toxicológico (isolamento, identificação e dosagem da substância, processo degenerativo nos tecidos), além do conhecimento de tolerância e dose letal por método experimental (DL50: dose letal para 50% das cobaias no estudo).

Dentre os venenos mais comumente utilizados no Brasil, estão os inseticidas do grupo dos carbamatos (o mais popular deles é o "chumbinho", cujo nome comercial é Temik 150 e só pode ser comercializado sob receituário agronômico, mas que se encontra em feiras livres e até com vendedores ambulantes) e os organofosforados.

Estas substâncias interferem na atividade normal da acetilcolinesterase (ou provocam sua inibição, como os carbamatos), impedindo a hidrólise do neurotransmissor acetilcolina, o que resulta em seu acúmulo na fenda sináptica. Como resultado, ocorrem manifestações clínicas relacionadas a uma hiperatividade do sistema parassimpático. Dentre as manifestações ligadas aos receptores nicotínicos, há hipersialorreia, fasciculações musculares, cãibras, fraqueza, ausência de reflexos, paralisia muscular, taquicardia, palidez e miose, acompanhadas de manifestações do sistema nervoso central, como dor de cabeça, tremores, confusão, ataxia, coma, convulsões, depressão do centro respiratório e óbito.

Outros raticidas, como os derivados dos cumarínicos, interferem na cascata da coagulação, inibindo a síntese dos fatores de coagulação dependentes da vitamina K1 (II, VII, IX e X) e provocando a morte por hemorragia. Em termos assistenciais, o tratamento desse tipo de intoxicação se dá pela reposição de vitamina K.

Dois outros grupos de substâncias causam certa controvérsia quanto a sua classificação. Trata-se do monóxido de carbono (CO) e do cianeto e derivados do ácido cianídrico. Ambos interferem de alguma forma na cadeia respiratória, criando certa controvérsia se a morte por essas substâncias seria um envenenamento ou uma forma de asfixia médico-legal. Os anglo-saxões resolveram essa questão de modo muito prático, denominando-os asfixiantes químicos.

O CO é uma das principais causas de morte acidental. Uma vez aspirado, dilui-se no plasma sanguíneo formando com a hemoglobina um composto estável denominado carboxi-hemoglobina. É inodoro, insípido e incolor, sendo liberado na atmosfera por fontes naturais ou humanas (como subproduto da combustão de matéria orgânica). A afinidade da hemoglobina pelo CO chega a ser 250 vezes maior do que a sua afinidade pelo oxigênio, inibindo ou impedindo a hematose, diminuindo a quantidade de oxigênio liberado nos tecidos e levando à morte por asfixia. O diagnóstico da intoxicação pelo CO é feito pela história de exposição (ocupacional, acidental como incêndios, uso de aquecedores ou fogões a lenha em ambientes fechados, tentativas de suicídio). Apesar de existirem outros indicadores biológicos de exposição humana ao CO, a carboxi-hemoglobina é o mais utilizado. Não há achados clínicos exclusivos: a vasodilatação periférica é sugestiva, porém inespecífica. No exame necroscópico, é possível visualizar uma intensa coloração rosada da pele (Figura 24).

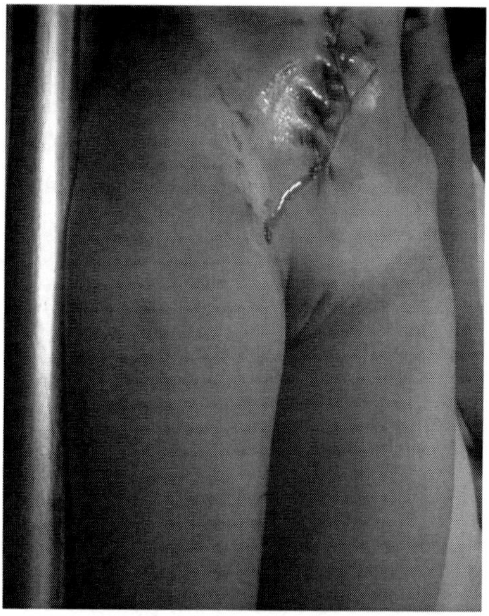

Figura 24 Vítima de intoxicação por monóxido de carbono. Durante o exame necroscópico é possível notar a intensa coloração rosada da pele.
Fonte: arquivo pessoal do autor.

Já o ácido cianídrico e os cianetos de potássio e sódio são considerados venenos clássicos que também interferem com a respiração, porém no nível do ciclo de Krebs. Atuam inibindo a citocromo oxidase, impedindo a respiração celular e a produção de ATP. Foram utilizados na Segunda Guerra pelos nazistas nos campos de extermínio de Duchau e Auschwitz, pela sua letalidade e rapidez de ação. O ácido cianídrico é um líquido que emite vapores altamente tóxicos a qualquer temperatura. Quando inalados em pequena quantidade (0,1 a 0,15 g), de uma só vez ou em prazo relativamente curto, são capazes de provocar a morte de um indivíduo adulto. Cianeto de sódio e cianeto de potássio são sais solúveis em água, sendo o de sódio considerado o mais tóxico deles, posto que, quando absorvido, reage com o ácido clorídrico do suco gástrico e desprende uma grande quantidade de ácido cianídrico no organismo. Além de apresentar o tom rosado na pele (Figura 25), como no caso do CO, o cadáver exala um odor característico denominado amêndoas amargas.

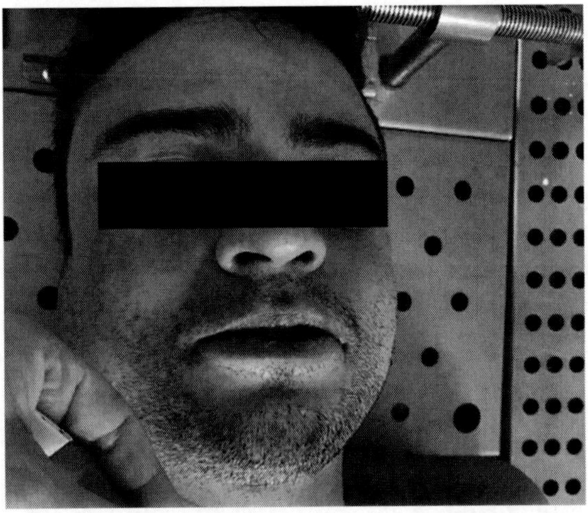

Figura 25 Vítima de envenenamento/asfixia por cianeto de potássio. Durante o exame necroscópico percebe-se o intenso tom róseo da pele.
Fonte: arquivo pessoal do autor.

Orientações para a necrópsia na suspeita de envenenamento

1. Não lavar as vísceras (fígado, rim e pulmão) com água e não utilizar formol para conservação (manter em *freezer* ou congelador).
2. Em caso de exumação, coletar amostra de vestuário e da terra ao redor do corpo, por possível dissipação do veneno e dos líquidos liberados pelo corpo durante o processo de putrefação.
3. Em casos de avançado estado de putrefação, coletar material da loja renal para exame.

4. Ao realizar a coleta do estômago, realizar a ligadura no esôfago e duodeno, para análise do conteúdo interior.
5. Ao coletar sangue, preferir a veia femoral.
6. Em caso de coleta de urina, realizar punção direta da bexiga.

ENERGIAS DE ORDEM FÍSICO-QUÍMICA

As energias de ordem físico-química envolvem mecanismo complexo de trauma, onde entram em ação meios mecânicos que acarretam repercussões químicas no organismo. De modo geral, trata-se de um impedimento mecânico à passagem ou penetração do ar pelas vias respiratórias. Desse modo, esse tipo de agente lesivo altera a bioquímica do sangue e produz um fenômeno denominado asfixia.

As asfixias, em sentido lato, são todas as formas de carência ou privação de oxigênio, ou outras alterações no processo funcional respiratório de hematose (troca gasosa pelos pulmões) e/ou condução de oxigênio aos tecidos. As asfixias dividem-se asfixias de causa natural (causas internas) e asfixias médico-legais (causas externas). As de causas internas, como as decorrentes de pneumonias, enfisemas e insuficiências cardíacas, interessam à medicina clínica. À medicina legal interessam as de causas externas, denominadas de anóxias anóxicas, isto é, um impedimento mecânico à hematose.

Segundo Hoffmann, as asfixias médico-legais caracterizam-se por serem "primitivas quanto ao tempo, mecânicas quanto ao meio e violentas quanto ao modo" (Miziara, 2014). Quanto à etiologia jurídica, as mortes asfíxicas podem ocorrer por homicídio, suicídio ou de forma acidental, sendo que, nos casos de homicídio, deve haver uma superioridade de forças entre os oponentes (agressor e vítima) ou uma multiplicidade de agressores, ou ainda uma incapacidade da vítima de opor resistência ao ato homicida (como recém-nascidos ou indivíduos muito enfermos). Convém lembrar que, no Código Penal Brasileiro, a morte por asfixia é um agravante do crime, por ser considerada como meio cruel.

Várias causas podem acarretar o impedimento da ventilação pulmonar. Por exemplo, alteração da dinâmica respiratória; alteração das características do meio ambiente (troca do meio gasoso por meio líquido ou sólido); constrição do pescoço ou obstrução de orifícios e vias aéreas; alteração da elasticidade do tórax, acarretando prejuízo da expansão pulmonar; ou, ainda, alteração da circulação sanguínea impedindo a chegada do sangue arterial aos tecidos (mais comum nas causas naturais, como na insuficiência cardíaca congestiva).

As anóxias resultantes podem ser do tipo anóxica (quando há impedimento da entrada de oxigênio na árvore respiratória), anêmica, de circulação e de estase ou tissular ou histotóxica. Nas anóxias anêmicas, ocorre uma diminuição qualitativa ou quantitativa da hemoglobina total ou daquela disponível para carrear oxigênio, como nos casos de intoxicação pelo CO. Nas anóxias de circulação e de estase, existe um impedimento ou dificuldade na chegada de sangue arterial, gerando uma insuficiência circulatória. Nas anóxias tissulares ou histotóxicas, ocorre a queda da tensão diferencial arteriovenosa de oxigênio ou inibição das enzimas oxidantes celulares, gerando prejuízo no fornecimento de oxigênio aos tecidos (como naquelas causadas no envenenamento por cianeto, com inibição da enzima citocromo oxidase).

A baixa concentração de oxigênio no sangue e a consequente hipóxia/anóxia acarretam várias manifestações clínicas. Dentre elas, inicialmente ocorre uma fase cerebral com excitação cortical e medular acompanhada de convulsões generalizadas e perda da consciência (logo no 1º minuto), que evolui para um quadro de decorticação (identificada pela posição característica dos braços em flexão). Persistindo a hipoxemia, esta atinge o tronco cerebral, gerando quadro de descerebração (também identificada pela posição característica dos membros superiores em hiperextensão). O quadro evolui para uma fase de pausa respiratória (que se inicia com quadro irritativo e dispneia expiratória, caminhando para o esgotamento) e posterior falência cardíaca. Todo esse processo se completa em intervalo de tempo que varia de 5 a 7 minutos.

O diagnóstico de morte por asfixia médico-legal depende, no dizer de Hoffmann, da demonstração da "presença dos traços de violência com os quais a morte foi produzida". Assim, existem manifestações clínicas/macroscópicas ao exame externo de um cadáver que são comuns a todos os tipos de morte asfíxica. A principal delas é a cianose de face e extremidades, em razão do acúmulo de gás carbônico (ou dióxido de carbono – CO_2) no sangue. No entanto, há que se notar também o resfriamento lento do corpo, a rigidez cadavérica de breve duração, o aparecimento mais precoce das manchas de hipostase e a evolução mais rápida à putrefação. Eventualmente, dependendo do modo como se deu a asfixia, é possível encontrar também equimoses conjuntivais (Figura 26), exoftalmia, protrusão lingual e petéquias hemorrágicas na pele do rosto (nos casos decorrentes de constrição do pescoço), assim como cogumelo de espuma ao redor de boca e narinas (nos casos de morte por afogamento).

É importante notar que o exame necroscópico, na suspeita de morte por asfixia médico-legal, após o exame externo, deve-se iniciar pela abertura do crânio, seguida pela abertura do tórax e abdome, com uma incisão preferencialmente em Y ou bisacromial em T. O último passo é a abertura da região cervical, com exposição cuidadosa da musculatura pré-laríngea, a fim de se evitar artefatos técnicos que, porventura, possam dificultar o diagnóstico. Desse modo, ao exame interno

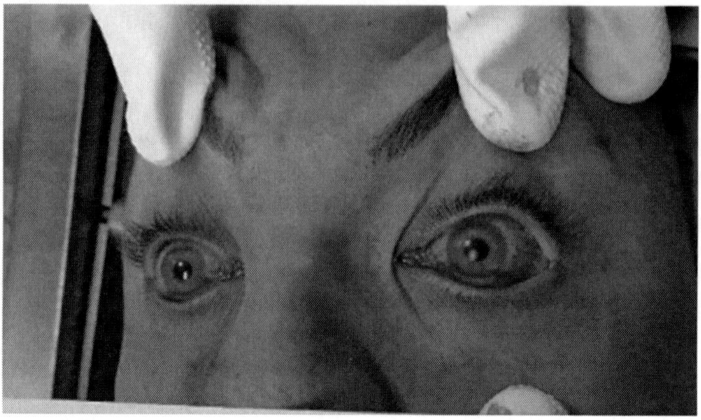

Figura 26 Equimose conjuntival em morte por asfixia.
Fonte: cortesia da Dra. Kelin Cequine da Silva.

de uma vítima de asfixia, outros sinais poderão ser encontrados, ainda dependendo do modo asfíxico que se deu a morte. Muito lembradas pelos médicos legistas são as manchas de Tardieu: equimoses diminutas, localizadas em pleura visceral, sulcos interlobares e bordas dos pulmões, pericárdio, pericrânio e timo (crianças), de coloração violácea, número variável, que surgem de maneira esparsa ou aglomerada em pequenos grupos (Figura 27). São mais facilmente achadas em crianças e adolescentes. Como ensinava Afrânio Peixoto (1946), Tardieu, que as estudou cuidadosamente, acreditava que "só a presença destas alterações – não importa em que grau – mesmo em pequeno número basta para demonstrar de uma maneira positiva que a asfixia é a causa de morte". Entretanto, já advertia Peixoto que "elas existem sim, constantemente na sufocação, mas existem também nas outras asfixias e em diversos gêneros de morte violenta."

O surgimento das petéquias de Tardieu tem como teoria a excitação dos centros bulbares pelo CO_2, com aumento da pressão sanguínea (hipertensão do sistema da artéria pulmonar) e rotura dos capilares, e descarga de adrenalina e catecolaminas pela suprarrenal, gerando também lesão da parede capilar pelo acúmulo de CO_2. Apesar de comum, tal sinal não é patognomônico de asfixia, pois aparece em várias outras causas de morte com período agônico prolongado, como já mencionado.

De forma didática e resumida, as mortes por asfixia podem ser classificadas em três grandes grupos, de acordo com o proposto por Oscar Freire, a saber:

1. Decorrentes de alteração da dinâmica respiratória.
2. Decorrentes de obstrução das vias aéreas.
3. Decorrentes de modificações de meio ambiente.

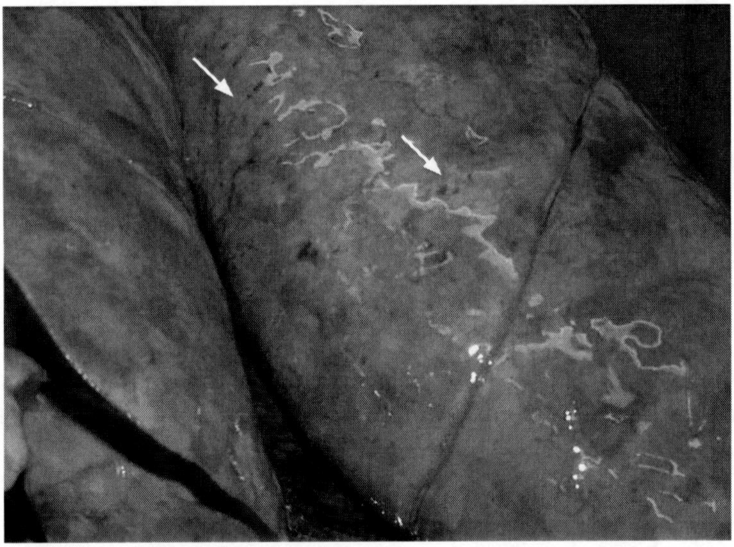

Figura 27 Petéquias de Tardieu em pleura visceral.
Fonte: arquivo pessoal do autor.

As asfixias decorrentes de alteração da dinâmica respiratória são aquelas causadas por constrição cervical, como: enforcamento (asfixia mecânica produzida por constrição cervical por meio de um laço acionado pelo peso da própria vítima e que pode ser por suspensão completa ou incompleta; na maioria das vezes, é de origem suicida); estrangulamento (asfixia por constrição do pescoço por um laço acionado por meio diverso ao peso da vítima, podendo ser homicida ou acidental); esganadura (asfixia por constrição do pescoço exercida pelas mãos do agressor).

É preciso notar que, para que essa constrição cervical seja eficiente, alguns pressupostos se fazem necessários (Carvalho, 1992). Um deles diz respeito à força ou à carga necessária para obliterar as vias aéreas e os vasos do pescoço: 2 kg (veias jugulares), 5 kg (carótidas), 25 kg (artérias vertebrais), 10 kg (laringe) e 25 kg (traqueia). Além disso, também é necessário que essa força seja aplicada em uma área de superfície e por período adequados.

Já as asfixias que ocorrem por obstrução das vias aéreas ou por impedimento da expansão da caixa torácica dividem-se em:

1. Sufocação direta – Asfixia mecânica com obstrução à penetração do ar nas vias respiratórias desde o nariz/boca até a traqueia, como engasgos e/ou aspiração de corpo estranho.
2. Sufocação indireta – Causada pela compressão externa do tórax, impedindo os movimentos respiratórios.

As asfixias decorrentes de modificações do meio ambiente podem ser classificadas em 4 tipos principais:

1. Soterramento: substituição do meio gasoso por um meio pulvurulento.
2. Afogamento: substituição do meio gasoso por um meio líquido.
3. Confinamento: esgotamento do oxigênio no ar respirado; ocorre em ambientes fechados.
4. Gases inertes: substituição do oxigênio no ar respirado por um gás inerte não tóxico.

A conclusão de um laudo pela morte por asfixia médico-legal depende de diversos fatores particulares em análise com um exame necroscópico detalhado, já que é necessário demonstrar os sinais de violência que a causaram. Sempre que possível, o exame deve ser complementado com estudo químico-laboratorial. É de suma importância um histórico do caso completo e, embora não seja a regra em nosso meio, que o médico legista receba informações acerca da análise do local dos fatos, do depoimento de testemunhas etc.

Durante o exame necroscópico, especial atenção deve ser dada à chamada tríade asfíxica, composta pela presença de petéquias de Tardieu, congestão visceral e fluidez sanguínea, causada pela liberação de substâncias fibrinolíticas e anticoagulantes pelo córtex suprarrenal. Estes são elementos coadjuvantes, porém importantes na compreensão do quadro geral e na conclusão diagnóstica. Sempre bom frisar que não existem sinais patognomônicos de asfixias, e cada modalidade de asfixia produz sinais particulares.

Asfixias por constrição cervical

Esse modo asfíxico pode ser dividido em três grupos: enforcamento, estrangulamento e esganadura.

No enforcamento, ocorre a constrição cervical por meio de laço acionado pelo peso da própria vítima. A suspensão do corpo pode ser completa ou incompleta, caso haja contato do solo com o corpo (Figura 28). Na maioria dos casos, a natureza jurídica da morte é suicídio, mas pode ser homicida, devendo haver, neste caso, uma desproporção de tamanho entre vítima e agressor ou inconsciência da vítima. Eventualmente, pode ser de natureza acidental, como ocorre nos casos de autoerotismo.

Define-se como enforcamento típico quando o laço está na parte de trás da região cervical (nucal), e enforcamento atípico quando o laço se encontra em parte distinta (lateral ou na região cervical anterior). O sulco formado no pescoço pela pressão do laço é interrompido nas proximidades do nó. Quanto mais delgado o

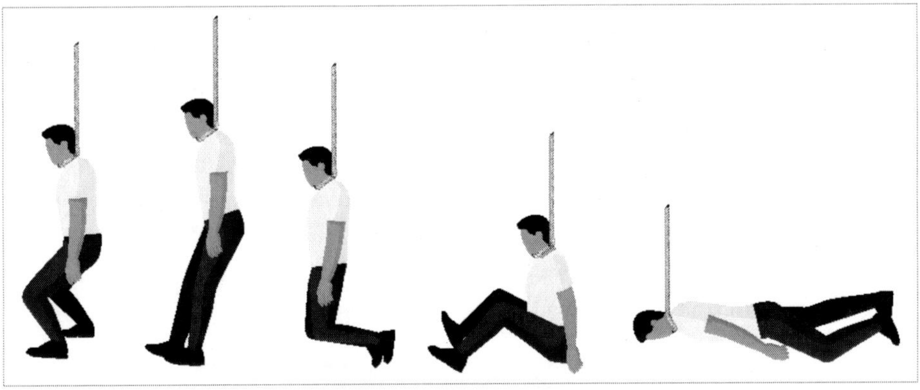

Figura 28 Posições possíveis de enforcamento, com suspensão completa e incompleta.

laço e maior a pressão, mais profundo o sulco. De forma geral, laços moles produzem sulcos moles, de tonalidade esbranquiçada. Laços duros, por sua vez, são responsáveis pela produção de sulcos com consistência mais endurecida, aspecto apergaminhado e, por vezes, de tonalidade parda escura (linha argêntea).

Os sinais externos clássicos de enforcamento são, em geral, sulco oblíquo, único (mas pode ser duplo, triplo ou múltiplo), interrompido no local do nó, mais profundo na parte oposta ao nó, com sentido de baixo para cima e de diante para trás (dirigindo-se em sentido do nó). A vítima apresenta intensa cianose e, por vezes, protrusão da língua (Figura 29). As hipostases, de regra, localizam-se nas porções mais distais dos membros inferiores, caso tenha havido suspensão completa.

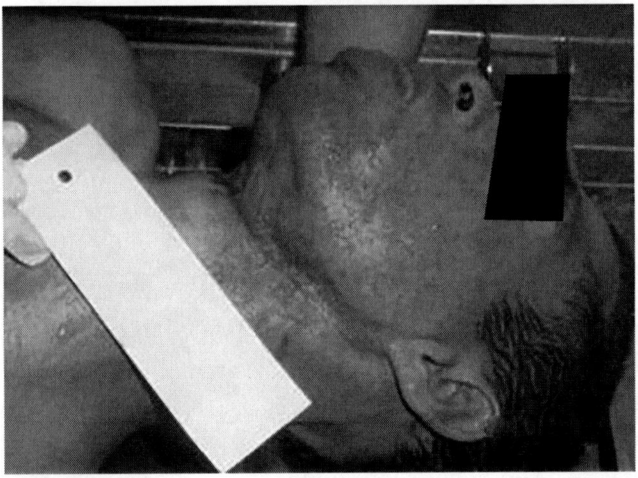

Figura 29 Vítima de enforcamento. Notar o sulco oblíquo, de frente para trás, a cianose intensa e a protrusão lingual.
Fonte: arquivo pessoal do autor.

Após a abertura das cavidades e dissecção do pescoço, as lesões internas apresentam-se em posição mais alta que as externas cutâneas. A fratura de osso hioide, muito citada por diversos autores, nem sempre ocorre (Miziara, 2011). Quando isso acontece, nota-se a presença de infiltração hemorrágica indicando reação vital. Achado frequente é a presença de sufusões hemorrágicas na túnica externa da artéria carótida, denominadas sinal de Freidberg (Figura 30). São comuns também os hematomas e até a rotura de músculos cervicais e, eventualmente, rotura transversal da íntima da carótida (sinal de Amussat).

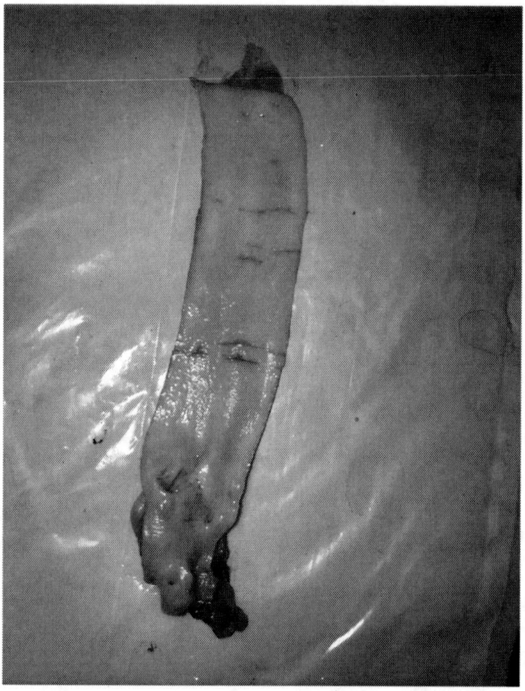

Figura 30 Sinal de Freidberg. Notar as sufusões hemorrágicas na túnica externa da artéria carótida em caso de enforcamento.
Fonte: arquivo pessoal do autor.

Por outro lado, fratura-luxação de vértebras cervicais ocorrem apenas em casos de execução judicial por enforcamento.

No estrangulamento, ocorre a asfixia por constrição cervical por um laço acionado por outro meio que não o peso da vítima, em geral por uma força externa. Costuma tratar-se de homicídio, mas pode ser acidental (p. ex., uma criança que fica com o pescoço preso entre as grades do berço), por execução judicial (garrote vil) ou de natureza suicida (Figura 31).

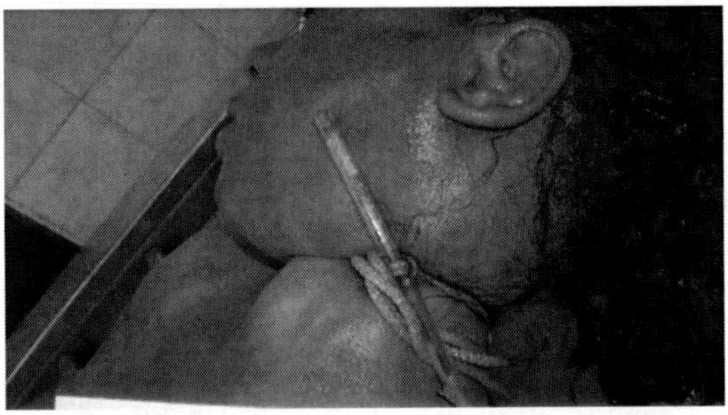

Figura 31 Estrangulamento de natureza suicida em que a vítima utilizou caneta esferográfica para realização de torniquete em torno da região cervical.
Fonte: arquivo pessoal do autor.

Existe uma forma de estrangulamento, denominado atípico, em que o agressor se utiliza dos braços, por meio do golpe de arte marcial popularmente conhecido "gravata" ou como "mata-leão".

Em geral, os sinais clássicos de estrangulamento incluem um sulco que, diferentemente daquele provocado pelo enforcamento, é perpendicular ao eixo do pescoço, quase sempre contínuo, ou seja, não interrompido ao nível do nó (Figura 32), acompanhado de intensa cianose de face e, às vezes, de lesões em face posterior de antebraços denominadas lesões de defesa, quando de luta corporal entre agressão e vítima. No exame interno, as lesões internas situam-se em um mesmo plano que as lesões externas cutâneas. Encontra-se com frequência espuma abundante em traqueia, laringe e brônquios.

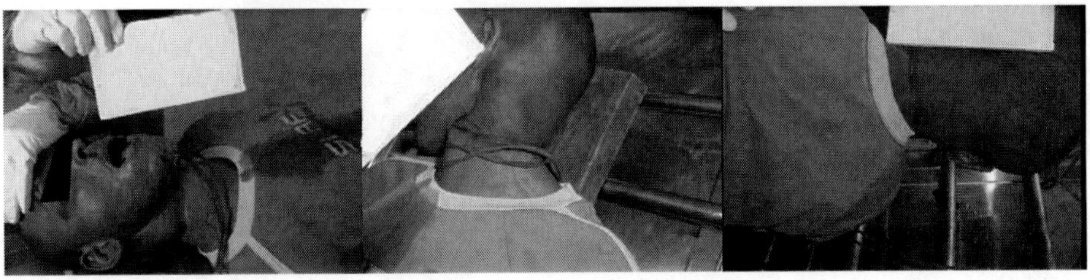

Figura 32 Sequência de imagens mostrando caso de estrangulamento em que se verifica sulco transverso, perpendicular ao eixo de pescoço e contínuo.
Fonte: arquivo pessoal do autor.

Como é usual em medicina legal, vários sinais encontrados recebem a denominação conferida por seus autores. Entre eles, vale citar:

- Sinal de Ponsold (presença de livores cadavéricos em placas, por baixo e por cima das bordas dos sulcos).

- Sinal de Thoinot (zona violácea nas bordas do sulco).
- Sinal de Azevedo Neves (livores puntiformes por cima e por baixo das bordas).
- Sinal de Neyding (infiltrações hemorrágicas no fundo do sulco).
- Sinal de Ambroise Parré (pele enrugada e escoriada no fundo do sulco).
- Sinal de Lesser (vesículas sanguinolentas no fundo do sulco).
- Sinal de Bonnet (marcas na pele da trama do laço).

Entre os sinais relacionados às lesões vasculares, tem-se:

- Sinal de Amussat-Divergie-Hoffmann (rotura da túnica íntima da carótida comum no sentido transversal, abaixo da bifurcação; pode ser única ou múltipla, superficial ou profunda, visível ou não e é mais encontrada nos enforcamentos por laços finos e duros).
- Sinal de Etienne-Martin (desgarramento da túnica externa dos vasos).
- Sinal de Friedberg.

Outros sinais ainda podem ser vistos, uns mais raros que outros, como:

- Sinal de Lesser (rotura da túnica íntima da carótida interna ou externa).
- Sinal de Ziemke (solução de continuidade da túnica interna das veias jugulares).
- Sinal de Hoffmann-Haberda (infiltração hemorrágica dos músculos cervicais).
- Sinal de Morgagni-Valsalva-Orfila-Röemmer (fratura do corpo do hioide).
- Sinal de Hoffmann (fraturas das apófises superiores à tireoide).
- Sinal de Helwig (fratura do corpo da tireoide).
- Sinal de Morgagni-Valsalva-Deprez (fratura do corpo da cricoide).
- Sinal de Bonnet (rotura dos ligamentos cricóideo e tireóideo).
- Sinal de Dotto (rotura da bainha mielínica do nervo vago).

Em relação à coluna vertebral, há:

- Sinal de Morgagni (fratura da apófise odontoide do áxis).
- Sinal de Morgagni (fratura do corpo das primeira e segunda vértebras cervicais – C1 e C2).
- Sinal de Ambroise-Parret (luxação da segunda vértebra cervical – C2).
- Sinal de Brouardel-Vibert-Descoust (equimoses retrofaríngeas, muito comum).
- Sinal de Bonnet (rotura das cordas vocais, pouco visto ou pouco investigado).

A esganadura é uma asfixia mecânica por constrição cervical causada pela mão do agressor. Considera-se sempre a forma homicida e apresenta elementos clássicos, como sinais de luta e lesões de defesa, cianose e petéquias no rosto, fraturas e luxações do osso hioide, de cartilagens e do processo estiloide, assim como os denominados estigmas ungueais, que são manchas e/ou escoriações feitas pelos dedos do agressor no pescoço da vítima (Figuras 33 e 34).

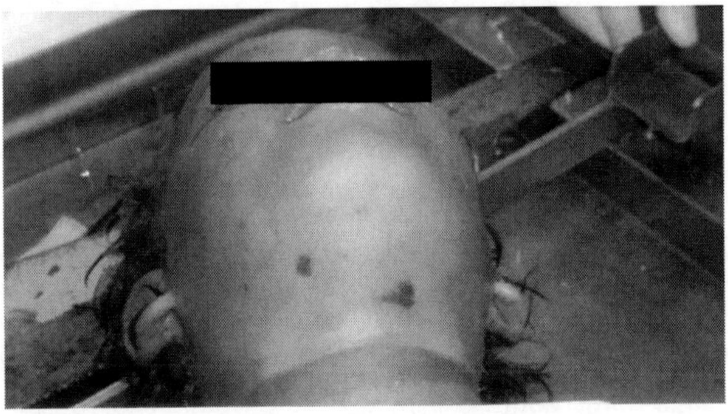

Figura 33 Estigmas ungueais em pescoço de vítima de esganadura.
Fonte: arquivo pessoal do autor.

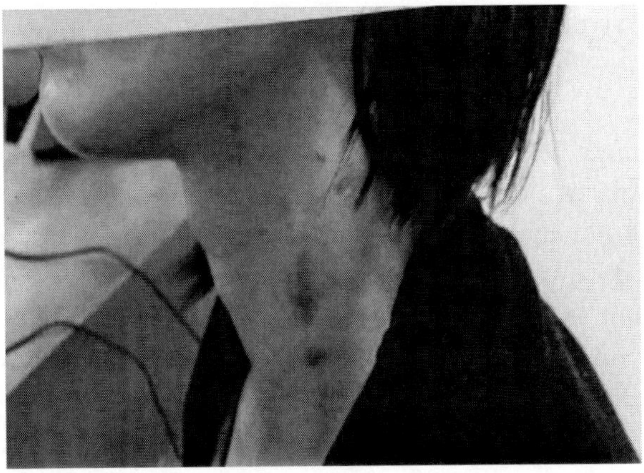

Figura 34 Estigmas ungueais em vítima de esganadura.
Fonte: arquivo pessoal do autor.

Internamente, durante o exame necroscópico, encontram-se equimoses e hematomas em tecido subcutâneo, músculos do pescoço e glândulas salivares, congestão e enfisema pulmonar, grande quantidade de espuma em traqueia e brônquios, além dos sinais gerais de asfixia (Figura 35).

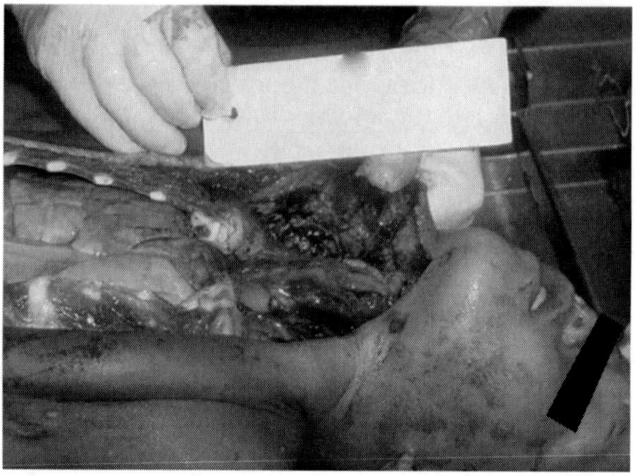

Figura 35 Hematomas em tecido subcutâneo e músculos do pescoço em vítima de esganadura.
Fonte: arquivo pessoal do autor.

Caso não leve a óbito, são comuns sequelas e complicações nos sobreviventes de constrições cervicais, como equimose local, dores, inflamação, tosse com secreção serossanguinolenta, disfonia, odinofagia, congestão conjuntival, edema de cordas vocais, respiração ruidosa e tiragem, além de sequelas neurológicas com sofrimento cerebral.

Asfixias por sufocação (obstrução das vias aéreas ou impedimento da expansão da caixa torácica)

As asfixias por sufocação podem ocorrer de dois modos: a sufocação direta, em que há um obstáculo mecânico interposto nas vias aéreas superiores, e a sufocação indireta, em que ocorre alteração na dinâmica respiratória, sobretudo no funcionamento da musculatura respiratória, seja por fadiga, seja por limitação dos movimentos inspiratórios e expiratórios.

Os agentes causais da sufocação direta são os mais variados possíveis, como as mãos do agressor, travesseiros, lenços, toalhas, alimentos, sacos plásticos etc. Alguns fatores de risco são especialmente relevantes, principalmente nos casos acidentais. São eles: a idade (os acidentes são mais frequentes em crianças e em indivíduos acima dos 60 anos); a dentição pobre (que prejudica a mastigação e a deglutição adequada); o consumo excessivo de álcool e o uso de substâncias depressoras do sistema nervoso central, como barbitúricos e benzodiazepínicos.

Assim, a sufocação direta pode ocorrer tanto de maneira acidental quanto criminosa ou suicida. Na modalidade criminosa, a vítima é impossibilitada de remover o objeto pela agressividade e pela desproporção entre vítima e agressor. Na modalidade suicida, pode ocorrer a obstrução da via aérea por meio de, por exemplo, saco plástico cobrindo a cabeça da vítima e obstruindo boca e nariz (Figura 36), embora alguns autores aceitem que esta seja uma modalidade de confinamento. Já na forma acidental, extremamente frequente em nosso meio, ocorre engasgo com alimentos (Figura 37), presença de corpo estranho em via aérea, aspiração de conteúdo estomacal e consequente obstrução da via aérea (principalmente em casos de abuso de álcool e drogas), além de leite, outros líquidos e alguns sólidos em vias áreas de recém-nascidos. As imagens a seguir ilustram algumas dessas possibilidades.

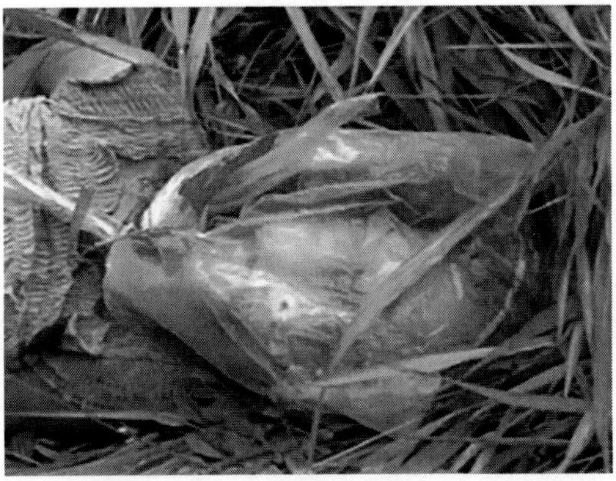

Figura 36 Vítima de sufocação direta. Notar a cabeça totalmente coberta por saco plástico.
Fonte: arquivo pessoal do autor.

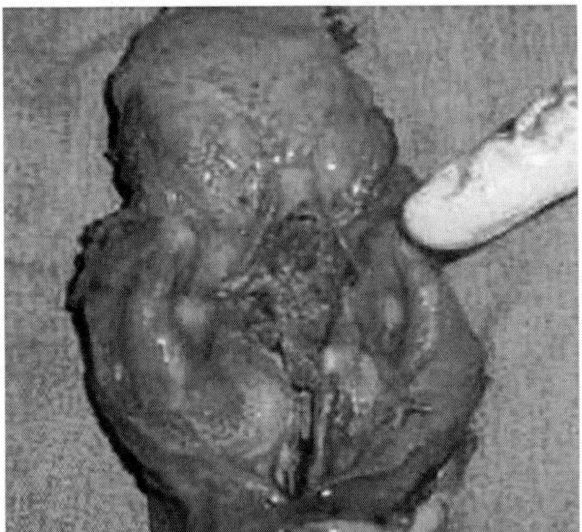

Figura 37 Caso de sufocação direta por obstrução da região infraglótica por pedaço de carne.
Fonte: arquivo pessoal do autor.

Além dos eventos acidentais, nos quais o histórico do caso é de fundamental importância, no exame necroscópico de casos suspeitos de homicídio também é preciso atentar para a presença de sinais de violência, como equimoses e escoriações ao redor da boca e dos orifícios nasais, além de lacerações na face vestibular dos lábios, que são comuns nos casos de sufocação homicida (Figura 38). Lesões de defesa podem estar presentes.

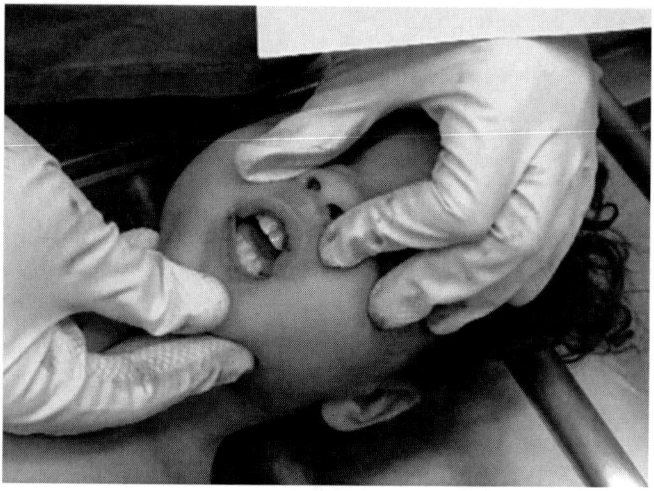

Figura 38 Escoriação na face vestibular dos lábios. Sufocação direta de natureza homicida.
Fonte: arquivo pessoal do autor.

Já a sufocação indireta ou passiva é resultante da compressão do tórax, embaraçando os movimentos respiratórios. Pode acontecer de várias maneiras. A etiologia jurídica costuma ser acidental, como em situações de desabamentos; ocorrência de pânico generalizado em grandes aglomerações, com as vítimas comprimidas contra paredes, muros e outros corpos; em acidentes com veículos automotores, com aprisionamento entre ferragens; ou mesmo em situações de trabalho, com o indivíduo sofrendo compressão torácica por alguma máquina.

Modalidade asfíxica, por vezes questionada por alguns autores como merecendo classificação à parte, é a chamada sufocação posicional. Ocorre nos casos de crucificação ou quando a vítima é colocada em posição de cabeça para baixo. O mecanismo de morte, neste caso, consiste na fadiga aguda dos músculos da respiração, já que tal posição aumenta a compressão do diafragma e dos pulmões pelas vísceras abdominais, resultando em apneia e anóxia. Exemplos típicos foram a crucificação de Jesus e a de São Pedro, este de cabeça para baixo (Figura 39).

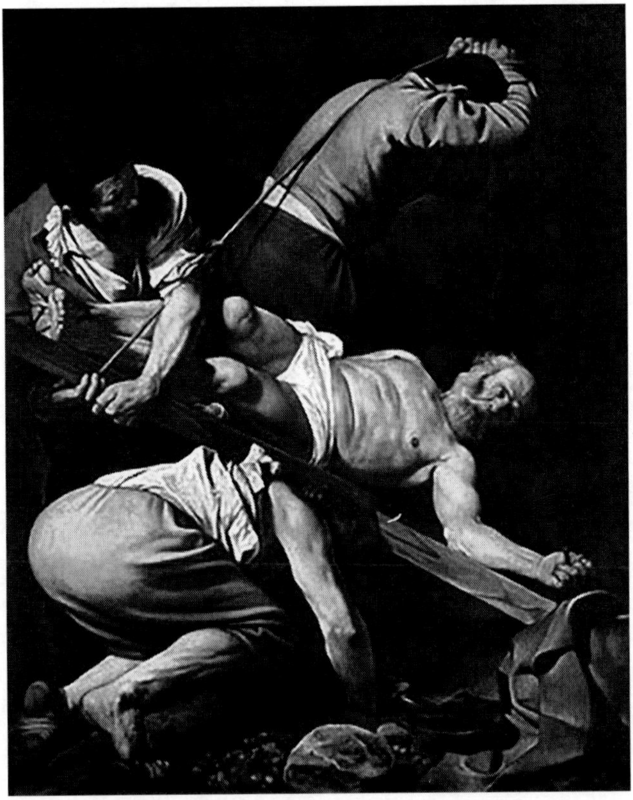

Figura 39 Crucificação de São Pedro, por Caravaggio.
Fonte: domínio público.

De todo modo, na sufocação indireta, a compressão torácica impede o retorno venoso pelas veias cavas superior e inferior e o enchimento cardíaco. O sangue fica acumulado no sistema venoso, com grande aumento da pressão nas extremidades venosas dos capilares e vênulas, acarretando cianose intensa (com a face de cor arroxeada bem escura) acompanhada de numerosas petéquias, conhecida como máscara equimótica de Morestin (Figura 40).

Dependendo do histórico do caso, outros sinais podem ser encontrados, como fratura de costelas nas situações de pânico ou em desabamentos, assim como outros ferimentos contusos em diversas partes do corpo.

Asfixias por modificações do meio ambiente

As asfixias por modificação do meio ambiente ocorrem quando há a troca do meio gasoso por um meio sólido-pulverulento (soterramento), por um meio líquido (afogamento) ou por um meio em que o gás preponderante – que diminui

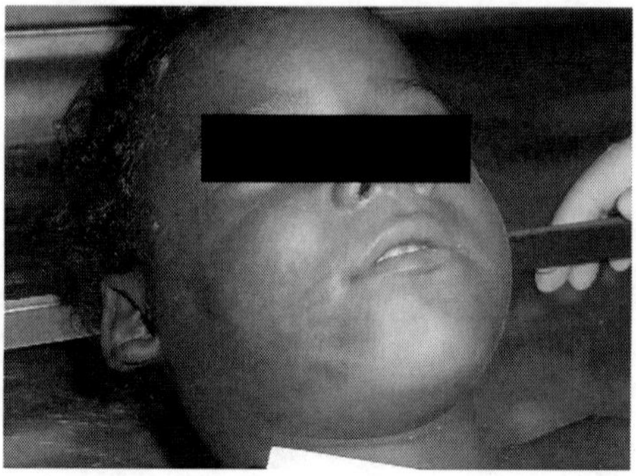

Figura 40 Máscara equimótica de Morestin em vítima de sufocação indireta.
Fonte: arquivo pessoal do autor.

a pressão parcial de oxigênio naquele ambiente – é um gás inerte, ou seja, não tóxico. Também pode ocorrer uma mudança do meio quando se esgota o oxigênio nele existente, como nos casos de confinamento.

O soterramento, na concepção de Vasconcelos (1970), "é a asfixia mecânica resultante da permanência da vítima em meio sólido ou semissólido que, por aspiração, possa penetrar nas vias respiratórias impedindo a entrada de ar e ocasionando a morte." É o que Thoinot denominava "submersão em meio sólido". É muito frequente em vários estados do Brasil, principalmente no verão, época de chuvas intensas que derrubam moradias situadas em áreas de risco, soterrando seus moradores. No exame externo, é comum encontrar vestígios de terra, barro e cinzas sobre o corpo da vítima, dependendo de como se deu o evento fatal. A presença de lesões traumáticas violentas, decorrentes do impacto de material contundente (como caibros de madeira, pedaços de concreto etc.), também é muito comum. Ao exame interno, chama a atenção os sinais gerais de asfixia e a presença de substância estranha nas vias respiratórias e nas vias digestivas, aspecto marcante da vítima viva "em busca desesperada do ar" (Figuras 41 e 42).

Na asfixia por afogamento, o meio líquido impede a penetração de ar nas vias aéreas. Pode ser acidental, suicida ou homicida, nessa ordem de frequência. Como lembra Vasconcelos,

> *segundo a descrição clássica de Hofmann, há na morte por afogamento três fases sucessivas do processo de asfixia: de defesa, de resistência e de exaustão. Na primeira, há apneia, pela contensão e parada instintiva da respiração, seguidos de atos respiratórios desordenados, dispneia inspiratória e expiratória, até chegar a exaustão com parada da respiração, inconsciência e morte, tudo em média de 5 a 10 minutos, conforme a resistência individual e a frigidez do líquido onde há a submersão.*

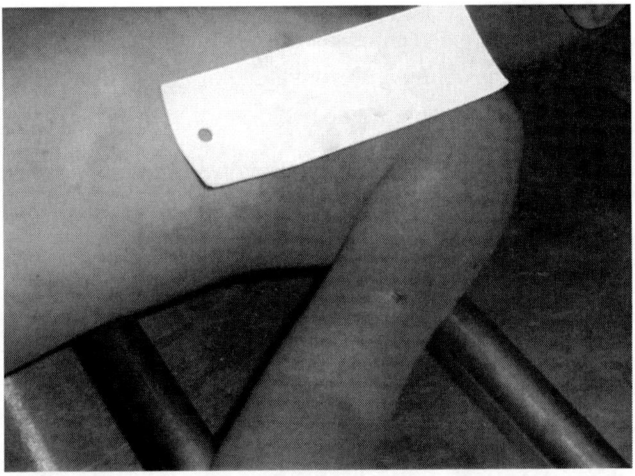

Figura 41 Lesões contusas em braço e hemitoráx esquerdo em vítima de soterramento.
Fonte: arquivo pessoal do autor.

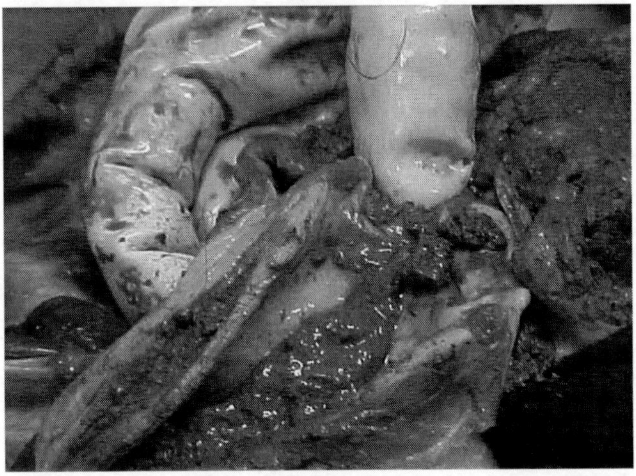

Figura 42 Presença de material pulverulento (barro) em vias aéreas superiores em vítima de soterramento.
Fonte: arquivo pessoal do autor.

É sempre bom lembrar que os sinais externos encontrados nos corpos de afogado dependem do local onde o evento ocorreu. Os sinais de um corpo encontrado em uma piscina são obviamente diferentes daqueles de um corpo encontrado em um rio de águas sujas e poluídas. De maneira geral, os sinais externos encontrados são os de que o corpo esteve na água (resfriamento pronunciado), pele anserina (com os folículos pilosos salientes, arrepiada), embebição cadavérica (epiderme espessada e destacada das mãos e dos pés, consequente à demorada permanência dentro d'água) e, eventualmente, a presença de cogumelo de espuma ligeiramente rósea sobre boca e narinas (Figura 43).

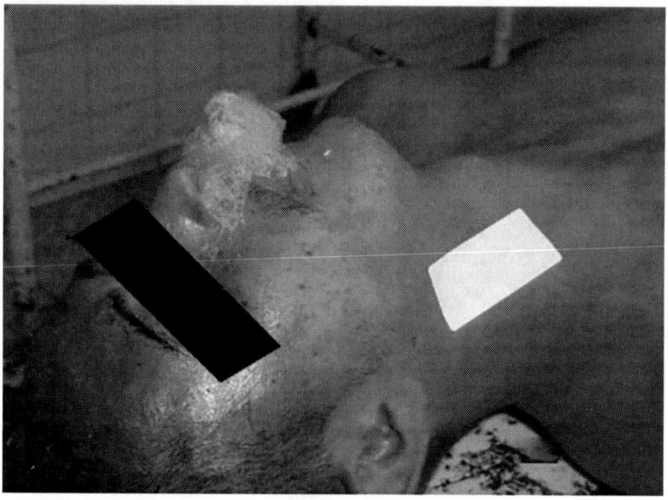

Figura 43 Cogumelo de espuma em vítima de afogamento.
Fonte: arquivo pessoal do autor.

A depender do local onde ocorreu o afogamento, também podem ser observadas sujidades na pele, erosões nos dedos e corpos estranhos sob as unhas, resultantes de movimentos espasmódicos agônicos; lesões necrofágicas produzidas por animais aquáticos ou terrestres; sinais de luta ou arraste; além dos sinais gerais de asfixia. A maceração da pele (processo putrefativo singular dos corpos imersos em meio líquido), com destacamento de amplas faixas de epitélio, é tão mais importante quanto mais tempo o corpo permaneça imerso na água.

É sempre bom lembrar que o líquido não entra passivamente em vias aéreas, especialmente nas segundas ramificações brônquicas (Bougier, apud Peixoto, 1946). É necessário o movimento de inspiração para adentrar, portanto, que o indivíduo esteja vivo, e não em casos em que o corpo for dispensado em região com água ou líquido.

Assim, os sinais internos encontrados, além de eventuais corpos estranhos e líquido nas vias aéreas e digestivas, têm como característica principal os achados pulmonares. O pulmão do afogado, de cor variável, é comumente inchado, guardando a impressão dos arcos costais, com enfisema aquoso proeminente e repleto de espuma. O sinal de Godet é marcante, assim como o peso maior do que o usual; há um aumento médio de 14 g no peso do pulmão, por kg de peso da vítima. Afrânio Peixoto ensina ainda que "o coração apresenta-se com as cavidades direitas cheias e as esquerdas quase vazias [...] pois o coração pára em diástole", desde que os corpos sejam autopsiados logo após a morte. Chamam atenção as manchas de Paltaulf, equimoses viscerais nos pulmões dos afogados, de formato irregular e dimensões maiores que as manchas de Tardieu (Figura 44).

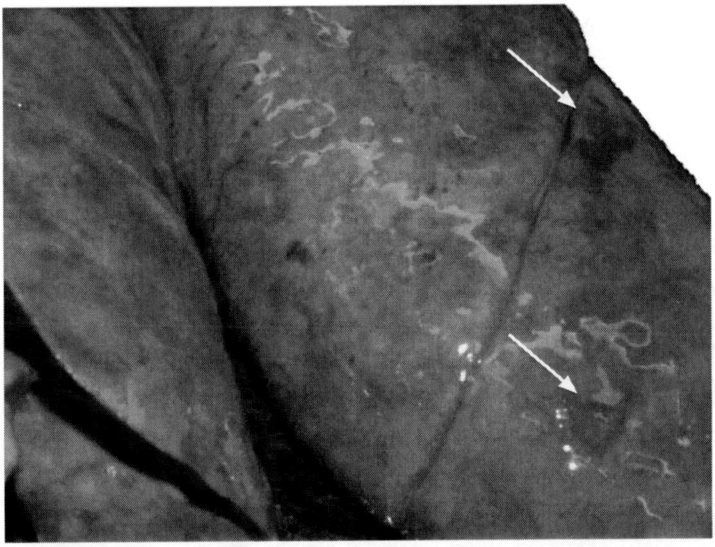

Figura 44 Mancha de Paltauf e sinal de Godet em pulmão de vítima de afogamento.
Fonte: arquivo pessoal do autor.

A sequência de imersão e flutuação dos corpos afogados se dá de acordo com os processos putrefativos. A primeira fase de flutuação, decorrente dos gases da putrefação, ocorre em geral após 72 horas de afogamento, podendo variar de 24 horas a até 5 dias, sendo mais precoce quando em água salgada. Caso o corpo não seja encontrado e permaneça na água, ocorre a rotura dos tecidos moles e uma segunda imersão, seguido de segunda flutuação e, após, o processo de maceração.

A fisiopatologia do afogamento é dividida em:

- Fase de defesa, dividida em período de surpresa e dispneia com resistência consciente ao ingresso de ar em vias aéreas.
- Fase de resistência, em que ocorre a parada dos movimentos respiratórios.
- Fase de exaustão, com inspiração profunda, asfixia com perda da consciência, insensibilidade, convulsões e morte.
- A morte pode ocorrer por submersão rápida ou lenta, com retorno várias vezes à superfície.

Uma condição especial é a determinada pelos denominados afogados brancos de Parrot, em que a morte não se deu por afogamento e, sim, por inibição, por reação vagal reflexa em indivíduos predispostos previamente. Nesses casos, a necrópsia é branca, isto é, sem os sinais gerais de asfixia ou afogamento. Afrânio Peixoto relata um caso em que

> *Uma moça, por desgostos amorosos, lança-se na baía do Rio de Janeiro (1907) de bordo de uma barca a vapor, das que fazem a travessia para Niterói. Some-se e só horas depois se encontra o cadáver. Não tinha aparência externa nem interna dos afogados: a face branca, nenhuma espuma nas vias aéreas. O fato havia sido autenticado por numerosos testemunhos, o corpo fora recolhido n'água, não havia outros sinais de morte violenta: tratava-se de um caso de síncope inicial, sem lesões de submersão, que propriamente não houvera. Já dissemos como as impressões periféricas sensitivas são capazes de um reflexo inibitório dos centros bulbares. São os afogados brancos de Parrot, que assim distinguiu este gênero, do comum, em que a asfixia, pelo sangue escuro e pela congestão das partes declives, lhes dá um colorido anegrado. Num caso semelhante, sem comemorativos precisos, o perito provando a ausência das lesões asfíxicas gerais e peculiares à submersão, não poderá afirmar a existência dessa origem da morte, mas deve, excluídas outras causas, admitir ou manifestar a possibilidade da ocorrência.*

Como já dito, para outros modos de asfixia, existem vários sinais para alguns achados de morte por afogamento. Eventualmente, eles podem ser úteis ao perito, a saber: o sinal de Brouardel (enfisema aquoso subpleural); de Wydler (presença de líquido no ouvido médio); de Niles (extravasamento sanguíneo do ouvido médio e dos seios mastóideos); e o de Vargas-Alvarado (extravasamento sanguíneo no osso etmoide).

Em relação à causa de morte nos afogados, há um fato especialmente notório levantado por Gettler[5], que ainda hoje é fonte de alguma controvérsia: as diferenças existentes entre os afogamentos em água doce e em água salgada. Especula-se que, na água doce, por diferença osmolar do líquido aspirado e o sangue, consequente hemólise e liberação de potássio, a morte se daria por fibrilação ventricular em período de 1 a 3 minutos (morte rápida). Na água salgada, ocorreria o contrário, com encharcamento pulmonar e morte mais lenta (5 a 8 minutos). De todo modo, como a fisiopatologia de todas as formas de asfixia, este ainda é um campo que carece de muito mais pesquisa.

Na asfixia por confinamento, o indivíduo encontra-se em local pobre em concentração de oxigênio por estar em ambiente fechado. Segundo França, "é um tipo de asfixia mecânico-pura, caracterizado pela permanência de um ou mais indivíduos em um ambiente restrito ou fechado, sem condições de renovação do ar respirável, sendo consumido o oxigênio pouco a pouco e o gás carbônico acumulado gradativamente".[4] A maior parte dos óbitos é acidental, aceitando-se também a forma homicida e suicida. Já na asfixia por inalação de gases inertes, o ambiente encontra-se repleto de outro gás que não oxigênio, como butano, metano, propano etc. Estes gases, que não intrinsecamente tóxicos, agem como redutores da pressão parcial do oxigênio no ambiente. A perícia em ambos os casos é difícil e não prescinde de relato detalhado das condições encontradas no local. Afrânio Peixoto refere que "nestes casos as circunstâncias do fato esclarecem imediatamente o perito: a ausência de outras causas de morte, as lesões asfíxicas comuns a outras espécies deste mesmo gênero (i.e, sinais gerais de asfixia, tríade asfíxica etc.), acabarão por informá-lo.".

ENERGIAS DE ORDEM BIOQUÍMICA

Esses tipos de energia vulnerante têm como característica a ação combinada entre energias, sejam elas química e biológica, meio negativo ou carencial e meio positivo ou tóxico/infeccioso. São perturbações orgânicas provenientes da transformação química e da transformação de substâncias perniciosas na própria constituição física do indivíduo, por deformação endógena ou eliminação defeituosa. Como ensina Fávero, "nas energias de ordem bioquímica, segundo Borri, se apresenta em reação irritativa inicialmente. Essas energias são negativas ou deficitárias (displasias) e positivas ou ativas (toxi-infecções)".[1]

Nas perturbações alimentares, encontram-se os meios negativos ou carenciais e a inanição, que consistem no depauperamento ou empobrecimento orgânico gerado pela redução ou privação de elementos nutricionais essenciais imprescindíveis ao metabolismo orgânico. Podem ocorrer de forma aguda ou crônica. No exame físico do indivíduo vivo, encontram-se sinais de desidratação intensa, astenia, apatia, hálito fétido, rebaixamento do estado geral, hipotermia, alterações da pressão arterial e síndrome dolorosa abdominal. Como situações agravantes à vida, tem-se icterícia, febre, oligúria, atrofia muscular, atrofia de órgãos abdominais e cardíacos, além das síndromes carenciais de hipovitaminose e avitaminoses, por exemplo, a doença de Geyet-Wernicke (avitaminose B1).

Os meios positivos ou tóxi-infecciosos apresentam-se nas intoxicações alimentares, como salmoneloses, botulismo, infecções causadas por *Staphylococcus aureus* etc. As autointoxicações ou intoxicações endógenas, a depender do agente lesivo, foram estudadas no tópico destinado aos venenos.

REFERÊNCIAS BIBLIOGRÁFICAS

1. Fávero F. Medicina legal. 4.ed. São Paulo: Livraria Martins; 1977. Vol.1, 452p.
2. Gomes H. Medicina legal. 33.ed. Rio de Janeiro: Freitas Bastos; 2004. 565p.
3. Costa LRS, Costa BM. A perícia médico-legal aplicada à área criminal. 2.ed. Campinas: Millenium; 2015. 402p.
4. França GV. Medicina legal. 11.ed. Rio de Janeiro: Guanabara Koogan; 2017. 665p.
5. Gettler AO. A method for the determination of death by drowning. JAMA. 1921;77:1650-2.

BIBLIOGRAFIA

1. Di Maio VJM. Gunshot wounds – Practical aspects of firearms, ballistics, and forensic techniques. 2.ed. Boca Raton: CRC Press; 1999. 402p.
2. Saukko P, Knight B. Forensic pathology. 3.ed. London: Hodder Arnold; 2004. 662p.
3. Simonin C. Medicina legal judicial. 2.ed. Barcelona: Editorial JIMS; 1980. 1.153p.

CAPÍTULO 5

LESÕES PESSOAIS

Ivan Dieb Miziara

INTRODUÇÃO

Flamínio Fávero, em sua obra seminal para a Medicina Legal brasileira, foi o primeiro a sugerir que as ofensas à integridade física ou psíquica da vítima fossem denominadas de lesões pessoais em vez de lesões corporais. De fato, uma pessoa não se restringe apenas a seu corpo, mas é um ser dotado de personalidade, de uma psiquê, que integra um conjunto biopsicossocial, ao qual se refere a definição de saúde da Organização Mundial da Saúde. É esse ser completo que pode ser ofendido na sua integridade física. Segundo o autor, "não são raros os casos de lesões na personalidade de alguém, em sua parte psíquica ou física mesmo por traumatismo a distância, puramente moral".[1]

Desse modo, as lesões pessoais podem ser divididas em lesões corporais, lesões à saúde, danos à mente. Para firmar de modo correto e preciso o seu conceito, diagnóstico e prognóstico, é indispensável a avaliação do médico legista. Ao perito caberá avaliar e dizer a quantidade, a qualidade e a sede das lesões.

As lesões pessoais inserem-se no artigo 129 do Código Penal Brasileiro (CPB). Esta parte do ordenamento jurídico do país, nos parágrafos 1º e 2º do referido artigo, permite dividir as lesões da seguinte forma:

1. Segundo a quantidade do dano:
   - Leves (pena de 3 meses a 1 ano de detenção).
   - Graves (estipuladas no parágrafo 1º e pena de 1 a 5 anos).
   - Gravíssimas (estipuladas no parágrafo 2º e pena de 2 a 8 anos).
2. De acordo com a qualidade do dano: as lesões se dividem em três grupos (também relacionados com a quantidade do dano), a saber:

- Ofensa à integridade ou à saúde de outrem, desde que não implique as espécies elencadas nos parágrafos 1º e 2º do artigo 129.
- Incapacidade para as ocupações habituais por mais de 30 dias, perigo de vida, debilidade de membro, sentido ou função e aceleração de parto.
- Incapacidade permanente para o trabalho, enfermidade incurável, perda ou inutilização de membro, sentido ou função, deformidade permanente e abortamento.

LESÕES LEVES

Para a caracterização da lesão leve são necessários dois elementos: um positivo e outro negativo. O elemento positivo apresenta-se como uma ofensa à integridade física ou à saúde de alguém, desde que disso não resultem as consequências mencionadas nos parágrafos 1º e 2º do artigo (elemento negativo). Ou seja: o diagnóstico de lesão leve é um diagnóstico de exclusão. A ofensa a que se reporta o artigo de lei refere-se com a restrição imposta, a todo e qualquer dano ocasionado à normalidade funcional do corpo humano, seja do ponto de vista anatômico, fisiológico ou mental, como consta na exposição de motivos do artigo 129.

As lesões leves são as mais frequentes no dia a dia pericial, constituindo cerca de 70% das lesões pessoais, e apresentam-se de regra como escoriações, equimoses e feridas contusas simples (Figura 1).

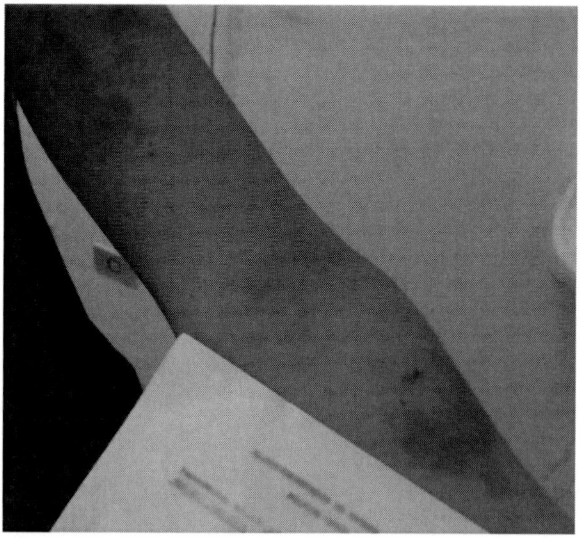

Figura 1 Lesão leve: equimoses em braço e antebraço.
Fonte: arquivo pessoal do autor.

Um problema pericial não raro é haver retardo na execução da perícia ou a eventualidade de a ofensa leve praticada ter sido diminuta e vir a desaparecer, constituindo-se em dificuldade intransponível para o legista a sua caracterização. É preciso atentar que a dor não figura como caráter da lesão em âmbito criminal e, nestes casos, pode ser a única queixa da vítima, sendo um elemento que não deve ser aferido pericialmente, por seu diagnóstico precário e comprovação deveras falível.

LESÕES GRAVES

O artigo 129 do CPB estabelece em seu parágrafo 1º quais as condições necessárias para que uma lesão seja classificada como grave. Faz-se necessário, portanto, que a ofensa sofrida resulte em (basta que ocorra apenas uma das condições):

1. Incapacidade para as ocupações habituais por mais de 30 dias: as ocupações habituais referidas pelo texto legal extrapolam aquelas de natureza econômica. Referem-se a todas as atividades corporais comuns, a qualquer limitação das energias próprias, ao impedimento da livre disponibilidade da própria pessoa nas diferentes contingências da vida cotidiana. É um sentido genérico de ocupação que coloca em igualdade de condições a criança, a mulher, o jovem ou o idoso, independentemente de sua condição social. Não é exigida a incapacidade absoluta, mas apenas a impossibilidade do exercício de ocupações rotineiras. Doutrinariamente, duas correntes divergem quanto ao prazo em que cessa a incapacidade. Alguns defendem que a limitação cessaria quando da consolidação completa da lesão, anatômica e funcionalmente. Outros acreditam que a incapacidade cessa quando a vítima pode retornar em condições razoáveis às suas ocupações, sem agravamento local ou geral da lesão.
2. Perigo de vida: o objetivo é corrigir distorções do código anterior (de 1890), penalizando os agressores de forma mais grave naqueles casos em que, ainda que a resolução se dê em menos de 30 dias, a vida da vítima tenha sido exposta real e efetivamente a perigo. A análise pericial se dá de forma retrospectiva, averiguando com cuidado o ocorrido, com o auxílio do médico que atendeu à vítima, por meio de relatórios ou consulta ao prontuário médico. É necessário que o perigo exista ou tenha existido de fato, considerado cada caso de forma personalizada. Segundo Fávero, "o perigo de vida se mede pela natureza e sede da lesão". O autor lista uma série de eventos que, *per se*, configurariam tal espécie, como "as lesões penetrantes do abdome; as do tórax; as hemorragias de vulto, o choque, certas queimaduras e infecções etc.".[1] Embora a lei seja omissa em relação às situações que caracterizam o perigo de vida, cabe ao pe-

rito decidir. Ele deve ter em mente que se trata de uma situação diagnosticada e real, e não apenas eivada em mera possibilidade ou em mero prognóstico desfavorável. Também deve distinguir perigo de vida (a que se refere a lei) de risco de morte. No primeiro, há uma chance real e objetiva de que o evento morte tivesse ocorrido não fosse a pronta intervenção médica; no segundo, existe mera possibilidade de lesão mortal em determinadas situações. Por exemplo, as "lesões penetrantes do abdome", referidas por Fávero[1]: a conduta médica usual nessas condições é a de intervenção cirúrgica (laparotomia). Supondo-se uma laparotomia "branca", em que não houve lesão de vísceras, não há que se falar em perigo de vida. No entanto, se após a abertura do abdome, o cirurgião constata lesão visceral a ser corrigida e hemorragia profusa com vasos a serem clampeados, o perigo de vida foi real e objetivo, posto que, se não fosse a intervenção médica, o êxito letal seria a regra do caso. É preciso lembrar que o perigo de vida não precisa ser desejado pelo agressor (o que já seria outro tipo penal, tentativa de homicídio) e que o estado anterior da vítima não é levado em conta para eliminar a figura do perigo de vida. Seguindo no exemplo citado e supondo-se que a víscera abdominal atingida tenha sido o fígado em um indivíduo com cirrose hepática, pode-se dizer que perigo de vida existiu, foi real e objetivo, independentemente do estado anterior patológico da vítima. Em resumo: somente pela sede da lesão ou pelo seu tamanho não é possível, em hipótese alguma, inferir a ocorrência do perigo de vida. Segundo Fávero, "fundamente as razões de uma assertiva. Aliás, isso deve ser regra geral na perícia. E sem exceção."[1]

3. Debilidade permanente de membro, sentido ou função: tratam-se das lesões que produzem perturbação, fraqueza, debilidade (redução da potência) de órgão ou membro. Comparando-se com a legislação trabalhista, seriam as "incapacidades parciais". Pode ser por dano anatômico ou funcional, mas *a* permanência é caráter definidor e deve estar presente. Há que se levar em conta que esta permanência deve ser atingida após tratamento comum, habitual, não se obrigando a vítima a tratamento por métodos especiais ou excepcionais. Quanto ao intervalo temporal necessário para caracterizar a permanência, a lei estabelece o limite de 1 ano. Importante notar, neste tópico, que membro refere-se aos apêndices do corpo (braços e pernas); sentido, aos cinco sentidos (visão, audição, olfação, paladar e tato); e função, ao "modo de ação de um aparelho" (Littré, *apud* Fávero[1]). Como exemplo, pode-se citar a perda de um testículo por agressão, acarretando debilidade permanente da função reprodutora.
4. Aceleração de parto: trata-se aqui de prematuridade, induzida pela agressão. É uma antecipação no tempo, sem importar a intencionalidade do ato contra

a gestante, e tampouco o conhecimento por parte do agressor do estado gestacional da vítima. É preciso lembrar ainda que o critério fundamental nesta espécie não é o limite da idade fetal, mas se o nascituro foi expulso do ventre materno vivo – pois, do contrário, isto é, a expulsão do feto morto, seria um caso de abortamento –, a lesão seria gravíssima. Recomendação de importância é a de que nem sempre o perito é capaz de estabelecer o nexo de causalidade entre o trauma e a prematuridade, por falta de elementos. Pode ter havido uma simples coincidência de tempo. Na dúvida, o perito deve confessá-la de forma simples à autoridade requisitante do exame.

LESÕES GRAVÍSSIMAS

1. Incapacidade permanente para o trabalho: é a invalidez completa para o trabalho genérico, ou seja, qualquer tipo de trabalho, e não apenas para as ocupações habituais por mais de 30 dias. Em comparação com a legislação trabalhista, corresponde à incapacidade total e permanente. O conceito de permanência se refere ao tratamento comum e ordinário, não sendo admissível a objeção de que, *a posteriori*, por conta de terapêutica excepcional ou readaptação funcional, o dano poderia ser minorado, beneficiando-se, assim, o agressor.
2. Enfermidade incurável: apesar das diferenças sutis existentes em medicina entre doença, moléstia ou enfermidade, houve aqui a preferência do legislador por enfermidade. O sentido é de estabilidade, de um estado patológico consolidado, sendo reforçado pelo adjetivo incurável. Tal incurabilidade deve ser certa, dentro dos limites de certeza que a ciência médica pode prever. Vale reforçar que o conceito de curabilidade novamente deve estar inserido dentre as possibilidades comuns da terapêutica, e não à coação do paciente à terapêutica de exceção que eventualmente possa expô-lo a determinados riscos.
3. Perda ou inutilização de membro, sentido ou função: não é mais a simples debilidade (diminuição da força), e, sim o grau máximo de dano. Fávero exemplifica com "mutilação ou amputação de perna ou braço (membros), perda da visão de ambos os olhos (sentido), perda dos dentes, impossibilitando a mastigação (função)".[1] O elemento perda ou inutilização é satisfeito mesmo quando braço ou perna sejam parcialmente mutilados.
4. Deformidade permanente: esta espécie exige alguns pré-requisitos. A deformidade produzida deve ser vísivel, de monta e irremovível, conforme os ensinamentos de Peixoto[2] e Oscar Freire. Ademais, a deformação adquirida em consequência da agressão deve preocupar e mesmo causar constrangimento à

vítima. Quanto à visibilidade, em decorrência dos hábitos sociais atuais, há que se considerar, que a qualquer momento (e mesmo na intimidade), ela se possa tornar visível. A permanência e a irreparabilidade são sinônimos e devem ser consideradas, isto é, serem perceptíveis seja em repouso, seja em movimento. Não se leva em conta a possibilidade de reparação por meios extraordinários, como a cirurgia plástica. Necessário realçar que se trata de caso particular do Direito Penal. No âmbito do Direito Civil, há diferenças a se considerar na análise do chamado dano estético. Especificamente em relação à permanência da lesão, a avaliação dependerá muito do bom senso do perito. Um trauma ocular, seguido de hemorragia conjuntival e hematoma em pálpebra inferior, por exemplo, deformam o rosto do periciando ao momento do exame. Entretanto, 3 semanas após, volta-se ao estado normal anterior, diferentemente das cicatrizes e deformações funcionais, como um encurtamento de membro inferior, devido a fratura femoral, que produz claudicação permanente no indivíduo, ou como o ilustrado na Figura 2. Como em toda atividade médica, o bom senso é regra inabalável.

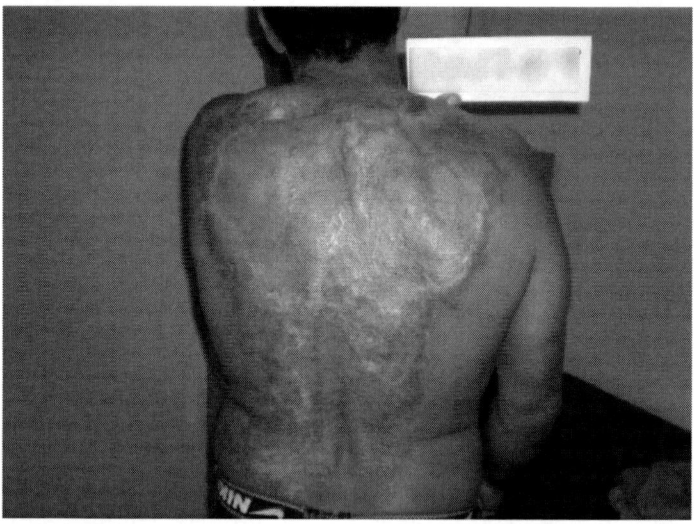

Figura 2 Cicatrizes deformantes consequentes a queimadura na região dorsal – Lesão pessoal de natureza gravíssima.
Fonte: arquivo pessoal do autor.

5. Aborto: diferentemente da prematuridade explicitada na espécie anterior, trata-se aqui do conceito médico-legal de abortamento, ou seja, a expulsão dolosa do feto morto a qualquer tempo da gestação (que é diferente do conceito ginecológico-obstétrico, por considerar abortamento apenas na 20ª a 22ª semana

de gestação) Não importa que o feto morra no útero, no trabalho de parto ou após o mesmo. É o feticídio de Severi. Importante: se o feto nascer vivo, ainda que inviável, trata-se de aceleração de parto – lesão grave. A esse respeito, diz Vasconcelos: "Havendo morte do produto da concepção em qualquer dos seus períodos ou fases da evolução gestativa, está configurada a lesão gravíssima".[3] Evidentemente, o aborto consequente não deve estar na intenção do agressor, pois então não poderia ser tipificado como lesão corporal. Há tão somente o *vulnerandi animo*. Há que se reiterar a lição de Fávero:

Não importa a idade da gestação. O que pesa é a interrupção dela pela morte do embrião. É possível até que o produto conceptual fique retido no útero. Nem há dúvida que a lesão gravíssima se integra pelo feticídio sem abortamento. Se o feto viver fora do útero, já o disse, a espécie da lesão será grave apenas (aceleração de parto).[1]

LESÕES PESSOAIS SEGUIDAS DE MORTE OU LESÕES MORTAIS

O parágrafo 3º do artigo 129 refere-se às lesões pessoais das quais sobrevém a morte da vítima, com pena de reclusão de 4 a 12 anos. Neste caso, o agressor age com *vulnerandi animo*, isto é, sem a intenção de matar, produz uma lesão corporal dolosa que, por circunstâncias estranhas à sua vontade, determina a morte da vítima. É de difícil consignação, sujeita a controvérsias jurídicas, porém, em linhas gerais, difere do homicídio doloso pelo fato de não haver intenção por parte do agressor e pela ausência de culpa (o agressor não assumiu o risco de produzir o resultado morte). Um exemplo grosseiro é a vítima que, durante uma altercação, leva um tapa no rosto, desequilibra-se, cai e bate a cabeça no chão. Em consequência ao trauma craniano, sofre uma hemorragia cerebral, que posteriormente veio a resultar em óbito. O reconhecimento destes elementos se dará, por óbvio, pela investigação policial e pela ação do Poder Judiciário. Ao perito legista cabe informar quais foram as lesões produzidas pelo agente e qual a ingerência de fatores estranhos à sua vontade, se porventura existirem, como as concausas preexistentes e supervenientes, assim como fornecer à Justiça elementos objetivos que possam indicar a intenção do agente ou seu grau de culpa, como arma empregada, sede das lesões, seu número, direção, profundidade etc.

Neste ponto, convém realizar algumas ponderações. A primeira delas é que o Código Penal não especifica (e nem poderia) quais são as lesões mortais, cabendo ao legista especificá-las depois de o evento ter ocorrido. Já dizia Hofmann, "lesões mortais são aquelas que *produziram* a morte", utilizando o verbo no passado simples. E com apropriada razão, já que a medicina não pode prognosticar sempre a letalidade de uma lesão, quando muito firma seu diagnóstico *post-mortem*.

A segunda, diz respeito à concausalidade, circunstância que seria atenuante do crime, muitas vezes questionada por alguns, e que "nunca teve a ventura de fazer vibrar em uníssono a crítica dos comentadores".[1] O conceito de causa expresso em nosso Código é bem claro: "a ação ou omissão sem a qual o resultado não teria ocorrido". Como afirma Fávero, é "uma gota d'água que faz transbordar o copo cheio, é a causa do derramamento do líquido"[1], já prenunciando sua aversão ao tema e seu posicionamento diante desse debate. E acrescenta que:

> *o ferimento leve, que deflagra a morte de alguém, portador de preexistência mórbida, é a causa legal do sucesso. Isto porque nosso Código adotou nestes casos como prevalentes a teoria causal da equivalência dos antecedentes ou da* conditio sine qua non. *Nosso ordenamento penal* não distingue entre causa e condição: tudo quanto contribui de forma concreta para o resultado é causa. *Ao agente não deixa de ser imputável o resultado ainda quando, para a produção, se tenha aliado à sua ação ou omissão uma concausa, isto é, uma outra causa preexistente, concomitante ou superveniente. Somente no caso em que se verifique uma interrupção de causalidade, ou seja, quando sobrevém uma causa que, sem cooperar propriamente com a ação ou omissão, ou representando uma cadeia causal autônoma, produz, por si só, o evento, é que este não poderá ser atribuído ao agente, a quem, em tal caso, apenas será imputado o evento que se tenha verificado por efeito exclusivo da ação ou da omissão.*[1]

De qualquer modo, Peixoto define concausas como "causas novas, anteriores ou intercorridas, preexistentes ou adventícias que, ajuntadas às causas traumáticas, produzem o efeito mortal.".[2] As concausas preexistentes seriam aquelas condições patológicas já existentes na vítima mas desconhecidas pelo agressor – o denominado estado anterior. Por exemplo, um indivíduo cujos ossos do crânio são extremamente frágeis por questão constitucional (ou patológica) e que se rompem em consequência de um trauma mínimo, sobrevindo o êxito letal.

Já as concausas supervenientes são condições que se seguem ao trauma, independentemente do desejo, da previsão ou da intenção do agressor. É o caso de um pequeno corte realizado pelo autor, utilizando-se de um instrumento cortante, ao qual se segue uma infecção tetânica responsável pelo óbito. O tétano se instalou porque o autor abriu uma porta de entrada aos germes, ainda que não o quisesse. Não quis a morte, mas deu origem a ela. Segundo Vasconcelos, "a concausa superveniente, exemplo típico de dependência, o nexo de origem, a lesão e o tétano, embora evoluam depois de forma diferente independente da vontade e da intenção do agente".[3]

Nas lides penais, vale lembrar que o tema não é tratado da mesma maneira que no campo civil. Entretanto, essa é outra questão, tratada mais adiante.

CONSIDERAÇÕES ACERCA DO EXAME PERICIAL DAS LESÕES PESSOAIS E DO EXAME DE CORPO DE DELITO

O exame pericial das lesões pessoais, à luz do artigo 129 do Código Penal, se dá sob o nome de exame de corpo de delito. A definição de corpo de delito, sumariamente, é: todo vestígio deixado por um fato criminoso. O exame desses vestígios pode ser direto ou indireto. É o exame pericial "feito pelo médico-legista, pessoalmente, na vítima, em busca dos vestígios nela deixados pelo fato criminoso".

De rotina, após o ato lesivo, depois de feita a notificação do crime e aberto inquérito investigativo, a autoridade que preside o inquérito (delegado de polícia) solicita à vítima que compareça ao órgão de Medicina Legal competente para realização do exame de corpo de delito. Este fornece a prova técnica que deve esclarecer a verdade dos fatos alegados.

De posse da requisição trazida pela vítima, o perito deve, logo de início, verificar a que lesões pessoais ela se refere, ou seja, qual foi o fato delituoso que a ensejou. Fazem parte deste exame apenas aquelas lesões que tiveram origem na agressão referida pela vítima, como lembra Leme.[4]

Como exemplo, imagine-se uma vítima que, durante um litígio qualquer, foi agredida com um soco no rosto, apresentando por conseguinte um hematoma peripalpebral. Na véspera do litígio, no entanto, a vítima havia sofrido uma queda de bicicleta e chegou para exame com o olho arroxeado e com os joelhos e cotovelos escoriados por conta da queda anterior. Apenas o olho arroxeado é o corpo de delito no caso. As demais lesões, ainda que devam ser consignadas no laudo referente ao exame, devem ser esclarecidas à autoridade investigante, informando-se que não têm nenhuma relação com o fato que originou a investigação e o presente exame.

Além disso, é importante lembrar que o exame deve ser minucioso e completo, com uma descrição detalhada das condições da vítima, sempre que possível devendo fotografá-las ou ilustrá-las em esquema gráfico apropriado, devendo discuti-las em contraposição ao histórico alegado. Cabe ao perito dar ao histórico certa presunção de falsidade, que pode ser confirmada ou desmentida em razão de seus achados.

É importante realçar que, quando não for possível concluir seu exame logo do primeiro contato com a vítima, mormente para a verificação da "incapacidade para as ocupações habituais por mais de trinta dias", ainda que seja para avaliar com melhor critério a evolução de uma lesão para debilidade permanente ou pela existência de uma enfermidade incurável, o perito deve solicitar um exame de corpo de delito complementar, ao qual deve proceder, em primeiro turno, aos 30 dias exatos a contar da data do evento traumático, de acordo com o Código de Processo Penal.

Quanto ao corpo de delito indireto, lastreado em documentos médicos referentes ao atendimento da vítima, França, por exemplo, não acredita em sua existência. Para o autor, o exame de corpo de delito é sempre direto, ou então não seria exame. Ele afirma ainda que

> *[...]* corpo de delito indireto, *quando, não existindo esses vestígios materiais, a prova é suprida pela informação testemunhal. A denominação de corpo de delito indireto não deixa de ser imprópria, pois o corpo de delito existe ou não existe, e não existindo, constitui apenas um fato testemunhado.*[5]

Entretanto, a prática diária termina por desmentir as argumentações em contrário, já que é comum e de rotina que a autoridade policial, na impossibilidade de exame direto da vítima (ou porque as lesões já tenham desaparecido), solicite que o perito realize o exame de corpo de delito de forma indireta, baseado nos registros de atendimento médico-assistencial. De acordo com França[5], a requisição é imprópria, posto que dela resulta um parecer médico-legal, uma opinião acerca das possíveis implicações jurídicas elencadas no relatório assistencial, e não um laudo de exame de corpo de delito.

Exame *ad cautelam*

Ponto de enorme controvérsia no meio médico-legal, este exame, comumente chamado de exame cautelar, costuma ser requisitado pela autoridade policial quando da prisão de um suposto criminoso ou de sua transferência de domicílio prisional. Objetivamente, esse tipo de requisição busca resguardar a autoridade policial (ou mesmo os carcereiros) de que não usou de violência contra o detido em interrogatórios ou no período de custódia do mesmo, ou seja, requisita-se um corpo de delito preventivo.

Pode-se ponderar, de início, que não existe em ponto algum do Código de Processo Penal vigente a figura da perícia preventiva. Na verdade, não há objeto de exame, posto que o corpo de delito trata dos vestígios do fato criminoso. Desse modo, há dúvida sobre o objeto que exame, já que não houve agressão, não existem marcas ou outros vestígios de lesão pessoal ao detento.

Como bem lembra Leme, já referido anteriormente

O exame cautelar não é um exame de corpo de delito, porque na maioria das vezes a pessoa encaminhada para ser examinada não apresenta nenhum vestígio do crime de lesão corporal. Ela não apresenta marcas do crime, portanto não apresenta o corpo de delito que é formado única e exclusivamente por vestígios deixados pela conduta delituosa. A própria requisição do exame pericial, feita pela autoridade policial, especifica que se trata de 'exame cautelar' e não de exame de lesão corporal... Lembrar que a prática de, sistematicamente, requisitar o exame cautelar é apenas de interesse da autoridade policial, com o que supostamente fica resguardada de qualquer suspeita do uso de violência contra o detido.[4]

Trata-se de uma prática dispendiosa para o Estado (gastos de transporte, escolta etc.), onerosa aos Institutos Médico-Legais do país (sobrecarregando o já deficiente número de profissionais no serviço ativo) e, sobretudo, despida de relevância no que tange ao combate à tortura, aos maus-tratos e ao desprezo à dignidade da pessoa humana encarcerada.

REFERÊNCIAS BIBLIOGRÁFICAS

1. Fávero F. Medicina legal. 4.ed. São Paulo: Livraria Martins; 1977. 452p.
2. Peixoto A. Medicina legal. 8.ed Rio de Janeiro: Livraria Fancisco Alves; 1938. 425p.
3. Vasconcelos G. Lições de medicina legal. Rio de Janeiro: Companhia Editora Forense; 1970. 414p.
4. Leme C-E-LP. Medicina legal prática compreensível. 2.ed. Barra do Garças: Espaço Acadêmico; 2020. 610p.
5. França GV. Medicina legal. 11.ed. Rio de Janeiro: Guanabara Koogan; 2017. 665p.

BIBLIOGRAFIA

1. Gomes H. Medicina legal. 33.ed. Rio de Janeiro: Freitas Bastos; 2004. 565p.
2. Maranhão OR. Curso básico de medicina legal. 8.ed. São Paulo: Malheiros; 1996. 512p.
3. Queiroz CR, Galo R, Flores MRP, Ortiz AG, Silva RHA. Avaliação penal de lesões dentais por peritos odontolegistas de Instituto Médico Legal - Brasil. Rev Cubana Estomatol. 2018;55(1):3-13.

CAPÍTULO 6

TANATOLOGIA FORENSE

Aimée Christine Alcantara Ribeiro Szonyi Porto
Ivan Dieb Miziara

INTRODUÇÃO

Tanatologia forense é o ramo da Medicina Legal que estuda a morte e as suas repercussões na esfera jurídico-social. Para os juristas e operadores do Direito, pode-se definir morte como "o fim natural da pessoa física", conforme expresso no artigo 10 do Código Civil Brasileiro. No âmbito do Direito Penal (artigo 121 do Código Penal Brasileiro), a morte pode ocorrer por dolo, culpa ou por acidente, havendo sempre uma responsabilidade a ser apurada. Isso se dá porque a terminação física da existência real, ou seja, a morte, "coincide e envolve também o término legal da vida civil do indivíduo", no dizer de Vasconcelos.

No entanto, lembra Maranhão (1995) que

> *Dizer que a morte é a cessação da vida é afirmar um truismo e, ao mesmo tempo, afirmar algo desprovido de senso: não sabemos o que é a vida. Contudo, sabemos que ela se expressa por um complexo e dinâmico conjunto de fenômenos bioquímicos regidos por leis fixas, cujo funcionamento normal se traduz num equilíbrio biológico e físico-químico, bem como em valores orgânicos constantes. Quando ocorre a morte, essas leis deixam de ser válidas e o corpo inerme sobre influência de ordem física, química e microbiana, bem como do próprio meio interno. O organismo que consumiu suas reservas vitais e em que a morte se instalou em definitivo passa a ser um cadáver. Porém, órgãos, sistemas, tecidos etc. não morrem ao mesmo tempo: há graus de vida e há graus de morte. Assim, a morte há de ser entendida mais como "processo", do que como "fato instantâneo". No trânsito da vida para a morte do organismo como um todo, podemos reconhecer estádios intermediários, concorrentes ou sucessivos (conforme o caso).*

Por ser um processo (como também ensina Thoinot[1]), por todos estes fatos complexos que cercam a morte e sua realidade, o estudo dos seus sinais tem a importância necessária que se empresta à apreciação do seu conjunto, denominada tanatognose; é importante para os clínicos, para a formalidade legal da Declaração de Óbito, e aos legistas, quando necessária a autópsia e a produção do respectivo laudo cadavérico, como manda o Código de Processo Penal.

Pode-se dizer, portanto, com certo rigor científico, que a morte pode ser "anatômica, histológica, aparente, relativa, intermediária e real, em graus, aspectos e sentidos diversos" (Vasconcelos, 1969). Destas diferenças sutis em cada categoria, importam à Medicina Legal a morte aparente e a morte real. A morte aparente é aquela em que há, no indivíduo vivo, sinais de semelhança e aparência com o indivíduo morto ("um estado de profundo embotamento das funções vitais"[2], com batimentos cardíacos e movimentos respiratórios muito débeis). Há, nesse caso, uma simulação quase perfeita da morte, mas estes indivíduos podem voltar à vida por processo espontâneo ou por meios terapêuticos. Já a morte real ou absoluta é quando há o "desaparecimento definitivo de toda atividade biológica do organismo, iniciando-se então a sua decomposição".[3]

O professor Marcos de Almeida (1994, apud Hélio Gomes) propôs, observando a questão da morte do ponto de vista ontológico,

> *que a vida humana só tem valor como elemento necessário para manter a consciência. Na ausência desta, a pessoa não mais existe. Pode existir o corpo, com respiração e batimentos cardíacos espontâneos, mas não o indivíduo pensante, capaz de exprimir, de amar, sofrer, participar.*

TANATOGNOSE E O DIAGNÓSTICO DE MORTE

Do conjunto desses conceitos aparentemente díspares resulta a questão da importância do diagnóstico de morte. Importância que se exprime tanto no âmbito clínico como no médico-legal.

Em seres pluricelulares, a definição de estar vivo ou morto é sempre mais complexa quando comparada aos corpúsculos unicelulares. Dependendo de qual parte foi perdida, pode haver a morte do indivíduo ou de parte dele. Desse modo, quando se fala de morte de uma parte do corpo, trata-se do conceito de necrose tecidual.

Contudo, posto que o ser humano é um ser completo (biopsicossocial), definir se ele está vivo ou morto envolve diversas linhas de raciocínio a ser explanadas. Ademais, outra questão relevante é identificar em que momento a morte se instala. Uma vez que se trata de um processo, existe por óbvio uma zona cinzenta até a concretização da morte, e é imperativo determinar o momento em que a morte passa a ser irreversível.

Não fosse o bastante, como bem pontua França[4], além da objetividade de protocolos e critérios científicos, existem contextos religiosos, filosóficos e bioéticos a serem considerados.

Uma forma mais simplista de definir a morte é considerá-la como a cessação permanente das funções vitais, definição aceita até o momento em que os transplantes de órgãos e tecidos se tornaram uma realidade de tratamento, trazendo o conceito de morte encefálica e a necessidade de revisões teóricas e legais acerca do assunto. Atualmente, não se utiliza mais a ideia de que vida e morte são dois conceitos únicos e polarizados, mas, sim, que há uma zona cinzenta entre os extremos, que é o processo que avança em etapas, por mais rápido que seja, e culmina com o definitivo término das forças vitais de um indivíduo.

Fazendo uma retrospectiva histórica, os debates acerca da exatidão do momento de morte tornam-se mais proeminentes com o desenvolvimento das unidades de terapia intensiva (UTI), a partir da década de 1950. Passou a ser recorrente a situação em que as funções vitais eram mantidas por máquinas – funções que antes, pura e simplesmente, determinavam o critério de morte. No entanto, ainda não estava determinada a irreversibilidade da necessidade do funcionamento destes aparelhos, levantando questões sobre qual o momento em que essas máquinas podem ser desligadas, sem que o médico incorra em homicídio.

Teorias e tentativas de definição começaram a surgir. A primeira tentativa de abandonar o conceito clássico de parada cardiorrespiratória foi a de Mollaert e Goulon, em 1959, com o *coma depassé*, ou seja, um coma arresponsivo e irreversível no qual os outrora indivíduos não mais realizavam sozinhos as funções vitais. Em 1968, o Comitê *Ad Hoc* da Escola de Medicina de Harvard estabeleceu seus critérios de irreversibilidade do estado de coma – uma causa conhecida, excluindo-se hipotermia e intoxicação, com ausência completa de atividade reflexa, inclusive espinal, com apneia e traçado de eletroencefalograma (EEG) plano, perdurando por, no mínimo, 24 horas. Em 1981, uma Comissão Presidencial norte-americana, durante o governo de Ronald Reagan, propôs o *Uniform Determination of Death Act* (UDDA), estabelecendo em lei que "um indivíduo que tenha sofrido parada irreversível das funções circulatória e respiratória ou parada irreversível de todas as funções do cérebro, incluindo o tronco cerebral, está morto."

Assim, o termo morte encefálica foi escolhido, pois, neste caso, há comprometimento irreversível de quaisquer funções vitais. Não basta a morte cortical, pois o tronco cerebral continua a regular funções sem o trabalho de aparelhos, como respiração e circulação. O termo morte cerebral foi banido e não é utilizado na

Lei n. 9.434/1997 de transplantes de órgãos e tecidos, nem na Resolução n. 1.480 do Conselho Federal de Medicina (CFM). Em outras palavras, a morte acontece quando há irreversibilidade das lesões no encéfalo, prejudicando de forma completa e total suas funções, havendo necessidade de medidas externas para a manutenção do restante das funções vitais.

O diagnóstico de morte encefálica é feito sob algumas condições que envolvem testes complementares e manifestações clínicas, enfeixados na forma de uma série de critérios periodicamente atualizados. Os critérios utilizados atualmente estão expressos na Resolução CFM n. 2.173/2017 (anexa a este capítulo). No entanto, estes critérios não são isentos de críticas. Hércules assim se refere às várias objeções existentes:

> *Embora adotado quase universalmente e aceito tanto pela maioria da classe médica como pelos legisladores e a opinião pública, o conceito e os critérios de demonstração da morte encefálica foram alvo de críticas desde o início de sua formulação até os dias atuais. Em 1971, filósofos e teólogos denunciaram a morte encefálica como um expediente imoral e inaceitável dos cirurgiões para aumentar a oferta de órgãos para transplante. [...] As críticas envolvem desde a falibilidade dos testes empregados para sua comprovação até a negação de que os pacientes estejam realmente mortos. Uma das mais contundentes é a de que nem todas as funções cerebrais estão abolidas nesses pacientes. Para contestar, os autores afirmam que as funções de manutenção da homeotermia e o controle neuroendócrino continuam presentes. Argumentam que o corpo mantém a temperatura normal sem necessidade de ajuda externa. Também citam o caso de uma mulher que entrou em morte encefálica quando estava no quarto mês de gravidez e foi mantida até a viabilidade fetal, a pedido do marido, tendo sido, então, submetida a uma cesariana e dado à luz uma menina prematura. Bernat, porém, alega que as funções que faltam a esses pacientes são as mais importantes para a integração e manutenção do organismo.*
>
> *Outra contestação advém do exame histopatológico do cérebro dos pacientes necropsiados após a doação dos seus órgãos. Tem revelado áreas com neurônios ainda preservados de modo aleatório, sem preferência para qualquer região cerebral. Não se tem encontrado mais o que foi descrito no início da era dos transplantes com o nome de* respirator brain. *Era um cérebro com necrose e autólise difusas, envolvendo tanto os hemisférios cerebrais como os outros segmentos, inclusive o cerebelo. Houve descrição de casos em que parte das amígdalas cerebelares necrosadas foram encontradas no espaço subaracnóideo medular. Atualmente, o paciente não permanece no CTI após o diagnóstico de morte encefálica, de modo que o processo de destruição cerebral não chega a tal ponto. Mas são encontrados sinais de isquemia mais ou menos intensa*

(citoplasma retraído e eosinófilo, núcleo picnótico e rotura sem pontos das membranas celular e nuclear) em neurônios tanto do tronco como dos hemisférios cerebrais. A sequência fisiopatológica de agressão, edema cerebral, aumento da pressão intracraniana, pinçamento da microcirculação, isquemia, tumefação celular e agravamento do edema, fechando um círculo vicioso, é que responde pela extensão do dano ao tecido nervoso.

Alguns autores supervalorizam os testes. Por exemplo, Tourtchaninoff afirma que a não detecção de potenciais de ação seguindo-se a estímulos múltiplos (auditivos e somatossensoriais) seria prova cabal de morte encefálica, mesmo diante de hipotermia, intoxicações ou distúrbios metabólicos. Mas foram descritos casos de persistência de atividade elétrica detectável pelo EEG em pacientes que preenchiam os demais critérios clínicos de morte encefálica. As objeções principais ao EEG são: a) a possibilidade de o traçado sofrer alteração por interferência vinda do ambiente do CTI, b) ser muito afetado por intoxicações e hipotermia e c) avaliar apenas o córtex cerebral. Os testes, portanto, não são infalíveis. Longe disso, podem causar falso-negativos (casos de morte encefálica clínica com exame complementar discordante) ou, mais raramente, falos-positivos (indicam morte encefálica em pacientes que não preenchem os critérios clínicos). Além disso, um teste pode confirmar a morte encefálica mas outro não, no mesmo paciente. Por isso, os pesquisadores têm procurado desenvolver testes cada vez mais sensíveis para evitar esses enganos. Atualmente, são usados, além da clássica arteriografia cerebral, do EEG e da cintilografia, novos exames tais como: tomografia computadorizada associada a arteriografia contrastada; Doppler transcraniano, tomografia por emissão de fótons, idem por emissão de pósitrons, registro de potencial evocado auditivo ou somatossensorial e saturação de oxigênio no sangue da veia jugular.

Quanto aos testes de apneia, há autores que o consideram uma agressão a mais. Morenski aceita como válido ventilar o paciente com oxigênio puro por cerca de 10 minutos, desligar o respirador e esperar que se atinja concentração de $PaCO_2$ de 60 mmHg, sem chegar a causar asfixia. Do contrário, a asfixia provocaria mais edema cerebral e dano irreversível naqueles casos que ainda não o tivessem.

Wijdicks considera que o uso dos testes pode ser dispensado desde que o exame neurológico seja feito por profissional experiente para evitar situações de falso-negativos em pacientes com todos os sinais de morte encefálica. Para ele, a clínica é soberana.[2]

Além da morte encefálica, é preciso tecer algumas considerações a respeito do que se denomina morte cortical ou do cérebro superior e morte do tronco cerebral. A morte cortical manifesta-se pela perda do indivíduo de sua capacidade de interagir com outras pessoas e de exprimir sentimentos e desejos, pela ausência de consciência. Tendo o conceito do ser humano como uma unidade biopsicossocial, a partir desta ideia, o indivíduo deixa de existir como pessoa, como já afirmava o anteriormente citado Marcos de Almeida. Por seu turno, Hércules afirma que:

> *A morte cortical inclui tanto o estado vegetativo persistente como o estado de coma, em que o indivíduo pode respirar por si próprio e manter sua circulação. A adoção do conceito de morte cortical permitiria que se pudesse cessar a alimentação do paciente em estado vegetativo persistente que se tornasse permanente. Mas o critério para rotular tal estado como permanente é prognóstico e, como tal, tem alguma margem de erro. Há registro de que ocorre recuperação da consciência em 1% desses casos. Como saber quem vai, ou não, voltar? E o que fazer durante esse longo período de observação? [...] A paz social exige, nesse caso, definição clara, de modo a impedir intranquilidade daqueles que buscam socorro nos hospitais. [...] Veatch defende esse conceito com o argumento de que se pode mudar o enfoque de "matar por omissão" para "não ter mais a obrigação de tratar", conforme decidiram a corte de New Jersey no caso Quinlan e a Suprema Corte no caso Cruzan. O limite entre o deixar morrer e o matar torna-se muito nebuloso. Se se chegar à conclusão, diante de um caso concreto, de que a equipe médica tem que continuar tratando, a supressão do tratamento identifica-se com o ato de matar por omissão. Mas poucas pessoas admitiriam enterrar um ente querido capaz de respirar espontaneamente.*[2]

Já a morte do tronco cerebral, critério adotado no Reino Unido desde 1976 e em Portugal, desde 1994, baseia-se na perda dos reflexos oriundos do tronco cerebral, apneia e inconsciência. No entanto, o Hércules também pontua que

> *É difícil conceber situações reais em que haja perda das funções do tronco cerebral sem que tenha havido lesão e destruição difusa cortical. Teoricamente, é possível a ocorrência de um acidente vascular encefálico que comprometa apenas o tronco cerebral, impedindo o paciente de respirar por si, mas com manutenção da atividade cortical no EEG.*[2]

Algumas observações devem ser feitas, segundo França[4]: em alguns casos raros, pode haver manifestação de reflexos medulares durante o teste de apneia, ou movimentação passiva de cabeça, mesmo quando já foi dada a declaração de morte encefálica, com levantamento de membros superiores sobre o tórax e flexão de tronco, movimentos chamados de sinal de Lázaro, que não invalidam o diagnóstico, uma vez certeiro, de morte encefálica. Tal sinal ocorre quando há integridade da medula cervical e/ou torácica e quando há encerramento completo da inibição central exercida pelo tronco encefálico. Não deve ser confundido com o fenômeno de Lázaro, isso é, o retorno da circulação após manobras de ressuscitação. O fenômeno se dá, segundo alguns autores, por:

1) Retenção de ar na ocasião das manobras de ressuscitação cardiopulmonar, em que a pressão exercida durante a manobra impede, de imediato, que o coração possa se expandir, porém, quando diminuída, possibilita que o coração volte a bater espontaneamente;
2) Ação retardada de medicamentos usados durante as manobras de ressuscitação;
3) Falta de batimentos cardíacos (assistolia provisória) consequente a alteração da condução elétrica (fibrilação atrial).

Há ainda ocorrência de outros reflexos medulares, como sinal de Babinsky, resposta plantar em flexão, resposta de retirada em flexão, reflexos osteotendinosos, reflexo cremastérico e abdominal, mioclonia dos membros e postura em extensão dos quatro membros.

DIREITOS SOBRE O CADÁVER

O debate sobre a posse do cadáver se faz importante, pois é um tema que vai além de meras normas racionais. Os sentimentos dos que ficam, o processo de luto dos familiares, questões divinas e transcendentais sempre fizeram parte do assunto, ao longo dos séculos. Por isto, a dignidade e o respeito devem estar presentes na legislação, para que as leis não sejam insensíveis aos desejos da família e do próprio indivíduo que deixou de existir.

Em aparente contraponto a estas ideias, há a despersonalização do cadáver. Para o Direito, ou se é uma pessoa ou uma coisa; uma vez que o cadáver já não é mais uma pessoa, passa a ser legalmente uma coisa. Contudo, isso não é necessariamente desrespeitoso, quando a natureza jurídica é tratada da maneira correta e obedecendo às leis.

A posse do cadáver é da família, detentora dos direitos, depois do período inicial de pertencimento ao Estado para cumprimento das ações iniciais, sem esquecer que o Poder Público possui direitos sobre esta posse a qualquer tempo, quando julgue necessário intervir.

Os familiares do *de cujus* não possuem o corpo como parte da sucessão. Todos os direitos e deveres sobre o cadáver estão sob a lei, sendo o principal dever executar as vontades do falecido em vida, desde que lícitas, e observando-se a dignidade humana.

Sobre a questão patrimonial de um corpo, França versa:

> *O corpo humano é de natureza extrapatrimonial. É* res extra commercium *inacessível aos negócios habituais. O homem não pode dispor de seu corpo como dinheiro. Ele não é bem econômico. O direito sobre o corpo não é um direito de propriedade. O cadáver não pode ser utilizado para fins lucrativos.*[4]

Direitos do indivíduo

O ser humano tem o direito de exigir que suas vontades, após a morte, sejam respeitadas e executadas, levando-se em conta a mesma natureza de liberdade a qual submeteu seu corpo em vida, baseado em suas concepções filosóficas e religiosas.

Desde que respeitadas as leis e os valores morais, o corpo não necessariamente precisa ser inumado, podendo ser doado à ciência e podendo-se até mesmo exigir uma necrópsia ainda em vida. Em relação à não realização de necrópsia, é preciso que haja um exame para afastar qualquer necessidade de investigação penal, pois "a lei é a expressão da vontade social e, nas mortes violentas ou suspeitas, impõe-se a necropsia [...] legalmente prevista quando há infração penal a apurar."

Direitos da família

Considerando-se novamente o fato de que as vontades do falecido devem estar sob a lei, a vontade da família não pode se sobrepor aos desejos daquele, a não ser que não haja condições materiais de realizá-las. Se houver algum desentendimento entre os membros da família, a prioridade respeitará a hierarquia de sucessão, em geral.

Se a vontade da família for moral e socialmente nobre, como doação de órgãos ou doação do corpo para a ciência, mas for contrária à do parente morto, elas não podem ser executadas, à revelia do pedido em vida. O mesmo princípio vale para a necrópsia clínica em morte natural, que só poderá ser realizada com o consentimento da família, salvo nos casos previstos em lei, ou haverá aí abuso.

Direitos da sociedade

Respeitar os desejos e direitos do indivíduo falecido e de seus familiares é respeitar os interesses da sociedade. A própria necrópsia tem sua importância no interesse coletivo da evolução científica e na determinação da causa da morte.

A situação ideal é quando o respeito à dignidade do ente falecido está conectado ao de sua família e ao da sociedade, sob a legislação e os costumes morais estabelecidos naquela sociedade.

Necrópsias

Quando se fala em necrópsia, tem-se dois cenários possíveis: as mortes violentas e as naturais. As mortes violentas têm sua necrópsia bem estabelecida no artigo 162 do Código de Processo Penal; por outro lado, as mortes naturais não possuem uma regulamentação específica que dê segurança aos profissionais.

Os hospitais necessitam que os familiares ou responsáveis estejam de acordo com o procedimento, com assinatura de um termo de permissão, em especial nas mortes sem assistência médica ou quando ela ocorre de maneira estranha, sem um diagnóstico exato. Há ainda o contexto de hospitais universitários, em que os estudantes aprendem por meio do ensino prático e da observação dos procedimentos. França ensina que

> *A necropsia clínica, segundo o Colégio Americano de Patologistas, estaria indicada nas mortes seguidas de complicações médicas; nos casos em que não se tem um diagnóstico clínico confiável; diante das enfermidades raras em que se buscam vantagens para a própria sociedade; nas mortes sem uma devida explicação durante o internamento; quando diante de pacientes que se submeteram a protocolos de pesquisa clínica; nas mortes perinatais e infantis precoces, nos óbitos de origem obstétrica; nas mortes por doença ambiental ou do trabalho; e nas mortes com menos de 24 h de entrada nos hospitais.*[4]

O valor da necrópsia é inestimável à sociedade. É ela que traz respostas ocultas e alimenta os sistemas de dados epidemiológicos de um país. É de extrema importância que ela seja realizada e, acima de tudo, alinhada ao respeito à dignidade humana, tanto do cadáver que outrora foi uma pessoa, quanto de seus familiares.

França[4] destaca o perigo de legislar sobre este tema. A criação de normativas como esta pode trazer uma carga de coerção e discriminação, além de extrema impessoalidade ao que outrora foi um ser humano com sentimentos e dignidade. Um cenário ideal envolveria a conscientização da população a respeito da importância da doação de corpos, pela extrema importância da utilização de cadáveres em aulas de anatomia humana nos cursos superiores de saúde.

DESTINOS DO CADÁVER

Inumação simples

É a forma mais comum, após o processamento das exigências legais e a realização da certidão de óbito pelos cartórios, quando da apresentação do atestado de óbito para sua realização.

> *Nenhuma inumação será feita sem certidão de oficial de registro do lugar do falecimento, extraída após lavratura do assento de óbito, em vista do atestado de médico, se houver no lugar, ou, em caso contrário, de duas pessoas qualificadas que tiverem presenciado ou verificado a morte* (Artigo 77, da Lei n. 6.015/1973, com as corrigendas da Lei n. 6.216/1975).

Inumação com necrópsia

É o enterro do cadáver após realização de necrópsia. Como já visto, a necrópsia em mortes violentas é obrigatória por lei, e para as mortes naturais não há normatização que dê amparo legal ao médico para que seja realizada sem a autorização dos familiares.

Cremação

Método ainda raro no Brasil, sendo utilizado na minoria dos cadáveres. Pode acontecer "apenas ao cadáver daqueles que em vida manifestarem expressamente tal desejo através de instrumento público ou particular, após necropsia ou competente autorização, especialmente nos casos de morte violenta". Ao ser realizada, fica impossibilitada a exumação, não permanecendo nenhum vestígio.

> *O § 2º, do artigo 77, da Lei nº 6.015, de 31 de dezembro de 1973, com as corrigendas da Lei nº 6.216, de 30 de junho de 1975, permite a cremação de cadáveres quando houver a prévia manifestação da vontade do morto ou no interesse da saúde pública, sendo necessário, ainda, que o atestado de óbito seja firmado por dois médicos ou por um médico-legista, no caso de morte violenta, após autorização da administração da Justiça.*

O processo em si dura em torno de 1 a 2 h, se realizado em fornos elétricos em temperaturas de 800 a 1.000 °C, compostos por uma grelha rotatória e um coletor de cinzas. É um procedimento higiênico, econômico e prático.

Liquefação

Segundo França,

> *como opção ecológica à cremação, foi comercializado nos EUA um aparelho que liquefaz cadáveres denominado* Resomator *e teve sua origem de fabricação em Glasgow. Tal método, em linhas gerais, dissolve o cadáver em água quente alcalinizada e segundo seus idealizadores produz menos gases associados ao efeito estufa que a cremação, usa um sétimo da energia e permite a retirada de metais poluentes como aqueles das placas, próteses e obturações, evitando assim a contaminação do meio ambiente. Segundo estudos oriundos da Grã-Bretanha, cerca de 16% das emissões de mercúrio ali emanadas vêm das obturações queimadas em crematórios.*
> *O método de liquefação consiste na imersão do cadáver em uma solução de água e hidróxido de potássio, que será pressurizada e aquecida a 180 °C durante cerca de três horas. Os tecidos do cadáver são dissolvidos e o líquido é levado ao sistema de esgotos. Segundo seus autores este líquido é estéril, não contém elementos biológicos que integrem DNA e não oferece riscos de contaminar o meio ambiente.*
> *Após retirado todo líquido, os ossos são colocados em uma outra máquina onde são transformados em cinzas e depois entregues às famílias. Nesta fase do processo o mercúrio e outros metais são retirados.*[4]

Peças anatômicas e partes de cadáver

Peças e membros amputados não necessitam de atestado ou declaração de óbito, mesmo que venham a ser sepultados; o hospital deve fazer um relatório para a administração do cemitério. Entretanto, nos casos de partes de cadáver, como em explosões e esquartejamentos, quando é possível realizar a identificação da pessoa, deve-se produzir o atestado, no âmbito do Instituto Médico-Legal (IML) e/ou equipe de investigação.

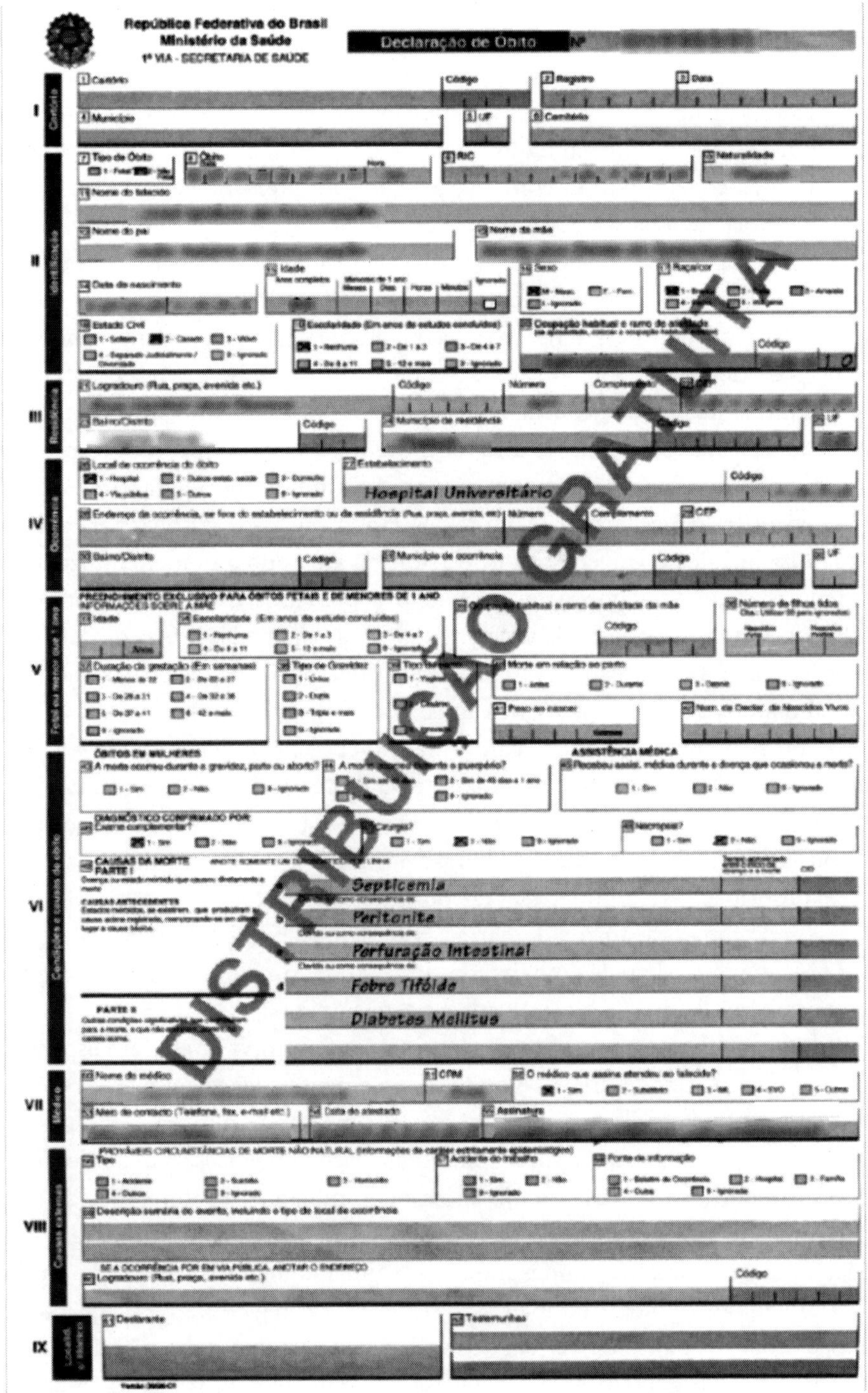

República Federativa do Brasil
Ministério da Saúde
1ª VIA - SECRETARIA DE SAÚDE

Declaração de Óbito

I Cartório

II Identificação

III Residência

IV Ocorrência

Hospital Universitário

V Fetal ou menor que 1 ano

VI Condições e causas do óbito

CAUSAS DA MORTE

PARTE I

Septicemia

Peritonite

Perfuração Intestinal

Febre Tifóide

PARTE II

Diabetes Mellitus

VII Médico

VIII Causas externas

IX

Figura 1 Fac-símile da Declaração de Óbito (apud Prof. Genival Veloso de França).

CAUSA JURÍDICA DE MORTE

As causas jurídicas de morte, como já dito anteriormente, giram em torno de três hipóteses: homicídio, suicídio e acidente. Embora não seja atribuição específica do médico legista tecer comentários dessa natureza, seu exame é de fundamental importância para a investigação criminal.

Para auxiliar a Justiça a determinar a causa jurídica, é necessário que haja um exame necroscópico minucioso, com observação máxima e detalhada de todas as lesões e sinais encontrados, tanto externa quanto internamente, com descrição precisa no posterior laudo. Somado a este exame, a Justiça também avalia os documentos resultantes da perícia de local, realizada pelos peritos criminais, nos quais há a descrição da cena e informações de onde o cadáver estava localizado e como estava posicionado, entre outros indícios e evidências de importância para a investigação.

A depender do mecanismo de morte observado, pode-se caminhar para determinada causa jurídica possível de estar relacionada ao modo e ao meio utilizado, por exemplo, a esganadura, que, na imensa maioria dos casos, é de natureza homicida.

Um indicativo de que havia um agressor são as chamadas lesões de defesa. Estas lesões encontram-se geralmente nas mãos, em especial na região das palmas; na face palmar dos dedos das mãos; nos antebraços, principalmente em região medial; nos ombros e nos pés. Também a autoridade de polícia judiciária pode levantar a suspeita de que houve alguma luta quando há presença de lesões em face, em torno de nariz e boca, e equimoses ou escoriações em braços e pescoço, que podem ser consequência da tentativa de subjugar ou abafar a voz da vítima.

No próprio agressor, podem ser encontrados elementos de identificação da vítima, como marcas de arcada dentária e resquícios de pele em escoriações e, por sua vez, elementos de pele embaixo das unhas da vítima que, quando encontradas, afastam ainda mais a ideia de um suposto suicídio.

Em um acidente, espera-se que as lesões sejam múltiplas e estejam espalhadas pelo corpo, em locais diversos, e não necessariamente apenas em regiões mortais. Quando partes vitais do corpo são atacadas, como precórdio, cabeça e pescoço, além de regiões mais baixas, porém altamente vascularizadas, como abdome, pode-se suspeitar da atividade de um agressor. Também quando regiões de difícil alcance pela própria pessoa possuem lesões, como tórax posterior, a exemplo da região interescapular, há grandes indícios de um ataque provocada por outrem.

Os suicidas geralmente também têm como alvo as regiões fatais do corpo. Portanto, a cena e a análise da perícia de local são importantes para direcionar a investigação da causa jurídica da morte, assim como elementos das lesões encontradas no cadáver.

Para que a investigação e os relatórios do médico legista sejam mais precisos e, assim, tenham um valor de auxílio maior para o Judiciário, França traz as principais características das lesões encontradas, relacionadas às causas jurídicas de morte:

> *A direção da ferida não pode deixar de merecer uma atenção devida, partindo-se do raciocínio relativo à posição da vítima e dos movimentos da mão do agressor. O destro que empunhe uma arma de corte contra o próprio pescoço produz um ferimento que começa pouco abaixo e para trás do ângulo esquerdo da mandíbula na localidade superior do trígono carótico, descendo obliquamente para a linha mediana, terminando na fossa supraclavicular maior ou menor direitas, onde a ferida se mostra mais superficial em virtude da diminuída resistência do próprio agente. No homicídio, em se tratando de esgorjamento, principalmente quando a vítima é atacada pelas costas, o ferimento do pescoço é horizontal e termina profundo e para cima, mesmo começando pelo lado esquerdo.*
>
> *A direção do projétil de arma de fogo em suicídios, em geral, penetra no meato acústico externo direito (quando destro), dirigindo-se ligeiramente para trás e para cima. Já nos homicídios, esse trajeto processa-se em qualquer rumo.*
>
> *A distância do tiro pode ser avaliada a partir dos vestígios encontrados em torno das lesões produzidas pelo disparo. Em tese, esses tiros podem ser encostados, a curta distância e a distância. A melhor maneira de determinar a distância do tiro é através dos seus efeitos primários e dos efeitos secundários sobre o alvo. Nos tiros encostados, o orifício de entrada é amplo, irregular e em forma de boca de mina, em face da ação dos gases deflagrados pelo tiro. Nos tiros a curta distância, além da lesão produzida pelo projétil (efeito primário), encontram-se os efeitos dos gases e dos resíduos de não combustão e de combustão (efeitos secundários). Esses limites não podem ser precisos, pois os efeitos podem variar de acordo com o tipo de arma, com o tipo de pólvora do cartucho e com o comprimento do cano. Para uma melhor determinação da distância do tiro, é necessário o estudo do residuograma dos efeitos secundários da região anatômica ou das vestes atingidas pelo disparo, apresentando a forma arredondada se o tiro foi perpendicular ao alvo, ou ovalar ou elíptica nos casos dos tiros em direção oblíqua. Para se ter um cálculo bem aproximado, o estudo deve ser feito por comparação, produzindo tiros de prova com a arma indiciada e a munição igual à usada na ocorrência. Nas vestes, o estudo deve ser feito em tecido idêntico. Quanto ao exame do residuograma dos efeitos primários (projétil), por serem constituídos de uma liga de chumbo ou revestido por uma camisa de latão, é aconselhável que se pesquisem chumbo e cobre. E, assim, por meio de tiros de prova, com a mesma arma e munição usadas, determinam-se a forma e o diâmetro da orla composta pelo resi-*

duograma. Nos tiros a distância, vamos encontrar apenas os efeitos primários do tiro e, por isso, a determinação é difícil por só existirem lesões produzidas pelo projétil. Não esquecer que a velocidade do projétil é o maior responsável pela inexistência de vestígios nas mãos do atirador; que as partículas são observadas na microscopia eletrônica, devendo ser retiradas por fitas adesivas especiais; que são difíceis de localização em face da vastidão do campo estudado; que pelos métodos em que se usam substâncias químicas elas podem não ser visualizadas devido a sua dissolução; e que não se deve deixar de valorizar a pesquisa residuográfica para não se perder um elemento tão valioso.

Seria interessante uma uniformização na classificação de distância de tiro em: encostado, a curta distância e distante.[4]

O número de ferimentos é significativo. A multiplicidade de lesões fala sempre em favor de homicídio (Figura 2). É claro que essa regra não é geral, haja vista duas ou mais lesões em suicídio e homicídios em que tão só um ferimento é encontrado. Thoinot[1] refere um caso em que um suicida-alienado provocou 285 ferimentos por faca:

> *A prática demonstra que o acúmulo de lesões mortais em uma necropsia dá a indução de homicídio ou acidente, podendo, inclusive, afastar-se a hipótese de suicídio. Assim, se alguém apresentar um ferimento letal de cabeça e outro de coração, com uma mesma arma ou armas diversas, é mais difícil se pensar em suicídio.*

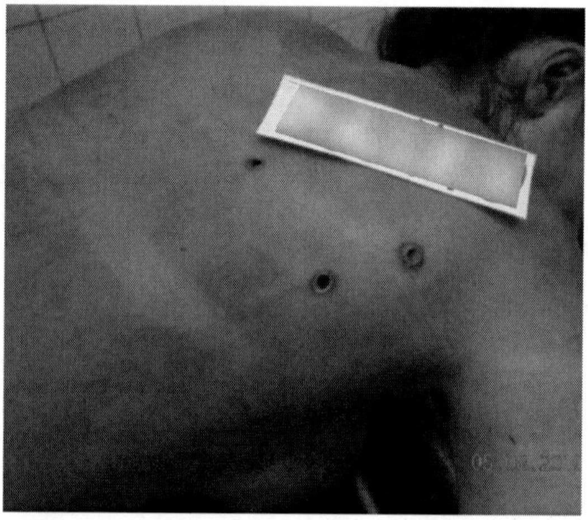

Figura 2 Vítima de homicídio por três disparos de arma de fogo em região dorsal.
Fonte: cortesia do Dr. Flávio Bertacini.

O exame do indiciado suspeito de autoria de crime pode apresentar elementos válidos, notadamente escoriações nos braços, rosto e pescoço, na tentativa de a vítima desvencilhar-se do agressor. As dentadas e as escoriações ungueais são as lesões mais constantes nessa forma de defesa, e o molde das marcas deixadas pelas peças dentárias podem relacionar vítima-agressor. Brouardel, em necropsia realizada em uma mulher de 77 anos, vítima de latrocínio e portadora de uma dentada no braço, teve o cuidado de levantar o molde das arcadas dentárias, e, posteriormente, identificou o assassino.

O exame de manchas de sangue nas vestes do suspeito, identificadas com o sangue compatível com a vítima, é outro elemento relevante na conformação da autoria do crime.

A arma usada pode também ser um móvel de apreciação no diagnóstico diferencial de causa jurídica de morte. Os instrumentos contundentes são mais comuns no homicídio e no acidente e muito mais raros nos suicídios. Os instrumentos de corte são mais utilizados no homicídio, e as armas de fogo prestam-se a qualquer forma de evento. Na prática do homicídio, todas as armas são equacionalmente utilizadas, até as naturais – mãos, pés, cabeça e o próprio peso do corpo.
A mudança de local da vítima pode chamar a atenção para o crime doloso. O diagnóstico é dado pelos vestígios de arrastamento do corpo e pela presença das manchas hipostáticas vistas em regiões inversas ao decúbito.
O perfil psicológico da vítima deverá também ser analisado com vistas a esclarecimentos de personalidades pré-suicidas, como seu estado emotivo atual e remoto, tratamentos psiquiátricos, tentativas anteriores de autoeliminação, acontecimentos afetivo-emocionais recentes, alcoolismo, toxicomanias, mudanças repentinas de hábitos, portadores de doenças graves e incuráveis, depressão e ansiedade, busca de solidão e isolamento. Essas ocorrências falam em favor da hipótese de suicídio.
[...]
Em primeiro lugar, esses resultados dependem das condições da arma, do tipo de munição, das dimensões das mãos do atirador e, até, da forma como a arma é empunhada. Depois, pelo fato de serem positivos ou negativos esses testes, isso não significa um resultado definitivo de que a vítima ou o autor tenham efetuado o tiro.
[...]
Finalmente, o exame de local, onde o morto é encontrado ou onde se supõe dele ter sido retirado o corpo, reveste-se de significativo valor para a perícia criminal.[1]

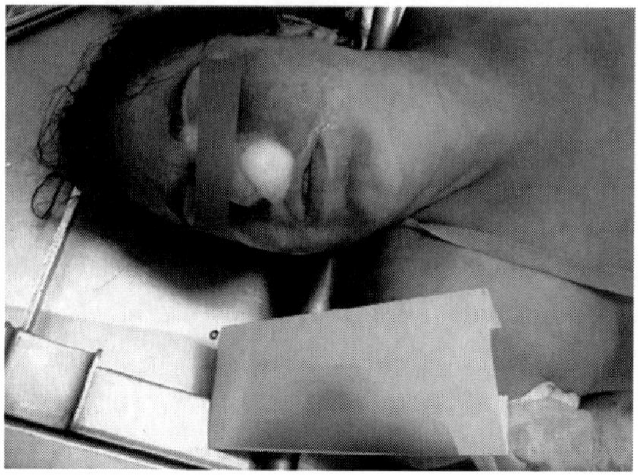

Figura 3 Vítima de morte acidental por afogamento.
Fonte: cortesia do Dr. Flávio Bertacini

CRONOTANATOGNOSE

A morte de um indivíduo é um processo que tem início com modificações graduais e irreversíveis de modificações no corpo. Essas modificações dependem de fatores intrínsecos, próprios da constituição anatômica e possíveis comorbidades existentes em vida, assim como de fatores extrínsecos, próprios do ambiente em que o cadáver permaneceu.

Tais modificações, denominadas fenômenos cadavéricos, surgem imediatamente após a cessação da circulação, e, com o passar das horas, alguns deles interpõem-se entre si. Esses fenômenos são utilizados para o diagnóstico da realidade da morte. Segundo a classificação de Borri, já clássica, esses fenômenos são divididos em: fenômenos abióticos (subdivididos em imediatos e consecutivos) e transformativos (subdivididos em destrutivos e conservadores).

Os fenômenos abióticos imediatos apenas indicam a morte de maneira insinuante, e não servem para confirmação, pois alguns deles podem ser acometimentos de morbidades em vida e reversíveis; entre eles estão a perda de consciência e a cessação dos batimentos cardíacos, parada respiratória etc. (Figura 4).

Já os fenômenos abióticos consecutivos são os sinais de certeza de morte, entre eles o *algor*, *livor* e o *rigor mortis*. A princípio, observa-se o esfriamento do cadáver, cuja temperatura tende a equiparar-se com a ambiente. A característica é utilizada para fornecer uma estimativa do tempo de morte, a depender dos fatores ambientais e condições do cadáver. Os *livores* de hipostase denunciam a posição do cadáver, pois são dependentes da força da gravidade; é possível acompanhar as alterações de local e/ou posição de origem. Eles surgem quando a circulação é cessada, ou seja, quando não há mais pressão dentro dos vasos sanguíneos, entre 1 e

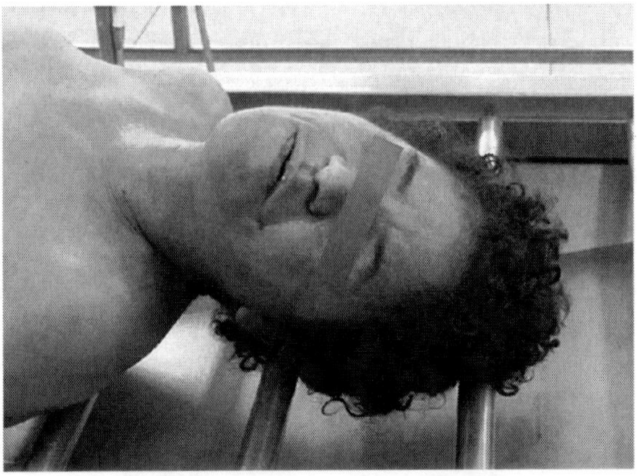

Figura 4 Fenômenos abióticos imediatos; notar a fácies hipocrática.
Fonte: arquivo pessoal do autor.

3 horas após a morte, e fixam-se em definitivo entre a 8ª e a 12ª hora. São interrompidas nos pontos de apoio do cadáver e, se as regiões de *livor* forem incisadas, vertem sangue que, se lavado, torna a pele limpa, diferenciando-se assim das equimoses, que são resultantes de lesões vitais com infiltração sanguínea (Figura 5).

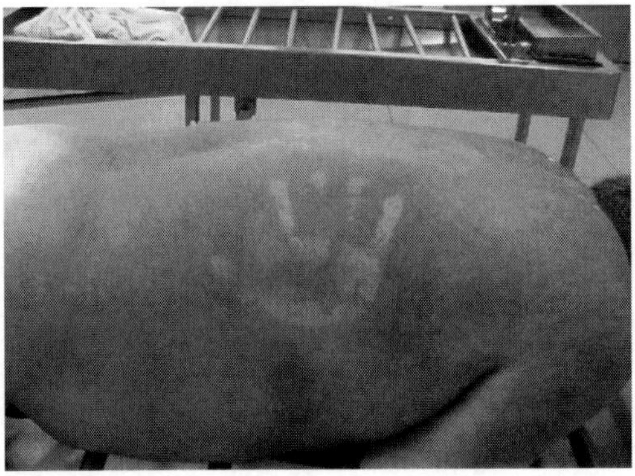

Figura 5 Manchas de hipostase móveis.
Fonte: arquivo pessoal do autor.

A rigidez cadavérica, por sua vez é, em essência, resultado da ação anaeróbica ocorrida pela queda de oxigênio no tecido muscular (esquelético, cardíaco e liso), que se acidifica e se enrijece. A supressão de oxigênio celular impede a formação de ATP, modifica a permeabilidade da membrana celular, a formação de actomiosina e a ação da glicólise anaeróbica, gerando assim acúmulo de ácido lático. Seu surgimento obedece à lei de Nysten-Sommer: surge no sentido craniocaudal, acometendo primeiramente a região da mandíbula entre 1 e 2 horas *post-mortem*, movendo-se em direção aos membros superiores entre 2 e 4 horas (Figura 6), região toracoabdominal entre 4 e 6 horas e membros inferiores entre a 6ª e a 8ª hora. Desaparece na mesma ordem do surgimento após 24 horas, ou entre 36 e 48 horas após a morte, com o início da putrefação e a acidificação do corpo.

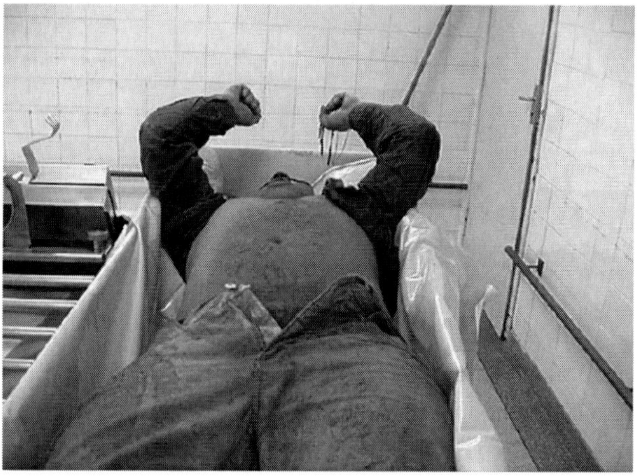

Figura 6 Corpo em estado de rigidez cadavérica.
Fonte: arquivo pessoal do autor.

Com a autólise, tem início a putrefação – fenômeno transformativo destrutivo –, que consiste em fenômenos fermentativos anaeróbios combinados com a ação de enzimas celulares, sem interferência bacteriana. Com este processo, há a transformação do meio vivo de neutro a ácido. A acidificação dos tecidos é incompatível com a vida, sendo um sinal destrutivo e evidente de morte. Tal fato, somado à anóxia decorrente da morte, causa um desvio metabólico, diminuindo o pH do sangue e liberando as vesículas lisossomais, dando espaço à decomposição. A partir do 1º dia *post-mortem*, já é possível notar o surgimento do odor característico do corpo humano em processo de putrefação. Este odor se deve aos gases liberados na atividade de decomposição das bactérias e à quebra das moléculas do corpo.

A marcha da putrefação possui quatro períodos fundamentais. O período de coloração ou das manchas é definido pelo surgimento da tonalidade verde-enegrecida dos tegumentos (formação da sulfometemoglobina), que tem início aproximadamente 24 horas após a morte com a mancha verde abdominal em fossa ilíaca direita (Figura 7), em razão da maior quantidade de germes contida nos intestinos, espalhando-se por todo o corpo entre o 3º e o 5º dia, e é fortemente depen-

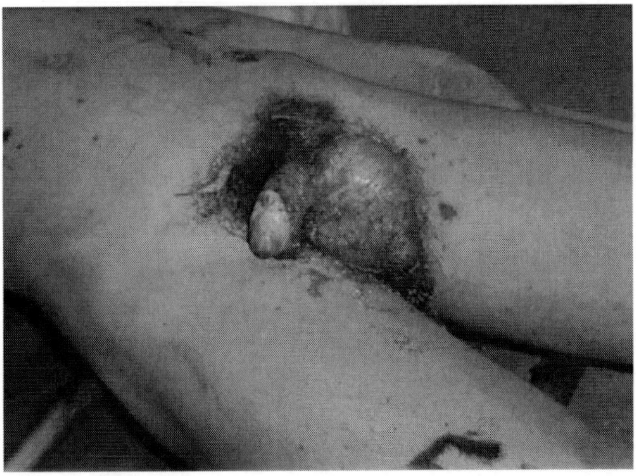

Figura 7 A mancha verde abdominal aparece inicialmente na fossa ilíaca direita, e deve chamar atenção ao exame necroscópico.
Fonte: arquivo pessoal do autor.

dente do clima. Há exceções acerca de seu local de surgimento, como nos casos de afogamento, nos quais as vítimas introduzem germes na árvore respiratória com a inspiração de água, com a putrefação se iniciando nos pulmões e a mancha verde, a princípio, em região torácica. Outra exceção se dá nos casos dos recém-nascidos que ainda não se alimentaram, com início do ataque microbiano na pele e nos orifícios naturais. A formação de sulfa-hemoglobina e hematina, aliada à dilatação dos vasos sanguíneos, produz também desenhos arboriformes ou a chamada circulação póstuma de Brouardel, que também é impulsionada pela compressão cardiovascular que emigra sangue para a periferia, comprimindo os vasos sanguíneos no tegumento superficial e se traduzindo por um "desenho vascular" na pele. Esse fenômeno tem início no período gasoso.

O período gasoso, que se inicia por volta de 72 horas de morte, por sua vez, é produto da ação bacteriana e caracterizado pelas flictenas ("bolhas") e o destacamento da epiderme, quando o cadáver apresenta enfisema putrefativo. O volume corpóreo aumenta, o cadáver assume proporções maiores daquelas em vida, obtendo a postura de boxeador, e a eversão de órgãos (Figura 8). O odor forte exalado pelo cadáver se deve a substâncias denominadas ptomaínas. Nessa fase, moscas (em geral, varejeiras) depositam seus ovos nos orifícios do cadáver (Figura 9). Os gases da putrefação comprimem a vasculatura contra a pele distendida, tornando o desenho vascular mais visível. É a chamada circulação póstuma de Brouardel (Figura 10).

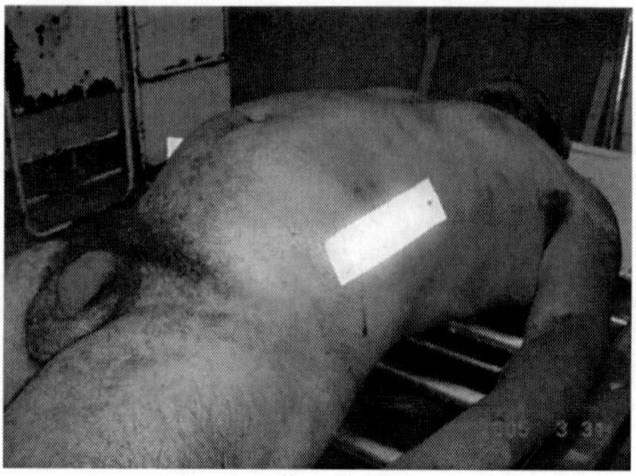

Figura 8 Cadáver de tamanho aumentado – fase gasosa da putrefação.
Fonte: arquivo pessoal do autor.

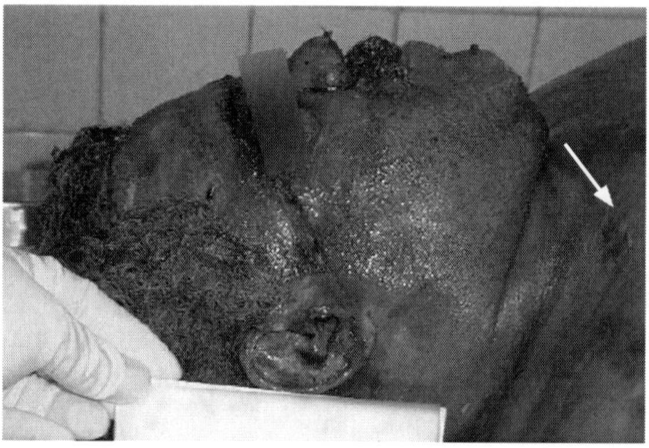

Figura 9 Cadáver em fase gasosa da putrefação; notar as moscas e as flictenas rotas sobre a pele (seta).
Fonte: arquivo pessoal do autor.

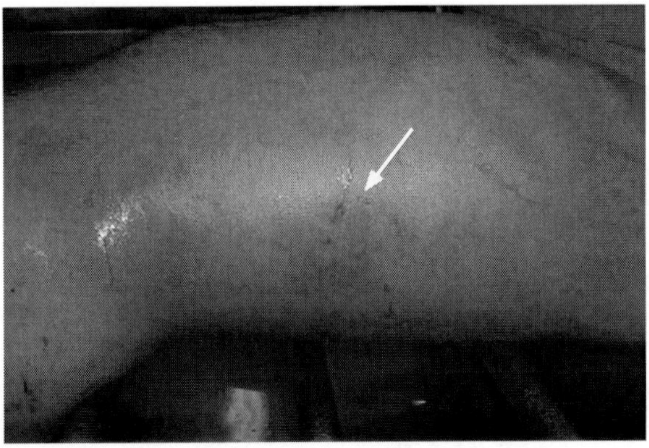

Figura 10 Fase gasosa da putrefação – Circulação póstuma de Brouardel (seta).
Fonte: arquivo pessoal do autor.

O período coliquativo, aproximadamente após 7 dias de morte, pode se estender por alguns meses. É o chamado período larvário da putrefação (Figura 11). Surge quando as partes moles são dissolvidas, pela ação das enzimas lisossomais, com a perda de seu formato original e traços pessoais, como as feições do rosto.

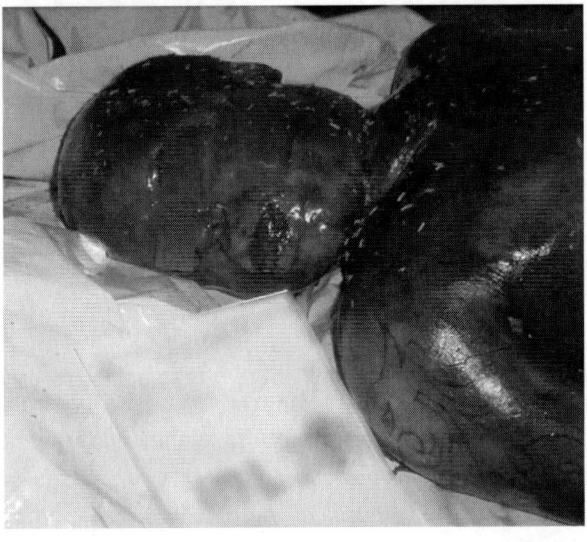

Figura 11 Fase coliquativa da putrefação; notar a grande quantidade de larvas presentes.
Fonte: arquivo pessoal do autor.

Por fim, há o período de esqueletização (Figura 12), o final de todo o processo. Dependendo do autor, o período requerido para esqueletização completa pode variar de 36 a 60 meses após a morte. O fenômeno putrefativo como um todo é bem visualizado na Tabela 1.

TABELA 1 Características das fases de putrefação cadavérica

Fases da putrefação	Características
Fase cromática	Surgem manchas de várias cores sobre o tegumento em razão das transformações da hemoglobina
Fase gasosa	Maior formação de gases, deformando o cadáver e provocando a protusão lingual; aumento do volume abdominal e do volume da genitália, exoftalmo acentuado etc.
Fase coliquativa	Os tecidos se liquefazem, apresentando aspecto de manteiga rançosa
Fase de esqueletização	Somente permanecem os ossos, mais resistentes à destruição

Fonte: Miziara, 2014, p.104.[4]

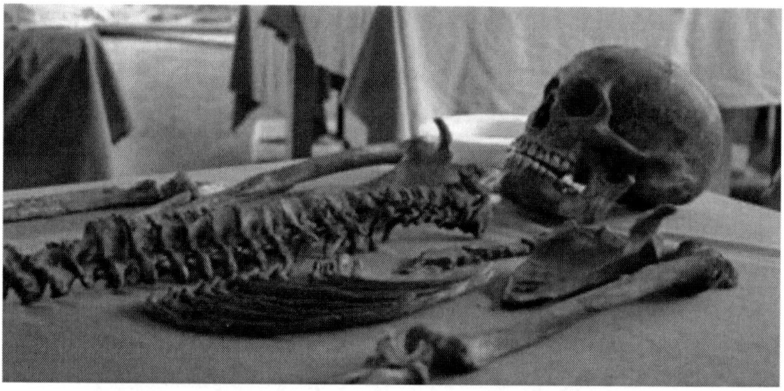

Figura 12 Corpo totalmente esqueletizado.
Fonte: arquivo pessoal do autor.

A cronotanatognose é de suma importância na investigação policial e em vários outros aspectos médico-legais. A determinação da data ou momento da morte baseia-se na análise dos fenômenos *post mortem*. Entretanto, há que se consignar que esses fenômenos não têm sempre uma cronologia invariável, uma sucessão de ordem absoluta. Os cálculos em geral são sempre aproximados, com possíveis margens de erro, que serão tanto maiores quanto maior for o tempo de morte (Tabela 2).

TABELA 2 Resumo de cronotanatognose (intervalos de tempo aproximados)

Características	Intervalo de tempo
Rigidez cadavérica	De 1-2 horas – generalizada em 2-3 horas: atinge o máximo entre 5ª-8ª hora e desaparece por volta da 15ª-24ª hora
Resfriamento cadavérico	Perda de 1 °C nas 3 primeiras horas, depois 1 °C/hora
Livores cadavéricos	Surgem em 2 horas e fixam-se em 15-24 horas
Mancha verde abdominal	Surge em 24 horas
Fase gasosa	Início em 72 horas
Fase coliquativa	Início em 7 dias
Colignação (desprendimento do tecido muscular)	Início em 26 meses
Esqueletização	Completa-se em 36 meses

Fonte: Miziara, 2014, p.110.[4]

Outro fenômeno destrutivo, a maceração é característica de cadáveres que permanecem em estado de excesso de umidade (afogados, fetos), com destacamento gradual da epiderme e diminuição da consistência do corpo (Figura 13).

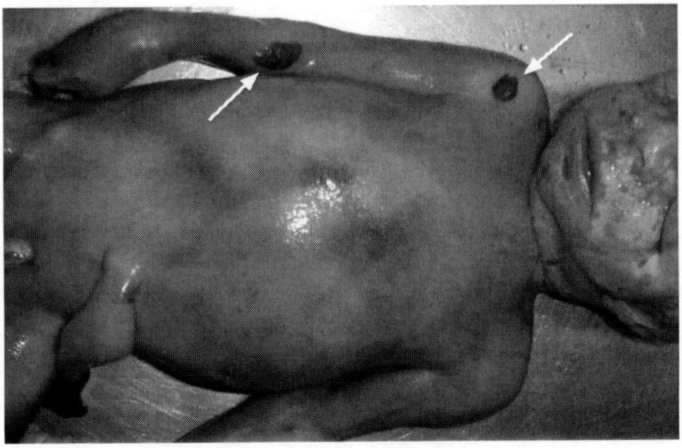

Figura 13 Feto macerado; notar o enrugamento e o destacamento da epiderme (seta).

A biotanatologia, que estuda o surgimento da fauna e da flora cadavéricas, também é de grande auxílio para estimar o tempo de morte e é extremamente dependente dos fatores climáticos, geográficos e da ingesta de substâncias tóxicas em vida. O conhecimento dos ciclos de desenvolvimento e da ordem de surgimento das legiões de artrópodes necrófagos, dentro da entomologia forense, são de fundamental importância neste aspecto. Geralmente, tais animais depositam seus ovos em orifícios naturais, como narinas e orelhas, ou em orifícios provocados, como os originados por projéteis, lesões infligidas por instrumentos perfurantes etc.

Existem ainda outros detalhes que também são de auxílio para determinar o tempo decorrido após a morte. O tipo de alimento consumido pela pessoa antes do falecimento – refeições leves ou pesadas, sem a interferência de certos medicamentos, drogas ou comorbidades – podem fornecer uma média de quanto tempo a morte se deu após a última refeição, a partir da análise do estado do conteúdo estomacal. O fundo de olho também passa por alterações, pelo fato de os vasos da retina sofrerem interrupção de sua circulação; a partir da 2ª hora, já se nota um anel isquêmico perivascular, que tem seu diâmetro aumentado com o evoluir do tempo, até o fundo de olho adquirir uma tonalidade acinzentada por volta de 80 horas *post-mortem*, tornando-se irreconhecível.

Da parte dos processos conservadores, a mumificação pode ser provocada, como no embalsamamento, ou espontânea, própria de ambientes secos e quentes, com perda maciça de água. A saponificação, que surge em estágio de tempo avançado, é quando o cadáver adquire consistência mole, a adipocera.

Os fenômenos putrefativos seguem determinada evolução cronológica, porém sem precisão rigorosa. Assim, é possível, num mesmo cadáver, a simultaneidade de várias fases, seja por condições intrínsecas (idade, *causa mortis*, constituição corpórea), seja por condições extrínsecas (temperatura, aeração, higroscopia do ar).

É importante enfatizar que os fenômenos cadavéricos putrefativos alteram características morfológicas do corpo examinado, assim como alteram características de lesões internas e externas causadas tanto por agentes lesivos mecânicos, físicos ou químicos, bem como biodinâmicos. Desse modo, diante de um cadáver em avançado estado de decomposição, torna-se uma árdua tarefa a diagnose da *causa mortis*. As transformações sofridas pelo cadáver na marcha de decomposição modificam sobremaneira os aspectos físicos do cadáver, disfarçando lesões nas mortes violentas, ocultando sinais denunciadores de morte natural e até a própria identificação do indivíduo. Ao final, a morte dissolve tudo.

TIPOS DE MORTE

Como já dito, a morte de um ser humano pode ser resultado de inúmeras causas, e pode acontecer de maneiras distintas. A morte natural, ou morte por antecedentes patológicos, resulta de comorbidades prévias congênitas ou adquiridas. A morte violenta engloba o homicídio, o suicídio e o acidente, ou seja, resulta de um agente externo e, raramente, de um interno. A morte suspeita é aquela que ainda não traz aos médicos assistenciais ou à equipe de investigação uma causa concreta, sem a possibilidade de afirmar se é decorrente de alguma causa natural ou violenta.

Também pode-se classificar a morte quanto ao período de sobrevivência desde o início da instalação dos sinais e sintomas: morte súbita ou instantânea, mediata e agônica. Entram nesta classificação tanto as mortes por antecedentes patológicos quanto as mortes violentas.

França traz em sua obra que:

> *Morte súbita é aquela de efeito imediato e instantâneo, havendo entre seu início e fim apenas alguns minutos, não dando tempo para um atendimento mais efetivo. Tem um grande interesse médico-legal pelo seu caráter imprevisível, além do seu interesse patológico e sanitário.*
> *Morte mediata é a que possibilita à vítima sobrevivência de algumas horas, mas que lhe proporcionou alguma forma de providência. No CID-10, seria aquela que "ocorre em menos de vinte e quatro horas do início dos sintomas, não explicada de outra forma".*
> *Morte agônica ou tardia é aquela que se arrasta por dias ou semanas após a eclosão de sua causa básica.*[4]

Em média, 90% das mortes súbitas em adultos podem estar relacionadas a origem cardiovascular e, na maioria dos casos, a morte se dá na primeira hora dos sintomas. Em grande parte dos jovens vitimados por uma morte súbita, a causa da morte tem origem cardíaca. França aduz que:

> *A Associação Europeia de Patologia Cardiovascular elaborou um elenco de procedimentos, inclusive um protocolo de necropsia, no sentido de valorizar a morte súbita cardíaca. Embora esse tipo de morte tenha correlação mais próxima às atividades dos patologistas nos serviços de verificação de óbito, tendo em vista sua complexidade e seus desdobramentos, podem surgir implicações de interesse médico-legal.*
> *Esse protocolo, em síntese, traz as seguintes recomendações:*
> 1. Exame externo do cadáver:
> *Registrar a estatura e o peso para relacioná-los com o peso e a espessura das paredes do coração.*
> *Pesquisar a presença de lesões torácicas, queimaduras elétricas por desfibriladores e medidas de revascularização do coração.*
> *Pesquisar a presença de marca-passos e desfibriladores automáticos implantados.*
> 2. Exame interno do cadáver:

Exclusão de causas não cardíacas de morte súbita.
Exame macroscópico standard *do coração: inspeção da cavidade pericárdica, da anatomia dos grandes vasos e das válvulas aórtica e pulmonar; abertura das cavidades cardíacas; inspeção da aorta e da artéria pulmonar; exame detalhado das artérias coronárias valorizando o tamanho, a forma, a posição, o número e a permeabilidade, além da retirada e do envio para o laboratório dos* stents *metálicos e da exploração de segmentos de veias safenas e artérias mamárias implantadas; registro das medidas do peso total do coração e valoração com as tabelas de normalidade de acordo com idade, sexo e peso corporal, assim como as das espessuras das paredes do miocárdio; exame do endocárdio e dos tabiques; registro das dimensões do coração em seus eixos longitudinal e transversal.*
Exame histológico standard *do coração: miocárdio: cortes transversais dos ventrículos, do tabique intraventricular; artérias coronárias: exame dos segmentos mais lesados; exame de outras amostras, como tecido pericárdico, tecido valvular e aorta.*
Exames toxicológicos: principalmente das mortes extra-hospitalares ou de mortes sobre as quais haja suspeita do uso de drogas ou medicamentos, como na morte súbita de atletas em esportes de esforço, através da coleta de 20 a 30 ml de sangue cardíaco, 10 ml de sangue periférico, 30 a 50 ml de urina, 20 a 30 ml de bílis, 100 a 200 mg de mechas de cabelo da região posterior da cabeça.
Patologia molecular: identificação do genoma viral nas miocardiopatias inflamatórias e análise de mutações genéticas em enfermidades cardíacas estruturais e não estruturais determinadas geneticamente.
Formulação do diagnóstico: relatório clinicopatológico claro e circunstanciado.[4]

Morte suspeita

Diante de uma morte considerada suspeita, o fato de haver informações acerca de comorbidades ou tratamentos prévios não deve ser condição única para que não haja investigação ou realização de necropsia. Será caracterizada como morte suspeita sempre que houver a possibilidade de uma origem violenta inicial, com uma possível correlação médico-legal a se apurar.

Vitalidade das lesões

As lesões encontradas em um cadáver podem ter sido realizadas nos seguintes períodos: muito antes da morte; imediatamente antes da morte; logo após a morte; algum tempo depois da morte. A identificação do momento em que ocorreu o ferimento pode ser feita a olho nu ou utilizando-se técnicas laboratoriais, e ela sempre é relevante para a investigação criminal. Há que se registrar a dificuldade dessa constatação, principalmente quando as lesões foram provocadas no chamado período de incerteza de Tourdes (6 horas antes e 6 horas depois da morte).

No exame macroscópico, a olho nu, uma lesão que tenha sido produzida ainda em vida apresenta as chamadas reações vitais, como infiltração hemorrágica da lesão e seu entorno, equimoses com colorações que indiquem tempo pregresso, elementos de coagulação sanguínea e escoriações (formação de crosta é sinal indiscutível de vitalidade), bordas afastadas e retratibilidade dos tecidos, embolias, calos ósseos, elementos inflamatórios, bolhas e flictenas, entre outros.

Contudo, é preciso muita atenção nos casos em que as lesões foram produzidas no período *peri-mortem* (imediatamente antes ou após a morte), pois pode haver certos elementos vitais nos casos logo após a morte e ausência destes elementos nos casos logo antes. Por isso, a utilização de técnicas bioquímicas e histopatológicas, entre outras, é crucial para a diferenciação e, muitas vezes, para a mudança na condução das investigações. Além disto, há algumas condições em vida que podem modificar a regra da produção vital das reações.

O sinal de Donné, ou a incoagulabilidade do sangue, é um sinal de morte. Entretanto, o sangue pode não coagular em vida, como no uso de medicamentos anticoagulantes e nas hemorragias pleurais e abdominais. Também é possível observar coágulos por até 6 horas após a morte, em algumas situações. Certo nível de retratilidade tecidual também pode ser observada algumas horas após a morte. Maiores diferenciações na análise de coágulos e retrações de tecido podem ser realizadas microscopicamente.

Outra situação que gera dúvidas quanto à vitalidade é na diferenciação de equimoses e livores. O livor cadavérico surge em áreas de declive do corpo, indicando assim a posição do corpo durante o processo de morte e após, sendo útil inclusive para avaliar se o corpo foi modificado de local após a instalação do livor. Também não é observada infiltração hemorrágica nos tecidos, sendo este um "sangue de depósito". Ademais, quando lavada por água corrente, uma ferida realizada em região de livor torna-se facilmente branca, diferentemente de regiões com coágulos vitais.

As queimaduras também têm particularidades observáveis em relação ao período em que aconteceram. Quando produzidas *in vitam*, apresentam eritema cutâneo, flictenas com líquido seroso e hemorragias consequentes de rupturas vasculares. Já as queimaduras *post mortem* não apresentam reações vitais, e as flictenas observadas são repletas de ar ou líquidos que não apresentam extravasamento de albumina ou leucócitos.

Microscopia e análises laboratoriais

A prova histológica possui maior precisão quanto maior o tempo entre a lesão e a morte, mas é eficaz mesmo nas lesões *peri-mortem*. A lesão em vida passa por 3 fases principais, segundo França: "fase inflamatória (1 a 3 dias), fase proliferativa (10 a 14 dias) e fase de reorganização (vários meses)".[4]

Alguns exames são de grande valia pericial, sendo alguns deles:

1. Exame histológico: de fundamental importância, fácil de ser feito (o material deve ser retirado da borda da lesão) e preciso.
2. Microscopia eletrônica: diferencia coágulos *in vitam* dos *post mortem* pela análise das fibras de fibrina e estrutura das plaquetas.
3. Prova histoquímica: pesquisa de fosfatase ácida, fosfatase alcalina, arilaminopeptidase, esterase e adenosina trifosfatase na periferia das lesões em vida.

NECRÓPSIA

O objetivo da necrópsia é determinar a causa da morte do cadáver em estudo, seja em casos de morte natural, seja em casos de interesse médico-legal. O resultado da necrópsia, aliado aos outros elementos da investigação criminal, possibilitarão determinar a causa jurídica daquela morte. Além da *causa mortis*, uma análise minuciosa do corpo pode revelar a cronologia da morte, ainda que aproximada, e a identificação daquele que outrora foi uma pessoa. "Em suma, pode-se dizer que uma necropsia médico legal procedente é aquela que cumpre adequadamente suas principais finalidades que são a determinação da causa e da origem da morte e seu nexo de causalidade", afirma França.[4]

Nos casos das necrópsias médico-legais, sua obrigatoriedade encontra-se no artigo 162 do Código de Processo Penal: "A autopsia será feita pelo menos 6 (seis) horas depois do óbito, salvo se os peritos, pela evidência dos sinais de morte, julgarem que possa ser feita antes daquele prazo, o que declararão no auto." O fato de uma morte violenta ou suspeita ter sido presenciada por outras pessoas, ou até mesmo gravada, não isenta a obrigatoriedade da necrópsia.

O Código de Processo Penal também traz, sem seu artigo 161, que "o exame de corpo de delito poderá ser feito em qualquer dia e a qualquer hora"; porém, é recomendável que a necrópsia seja realizada, sempre que possível, à luz natural, pois a luz artificial cria sombras e artifícios que podem prejudicar a avaliação pericial.

Em não raras ocasiões, pode ocorrer de o médico legista ser pressionado por familiares do cadáver, e até mesmo por autoridades, para que a necrópsia seja realizada o mais rápido possível para que o corpo seja logo liberado. Por outro lado, os fenômenos transformativos da cronotanatognose continuarão ocorrendo, quanto mais o tempo passa. Portanto, independentemente de qualquer circunstância, o médico precisa estar ciente de que a responsabilidade pelo exame necroscópico é dele, e ele é quem irá responder a todos os questionamentos subsequentes relativos a este trabalho, devendo, então, realizá-lo a seu tempo, o tempo considerado adequado para que possa desempenhar a análise mais completa e adequada possível.

O laudo de uma necrópsia bem detalhada apresenta ainda descrição das vestes, características físicas particulares do cadáver, incluindo tatuagens e modificações corporais, e descrição cuidadosa de todas as lesões encontradas. É liberado, e até mesmo incentivado, o uso de esquemas, ilustrações e fotografias no laudo.

Virtópsia

Desenvolvida inicialmente na Áustria, a virtópsia ou autópsia virtual é a utilização de aparelhos de imagem, como ultrassonografia, tomografia computadorizada e ressonância magnética para auxílio e direcionamento do exame necroscópico, além da radiografia comum. A ultrassonografia, por exemplo, pode orientar a coleta de tecidos e fluidos das cavidades para os exames complementares; a tomografia é utilizada para análise de fraturas, reconstrução de lesões, coleções aéreas e opacidade em vidro fosco de pulmões; e a ressonância é um excelente meio para se avaliar tecidos moles.

Com a utilização destes recursos, é possível recriar com grande precisão a trajetória de projéteis, além de ser um poderoso aliado na análise de cadáveres em avançado estado de putrefação, diminuindo a manipulação deste tipo de cadáver, além de ainda minimizar o risco de contágio por doenças infectocontagiosas.

Recentemente, no Serviço de Verificação de Óbitos de São Paulo, esse expediente foi uma das únicas formas de se acessar os corpos vitimados pela COVID-19, quando não se achava conveniente proceder com necrópsias convencionais ou abertas. Ademais, foi neste serviço, sob tutela do Departamento de Patologia da Faculdade de Medicina da Universidade de São Paulo, que foram obtidos espetaculares avanços no entendimento fisiopatológico da ação do SARS-CoV-2 no corpo humano.

Desta forma, a virtópsia surge não como um meio de substituição da necrópsia convencional ou do trabalho dos médicos legistas, mas, sim, como um meio adicional e extremamente enriquecedor de se analisar cadáveres.

ANEXOS - LEGISLAÇÕES PERTINENTES

Resolução CFM nº 2.173/2017

RESOLUÇÃO Nº 2.173, DE 23 DE NOVEMBRO DE 2017
Define os critérios do diagnóstico de morte encefálica.

O CONSELHO FEDERAL DE MEDICINA, no uso das atribuições conferidas pela Lei nº 3.268, de 30 de setembro de 1957, regulamentada pelo Decreto nº 44.045, de 19 de julho de 1958 e,

CONSIDERANDO que a Lei nº 9.434, de 4 de fevereiro de 1997, que dispõe sobre a retirada de órgãos, tecidos e partes do corpo humano para fins de transplante e tratamento, determina em seu artigo 3º que compete ao Conselho Federal de Medicina definir os critérios para diagnóstico de morte encefálica (ME);

CONSIDERANDO o Decreto nº 9.175, de 18 de outubro de 2017, que regulamenta a Lei nº 9.434, de 4 de fevereiro de 1997, para tratar da disposição de órgãos, tecidos, células e partes do corpo humano para fins de transplante e tratamento;

CONSIDERANDO que o artigo 13 da Lei nº 9.434/1997 determina ser obrigatório para todos os estabelecimentos de saúde informar as centrais de notificação, captação e distribuição de órgãos das unidades federadas onde ocorrer diagnóstico de morte encefálica feito em pacientes por eles atendidos;

CONSIDERANDO que a perda completa e irreversível das funções encefálicas, definida pela cessação das atividades corticais e de tronco encefálico, caracteriza a morte encefálica e, portanto, a morte da pessoa;

CONSIDERANDO que a Resolução CFM nº 1.826/2007 dispõe sobre a legalidade e o caráter ético da suspensão dos procedimentos de suporte terapêutico quando da determinação de morte encefálica de indivíduo não doador de órgãos;

CONSIDERANDO que a comprovação da ME deve ser realizada utilizando critérios precisos, bem estabelecidos, padronizados e passíveis de ser executados por médicos em todo território nacional;

CONSIDERANDO, finalmente, o decidido na reunião plenária de 23 de novembro de 2017, resolve:

Art. 1º – Os procedimentos para determinação de morte encefálica (ME) devem ser iniciados em todos os pacientes que apresentem coma não perceptivo, ausência de reatividade supraespinhal e apneia persistente, e que atendam a todos os seguintes pré-requisitos:

a) presença de lesão encefálica de causa conhecida, irreversível e capaz de causar morte encefálica;

b) ausência de fatores tratáveis que possam confundir o diagnóstico de morte encefálica;

c) tratamento e observação em hospital pelo período mínimo de seis horas. Quando a causa primária do quadro for encefalopatia hipóxico-isquêmica, esse período de tratamento e observação deverá ser de, no mínimo, 24 horas;

d) temperatura corporal (esofagiana, vesical ou retal) superior a 35°C, saturação arterial de oxigênio acima de 94% e pressão arterial sistólica maior ou igual a 100 mmHg ou pressão arterial média maior ou igual a 65mmHg para adultos, ou conforme a tabela a seguir para menores de 16 anos:

	Pressão arterial	
Idade	Sistólica (mmHg)	PAM (mmHg)
Até 5 meses incompletos	60	43
De 5 meses a 2 anos incompletos	80	60
De 2 anos a 7 anos incompletos	85	62
De 7 a 15 anos	90	65

Art. 2º – É obrigatória a realização mínima dos seguintes procedimentos para determinação da morte encefálica:

a) dois exames clínicos que confirmem coma não perceptivo e ausência de função do tronco encefálico;

b) teste de apneia que confirme ausência de movimentos respiratórios após estimulação máxima dos centros respiratórios;

c) exame complementar que comprove ausência de atividade encefálica.

Art. 3º – O exame clínico deve demonstrar de forma inequívoca a existência das seguintes condições:

a) coma não perceptivo;

b) ausência de reatividade supraespinhal manifestada pela ausência dos reflexos fotomotor, córneo-palpebral, oculocefálico, vestíbulo-calórico e de tosse.

§ 1º Serão realizados dois exames clínicos, cada um deles por um médico diferente, especificamente capacitado a realizar esses procedimentos para a determinação de morte encefálica.

§ 2º Serão considerados especificamente capacitados médicos com no mínimo um ano de experiência no atendimento de pacientes em coma e que tenham acompanhado ou realizado pelo menos dez determinações de ME ou curso de capacitação para determinação em ME, conforme Anexo III desta Resolução.

§ 3º Um dos médicos especificamente capacitados deverá ser especialista em uma das seguintes especialidades: medicina intensiva, medicina intensiva pediátrica, neurologia, neurologia pediátrica, neurocirurgia ou medicina de emergência. Na indisponibilidade de qualquer um dos especialistas anteriormente citados, o procedimento deverá ser concluído por outro médico especificamente capacitado.

§ 4º Em crianças com menos de 2 (dois) anos o intervalo mínimo de tempo entre os dois exames clínicos variará conforme a faixa etária: dos sete dias completos (recém-nato a termo) até dois meses incompletos será de 24 horas; de dois a 24 meses incompletos será de doze horas. Acima de 2 (dois) anos de idade o intervalo mínimo será de 1 (uma) hora.

Art. 4º – O teste de apneia deverá ser realizado uma única vez por um dos médicos responsáveis pelo exame clínico e deverá comprovar ausência de movimentos respiratórios na presença de hipercapnia ($PaCO_2$ superior a 55 mmHg).

Parágrafo único. Nas situações clínicas que cursam com ausência de movimentos respiratórios de causas extracranianas ou farmacológicas é vedada a realização do teste de apneia, até a reversão da situação.

Art. 5º – O exame complementar deve comprovar de forma inequívoca uma das condições:

a) ausência de perfusão sanguínea encefálica ou

b) ausência de atividade metabólica encefálica ou

c) ausência de atividade elétrica encefálica.

§ 1º A escolha do exame complementar levará em consideração situação clínica e disponibilidades locais.

§ 2º Na realização do exame complementar escolhido deverá ser utilizada a metodologia específica para determinação de morte encefálica.

§ 3º O laudo do exame complementar deverá ser elaborado e assinado por médico especialista no método em situações de morte encefálica.

Art. 6º – Na presença de alterações morfológicas ou orgânicas, congênitas ou adquiridas, que impossibilitam a avaliação bilateral dos reflexos fotomotor, córneo-palpebral, oculocefálico ou vestíbulo-calórico, sendo possível o exame em um dos lados e constatada ausência de reflexos do lado sem alterações morfológicas, orgânicas, congênitas ou adquiridas, dar-se-á prosseguimento às demais etapas para determinação de morte encefálica.

Parágrafo único. A causa dessa impossibilidade deverá ser fundamentada no prontuário.

Art. 7º – As conclusões do exame clínico e o resultado do exame complementar deverão ser registrados pelos médicos examinadores no Termo de Declaração de Morte Encefálica (Anexo II) e no prontuário do paciente ao final de cada etapa.

Art. 8º – O médico assistente do paciente ou seu substituto deverá esclarecer aos familiares do paciente sobre o processo de diagnóstico de ME e os resultados de cada etapa, registrando no prontuário do paciente essas comunicações.

Art. 9º – Os médicos que determinaram o diagnóstico de ME ou médicos assistentes ou seus substitutos deverão preencher a DECLARAÇÃO DE ÓBITO definindo como data e hora da morte aquela que corresponde ao momento da conclusão do último procedimento para determinação da ME.

Parágrafo único. Nos casos de morte por causas externas a DECLARAÇÃO DE ÓBITO será de responsabilidade do médico legista, que deverá receber o relatório de encaminhamento médico e uma cópia do TERMO DE DECLARAÇÃO DE MORTE ENCEFÁLICA.

Art. 10. – A direção técnica do hospital onde ocorrerá a determinação de ME deverá indicar os médicos especificamente capacitados para realização dos exames clínicos e complementares.

§ 1º Nenhum desses médicos poderá participar de equipe de remoção e transplante, conforme estabelecido no art. 3º da Lei nº 9.434/1997 e no Código de Ética Médica.

§ 2º Essas indicações e suas atualizações deverão ser encaminhadas para a Central Estadual de Transplantes (CET).

Art. 11. – Na realização dos procedimentos para determinação de ME deverá ser utilizada a metodologia e as orientações especificadas no ANEXO I (MANUAL DE PROCEDIMENTOS PARA DETERMINAÇÃO DA MORTE ENCEFÁLICA), no ANEXO II (TERMO DE DECLARAÇÃO DE MORTE ENCEFÁLICA) e no ANEXO III (CAPACITAÇÃO PARA DETERMINAÇÃO EM MORTE ENCEFÁLICA) elaborados e atualizados quando necessários pelo Conselho Federal de Medicina.

Art. 12. – Esta Resolução entrará em vigor na data de sua publicação e revoga a Resolução CFM nº 1.480, publicada no Diário Oficial da União, seção I, p. 18227-18228, em 21 de agosto de 1997.

ANEXO I

MANUAL DE PROCEDIMENTOS PARA DETERMINAÇÃO DE MORTE ENCEFÁLICA

METODOLOGIA

A morte encefálica (ME) é estabelecida pela perda definitiva e irreversível das funções do encéfalo por causa conhecida, comprovada e capaz de provocar o quadro clínico.

O diagnóstico de ME é de certeza absoluta. A determinação da ME deverá ser realizada de forma padronizada, com especificidade de 100% (nenhum falso diagnóstico de ME). Qualquer dúvida na determinação de ME impossibilita esse diagnóstico.

Os procedimentos para determinação da ME deverão ser realizados em todos os pacientes em coma não perceptivo e apneia, independentemente da condição de doador ou não de órgãos e tecidos.

Para o diagnóstico de ME é essencial que todas as seguintes condições sejam observadas:

1) Pré-requisitos

a) Presença de lesão encefálica de causa conhecida, irreversível e capaz de causar a ME;

b) Ausência de fatores tratáveis que possam confundir o diagnóstico de ME;

c) Tratamento e observação em ambiente hospitalar pelo período mínimo de seis horas. Quando a causa primária do quadro for encefalopatia hipóxico-isquêmica, esse período de tratamento e observação deverá ser de, no mínimo, 24 horas;

d) Temperatura corporal (esofagiana, vesical ou retal) superior a 35 °C, saturação arterial de oxigênio acima de 94% e pressão arterial sistólica maior ou igual a 100 mmHg ou pressão arterial média maior ou igual a 65 mmHg para adultos, ou conforme a tabela a seguir para menores de 16 anos:

	Pressão arterial	
Idade	Sistólica (mmHg)	PAM (mmHg)
Até 5 meses incompletos	60	43
De 5 meses a 2 anos incompletos	80	60
De 2 anos a 7 anos incompletos	85	62
De 7 a 15 anos	90	65

2) Dois exames clínicos – para confirmar a presença do coma e a ausência de função do tronco encefálico em todos os seus níveis, com intervalo mínimo de acordo com a Resolução.

3) Teste de apneia – para confirmar a ausência de movimentos respiratórios após estimulação máxima dos centros respiratórios em presença de $PaCO_2$ superior a 55 mmHg.

4) Exames complementares – para confirmar a ausência de atividade encefálica, caracterizada pela falta de perfusão sanguínea encefálica, de atividade metabólica encefálica ou de atividade elétrica encefálica.

PRÉ-REQUISITOS

A. Presença de lesão encefálica de causa conhecida, irreversível e capaz de provocar quadro clínico.

O diagnóstico da lesão causadora do coma deve ser estabelecido pela avaliação clínica e confirmada por exames de neuroimagem ou por outros métodos diagnósticos. A incerteza da presença de uma lesão irreversível, ou da sua causa, impossibilita a determinação de ME. Um período mínimo de observação e tratamento intensivo em ambiente hospitalar de seis horas após o estabelecimento do coma, deverá ser respeitado. Quando a encefalopatia hipóxico-isquêmica for a causa primária do quadro, deverá ser aguardado um período mínimo de 24 horas após a parada cardiorrespiratória ou reaquecimento na hipotermia terapêutica, antes de iniciar a determinação de ME.

B. Ausência de fatores que possam confundir o quadro clínico.

Os fatores listados a seguir, quando graves e não corrigidos, podem agravar ou ocasionar coma. A equipe deverá registrar no prontuário do paciente sua análise justificada da situação e tomar medidas adequadas para correção das alterações antes de iniciar determinação de ME.

1) Distúrbio hidroeletrolítico, ácido-básico/endócrino e intoxicação exógena graves

Na presença ou suspeita de alguma dessas condições, caberá à equipe responsável pela determinação da ME definir se essas anormalidades são capazes de causar ou agravar o quadro clínico, a consequência da ME ou somática. A hipernatremia grave refratária ao tratamento não inviabiliza determinação de ME, exceto quando é a única causa do coma.

2) Hipotermia (temperatura retal, vesical ou esofagiana inferior a 35°C)

A hipotermia grave é fator confundidor na determinação de ME, pois reflexos de tronco encefálico podem desaparecer quando a temperatura corporal central é menor ou igual a 32°C.

É essencial que seja corrigida a hipotermia até alcançar temperatura corporal (esofagiana, vesical ou retal) superior a 35°C antes de iniciar-se a determinação de ME.

3) Fármacos com ação depressora do Sistema Nervoso Central (FDSNC) e bloqueadores neuromusculares (BNM)

Quando os FDSNC (fenobarbital, clonidina, dexmedetomidina, morfina e outros) e BNM forem utilizados nas condições a seguir especificadas, deverão ser tomados os seguintes cuidados antes de iniciar a determinação de ME:

a) Quando utilizados em doses terapêuticas usuais não provocam coma não perceptivo, não interferindo nos procedimentos para determinação de ME;

b) Quando utilizados em infusão contínua em pacientes com função renal e hepática normais e que não foram submetidos à hipotermia terapêutica, nas doses usuais para sedação e analgesia, será necessário aguardar um intervalo mínimo de quatro a cinco meias-vidas após a suspensão dos fármacos, antes de iniciar procedimentos para determinação de ME;

c) Quando os FDSNC e BNM forem utilizados na presença de insuficiência hepática, de insuficiência renal, e utilização de hipotermia terapêutica, ou quando há suspeita de intoxicação por uso em doses maiores que as terapêuticas usuais, ou por metabolização/eliminação comprometida, deve-se aguardar tempo maior que cinco meias-vidas do fármaco. Esse tempo deverá ser definido de acordo com a gravidade das disfunções hepáticas e renais, das doses utilizadas e do tempo de uso, para que haja certeza que ocorreu a eliminação/metabolização dos fármacos ou pela constatação que seu nível sérico se encontra na faixa terapêutica ou abaixo dela.

d) Nas condições anteriormente citadas deverá ser dada preferência a exames complementares que avaliam o fluxo sanguíneo cerebral, pois o EEG sofre significativa influência desses agentes nessas situações.

EXAME CLÍNICO

A. Coma não perceptivo.

Estado de inconsciência permanente com ausência de resposta motora supraespinhal a qualquer estimulação, particularmente dolorosa intensa em região supraorbitária, trapézio e leito ungueal dos quatro membros. A presença de atitude de descebração ou decorticação invalida o diagnóstico de ME. Poderão ser observados reflexos tendinosos profundos, movimentos de membros, atitude em opistótono ou flexão do tronco, adução/elevação de ombros, sudorese, rubor ou taquicardia, ocorrendo espontaneamente ou durante a estimulação. A presença desses sinais clínicos significa apenas a persistência de atividade medular e não invalida a determinação de ME.

B. Ausência de reflexos de tronco cerebral.

1) Ausência do reflexo fotomotor – as pupilas deverão estar fixas e sem resposta à estimulação luminosa intensa (lanterna), podendo ter contorno irregular, diâmetros variáveis ou assimétricos.

2) Ausência de reflexo córneo-palpebral – ausência de resposta de piscamento à estimulação direta do canto lateral inferior da córnea com gotejamento de soro fisiológico gelado ou algodão embebido em soro fisiológico ou água destilada.

3) Ausência do reflexo oculocefálico – ausência de desvio do(s) olho(s) durante a movimentação rápida da cabeça no sentido lateral e vertical. Não realizar em pacientes com lesão de coluna cervical suspeitada ou confirmada.

4) Ausência do reflexo vestíbulo-calórico – ausência de desvio do(s) olho(s) durante um minuto de observação, após irrigação do conduto auditivo externo com 50 a 100 ml de água fria (± 5°C), com a cabeça colocada em posição supina e a 30°. O intervalo mínimo do exame entre ambos os lados deve ser de três minutos. Realizar otoscopia prévia para constatar a ausência de perfuração timpânica ou oclusão do conduto auditivo externo por cerume.

5) Ausência do reflexo de tosse – ausência de tosse ou bradicardia reflexa à estimulação traqueal com uma cânula de aspiração.

Na presença de alterações morfológicas ou orgânicas, congênitas ou adquiridas, que impossibilitam a avaliação bilateral dos reflexos fotomotor, córneo-palpebral, oculocefálico ou vestíbulo-calórico, sendo possível exame em um dos lados, e constatada ausência de reflexos do lado sem alterações morfológicas, orgânicas, congênitas ou adquiridas, dar-se-á prosseguimento às demais etapas para determinação de ME. A causa dessa impossibilidade deverá ser fundamentada no prontuário.

TESTE DE APNEIA

A realização do teste de apneia é obrigatória na determinação da ME. A apneia é definida pela ausência de movimentos respiratórios espontâneos, após a estimulação máxima do centro respiratório pela hipercapnia ($PaCO_2$ superior a 55 mmHg). A metodologia proposta permite a obtenção dessa estimulação máxima, prevenindo a ocorrência de hipóxia concomitante e minimizando o risco de intercorrências.

Na realização dos procedimentos de determinação de ME os pacientes devem apresentar temperatura corporal (esofagiana, vesical ou retal) superior a 35°C, saturação arterial de oxigênio acima de 94% e pressão arterial sistólica maior ou igual a 100 mmHg ou pressão arterial média maior ou igual a 65 mmHg para adultos, ou conforme a tabela a seguir para menores de 16 anos:

Idade	Pressão arterial Sistólica (mmHg)	PAM (mmHg)
Até 5 meses incompletos	60	43
De 5 meses a 2 anos incompletos	80	60
De 2 anos a 7 anos incompletos	85	62
De 7 a 15 anos	90	65

A. Técnica.

1) Ventilação com FiO_2 de 100% por, no mínimo, 10 minutos para atingir PaO_2 igual ou maior a 200 mmHg e $PaCO_2$ entre 35 e 45 mmHg.

2) Instalar oxímetro digital e colher gasometria arterial inicial (idealmente por cateterismo arterial).

3) Desconectar ventilação mecânica.

4) Estabelecer fluxo contínuo de O_2 por um cateter intratraqueal ao nível da carina (6 L/min), ou tubo T (12 L/min) ou CPAP (até 12 L/min + até 10 cm H_2O).

5) Observar a presença de qualquer movimento respiratório por oito a dez minutos. Prever elevação da $PaCO_2$ de 3 mmHg/min em adultos e de 5 mmHg/min em crianças para estimar o tempo de desconexão necessário.

6) Colher gasometria arterial final.

7) Reconectar ventilação mecânica.

B. Interrupção do teste.

Caso ocorra hipotensão (PA sistólica < 100 mmHg ou PA média < que 65 mmHg), hipoxemia significativa ou arritmia cardíaca, deverá ser colhida uma gasometria arterial e reconectado o respirador, interrompendo-se o teste. Se o $PaCO_2$ final for inferior a 56 mmHg, após a melhora da instabilidade hemodinâmica, deve-se refazer o teste.

C. Interpretação dos resultados.

1) Teste positivo (presença de apneia) – $PaCO_2$ final superior a 55 mmHg, sem movimentos respiratórios, mesmo que o teste tenha sido interrompido antes dos dez minutos previstos.

2) Teste inconclusivo – $PaCO_2$ final menor que 56 mmHg, sem movimentos respiratórios.

3) Teste negativo (ausência de apneia) – presença de movimentos respiratórios, mesmo débeis, com qualquer valor de $PaCO_2$. Atentar para o fato de que em pacientes magros ou crianças os batimentos cardíacos podem mimetizar movimentos respiratórios débeis.

D. Formas alternativas de realização do teste de apneia.

Em alguns pacientes as condições respiratórias não permitem a obtenção de uma persistente elevação da $PaCO_2$, sem hipóxia concomitante. Nessas situações, pode-se realizar teste de apneia utilizando a seguinte metodologia, que considera as alternativas para pacientes que não toleraram a desconexão do ventilador:

1) Conectar ao tubo orotraqueal uma "peça em T" acoplada a uma válvula de pressão positiva contínua em vias aéreas (CPAP – continuous positive airway pressure) com 10 cm H_2O e fluxo de oxigênio a 12 L/minuto.

Realizar teste de apneia em equipamento específico para ventilação não invasiva, que permita conexão com fluxo de oxigênio suplementar, colocar em modo CPAP a 10 cm H_2O e fluxo de oxigênio entre 10-12 L/minuto. O teste de apneia não deve ser realizado em ventiladores que não garantam fluxo de oxigênio no modo CPAP, o que resulta em hipoxemia.

EXAMES COMPLEMENTARES

O diagnóstico de ME é fundamentado na ausência de função do tronco encefálico confirmado pela falta de seus reflexos ao exame clínico e de movimentos respiratórios ao teste de apneia. É obrigatória a realização de exames complementares para demonstrar, de forma inequívoca, a ausência de perfusão sanguínea ou de atividade elétrica ou metabólica encefálica e obtenção de confirmação documental dessa situação. A escolha do exame complementar levará em consideração a situação clínica e as disponibilidades locais, devendo ser justificada no prontuário.

Os principais exames a ser executados em nosso meio são os seguintes:

1) Angiografia cerebral – após cumpridos os critérios clínicos de ME, a angiografia cerebral deverá demonstrar ausência de fluxo intracraniano. Na angiografia com estudo das artérias carótidas internas e vertebrais, essa ausência de fluxo é definida por ausência de opacificação das artérias carótidas internas, no mínimo, acima da artéria oftálmica e da artéria basilar, conforme as normas técnicas do Colégio Brasileiro de Radiologia.

2) Eletroencefalograma – constatar a presença de inatividade elétrica ou silêncio elétrico cerebral (ausência de atividade elétrica cerebral com potencial superior a 2 μV) conforme as normas técnicas da Sociedade Brasileira de Neurofisiologia Clínica.

3) Doppler Transcraniano – constatar a ausência de fluxo sanguíneo intracraniano pela presença de fluxo diástólico reverberante e pequenos picos sistólicos na fase inicial da sístole, conforme estabelecido pelo Departamento Científico de Neurossonologia da Academia Brasileira de Neurologia.

4) Cintilografia, SPECT Cerebral – ausência de perfusão ou metabolismo encefálico, conforme as normas técnicas da Sociedade Brasileira Medicina Nuclear.

A metodologia a ser utilizada na realização do exame deverá ser específica para determinação de ME e o laudo deverá ser elaborado por escrito e assinado por profissional com comprovada experiência e capacitado no exame nessa situação clínica.

Em geral, exames que detectam a presença de perfusão cerebral, como angiografia cerebral e doppler transcraniano, não são afetados pelo uso de drogas depressoras do sistema nervoso central ou distúrbios metabólicos, sendo os mais indicados quando essas situações estão presentes. A presença de perfusão sanguínea ou atividade elétrica cerebral significa a existência de atividade cerebral focal residual. Em situações de ME, a repetição desses exames após horas ou dias constatará inexoravelmente o desaparecimento dessa atividade residual. Em crianças lactentes, especialmente com fontanelas abertas e/ou suturas patentes, na encefalopatia hipóxico-isquêmica ou após craniotomias descompressivas, pode ocorrer persistência de fluxo sanguíneo intracraniano, mesmo na presença de ME, sendo eletroencefalograma o exame mais adequado para determinação de ME.

Um exame complementar compatível com ME realizado na presença de coma não perceptivo, previamente ao exame clínico e teste de apneia para determinação da ME, poderá ser utilizado como único exame complementar para essa determinação.

Outras metodologias além das citadas não têm ainda comprovação científica da sua efetividade na determinação de ME.

REPETIÇÃO DO EXAME CLÍNICO (2º EXAME)

Na repetição do exame clínico (segundo exame) por outro médico será utilizada a mesma técnica do primeiro exame. Não é necessário repetir o teste de apneia quando o resultado do primeiro teste for positivo (ausência de movimentos respiratórios na vigência de hipercapnia documentada).

O intervalo mínimo de tempo a ser observado entre 1º e 2º exame clínico é de uma hora nos pacientes com idade igual ou maior a dois anos de idade.

Nas demais faixas etárias, esse intervalo é variável, devendo ser observada a seguinte tabela:

Faixa etária	Intervalo mínimo (horas)
7 dias (recém-nato à termo) até 2 meses incompletos	24
De 2 a 24 meses incompletos	12
Mais de 24 meses	1

A EQUIPE MÉDICA

Nenhum médico responsável por realizar procedimentos de determinação da ME poderá participar de equipe de retirada e transplante, conforme estabelecido no artigo 3º da Lei nº 9.434/1997 e no Código de Ética Médica.

A Direção Técnica de cada hospital deverá indicar os médicos capacitados a realizar e interpretar os procedimentos e exames complementares para determinação de ME em seu hospital, conforme estabelecido no art. 3º da Resolução. Essas indicações e suas atualizações deverão ser encaminhadas para a CET.

São considerados capacitados médicos com no mínimo um ano de experiência no atendimento de pacientes em coma, que tenham acompanhado ou realizado pelo menos dez determinações de ME e realizado treinamento específico para esse fim em programa que atenda as normas determinadas pelo Conselho Federal de Medicina.

Na ausência de médico indicado pela Direção Técnica do Hospital, caberá à CET de sua Unidade Federativa indicar esse profissional e à Direção Técnica do Hospital, disponibilizar as condições necessárias para sua atuação.

COMUNICAÇÃO AOS FAMILIARES OU RESPONSÁVEL LEGAL

Os familiares do paciente ou seu responsável legal deverão ser adequadamente esclarecidos, de forma clara e inequívoca, sobre a situação crítica do paciente, o significado da ME, o modo de determiná-la e também sobre os resultados de cada uma das etapas de sua determinação. Esse esclarecimento é de responsabilidade da equipe médica assistente do paciente ou, na sua impossibilidade, da equipe de determinação da ME.

Será admitida a presença de médico de confiança da família do paciente para acompanhar os procedimentos de determinação de ME, desde que a demora no comparecimento desse profissional não inviabilize o diagnóstico. Os contatos com o médico escolhido serão de responsabilidade dos familiares ou do responsável legal. O profissional indicado deverá comparecer nos horários estabelecidos pela equipe de determinação da ME.

A decisão quanto à doação de órgãos somente deverá ser solicitada aos familiares ou responsáveis legais do paciente após o diagnóstico da ME e a comunicação da situação a eles.

FUNDAMENTOS LEGAIS

A metodologia de determinação de morte encefálica é fundamentada nas normas legais discriminadas a seguir:

1) Lei nº 9.434, de 4 de fevereiro de 1997.

2) Lei nº 11.521, de 18 de setembro de 2007.

3) Decreto nº 9.175, de 18 de outubro de 2017.

4) Resolução do CFM nº 1.826, de 6 de dezembro de 2007.

Referências bibliográficas

1. Lucas FJC, Braga NIO, Silvado CES. Recomendações técnicas para o registro do eletrencefalograma na suspeita da morte encefálica. Arq Neuropsiquiatr. 1998;56(3b):697-702. doi: 10.1590/S0004-282X1998000400030.

2. Lange MC, Zétola VHF, Miranda-Alves M, Moro CHC, Silvado CE, Rodrigues DLG, et al. Diretrizes brasileiras para o uso do ultrassom transcraniano como teste diagnóstico de confirmação de morte cerebral. Arq Neuropsiquiatr. 2012 May;70(5):373-80. doi: 10.1590/S0004-282X2012000500012.

3. Lang CJ, Heckmann JG. Apnea testing for the diagnosis of brain death. Acta Neurol Scand. 2005 Dec;112(6):358-69. doi: 10.1111/j.1600-0404.2005.00527.x.

TERMO DE DECLARAÇÃO DE MORTE ENCEFÁLICA

A equipe médica que determinou a morte encefálica (ME) deverá registrar as conclusões dos exames clínicos e os resultados dos exames complementares no Termo de Declaração de Morte Encefálica (DME) ao término de cada etapa e comunicá-la ao médico assistente do paciente ou a seu substituto.

Esse termo deverá ser preenchido em duas vias.

A 1ª via deverá ser arquivada no prontuário do paciente, junto com o(s) laudo(s) de exame(s) complementar(es) utilizados na sua determinação.

A 2ª via ou cópia deverá ser encaminhada à Central Estadual de Transplantes (CET), complementarmente à notificação da ME, nos termos da Lei nº 9434/1997, art. 13.

Nos casos de morte por causa externa, uma cópia da declaração será necessariamente encaminhada ao Instituto Médico Legal (IML).

A Comissão Intra-Hospitalar de Transplantes (CIHDOTT), a Organização de Procura de Órgãos (OPO) ou a CET deverão ser obrigatoriamente comunicadas nas seguintes situações:

a) possível morte encefálica (início do procedimento de determinação de ME);

b) após constatação da provável ME (1º exame clínico e teste de apneia compatíveis) e;

c) após confirmação da ME (término da determinação com o 2º exame clínico e exame complementar confirmatórios).

A Declaração de Óbito (DO) deverá ser preenchida pelo médico legista nos casos de morte por causas externas (acidente, suicídio ou homicídio), confirmada ou suspeita. Nas demais situações caberá aos médicos que determinaram o diagnóstico de ME ou aos médicos assistentes ou seus substitutos preenchê-la. A data e a hora da morte a serem registradas na DO deverão ser as do último procedimento de determinação da ME, registradas no Termo de Declaração de Morte Encefálica (DME).

Constatada a ME, o médico tem autoridade ética e legal para suspender procedimentos de suporte terapêutico em uso e assim deverá proceder, exceto se doador de órgãos, tecidos ou partes do corpo humano para transplante, quando deverá aguardar a retirada dos mesmos ou a recusa à doação (Resolução CFM nº 1.826/2007). Essa decisão deverá ser precedida de comunicação e esclarecimento sobre a ME aos familiares do paciente ou seu representante legal, fundamentada e registrada no prontuário.

CAPACITAÇÃO PARA DETERMINAÇÃO DE MORTE ENCEFÁLICA

A. Pré-requisitos médicos para ser capacitado, atendendo ao art. 3º § 2º desta Resolução:

1. Mínimo de um ano de experiência no atendimento de pacientes em coma.

B. Programação mínima do curso de capacitação:

1. Conceito de morte encefálica.

2. Fundamentos éticos e legais da determinação da morte encefálica:

a. Lei nº 9.434/1997;

b. Decreto nº 9.175/2017;

c. Resolução CFM nº 2.173/2017

d. Resolução CFM nº 1.826/2007.

3. Metodologia da determinação:

a. Pré-requisitos:

i. lesão encefálica;

ii. causas reversíveis de coma;

iii. diagnóstico diferencial.

b. Exame clínico:

i. metodologia para realização e interpretação;

ii. conduta nas exceções.

c. Teste de apneia:

i. preparo para o teste;

ii. metodologia para realização e interpretação;

iii. métodos alternativos.

d. Exame complementar:

i. escolha do método mais adequado;

ii. Doppler transcraniano;

iii. eletroencefalografia;

iv. arteriografia cerebral.

e. Conclusão da determinação:

i. Declaração de morte encefálica;

ii. Declaração de óbito.

4. Conduta pós-determinação:

a. Comunicação da morte encefálica aos familiares:

i. como informar aos familiares da situação de ME, dos resultados de cada etapa e da confirmação.

b. Retirada do suporte vital:

i. como informar aos familiares sobre a possibilidade de doação de órgãos e de retirada do suporte vital;

ii. como proceder na retirada do suporte vital aos não doadores de órgãos.

C. Metodologia de ensino:

1. Teórico-prático.

2. Duração mínima de oito horas, sendo quatro de discussão de casos clínicos.

3. Mínimo de um instrutor para cada oito alunos nas aulas práticas.

4. Suporte remoto para esclarecimentos de dúvidas por, no mínimo, três meses.

D. Instrutores:

1. Capacitação comprovada em determinação de morte encefálica há pelo menos dois anos.

2. Residência médica ou título de especialista em neurologia, neurologia pediátrica, medicina intensiva, medicina intensiva pediátrica, neurocirurgia ou medicina de emergência.

E. Coordenador:

1. Capacitação comprovada em determinação de morte encefálica há pelo menos cinco anos.

3. Residência médica ou título de especialista em neurologia, neurologia pediátrica, medicina intensiva, medicina intensiva pediátrica, neurocirurgia ou medicina de emergência.

F. Responsáveis pelo curso:

1. Gestores públicos.

2. Hospitais.

LEI Nº 9.434, DE 4 DE FEVEREIRO DE 1997

Dispõe sobre a remoção de órgãos, tecidos e partes do corpo humano para fins de transplante e tratamento e dá outras providências.

O PRESIDENTE DA REPÚBLICA

Faço saber que o Congresso Nacional decreta e eu sanciono a seguinte Lei:

CAPÍTULO I
DAS DISPOSIÇÕES GERAIS

Art. 1º A disposição gratuita de tecidos, órgãos e partes do corpo humano, em vida ou *post mortem*, para fins de transplante e tratamento, é permitida na forma desta Lei.

Parágrafo único. Para os efeitos desta Lei, não estão compreendidos entre os tecidos a que se refere este artigo o sangue, o esperma e o óvulo.

Art. 2º A realização de transplantes ou enxertos de tecidos, órgãos ou partes do corpo humano só poderá ser realizada por estabelecimento de saúde, público ou privado, e por equipes médico-cirúrgicas de remoção e transplante previamente autorizados pelo órgão de gestão nacional do Sistema Único de Saúde.

Parágrafo único. A realização de transplantes ou enxertos de tecidos, órgãos ou partes do corpo humano só poderá ser autorizada após a realização, no doador, de todos os testes de triagem para diagnóstico de infecção e infestação exigidos em normas regulamentares expedidas pelo Ministério da Saúde (alterado pela Lei nº 10.211/2001).

CAPÍTULO II
DA DISPOSIÇÃO *POST MORTEM* DE TECIDOS, ÓRGÃOS E PARTES DO CORPO HUMANO PARA FINS DE TRANSPLANTES

Art. 3º A retirada *post mortem* de tecidos, órgãos ou partes do corpo humano destinados a transplante ou tratamento deverá ser precedida de diagnóstico de morte encefálica, constatada e registrada por dois médicos não participantes das equipes de remoção e transplante, mediante a utilização de critérios clínicos e tecnológicos definidos por resolução do Conselho Federal de Medicina.

§ 1º Os prontuários médicos, contendo os resultados ou os laudos dos exames referentes aos diagnósticos de morte encefálica e cópias dos documentos de que tratam os arts. 2º, parágrafo único; 4º e seus parágrafos 5º, 7º, 9º §§ 2º, 4º, 6º e 8º; e 10, quando couber, e detalhando os atos cirúrgicos relativos aos transplantes e enxertos, serão mantidos nos arquivos das instituições referidas no art. 2º, por um período mínimo de 5 anos.

§ 2º As instituições referidas no art. 2º enviarão anualmente um relatório contendo os nomes dos pacientes receptores ao órgão gestor estadual do Sistema Único de Saúde.

§ 3º Será admitida a presença de médico de confiança da família do falecido no ato da comprovação e atestação da morte encefálica.

Art. 4º A retirada de órgãos, tecidos e partes do corpo de pessoas falecidas para transplantes ou outra finalidade terapêutica dependerá da autorização do cônjuge ou parente, maior de idade, obedecida a linha sucessória, reta ou colateral, até o segundo grau inclusive, firmada em documento subscrito por duas testemunhas presentes à verificação da morte. (Alterado pela Lei nº 10.211/2001.)

Art. 5º A remoção *post mortem* de tecidos, órgãos ou partes do corpo de pessoa juridicamente incapaz poderá ser feita desde que permitida expressamente por ambos os pais ou por seus responsáveis legais.

Art. 6º É vedada a remoção *post mortem* de tecidos, órgãos ou partes do corpo de pessoas não identificadas.

Art. 7º (VETADO)

Parágrafo único. No caso de morte sem assistência médica, de óbito em decorrência de causa mal definida ou de outras situações nas quais houver indicação de verificação da causa médica da morte, a remoção de tecidos, órgãos ou partes de cadáver para fins de transplante ou terapêutica somente poderá ser realizada após a autorização do patologista do serviço de verificação de óbito responsável pela investigação e citada em relatório de necropsia.

Art. 8º Após a retirada de tecidos, órgãos e partes, o cadáver será imediatamente necropsiado, se verificada a hipótese do parágrafo único do art. 7º, e, em qualquer caso, condignamente recomposto para ser entregue, em seguida, aos parentes do morto ou seus responsáveis legais para sepultamento. (Alterado pela Lei nº 10.211/2001.)

CAPÍTULO III
DA DISPOSIÇÃO DE TECIDOS, ÓRGÃOS E PARTES DO CORPO HUMANO VIVO PARA FINS DE TRANSPLANTE OU TRATAMENTO

Art. 9º É permitida à pessoa juridicamente capaz dispor gratuitamente de tecidos, órgãos e parte do corpo vivo, para fins terapêuticos ou para transplantes em cônjuge ou parentes consanguíneos até o quarto grau, inclusive, na forma do § 4º deste artigo, ou em qualquer outra pessoa, mediante autorização judicial, dispensada esta em relação à medula óssea. (Alterado pela Lei nº 10.211/2001.)

§ 1º (VETADO)

§ 2º (VETADO)

§ 3º Só é permitida a doação referida neste artigo quando se tratar de órgãos duplos, de partes de órgãos, tecidos ou partes do corpo cuja retirada não impeça o organismo do doador de continuar vivendo sem risco para a sua integridade e não represente grave comprometimento de suas aptidões vitais e saúde mental e não cause mutilação ou deformação inaceitável, e corresponda a uma necessidade terapêutica comprovadamente indispensável à pessoa receptora.

§ 4º O doador deverá autorizar, preferencialmente por escrito e diante de testemunhas, especificamente o tecido, órgão ou parte do corpo objeto da retirada.

§ 5º A doação poderá ser revogada pelo doador ou pelos responsáveis legais a qualquer momento antes de sua concretização.

§ 6º O indivíduo juridicamente incapaz, com compatibilidade imunológica comprovada, poderá fazer doação nos casos de transplante de medula óssea, desde que haja consentimento de ambos os pais ou seus responsáveis legais e autorização judicial e o ato não oferecer risco para a sua saúde.

§ 7º É vedado à gestante dispor de tecidos, órgãos ou partes de seu corpo vivo, exceto quando se tratar de doação de tecido para ser utilizado em transplante de medula óssea e o ato não oferecer risco à sua saúde ou ao feto.

§ 8º O autotransplante depende apenas do consentimento do próprio indivíduo, registrado em seu prontuário médico ou, se ele for juridicamente incapaz, de um de seus pais ou responsáveis legais.

Art. 9º A. É garantido a toda mulher o acesso a informações sobre as possibilidades e os benefícios da doação voluntária de sangue do cordão umbilical e placentário durante o período de consultas pré-natais e no momento da realização do parto. (Incluído pela Lei nº 11.633, de 2007.)

CAPÍTULO IV
DAS DISPOSIÇÕES COMPLEMENTARES

Art. 10 O transplante ou enxerto só se fará com o consentimento expresso do receptor, assim inscrito em lista única de espera, após aconselhamento sobre a excepcionalidade e os riscos do procedimento. (Redação dada pela Lei nº 10.211/2001.)

§ 1º Nos casos em que o receptor seja juridicamente incapaz ou cujas condições de saúde impeçam ou comprometam a manifestação válida da sua vontade, o consentimento de que trata este artigo será dado por um de seus pais ou responsáveis legais. (Redação dada pela Lei nº 10.211/2001.)

§ 2º A inscrição em lista única de espera não confere ao pretenso receptor ou à sua família direito subjetivo a indenização, se o transplante não se realizar em decorrência de alteração do estado de órgãos, tecidos e partes, que lhe seriam destinados, provocado por acidente ou incidente em seu transporte. (Alterado pela Lei nº 10.211/2001.)

Art. 11 É proibida a veiculação, através de qualquer meio de comunicação social, de anúncio que configure:

a) publicidade de estabelecimentos autorizados a realizar transplantes e enxertos, relativa a estas atividades;

b) apelo público no sentido de doação de tecido, órgão ou parte do corpo humano para pessoa determinada, identificada ou não, ressalvado o disposto no parágrafo único;

c) apelo público para a arrecadação de fundos para o financiamento de transplante ou enxerto em benefício de particulares.

Parágrafo único. Os órgãos de gestão nacional, regional e local do Sistema Único de Saúde realizarão periodicamente, através dos meios adequados de comunicação social, campanhas de esclarecimento público dos benefícios esperados a partir da vigência desta Lei e de estímulo à doação de órgãos.

Art. 12 (VETADO).

Art. 13 É obrigatório, para todos os estabelecimentos de saúde, notificar, às centrais de notificação, captação e distribuição de órgãos da unidade federada onde ocorrer, o diagnóstico de morte encefálica feito em pacientes por eles atendidos.

Parágrafo único. Após a notificação prevista no *caput* deste artigo, os estabelecimentos de saúde não autorizados a retirar tecidos, órgãos ou parte do corpo humano destinados a transplante ou tratamento deverão permitir a imediata remoção do paciente ou franquear suas instalações e fornecer o apoio operacional necessário às equipes médico-cirúrgicas de remoção e transplante, hipóteses em que serão ressarcidos na forma da lei. (Incluído pela Lei nº 11.521, de 2007.)

CAPÍTULO V
DAS SANÇÕES PENAIS E ADMINISTRATIVAS
Seção I
Dos crimes

Art. 14 Remover tecidos, órgãos ou partes do corpo de pessoa ou cadáver, em desacordo com as disposições desta Lei:

Pena – reclusão, de 2 a 6 anos, e multa, de 100 a 360 dias-multa.

§ 1º Se o crime é cometido mediante paga ou promessa de recompensa ou por outro motivo torpe:

Pena – reclusão, de 3 a 8 anos, e multa, de 100 a 150 dias-multa.

§ 2º Se o crime é praticado em pessoa viva, e resulta para o ofendido:

I – incapacidade para as ocupações habituais, por mais de trinta dias;
II – perigo de vida;
III – debilidade permanente de membro, sentido ou função;
IV – aceleração de parto:
Pena – reclusão, de três a dez anos, e multa, de 100 a 200 dias-multa.
§ 3º Se o crime é praticado em pessoa viva, e resulta para o ofendido:
I – incapacidade permanente para o trabalho;
II – enfermidade incurável;
III – perda ou inutilização de membro, sentido ou função;
IV – deformidade permanente;
V – aborto:
Pena – reclusão, de quatro a doze anos, e multa, de 150 a 300 dias-multa.
§ 4º Se o crime é praticado em pessoa viva e resulta morte:
Pena – reclusão, de oito a vinte anos, e multa, de 200 a 360 dias-multa.

Art. 15 Comprar ou vender tecidos, órgãos ou partes do corpo humano:

Pena – reclusão, de 3 a 8 anos, e multa, de 200 a 360 dias-multa.

Parágrafo único. Incorre na mesma pena quem promove, intermedeia, facilita ou aufere qualquer vantagem com a transação.

Art. 16 Realizar transplante ou enxerto utilizando tecidos, órgãos ou partes do corpo humano de que se tem ciência terem sido obtidos em desacordo com os dispositivos desta Lei:

Pena – reclusão, de 1 a 6 anos, e multa, de 150 a 300 dias-multa.

Art. 17 Recolher, transportar, guardar ou distribuir partes do corpo humano de que se tem ciência terem sido obtidos em desacordo com os dispositivos desta Lei:

Pena – reclusão, de 6 meses a 2 anos, e multa, de 100 a 250 dias-multa.

Art. 18 Realizar transplante ou enxerto em desacordo com o disposto no art. 10 desta Lei e seu parágrafo único:

Pena – detenção, de 6 meses a 2 anos.

Art. 19 Deixar de recompor cadáver, devolvendo-lhe aspecto condigno, para sepultamento ou deixar de entregar ou retardar sua entrega aos familiares ou interessados:

Pena – detenção, de 6 meses a 2 anos.

Art. 20 Publicar anúncio ou apelo público em desacordo com o disposto no art. 11:

Pena – multa, de 100 a 200 dias-multa.

Seção II
Das sanções administrativas

Art. 21 No caso dos crimes previstos nos arts. 14, 15, 16 e 17, o estabelecimento de saúde e as equipes médico-cirúrgicas envolvidos poderão ser desautorizados temporária ou permanentemente pelas autoridades competentes.

§ 1º Se a instituição é particular, a autoridade competente poderá multá-la em 200 a 360 dias-multa e, em caso de reincidência, poderá ter suas atividades suspensas temporária ou definitivamente, sem direito a qualquer indenização ou compensação por investimentos realizados.

§ 2º Se a instituição é particular, é proibida de estabelecer contratos ou convênios com entidades públicas, bem como se beneficiar de créditos oriundos de instituições governamentais ou daquelas em que o Estado é o acionista, pelo prazo de 5 anos.

Art. 22 As instituições que deixarem de manter em arquivo relatórios dos transplantes realizados, conforme o disposto no art. 3º, § 1º, ou que não enviarem os relatórios mencionados no art. 3º, § 2º ao órgão de gestão estadual do Sistema Único de Saúde, estão sujeitas a multa, de 100 a 200 dias-multa.

§ 1º Incorre na mesma pena o estabelecimento de saúde que deixar de fazer as notificações previstas no art. 13 desta Lei ou proibir, dificultar ou atrasar as hipóteses definidas em seu parágrafo único. (Redação dada pela Lei nº 11.521, de 2007.)

§ 2º Em caso de reincidência, além de multa, o órgão de gestão estadual do Sistema Único de Saúde poderá determinar a desautorização temporária ou permanente da instituição.

Art. 23 Sujeita-se às penas do art. 59 da Lei nº 4.117, de 27 de agosto de 1962, a empresa de comunicação social que veicular anúncio em desacordo com o disposto no art. 11.

CAPÍTULO VI
DAS DISPOSIÇÕES FINAIS

Art. 24 (VETADO).

Art. 25 Revogam-se as disposições em contrário, particularmente a Lei nº 8.489, de 18 de novembro de 1992, e o Decreto nº 879, de 22 de julho de 1993.

Brasília, 4 de fevereiro de 1997; 176º da Independência e 109º da República.

FERNANDO HENRIQUE CARDOSO
Nelson A. Jobim

DECRETO Nº 9.175, DE 18 DE OUTUBRO DE 2017

Regulamenta a Lei nº 9.434, de 4 de fevereiro de 1997, para tratar da disposição de órgãos, tecidos, células e partes do corpo humano para fins de transplante e tratamento.

O PRESIDENTE DA REPÚBLICA, no uso da atribuição que lhe confere o art. 84, *caput*, inciso IV, da Constituição, e tendo em vista o disposto na Lei nº 9.434, de 4 de fevereiro de 1997,

DECRETA:

Art. 1º A disposição gratuita e anônima de órgãos, tecidos, células e partes do corpo humano para utilização em transplantes, enxertos ou outra finalidade terapêutica, nos termos da Lei nº 9.434, de 4 de fevereiro de 199 7, observará o disposto neste Decreto.

Parágrafo único. O sangue, o esperma e o óvulo não estão compreendidos entre os tecidos e as células a que se refere este Decreto.

CAPÍTULO I
DO SISTEMA NACIONAL DE TRANSPLANTES
Seção I
Da Estrutura

Art. 2º Fica instituído o Sistema Nacional de Transplantes - SNT, no qual se desenvolverá o processo de doação, retirada, distribuição e transplante de órgãos, tecidos, células e partes do corpo humano, para finalidades terapêuticas.

Art. 3º Integram o SNT:

I - o Ministério da Saúde;

II - as Secretarias de Saúde dos Estados e do Distrito Federal;

III - as Secretarias de Saúde dos Municípios;

IV - as Centrais Estaduais de Transplantes - CET;

V - a Central Nacional de Transplantes - CNT;

VI - as estruturas especializadas integrantes da rede de procura e doação de órgãos, tecidos, células e partes do corpo humano para transplantes;

VII - as estruturas especializadas no processamento para preservação *ex situ* de órgãos, tecidos, células e partes do corpo humano para transplantes;

VIII - os estabelecimentos de saúde transplantadores e as equipes especializadas; e

IX - a rede de serviços auxiliares específicos para a realização de transplantes.

Seção II

Das Atribuições

Art. 4º O SNT tem como âmbito de intervenção:

I – as atividades de doação e transplante de órgãos, tecidos, células e partes do corpo humano, a partir de doadores vivos ou falecidos;

II – o conhecimento dos casos de morte encefálica; e

III – a determinação do destino de órgãos, tecidos, células e partes do corpo humano retirados para transplante em qualquer ponto do território nacional.

Art. 5º O Ministério da Saúde, por intermédio de unidade própria prevista em sua estrutura regimental, exercerá as funções de órgão central do SNT, e lhe caberá:

I – coordenar as atividades de que trata este Decreto;

II – expedir normas e regulamentos técnicos para disciplinar os procedimentos estabelecidos neste Decreto, o funcionamento ordenado e harmônico do SNT e o controle, inclusive social, das atividades desenvolvidas pelo Sistema;

III – autorizar o funcionamento de CET;

IV – autorizar estabelecimentos de saúde, bancos de tecidos ou células, laboratórios de histocompatibilidade e equipes especializadas a promover retiradas, transplantes, enxertos, processamento ou armazenamento de órgãos, tecidos, células e partes do corpo humano, nos termos estabelecidos no Capítulo II;

V – cancelar ou suspender a autorização de estabelecimentos de saúde ou de equipes e profissionais que não respeitem as regras estabelecidas neste Decreto, sem prejuízo das sanções penais e administrativas previstas no Capítulo V da Lei nº 9.434, de 1997, mediante decisão fundamentada e observados os princípios do contraditório e da ampla defesa;

VI – articular-se com os integrantes do SNT para viabilizar seu funcionamento;

VII – prover e manter o funcionamento da CNT;

VIII – gerenciar a lista única de espera de receptores, de forma a garantir a disponibilidade das informações necessárias à busca de órgãos, tecidos, células e partes do corpo humano para transplantes; e

IX – avaliar o desempenho do SNT, mediante planejamento e análise de metas e relatórios do Ministério da Saúde e dos órgãos estaduais, distrital e municipais que o integram.

§ 1º Somente poderão exercer atividades de transplantes os entes federativos que dispuserem da CET de que trata a Seção IV deste Capítulo, implantada e em funcionamento.

§ 2º Para fins do disposto no inciso VIII do *caput*, a lista única de espera de receptores será constituída pelo conjunto das seguintes listas:

I – lista regional, nos casos que se aplique;

II – lista estadual;

III – lista macrorregional; e

IV – lista nacional.

§ 3º A composição das listas de que trata o § 2º ocorrerá a partir do cadastro técnico dos candidatos a receptores, de acordo com os critérios a serem definidos em ato do Ministro de Estado da Saúde.

Seção III
Dos Órgãos Estaduais

Art. 6º Para integrar o SNT, as Secretarias de Saúde dos Estados e do Distrito Federal deverão instituir, em suas estruturas organizacionais, unidade com o perfil e as funções indicadas na Seção IV deste Capítulo.

§ 1º Instituída a unidade referida no *caput*, a Secretaria de Saúde estadual solicitará ao órgão central a autorização para integrar o SNT que, uma vez concedida, implicará a assunção dos encargos que lhe são próprios.

§ 2º A autorização a que se refere o § 1º estará sujeita a cancelamento na hipótese de descumprimento das regras definidas pelo órgão central do SNT.

§ 3º Os Estados, o Distrito Federal e os Municípios poderão estabelecer mecanismos de cooperação para o desenvolvimento das atividades de que trata este Decreto.

§ 4º Os Estados, o Distrito Federal e os Municípios realizarão a difusão de informações e iniciativas relacionadas ao processo de doações e transplantes.

Seção IV
Das Centrais Estaduais de Transplantes

Art. 7º As Centrais Estaduais de Transplantes – CET serão as unidades executivas das atividades do SNT nos Estados e no Distrito Federal, de natureza pública, conforme estabelecido neste Decreto.

Art. 8º Compete às CET:

I – organizar, coordenar e regular as atividades de doação e transplante em seu âmbito de atuação;

II – gerenciar os cadastros técnicos dos candidatos a receptores de tecidos, células, órgãos e partes do corpo humano, inscritos pelas equipes médicas locais, para compor a lista única de espera nos casos em que se aplique;

III – receber as notificações de morte que enseje a retirada de órgãos, tecidos, células e partes do corpo humano para transplantes, ocorridas em seu âmbito de atuação;

IV – gerenciar as informações referentes aos doadores e mantê-las atualizadas;

V – determinar o encaminhamento e providenciar o transporte de órgãos, tecidos, células e partes do corpo humano ao estabelecimento de saúde autorizado para o transplante ou o enxerto onde se encontrar o receptor, observadas as instruções ou as normas complementares expedidas na forma do art. 46;

VI – notificar a CNT quanto a não utilização de órgãos, tecidos, células e partes do corpo humano pelos receptores inscritos em seus registros, para fins de disponibilização para o receptor subsequente, entre aqueles relacionados na lista única de espera;

VII – encaminhar relatórios anuais ao órgão central do SNT sobre o desenvolvimento das atividades de transplante em seu âmbito de atuação;

VIII – controlar, avaliar e fiscalizar as atividades de que trata este Decreto em seu âmbito de atuação;

IX – definir, em conjunto com o órgão central do SNT, parâmetros e indicadores de qualidade para avaliação dos serviços transplantadores, laboratórios de histocompatibilidade, bancos de tecidos e organismos integrantes da rede de procura e doação de órgãos, tecidos, células e partes do corpo humano;

X – elaborar o Plano Estadual de Doação e Transplantes, de que trata o Capítulo VII;

XI – aplicar as penalidades administrativas nas hipóteses de infração às disposições da Lei nº 9.434, de 1997, observado o devido processo legal e assegurado ao infrator o direito de ampla defesa;

XII – suspender cautelarmente, pelo prazo máximo de sessenta dias, o estabelecimento e/ou a equipe especializada para apurar infração administrativa ou ato ilícito praticado no processo de doação, alocação ou transplante de órgãos, tecidos, células e partes do corpo humano;

XIII – comunicar a aplicação de penalidade ao órgão central do SNT, que a registrará para consulta quanto às restrições estabelecidas no § 2º do art. 21 da Lei nº 9.434, de 1997, e, caso necessário, procederá ao cancelamento da autorização concedida;

XIV – requerer ao órgão central do SNT a suspensão ou o cancelamento da autorização da equipe ou do profissional que desrespeitar a ordem da lista única de espera de receptores; e

XV – acionar o Ministério Público e outras instituições públicas competentes para informar a prática de ilícitos cuja apuração não esteja compreendida no âmbito de sua competência.

§ 1º O gerenciamento dos cadastros técnicos dos candidatos a receptores de que trata o inciso II do *caput* será realizado mediante o fornecimento e a manutenção dos dados necessários à localização do candidato a receptor, a indicação do procedimento, os consentimentos necessários e as características do receptor determinantes para a verificação da compatibilidade do seu organismo com o enxerto ofertado, de modo a permitir a sua rápida alocação.

§ 2º O Município considerado polo de região administrativa poderá solicitar à CET a instituição de Central de Transplante Regional, que ficará vinculada e subordinada à referida CET, nos termos definidos em ato do Ministério da Saúde.

Seção V
Da Central Nacional de Transplantes

Art. 9º Para a execução das atividades de coordenação logística e distribuição de tecidos, células e partes do corpo humano no processo de doação e transplante em âmbito nacional, o órgão central do SNT manterá a Central Nacional de Transplantes - CNT, a qual terá as seguintes atribuições:

I - receber as notificações de não utilização de órgãos, tecidos, células e partes do corpo humano pelos receptores inscritos no âmbito dos Estados ou do Distrito Federal, de forma a disponibilizá-los aos receptores subsequentes entre aqueles relacionados na lista única de espera de receptores;

II - apoiar o gerenciamento da retirada de órgãos e tecidos, prestando suporte técnico e logístico à sua busca, no território nacional, nas hipóteses em que as condições clínicas do doador, o tempo decorrido desde a cirurgia de retirada do órgão e as condições de acessibilidade o permitam;

III - alocar os órgãos e os tecidos retirados em conformidade com a lista única de espera de receptores, de forma a otimizar as condições técnicas de preservação, transporte e distribuição, considerados os critérios estabelecidos nas normas em vigor e com vistas a garantir o seu melhor aproveitamento e a equidade na sua destinação;

IV - articular a relação entre as CET durante o processo de alocação dos órgãos entre as unidades da federação;

V - manter registros de suas atividades;

VI - receber e difundir as notificações de eventos inesperados pertinentes à segurança dos receptores, nos transplantes de órgãos e outros enxertos por ela alocados;

VII - apoiar a atividade de regulação do acesso dos pacientes com indicação de transplante;

VIII - articular, regular e operacionalizar as inscrições interestaduais para modalidades de transplantes não existentes nos Estados ou no Distrito Federal; e

IX - providenciar, em caráter complementar, a logística de transportes dos órgãos, tecidos, células e partes do corpo humano disponibilizados para a lista única de espera de receptores.

Seção VI
Da Procura e da Doação de Órgãos, Tecidos, Células e Partes do Corpo Humano para Transplantes

Art. 10. A CET organizará o funcionamento de estruturas especializadas para a procura e a doação de órgãos, tecidos, células e partes do corpo humano para transplante que, juntamente com as equipes assistenciais dos hospitais, constituirão a rede de procura e doação de órgãos, tecidos, células e partes do corpo humano, responsável por assegurar a notificação de morte, a avaliação e o acompanhamento de doadores e de suas famílias.

Parágrafo único. A CET deverá organizar a sua rede de procura e doação de acordo com as características de sua rede assistencial e em conformidade com as normas complementares expedidas pelo órgão central do SNT.

CAPÍTULO II
DA AUTORIZAÇÃO
Seção I
Da Autorização de Estabelecimentos de Saúde e Equipes Especializadas

Art. 11. O transplante, o enxerto ou a retirada de órgãos, tecidos, células e partes do corpo humano somente poderão ser realizados em estabelecimentos de saúde, públicos ou privados, por equipes especializadas, prévia e expressamente autorizados pelo órgão central do SNT.

§ 1º O pedido de autorização formalmente apresentado pela CET poderá ser formulado para cada atividade de que trata este Decreto.

§ 2º A autorização para fins de transplantes, enxerto ou retirada de órgãos, tecidos, células e partes do corpo humano deverá ser concedida conjunta ou separadamente para estabelecimentos de saúde e para equipes especializadas de transplante, enxerto ou retirada.

§ 3º A retirada de órgãos, tecidos, células e partes do corpo humano poderá ocorrer em quaisquer estabelecimentos de saúde, desde que realizada por equipes especializadas autorizadas e com a anuência formal da CET.

§ 4º Em qualquer caso, no pedido de autorização, os estabelecimentos de saúde e as equipes especializadas firmarão compromisso no qual se sujeitarão à fiscalização e ao controle do Poder Público, facilitando o acesso às instalações, aos equipamentos e aos prontuários, observada sempre a habilitação dos agentes credenciados para tal, tendo em vista o caráter sigiloso desses documentos.

§ 5º As autorizações serão válidas pelo prazo de até quatro anos, renováveis por períodos iguais e sucessivos, verificada a observância dos requisitos estabelecidos neste Decreto e em normas complementares do Ministério da Saúde.

§ 6º A renovação a que se refere o § 5º deverá ser requerida pelas equipes especializadas e pelos estabelecimentos de saúde ao órgão central do SNT no prazo de até noventa dias antes do término da vigência da autorização anterior.

§ 7º Os pedidos de renovação apresentados após o prazo estabelecido no § 6º serão considerados como pedidos de nova autorização, situação que implica a cessação dos efeitos da autorização anterior após o término de sua vigência.

Art. 12. Os estabelecimentos de saúde deverão contar com os serviços e as instalações adequados à execução de retirada, transplante ou enxerto de órgãos, tecidos, células e partes do corpo humano, atendidas as exigências contidas em normas complementares do Ministério da Saúde e comprovadas no requerimento de autorização.

§ 1º A transferência da propriedade, a modificação da razão social e a alteração das equipes especializadas pela incorporação de outros profissionais, igualmente autorizados, quando comunicadas no prazo de até noventa dias da sua ocorrência, não prejudicarão a validade da autorização concedida.

§ 2º O estabelecimento de saúde autorizado na forma deste artigo somente poderá realizar transplante se observar, em caráter permanente, ao disposto no § 2º do art. 13.

Art. 13. A composição das equipes especializadas será determinada em função da modalidade de transplante, enxerto ou retirada de órgãos, tecidos, células e partes do corpo humano para a qual solicitou autorização, mediante integração de profissionais também autorizados na forma desta Seção.

§ 1º Os critérios técnicos para concessão de autorização e de renovação da autorização de equipes especializadas e de estabelecimentos de saúde serão definidos em normas complementares do órgão central do SNT.

§ 2º Será exigível, no caso de transplante, a definição, em número e habilitação, de profissionais necessários à realização do procedimento.

§ 3º A autorização será concedida para cada modalidade de transplante, enxerto ou retirada de órgãos, tecidos, células e partes do corpo humano e o pedido deverá ser formalizado para o conjunto dos seus membros, indicando o estabelecimento ou os estabelecimentos de saúde de atuação.

Art. 14. Além da habilitação profissional, as equipes especializadas deverão instruir o pedido de autorização ou de renovação de autorização de acordo com as normas expedidas pelo órgão central do SNT.

Seção II
Das Disposições Complementares

Art. 15. O pedido de autorização de estabelecimentos de saúde, de equipes especializadas, de laboratórios de histocompatibilidade e de bancos de tecidos será apresentado às Secretarias de Saúde do Estado ou do Distrito Federal pelo gestor local do Sistema Único de Saúde – SUS, que o instruirá com relatório circunstanciado e conclusivo quanto à necessidade do novo serviço e à satisfação das exigências estabelecidas neste Decreto e em normas complementares, no âmbito de sua área de competência, definida pela Lei nº 8.080, de 19 de setembro de 1990.

§ 1º Os estabelecimentos de saúde e as demais instâncias cujo funcionamento esteja condicionado à autorização pelo órgão central do SNT deverão respeitar o Plano Estadual de Doação e Transplantes estabelecido no Capítulo VII, no âmbito da gestão local de saúde, inclusive quanto à necessidade de sua criação e implementação.

§ 2º A Secretaria de Saúde do Estado ou do Distrito Federal diligenciará junto ao requerente para verificar o cumprimento das exigências a seu cargo.

§ 3º A Secretaria de Saúde do Estado ou do Distrito Federal remeterá o pedido de autorização ao órgão central do SNT para expedição da autorização caso haja manifestação favorável quanto à presença de todos os requisitos estabelecidos neste Decreto e em normas complementares.

Art. 16. O Ministério da Saúde poderá estabelecer outras exigências que se tornem indispensáveis à prevenção de irregularidades nas atividades de que trata este Decreto.

CAPÍTULO III

DA DISPOSIÇÃO *POST MORTEM*

Seção I

Da Disposição *Post mortem* de Órgãos, Tecidos, Células e Partes do Corpo Humano para Fins de Transplante ou Enxerto

Art. 17. A retirada de órgãos, tecidos, células e partes do corpo humano poderá ser efetuada após a morte encefálica, com o consentimento expresso da família, conforme estabelecido na Seção II deste Capítulo.

§ 1º O diagnóstico de morte encefálica será confirmado com base nos critérios neurológicos definidos em resolução específica do Conselho Federal de Medicina - CFM.

§ 2º São dispensáveis os procedimentos previstos para o diagnóstico de morte encefálica quando ela decorrer de parada cardíaca irreversível, diagnosticada por critérios circulatórios.

§ 3º Os médicos participantes do processo de diagnóstico da morte encefálica deverão estar especificamente capacitados e não poderão ser integrantes das equipes de retirada e transplante.

§ 4º Os familiares que estiverem em companhia do paciente ou que tenham oferecido meios de contato serão obrigatoriamente informados do início do procedimento para diagnóstico da morte encefálica.

§ 5º Caso a família do paciente solicite, será admitida a presença de médico de sua confiança no ato de diagnóstico da morte encefálica.

Art. 18. Os hospitais deverão notificar a morte encefálica diagnosticada em suas dependências à CET da unidade federativa a que estiver vinculada, em caráter urgente e obrigatório.

Parágrafo único. Por ocasião da investigação da morte encefálica, na hipótese de o hospital necessitar de apoio para o diagnóstico, a CET deverá prover os profissionais ou os serviços necessários para efetuar os procedimentos, observado o disposto no art. 13.

Art. 19. Após a declaração da morte encefálica, a família do falecido deverá ser consultada sobre a possibilidade de doação de órgãos, tecidos, células e partes do corpo humano para transplante, atendido o disposto na Seção II do Capítulo III.

Parágrafo único. Nos casos em que a doação não for viável, por quaisquer motivos, o suporte terapêutico artificial ao funcionamento dos órgãos será descontinuado, hipótese em que o corpo será entregue aos familiares ou à instituição responsável pela necropsia, nos casos em que se aplique.

Seção II
Do Consentimento Familiar

Art. 20. A retirada de órgãos, tecidos, células e partes do corpo humano, após a morte, somente poderá ser realizada com o consentimento livre e esclarecido da família do falecido, consignado de forma expressa em termo específico de autorização.

§ 1º A autorização deverá ser do cônjuge, do companheiro ou de parente consanguíneo, de maior idade e juridicamente capaz, na linha reta ou colateral, até o segundo grau, e firmada em documento subscrito por duas testemunhas presentes à verificação da morte.

§ 2º Caso seja utilizada autorização de parente de segundo grau, deverão estar circunstanciadas, no termo de autorização, as razões de impedimento dos familiares de primeiro grau.

§ 3º A retirada de órgãos, tecidos, células e partes do corpo humano de falecidos incapazes, nos termos da lei civil, dependerá de autorização expressa de ambos os pais, se vivos, ou de quem lhes detinha, ao tempo da morte, o poder familiar exclusivo, a tutela ou a curatela.

§ 4º Os casos que não se enquadrem nas hipóteses previstas no § 1º ao §3º dependerão de prévia autorização judicial.

Art. 21. Fica proibida a doação de órgãos, tecidos, células e partes do corpo humano em casos de não identificação do potencial doador falecido.

Parágrafo único. Não supre as exigências do *caput* o simples reconhecimento de familiares se nenhum dos documentos de identificação do falecido for encontrado, exceto nas hipóteses em que autoridade oficial que detenha fé pública certifique a identidade.

Seção III

Da Preservação de Órgãos, Tecidos, Células e Partes do Corpo Humano

Art. 22. Constatada a morte e a ausência de contraindicações clínicas conhecidas, caberá às equipes assistenciais do hospital onde se encontra o falecido prover o suporte terapêutico artificial, de forma a oferecer a melhor preservação *in situ* possível dos órgãos, tecidos, células e partes do corpo humano até que a família decida sobre sua doação.

Parágrafo único. As CET e a sua rede de procura e doação de órgãos, tecidos, células e partes do corpo humano para transplante, no âmbito de suas competências, deverão acompanhar o trabalho das equipes assistenciais dos hospitais, subsidiando-as técnica e logisticamente na avaliação e na manutenção homeostática do potencial doador.

Art. 23. Cabe à rede de procura e doação de órgãos, tecidos, células e partes do corpo humano para transplante, sob a coordenação da CET, e em consonância com as equipes assistenciais e transplantadoras, proceder ao planejamento, ao contingenciamento e à provisão dos recursos físicos e humanos, do transporte e dos demais insumos necessários à realização da cirurgia de retirada dos órgãos e dos demais enxertos.

Parágrafo único. A CNT participará da coordenação das atividades a que se refere o *caput* sempre que houver intercâmbio de órgãos, enxertos ou equipes cirúrgicas entre as unidades federativas.

Art. 24. Quando indicada a preservação *ex situ* de órgãos, tecidos, células e partes do corpo humano, esses serão processados obrigatoriamente em estabelecimentos previamente autorizados pelo órgão central do SNT, em conformidade com o disposto neste Decreto e nas normas complementares.

§ 1º A preservação de tecidos ou células deverá ser realizada em bancos de tecidos humanos.

§ 2º A preservação de órgãos deverá ser realizada em centros específicos para essa finalidade.

Seção IV
Da Necropsia

Art. 25. A necropsia será realizada obrigatoriamente no caso de morte por causas externas ou em outras situações nas quais houver indicação de verificação médica da causa da morte.

§ 1º A retirada de órgãos, tecidos, células e partes do corpo humano poderá ser efetuada desde que não prejudique a análise e a identificação das circunstâncias da morte.

§ 2º A retirada de que trata o § 1º será realizada com o conhecimento prévio do serviço médico-legal ou do serviço de verificação de óbito responsável pela investigação, e os dados pertinentes serão circunstanciados no relatório de encaminhamento do corpo para necropsia.

§ 3º O corpo será acompanhado do relatório com a descrição da cirurgia de retirada e dos eventuais procedimentos realizados e a documentação será anexada ao prontuário legal do doador, com cópia destinada à instituição responsável pela realização da necropsia.

§ 4º Ao doador de órgãos, tecidos, células e partes do corpo humano será dada a precedência para a realização da necropsia, imediatamente após a cirurgia de retirada, sem prejuízo aos procedimentos descritos nos § 2º e § 3º.

Seção V
Da Recomposição do Cadáver

Art. 26. Efetuada a retirada de órgãos, tecidos, células e partes do corpo humano e a necropsia, na hipótese em que seja necessária, o cadáver será condignamente recomposto, de modo a recuperar tanto quanto possível a sua aparência anterior.

CAPÍTULO IV
DA DOAÇÃO EM VIDA
Seção I
Da Disposição do Corpo Vivo

Art. 27. Qualquer pessoa capaz, nos termos da lei civil, poderá dispor de órgãos, tecidos, células e partes de seu corpo para serem retirados, em vida, para fins de transplantes ou enxerto em receptores cônjuges, companheiros ou parentes até o quarto grau, na linha reta ou colateral.

Art. 28. As doações entre indivíduos vivos não relacionados dependerão de autorização judicial, que será dispensada no caso de medula óssea.

Parágrafo único. É considerada como doação de medula óssea a doação de outros progenitores hematopoiéticos.

Art. 29. Somente será permitida a doação referida nesta Seção quando se tratar de órgãos duplos, de partes de órgãos, tecidos, células e partes do corpo cuja retirada não impeça o organismo do doador de continuar vivendo sem risco para a sua integridade e não represente grave comprometimento de suas aptidões vitais e de sua saúde mental e não cause mutilação ou deformação inaceitável.

§ 1º A retirada nas condições estabelecidas neste artigo somente será permitida se corresponder a uma necessidade terapêutica, comprovadamente indispensável para a pessoa receptora.

§ 2º O doador vivo será prévia e obrigatoriamente esclarecido sobre as consequências e os riscos decorrentes da retirada do órgão, tecido, células ou parte do seu corpo para a doação.

§ 3º Os esclarecimentos de que trata o § 2º serão consignados em documento lavrado e lido na presença do doador e de duas testemunhas.

§ 4º O doador especificará, em documento escrito, firmado por duas testemunhas:

I – o tecido, o órgão, a célula ou a parte do seu corpo que doará para transplante ou enxerto;

II – o nome da pessoa beneficiada; e

III – a qualificação e o endereço dos envolvidos.

§ 5º O Comitê de Bioética ou a Comissão de Ética do hospital onde se realizará a retirada e o transplante ou o enxerto emitirá parecer sobre os casos de doação entre não consanguíneos, exceto cônjuges e companheiros, reconhecidos nos termos da lei civil.

§ 6º A doação de medula óssea de pessoa juridicamente incapaz somente poderá ocorrer entre consanguíneos, desde que observadas as seguintes condições:

I – se houver autorização expressa de ambos os pais ou de seus representantes legais, após serem esclarecidos sobre os riscos do ato;

II – se houver autorização judicial; e

III – se o transplante não oferecer risco para a saúde do doador.

§ 7º Antes de iniciado o procedimento, a doação poderá ser revogada pelo doador a qualquer momento.

§ 8º A gestante não poderá doar órgãos, tecidos e partes de seu corpo, exceto medula óssea, desde que não haja risco para a sua saúde e a do embrião ou do feto.

§ 9º A gestante será a responsável pela autorização, previamente ao parto, de doação de células progenitoras do sangue do cordão umbilical e placentário do nascituro.

Art. 30. O autotransplante dependerá somente da autorização do próprio receptor ou de seus representantes legais.

Art. 31. Os doadores voluntários de medula óssea serão cadastrados pelo órgão central do SNT, que manterá as informações sobre a identidade civil e imunológica desses doadores em registro próprio, cuja consulta estará disponível sempre que não houver doador compatível disponível na família.

Parágrafo único. O órgão central do SNT poderá delegar a competência prevista no *caput* para outro órgão do Ministério da Saúde ou para entidade pública vinculada a esse Ministério.

CAPÍTULO V
DO TRANSPLANTE OU DO ENXERTO
Seção I
Do Consentimento do Receptor

Art. 32. O transplante ou o enxerto somente será feito com o consentimento expresso do receptor, após devidamente aconselhado sobre a excepcionalidade e os riscos do procedimento, por meio da autorização a que se refere o § 2º.

§ 1º Na hipótese de o receptor ser juridicamente incapaz ou estar privado de meio de comunicação oral ou escrita, o consentimento para a realização do transplante será dado pelo cônjuge, pelo companheiro ou por parente consanguíneo ou afim, maior de idade e juridicamente capaz, na linha reta ou colateral, até o quarto grau, inclusive, firmada em documento subscrito por duas testemunhas presentes na assinatura do termo.

§ 2º A autorização será aposta em documento que conterá as informações sobre o procedimento e as perspectivas de êxito, insucesso e as possíveis sequelas e que serão transmitidas ao receptor ou, se for o caso, às pessoas indicadas no § 1º.

§ 3º Os riscos considerados aceitáveis pela equipe de transplante ou enxerto, em razão dos testes aplicados ao doador, serão esclarecidos ao receptor ou às pessoas indicadas no § 1º, que poderão assumi-los, mediante expressa concordância, aposta no documento referido no § 2º.

Seção II
Do Procedimento de Transplante ou Enxerto

Art. 33. Os transplantes somente poderão ser realizados em pacientes com doença progressiva ou incapacitante e irreversível por outras técnicas terapêuticas.

Art. 34. A realização de transplantes ou enxertos de órgãos, tecidos, células e partes do corpo humano somente será autorizada após a realização, no doador, dos testes estabelecidos pelas normas do SNT, com vistas à segurança do receptor, especialmente quanto às infecções, às afecções transmissíveis e às condições funcionais, segundo as normas complementares do Ministério da Saúde.

§ 1º As equipes de transplantes ou enxertos somente poderão realizá-los na hipótese de os exames previstos neste artigo apresentarem resultados que indiquem relação de risco e benefício favorável ao receptor, de acordo com o previsto na Seção I deste Capítulo.

§ 2º Não serão transplantados nem enxertados órgãos, tecidos, células e partes do corpo humano de portadores de doenças indicadas como critérios de exclusão absolutos em normas complementares do SNT.

§ 3º Nos casos em que se aplique, o transplante dependerá, ainda, dos exames necessários à verificação de compatibilidades sanguínea, imunogenética ou antropométrica com o organismo de receptor inscrito na lista única de espera ou de outras situações definidas pelo SNT.

§ 4º A CET, ou a CNT nos casos em que se aplique, diante das informações relativas ao doador, indicará a destinação dos órgãos, dos tecidos, das células e das partes do corpo humano removidos, em estrita observância aos critérios de alocação estabelecidos em normas complementares do Ministério da Saúde.

Art. 35. A alocação de órgãos, tecidos, células e partes do corpo humano prevista no § 4º do art. 34 observará os critérios de gravidade, compatibilidade, ordem de inscrição, distância, condições de transporte, tempo estimado de deslocamento das equipes de retirada e do receptor selecionado e as situações de urgência máxima.

Parágrafo único. Antes de iniciado o procedimento de transplante ou de enxerto, será exigido termo de declaração, subscrito pelo médico responsável e pelo receptor ou por seu representante legal, em que conste, de forma expressa, a inexistência de ônus financeiro para o receptor referente à doação do órgão, do tecido, das células ou da parte do corpo humano, exceto aqueles referentes ao processamento, nos casos em que se aplique.

Art. 36. Os pacientes que necessitarem de alotransplante de medula óssea e que não tenham doador identificado na família serão mantidos em cadastro próprio, no qual os dados imunológicos serão periodicamente comparados com o cadastro de doadores, em busca de doador compatível.

Art. 37. A seleção de um receptor em lista de espera não confere a ele ou a sua família direito subjetivo à indenização caso o transplante não se realize devido a prejuízo nas condições dos órgãos, dos tecidos, das células ou das partes que lhe seriam destinados provocado por acidente ou incidente em seu transporte.

Seção III

Dos Prontuários

Art. 38. Além das informações usuais e sem prejuízo do disposto no § 1º do art. 3º da Lei nº 9.434, de 1997, os prontuários conterão:

I – quando relacionados ao doador falecido, os laudos dos exames utilizados para a comprovação da morte encefálica e para a verificação da viabilidade da utilização dos órgãos, dos tecidos, das células ou das partes do corpo humano e o original ou a cópia autenticada dos documentos utilizados para a sua identificação;

II – quando relacionados ao doador vivo, o resultado dos exames realizados para avaliar as possibilidades de retirada e transplante de órgãos, tecidos, células ou partes do corpo humano e a autorização do Poder Judiciário para a doação, quando for o caso, de acordo com o disposto no art. 28; e

III – quando relacionados ao receptor, a prova de seu consentimento, na forma do art. 32, e a cópia dos laudos dos exames previstos nos incisos I e II do *caput*.

Art. 39. Os prontuários com os dados especificados no art. 38 serão mantidos conforme previsão legal.

CAPÍTULO VI
DOS DOADORES E DOS RECEPTORES ESTRANGEIROS

Art. 40. Os estrangeiros que vierem a falecer em solo brasileiro poderão ser doadores de órgãos, tecidos, células e partes do corpo humano.

Parágrafo único. Aos potenciais doadores estrangeiros falecidos aplicam-se as mesmas exigências referentes aos potenciais doadores brasileiros, especificadas no Capítulo III.

Art. 41. O estrangeiro poderá dispor de órgãos, tecidos, células e partes de seu corpo para serem retirados em vida, para fins de transplantes ou enxerto em receptores cônjuges, companheiros ou parentes até o quarto grau, na linha reta ou colateral, sejam estes brasileiros ou estrangeiros.

Parágrafo único. Aos potenciais doadores vivos estrangeiros aplicam-se as mesmas exigências referentes aos potenciais doadores brasileiros, especificadas no Capítulo IV.

Art. 42. É vedada a realização de procedimento de transplante ou enxerto em potencial receptor estrangeiro não residente no País, exceto nos casos de doação entre indivíduos vivos em que o doador seja comprovadamente cônjuge, companheiro ou parente consanguíneo do receptor até o quarto grau, em linha reta ou colateral.

§ 1º É vedada a inclusão de potenciais receptores estrangeiros não residentes no País na lista de espera para transplante ou enxerto de órgãos, tecidos, células e partes do corpo humano a seu favor, provenientes de doadores falecidos, exceto se houver tratado internacional com promessa de reciprocidade.

§ 2º Na hipótese de indicação aguda de transplante com risco de morte iminente em um potencial receptor estrangeiro em que se verifique que a remoção para o seu país seja comprovadamente impossível, o SNT poderá autorizar, em caráter excepcional, a sua inscrição em lista de espera para transplante ou enxerto.

§ 3º Fica vedado o financiamento do procedimento de transplante em estrangeiros não residentes com recursos do SUS, exceto se houver tratado internacional com promessa de reciprocidade ou na hipótese a que se refere o § 2º, sob autorização do órgão central do SNT.

CAPÍTULO VII
DO PLANO ESTADUAL DE DOAÇÃO E TRANSPLANTES

Art. 43. A CET deverá elaborar e aprovar o Plano Estadual de Doação e Transplantes, que será submetido à homologação da Comissão Intergestores Bipartite - CIB.

Parágrafo único. O órgão central do SNT indicará, em normas complementares, os critérios para elaboração do Plano referido no *caput*.

Art. 44. O Plano Estadual de Doação e Transplantes, após a homologação da CIB, será submetido à aprovação do Ministério da Saúde, que emitirá parecer técnico conclusivo.

Art. 45. As alterações no Plano Estadual de Doação e Transplantes deverão ser submetidas à mesma sistemática de homologação e aprovação previstas nos art. 43 e art. 44.

CAPÍTULO VIII
DISPOSIÇÕES FINAIS

Art. 46. O Ministério da Saúde fica autorizado a expedir instruções e regulamentos necessários à aplicação do disposto neste Decreto.

Art. 47. É vedado o transplante de órgãos, tecidos, células e partes do corpo humano em receptor não inscrito nos cadastros técnicos das CET.

Art. 48. É vedada a inscrição de receptor de órgãos, tecidos, células e partes do corpo humano em mais de uma CET para o mesmo órgão, tecido, célula ou parte do corpo humano.

Art. 49. Caberá aos estabelecimentos de saúde e às equipes especializadas autorizados a execução dos procedimentos médicos previstos neste Decreto que, no âmbito do SUS, serão remunerados segundo os valores fixados em tabela aprovada pelo Ministério da Saúde.

Art. 50. É vedada a cobrança à família do potencial doador e ao receptor e sua família de quaisquer dos procedimentos referentes à doação, observado o disposto no parágrafo único do art. 35.

Art. 51. É vedada a remuneração de serviços prestados, no âmbito do SUS, de procedimentos relacionados a transplantes de órgãos, tecidos, células e partes do corpo humano doados, manipulados ou não, cuja comprovação de eficácia clínica não seja reconhecida pelo Ministério da Saúde.

Art. 52. Na hipótese de doação *post mortem*, será resguardada a identidade dos doadores em relação aos seus receptores e dos receptores em relação à família dos doadores.

Art. 53. É vedada a realização e a veiculação de publicidade nas seguintes situações:

I – para obter doador ou doadores de órgãos, tecidos, células e partes do corpo humano, vivos ou falecidos, com vistas ao benefício de um receptor específico;

II – para divulgar estabelecimentos autorizados a realizar transplantes e enxertos; e

III – para a arrecadação de fundos para o financiamento de transplante ou enxerto em benefício de particulares.

Art. 54. Os órgãos de gestão nacional, regional e local do SUS deverão adotar estratégias de comunicação social, esclarecimento público e educação permanentes da população destinadas ao estímulo à doação de órgãos.

Art. 55. O Ministério da Saúde poderá requisitar, em forma complementar ao estabelecido no inciso V do *caput* do art. 8º, apoio à Força Aérea Brasileira para o transporte de órgãos, tecidos e partes do corpo humano até o local em que será feito o transplante.

§ 1º Para atender às requisições do Ministério da Saúde previstas no *caput*, a Força Aérea Brasileira manterá permanentemente disponível, no mínimo, uma aeronave que servirá exclusivamente a esse propósito.

§ 2º Em caso de necessidade, o Ministério da Saúde poderá requisitar aeronaves adicionais para fins do disposto no *caput* e o atendimento a essas requisições fica condicionado à possibilidade operacional da Força Aérea Brasileira.

§ 3º O disposto no *caput* não se aplica às situações passíveis de serem atendidas nos termos do inciso V do *caput* do art. 8º ou da cooperação que as empresas de aviação civil, de forma voluntária e gratuita, mantenham com o SNT para o transporte de órgãos, tecidos, células e partes do corpo humano.

Art. 56. Fica revogado o Decreto nº 2.268, de 30 de junho de 1997.

Art. 57. Este Decreto entra em vigor na data de sua publicação.

Brasília, 18 de outubro de 2017; 196º da Independência e 129º da República.

MICHEL TEMER
Antonio Carlos Figueiredo Nardis

CADÁVERES EM ENSINO E PESQUISA

LEI Nº 8.501, DE 30 DE NOVEMBRO DE 1992

Dispõe sobre a utilização de cadáver não reclamado, para fins de estudos ou pesquisas científicas e dá outras providências.

O **VICE-PRESIDENTE DA REPÚBLICA** no exercício do cargo de **PRESIDENTE DA REPÚBLICA**

Faço saber que o Congresso Nacional decreta e eu sanciono a seguinte Lei:

Art. 1º Esta Lei visa disciplinar a destinação de cadáver não reclamado junto às autoridades públicas, para fins de ensino e pesquisa.

Art. 2º O cadáver não reclamado junto às autoridades públicas, no prazo de trinta dias, poderá ser destinado às escolas de medicina, para fins de ensino e de pesquisa de caráter científico.

Art. 3º Será destinado para estudo, na forma do artigo anterior, o cadáver:

I – sem qualquer documentação;

II – identificado, sobre o qual inexistem informações relativas a endereços de parentes ou responsáveis legais.

§ 1º Na hipótese do inciso II deste artigo, a autoridade competente fará publicar, nos principais jornais da cidade, a título de utilidade pública, pelo menos dez dias, a notícia do falecimento.

§ 2º Se a morte resultar de causa não natural, o corpo será, obrigatoriamente, submetido à necropsia no órgão competente.

§ 3º É defeso encaminhar o cadáver para fins de estudo, quando houver indício de que a morte tenha resultado de ação criminosa.

§ 4º Para fins de reconhecimento, a autoridade ou instituição responsável manterá, sobre o falecido:

a) os dados relativos às características gerais;

b) a identificação;

c) as fotos do corpo;

d) a ficha datiloscópica;

e) o resultado da necropsia, se efetuada; e

f) outros dados e documentos julgados pertinentes.

Art. 4º Cumpridas as exigências estabelecidas nos artigos anteriores, o cadáver poderá ser liberado para fins de estudo.

Art. 5º A qualquer tempo, os familiares ou representantes legais terão acesso aos elementos de que trata o § 4º do art. 3º desta Lei.

Art. 6º Esta Lei entra em vigor na data de sua publicação.

Art. 7º Revogam-se as disposições em contrário.

Brasília, 30 de novembro de 1992; 171º da Independência e 104º da República.

ITAMAR FRANCO
Maurício Corrêa

LEI Nº 11.976, DE 7 DE JULHO DE 2009

Dispõe sobre a Declaração de Óbito e a realização de estatísticas de óbitos em hospitais públicos e privados.

O **VICE-PRESIDENTE DA REPÚBLICA**, no exercício do cargo de PRESIDENTE DA REPÚBLICA

Faço saber que o Congresso Nacional decreta e eu sanciono a seguinte Lei:

Art. 1º O documento oficial do Sistema Único de Saúde para atestar a morte de indivíduos, pacientes e não pacientes, é a Declaração de Óbito.

Art. 2º (VETADO)

§ 1º A Declaração de Óbito deve ser preenchida em tantas vias quantas forem determinadas e da forma como for estabelecida pela regulamentação específica.

§ 2º Obrigatoriamente, uma das vias será remetida a cartório de registro civil e outra à secretaria estadual ou municipal de saúde da jurisdição onde ocorreu o óbito.

§ 3º Nas regiões e nos locais onde forem instalados sistemas informatizados de comunicação de informações, os órgãos envolvidos obedecerão ao disposto na respectiva regulamentação.

§ 4º Para a identificação das doenças deve ser usada a Classificação Internacional de Doenças (CID) da Organização Mundial da Saúde, salvo definição alternativa emanada do Sistema Único de Saúde.

Art. 3º (VETADO)

Art. 4º Todos os hospitais, e outros estabelecimentos de saúde onde ocorrerem óbitos, devem realizar, mensalmente, estudo da respectiva estatística de óbitos com a finalidade de aperfeiçoar os seus serviços e os registros correspondentes.

Art. 5º As secretarias estaduais e municipais de saúde instalarão comissões ou serviços de investigação e/ou verificação de óbitos visando a resolução de casos de falecimentos por causas mal definidas e a busca da plena notificação dos falecimentos ao Sistema Único de Saúde.

Art. 6º (VETADO)

Art. 7º Esta Lei entra em vigor na data de sua publicação.

Brasília, 7 de julho de 2009; 188º da Independência e 121º da República.

JOSÉ ALENCAR GOMES DA SILVA
Luiz Paulo Teles Ferreira Barreto
José Gomes Temporão

PORTARIA Nº 116, DE 11 DE FEVEREIRO DE 2009

MINISTÉRIO DA SAÚDE
SECRETARIA DE VIGILÂNCIA EM SAÚDE

Regulamenta a coleta de dados, fluxo e periodicidade de envio das informações sobre óbitos e nascidos vivos para os Sistemas de Informações em Saúde sob gestão da Secretaria de Vigilância em Saúde.

(...).

Seção IV

Das atribuições e responsabilidades dos médicos sobre a emissão da Declaração de Óbito

Art. 17. A emissão da Declaração de Óbito (DO) é de competência do médico responsável pela assistência ao paciente, ou substitutos, excetuando-se apenas os casos confirmados ou suspeitos de morte por causas externas, quando a responsabilidade por esse ato é atribuída ao médico do IML ou equivalente.

Art. 18. Os dados informados em todos os campos da DO são de responsabilidade do médico que atestou a morte, cabendo ao atestante preencher pessoalmente e revisar o documento antes de assiná-lo.

Art. 19. A competência para a emissão da DO será atribuída com base nos seguintes parâmetros:

I – Nos óbitos por causas naturais com assistência médica, a DO deverá ser fornecida, sempre que possível, pelo médico que vinha prestando assistência ao paciente, ou de acordo com as seguintes orientações:

a) A DO do paciente internado sob regime hospitalar deverá ser fornecida pelo médico assistente e, na sua ausência ou impedimento, pelo médico substituto, independentemente do tempo decorrido entre a admissão ou internação e o óbito;

b) A DO do paciente em tratamento sob regime ambulatorial deverá ser fornecida por médico designado pela instituição que prestava assistência, ou pelo SVO;

c) A DO do paciente em tratamento sob regime domiciliar na Estratégia Saúde da Família (ESF), internação domiciliar e outros deverá ser fornecida pelo médico pertencente ao programa ao qual o paciente estava cadastrado, podendo ainda ser emitida pelo SVO, caso o médico não disponha de elementos para correlacionar o óbito com o quadro clínico concernente ao acompanhamento registrado nos prontuários ou fichas médicas dessas instituições; e

d) Nas localidades sem SVO ou referência de SVO definida pela CIB, cabe ao médico da ESF ou da Unidade de Saúde mais próxima verificar a realidade da morte, identificar o falecido e emitir a DO, nos casos de óbitos de paciente em tratamento sob regime domiciliar, podendo registrar "morte com causa indeterminada" quando os registros em prontuários ou fichas médicas não oferecerem elementos para correlacionar o óbito com o quadro clínico concernente ao acompanhamento que fazia. Se a causa da morte for desconhecida, poderá registrar "causa indeterminada" na Parte I do Atestado Médico da DO, devendo, entretanto, se tiver conhecimento, informar doenças preexistentes na Parte II deste documento.

II – Nos óbitos por causas naturais, sem assistência médica durante a doença que ocasionou a morte:

a) Nas localidades com SVO, a DO deverá ser emitida pelos médicos do SVO;

b) Nas localidades sem SVO, a Declaração de Óbito deverá ser fornecida pelos médicos do serviço público de saúde mais próximo do local onde ocorreu o evento e, na sua ausência, por qualquer médico da localidade. Se a causa da morte for desconhecida, poderá registrar "causa indeterminada" na Parte I do Atestado Médico da DO, devendo, entretanto, se tiver conhecimento, informar doenças preexistentes na Parte II deste documento.

III – Nos óbitos fetais, os médicos que prestaram assistência à mãe ficam obrigados a fornecer a DO quando a gestação tiver duração igual ou superior a 20 (vinte) semanas, ou o feto tiver peso corporal igual ou superior a 500 (quinhentos) gramas e/ou estatura igual ou superior a 25 (vinte e cinco) centímetros.

IV – Nos óbitos não fetais, de crianças que morreram pouco tempo após o nascimento, os médicos que prestaram assistência à mãe ou à criança, ou seus substitutos, ficam obrigados a fornecer a DO independentemente da duração da gestação, peso corporal ou estatura do recém-nascido, devendo ser assegurada nesse caso também a emissão da Declaração de Nascidos Vivos pelo médico presente ou pelos demais profissionais de saúde.

V – Nas mortes por causas externas:

a) Em localidade com IML de referência ou equivalente, a DO deverá, obrigatoriamente, ser emitida pelos médicos dos serviços médico-legais, qualquer que tenha sido o tempo decorrido entre o evento violento e a morte propriamente; e

b) Em localidade sem IML de referência ou equivalente, a DO deverá ser emitida por qualquer médico da localidade, ou outro profissional investido pela autoridade judicial ou policial na função de perito legista eventual (*ad hoc*), qualquer que tenha sido o tempo decorrido entre o evento violento e a morte propriamente.

§ 6º Nos óbitos ocorridos em localidades onde exista apenas um médico, este é o responsável pela emissão da DO.

§ 7º Nos óbitos naturais ocorridos em localidades sem médico, a emissão das 3 (três) vias da DO deverá ser solicitada ao Cartório do Registro Civil de referência, pelo responsável pelo falecido, acompanhado de 2 (duas) testemunhas, em conformidade com os fluxos acordados com as corregedorias de Justiça local.

§ 8º As Secretarias Municipais de Saúde deverão indicar o médico que emitirá a DO, de acordo com o preconizado anteriormente, caso restem dúvidas sobre a atribuição.

§ 9º As Secretarias Municipais de Saúde deverão utilizar-se dos meios disponíveis na busca ativa de casos não notificados ao SIM.

Seção V
Do Fluxo da Declaração de Óbito

Art. 20. No caso de óbito natural ocorrido em estabelecimento de saúde, a DO emitida na Unidade Notificadora terá a seguinte destinação:

I – 1ª via: Secretaria Municipal de Saúde;

II – 2ª via: representante/responsável da família do falecido, para ser utilizada na obtenção da Certidão de Óbito junto ao Cartório do Registro Civil, o qual reterá o documento; e

III – 3ª via: Unidade Notificadora, para arquivar no prontuário do falecido.

Art. 21. No caso de óbito natural ocorrido fora de estabelecimento de saúde e com assistência médica, a DO preenchida pelo médico responsável, conforme normatizado na Seção IV, terá a seguinte destinação:

I – 1ª e 3ª vias: Secretarias Municipais de Saúde; e

II – 2ª via: representante/responsável da família do falecido para ser utilizada na obtenção da Certidão de Óbito junto ao Cartório do Registro Civil, o qual reterá o documento.

Parágrafo único. No caso de óbito natural, sem assistência médica em localidades sem SVO, as vias da DO emitidas pelo médico do Serviço de Saúde mais próximo, ou pelo médico designado pela Secretaria Municipal de Saúde, em conformidade com o § 8º do art. 19 desta Portaria, deverão ter a mesma destinação disposta no *caput* deste artigo.

Art. 22. No caso de óbito natural, sem assistência médica em localidades com SVO, a DO emitida pelo médico daquele Serviço deverá ter a seguinte destinação:

I – 1ª via: Secretaria Municipal de Saúde;

II – 2ª via: representante/responsável da família do falecido, para ser utilizada na obtenção da Certidão de Óbito junto ao Cartório do Registro Civil, o qual reterá o documento; e

III – 3ª via: Serviço de Verificação de Óbitos.

Art. 23. No caso de óbito natural ocorrido em localidade sem médico, a DO preenchida pelo Cartório do Registro Civil terá a seguinte destinação:

I – 1ª e 3ª vias: Cartório de Registro Civil, para posterior coleta pela Secretaria Municipal de Saúde responsável pelo processamento dos dados; e

II – 2ª via: Cartório de Registro Civil, que emitirá a Certidão de Óbito a ser entregue ao representante/responsável pelo falecido.

§ 1º As Secretarias Municipais de Saúde deverão utilizar-se dos meios disponíveis na busca ativa de casos não notificados, valendo-se de todos os meios disponíveis para essa finalidade.

§ 2º No caso de óbito de indígena ocorrido em aldeia, nas condições do *caput* deste Artigo, a 1ª via será coletada pelo DSEI para processamento dos dados.

Art. 24. No caso de óbito natural ocorrido em aldeia indígena, com assistência médica, a DO emitida terá a seguinte destinação:

I – 1ª via: Distrito Sanitário Especial Indígena;

II – 2ª via: representante/responsável da família do falecido para ser utilizada na obtenção da Certidão de Óbito junto ao Cartório do Registro Civil, o qual reterá o documento; e

III – 3ª via: Unidade Notificadora, para arquivar no prontuário do falecido.

Art. 25. Nos casos de óbitos por causas acidentais e/ou violentas, as três vias da DO, emitidas pelo médico do IML de referência, ou equivalente, deverão ter a seguinte destinação:

I – 1ª via: Secretaria Municipal de Saúde;

II – 2ª via: representante/responsável da família do falecido para ser utilizada na obtenção da Certidão de Óbito junto ao Cartório do Registro Civil, o qual reterá o documento; e

III – 3ª via: Instituto Médico-legal.

Art. 26. Nos casos de óbitos por causas acidentais e/ou violentas, nas localidades onde não exista IML de referência, ou equivalente, as três vias do DO, emitidas pelo perito designado pela autoridade judicial ou policial para tal finalidade, deverão ter a seguinte destinação:

I – 1ª e 3ª vias: Secretarias Municipais de Saúde; e

II – 2ª via: representante/responsável da família do falecido para ser utilizada na obtenção da Certidão de Óbito junto ao Cartório do Registro Civil, o qual reterá o documento.

(...).

Art. 46. Fica revogada a Portaria nº 20/SVS, de 3 de outubro de 2003, publicada no Diário Oficial da União nº 194, Seção 1, p. 50, de 7 de outubro de 2003 e republicada no Diário Oficial da União nº 196, Seção 1, p. 71, de 9 de outubro de 2003.

GERSON OLIVEIRA PENNA

SERVIÇO DE VERIFICAÇÃO DE ÓBITO

Rede Nacional de Serviços de Verificação de Óbito:

Agora, por meio da Portaria nº 1.405, de 29 de junho de 2006, o Ministério da Saúde criou a Rede Nacional de Serviços de Verificação de Óbito e Esclarecimento da Causa Mortis (SVO), nas seguintes condições:

Art. 1º Instituir a Rede Nacional de Serviços de Verificação de Óbito e Esclarecimento da Causa Mortis (SVO), integrante do Sistema Nacional de Vigilância em Saúde e formada por serviços existentes e a serem criados, desde que cumpram as condições previstas nesta Portaria, mediante termo de adesão.

§ 1º Os SVO integrarão uma rede pública, preferencialmente subordinada à área responsável pelas ações de vigilância epidemiológica, sob gestão da Secretaria Estadual de Saúde (SES).

§ 2º A SES poderá celebrar acordo ou convênio com instituição pública de ensino superior, instituições filantrópicas, Secretaria de Segurança Pública ou equivalente para a operacionalização dos SVO.

§ 3º As Secretarias Municipais de Saúde poderão ser gestoras e/ou gerentes dos SVO integrantes da rede e localizados em seu território, mediante pactuação na Comissão Intergestores Bipartite (CIB).

Art. 2º Estabelecer que a Rede Nacional de SVO seja constituída de forma progressiva por 74 (setenta e quatro) serviços distribuídos por unidade federada e classificados em Portes, conforme o disposto no Anexo I, atendendo aos seguintes critérios:

I – Para as UF com população inferior ou igual a 3 milhões de habitantes, está assegurada a possibilidade de adesão de apenas um serviço, preferencialmente de Porte III.

II – Para as UF com população superior a 3 milhões de habitantes está assegurada a possibilidade de adesão de um serviço, preferencialmente de Porte III, e mais serviço(s) de Porte I ou II, em número e porte estabelecidos conforme critérios informados nas alíneas abaixo:

a) para cada excedente populacional de 3 milhões de habitantes poderá ser solicitada a adesão de mais um serviço de Porte II;

b) para cada excedente populacional inferior a 3 milhões de habitantes, maior que 1 milhão e quinhentos mil habitantes, poderá ser solicitada a adesão de um serviço de Porte II; e

c) para cada excedente populacional inferior a 3 milhões de habitantes, menor ou igual a 1 milhão e quinhentos mil habitantes, poderá ser solicitada a adesão de um serviço de Porte I.

III – Os serviços serão definidos em Portes conforme o atendimento às condições apresentadas nos Anexos II, III e IV a esta Portaria, que deverão ser observadas, para fins de adesão à Rede, tanto pelos serviços existentes quanto por aqueles a serem criados.

IV – As UF que não possuam serviços que atendam às condições definidas nos Anexos II, III e IV, para solicitar adesão de serviços de Porte III, no primeiro ano, poderão credenciar-se nos Portes I ou II, e posteriormente solicitar alteração nas condições de adesão.

V – Os serviços de Porte III, nos estados que disponham de mais de um SVO, além de suas atribuições regulares, deverão exercer a função de referência para apoio, diagnóstico e treinamento de pessoal aos serviços de Portes I e II da UF.

Art. 3º O Ministério da Saúde apoiará financeiramente os estados, o Distrito Federal e os municípios para a implantação e o custeio dos SVO, de acordo com sua disponibilidade orçamentária.

Parágrafo único. O cronograma de repasses de recursos financeiros destinados ao custeio de serviços integrados à Rede de SVO para os anos subsequentes serão pactuados na última reunião da CIT do ano anterior a cada um desses anos, tendo como base uma avaliação do impacto da rede implantada e a eventual proposição de ajustes neste cronograma e respectivo orçamento.

Art. 4º A implantação da rede de SVO ocorrerá nos próximos 4 anos e o Ministério da Saúde repassará recursos financeiros de incentivo para custeio dos SVO, de acordo com o seguinte cronograma:

I – durante o exercício de 2006, o início do repasse do incentivo financeiro será instituído prioritariamente para o custeio de 15 serviços de Porte III, preferencialmente para os SVO já existentes nas capitais;

II – a partir do exercício de 2007, o incentivo financeiro mensal regular será ampliado prioritariamente para os 12 estados não contemplados no primeiro ano, que venham a implantar serviços, preferencialmente de Porte III, em suas capitais, ressalvadas as condições definidas no parágrafo único do artigo 3º; e

III – para os exercícios de 2008 e 2009, o Ministério da Saúde deverá prever recursos orçamentários para o repasse do incentivo financeiro necessário ao custeio dos 47 SVOs restantes para compor a rede proposta no Anexo I, ressalvadas as condições definidas no parágrafo único do artigo 3º.

Art. 5º Instituir o Fator de Incentivo para os Serviços de Verificação de Óbito e Esclarecimento da *Causa Mortis.*

§ 1º O Fator de Incentivo será transferido mensalmente pelo Fundo Nacional de Saúde, de forma regular e automática, diretamente para o Fundo Estadual de Saúde ou o Fundo Municipal de Saúde, de acordo com o pactuado na CIB, como componente do Teto Financeiro de Vigilância em Saúde (TFVS).

§ 2º O valor do Fator de Incentivo variará de acordo com o Porte do Serviço de Verificação de Óbito e Esclarecimento da *Causa Mortis*, conforme se apresenta no Anexo V a esta Portaria.

§ 3º Os estados com população superior a 10 milhões de habitantes, que expandirem o horário do plantão técnico do serviço de Porte III para 24 h, contarão com um incentivo adicional no valor de R$ 15.000,00 (quinze mil reais) mensais para suplementar o custeio previsto no Anexo V.

§ 4º O Fator de Incentivo será pago em dobro no primeiro mês de adesão, com o objetivo de apoiar o custeio das despesas de implantação da atividade.

Art. 6º A Secretaria de Vigilância em Saúde (SVS) acompanhará a implantação e a execução dos serviços dos SVO de forma a garantir a qualidade das ações e serviços prestados para fins de recebimento do Fator de Incentivo.

§ 1º A regularidade do cumprimento das obrigações por parte dos SVO é condição para a continuidade do repasse do Fator de Incentivo.

§ 2º O serviço que não atender aos requisitos desta Portaria, no prazo estabelecido, poderá perder a qualificação e deixar de receber o Fator de Incentivo, desde que não apresente justificativa válida para o não cumprimento ou promova as adequações necessárias.

Art 7º Estabelecer que para fins de repasse do incentivo financeiro, a Secretaria de Vigilância em Saúde (SVS) cadastre, como integrantes da rede, os serviços indicados pela Secretaria de Estado de Saúde (SES), após pactuação na CIB, até o número máximo definido por UF, no Anexo I.

Parágrafo único. Para cumprimento do disposto neste artigo, a SES deverá encaminhar à SVS uma proposta de constituição da rede estadual de SVO, contendo:

I – cadastro de todos os serviços existentes no estado e no Distrito Federal;

II – pactuação na CIB dos serviços que integrarão a Rede; e

III – fluxos e atribuições dos serviços dentro desta Rede,

Art. 8º Os SVO serão implantados, organizados e capacitados para executarem as seguintes funções:

I – realizar necropsias de pessoas falecidas de morte natural sem ou com assistência médica (sem elucidação diagnóstica), inclusive os casos encaminhadas pelo Instituto Médico-legal (IML);

II – transferir ao IML os casos:

a) confirmados ou suspeitos de morte por causas externas, verificados antes ou no decorrer da necropsia;

b) em estado avançado de decomposição; e

c) de morte natural de identidade desconhecida;

III – comunicar ao órgão municipal competente os casos de corpos de indigentes e/ou não reclamados, após a realização da necropsia, para que seja efetuado o registro do óbito (no prazo determinado em lei) e o sepultamento;

IV – proceder às devidas notificações aos órgãos municipais e estaduais de epidemiologia;

V – garantir a emissão das declarações de óbito dos cadáveres examinados no serviço, por profissionais da instituição ou contratados para este fim, em suas instalações;

VI – encaminhar, mensalmente, ao gestor da informação de mortalidade local (gestor do Sistema de Informação sobre Mortalidade):

a) lista de necropsias realizadas;

b) cópias das Declarações de Óbito emitidas na instituição; e

c) atualização da informação da(s) causa(s) do óbito por ocasião do seu esclarecimento, quando este só ocorrer após a emissão deste documento.

Parágrafo único. O SVO deve conceder absoluta prioridade ao esclarecimento da *causa mortis* de casos de interesse da vigilância epidemiológica e óbitos suspeitos de causa de notificação compulsória ou de agravo inusitado à saúde.

Art. 9º Os SVO, independentemente de seu Porte, deverão obrigatoriamente:

I – funcionar de modo ininterrupto e diariamente, para a recepção de corpos;

II – atender à legislação sanitária vigente;

III – adotar as medidas de biossegurança pertinentes para garantir a saúde dos trabalhadores e usuários do serviço; e

IV – contar com serviço próprio de remoção de cadáver ou com um serviço de remoção contratado ou conveniado com outro ente público, devidamente organizado, para viabilizar o fluxo e o cumprimento das competências do serviço.

Art. 10. A área de abrangência de um determinado SVO deve ser pactuada na CIB, podendo ser definida como um grupo de municípios de uma região ou apenas um único município, considerando como parâmetro para definir a área de abrangência o Plano Diretor de Regionalização do Estado.

Art. 11. Determinar que a responsabilidade técnica do SVO seja da competência de um médico regularmente inscrito no Conselho Regional de Medicina do Estado onde o SVO for instalado.

§ 1º Caberá ao médico do SVO o fornecimento da Declaração de Óbito nas necropsias a que proceder.

§ 2º Os exames necroscópicos só poderão ser realizados nas dependências dos SVO, por médico patologista, preferencialmente com especialidade registrada no Conselho Regional de Medicina do Estado onde o serviço estiver instalado.

§ 3º No caso de estados com comprovada carência de patologistas, o SVO poderá ser habilitado provisoriamente sem o cumprimento do disposto no parágrafo anterior, desde que a SES apresente proposta para o desenvolvimento de políticas para ampliar esta disponibilidade.

§ 4º Os exames histopatológicos, hematológicos, bioquímicos, de microbiologia, toxicológicos, sorológicos e imuno-histoquímicos poderão ser realizados fora das dependências dos SVO, em laboratórios públicos ou privados, legalmente registrados no órgão de vigilância sanitária competente e nos conselhos regionais de profissionais do respectivo estado.

§ 5º Nos casos previstos no parágrafo anterior, o laboratório estará submetido às normas técnicas e éticas vigentes na administração pública da saúde, com destaque para o necessário sigilo, bem como daquelas que forem especificamente definidas pela SES para cada caso.

Art. 12. Instituir Comissão de Implantação e Acompanhamento da Rede Nacional de Serviços de Verificação de Óbito e Esclarecimento da *Causa Mortis*, a ser composta por técnicos e gestores do SUS, incluindo representação do Conselho Nacional de Secretários de Saúde (CONASS) e do Conselho Nacional de Secretários Municipais de Saúde (CONASEMS).

Parágrafo único. A Comissão de que trata o *caput* deste artigo será designada por portaria do Secretário de Vigilância em Saúde.

Art. 13. Compete à Secretaria de Vigilância em Saúde a adoção das medidas e procedimentos necessários para o pleno funcionamento e efetividade do disposto nesta Portaria.

Art. 14. As despesas previstas nesta Portaria onerarão recursos orçamentários do Ministério da Saúde.

Art. 15. Esta Portaria entra em vigor na data de sua publicação, com efeitos financeiros a partir de 1º de junho de 2006.

ARIONALDO BOMFIM ROSENDO

ANEXO I
DISTRIBUIÇÃO DOS SVO POR UF, SEGUNDO O PORTE

Estado	Porte de SVO				População residente na UF*
	Porte I	Porte II	Porte III	Total	
Roraima	-	-	1	1	381.896
Amapá	-	-	1	1	547.400
Acre	-	-	1	1	620.634
Tocantins	-	-	1	1	1.262.644
Rondônia	-	-	1	1	1.562.085
Sergipe	-	-	1	1	1.934.596
Mato Grosso do Sul	-	-	1	1	2.230.702
Distrito Federal	-	-	1	1	2.282.049
Rio Grande do Norte	-	-	1	1	2.962.107
Piauí	-	-	1	1	2.977.259
Alagoas	-	-	1	1	2.980.910
Mato Grosso	-	-	1	1	2.749.145
Amazonas	1	-	1	2	3.148.420
Espírito Santo	1	-	1	2	3.352.024
Paraíba	1	-	1	2	3.568.350
Goiás	-	1	1	2	5.508.245
Santa Catarina	-	1	1	2	5.774.178
Maranhão	1	1	1	3	6.021.504
Pará	1	1	1	3	6.850.181
Ceará	1	1	1	3	7.976.563
Pernambuco	-	2	1	3	8.323.911
Paraná	1	2	1	4	10.135.388
Rio Grande do Sul	-	3	1	4	10.726.063
Bahia	-	4	1	5	13.682.074
Rio de Janeiro	1	4	1	6	15.203.750
Minas Gerais	1	5	1	7	18.993.720
São Paulo	1	12	1	14	39.825.226
Total	10	37	27	74	181.581.024

*População por estado estimada pelo IBGE para 2004.

ANEXO II
CRITÉRIOS PARA A CLASSIFICAÇÃO – PORTE I
SERVIÇOS DE VERIFICAÇÃO DE ÓBITO E ESCLARECIMENTO DA *CAUSA MORTIS*

1. Para que o Serviço de Verificação de Óbito e Esclarecimento da *Causa Mortis* seja habilitado, deverá atender às seguintes condições:

I – apresentar Carta de Adesão (Anexo VI) assinada pelo Secretário de Saúde do Estado, do Município ou do Distrito Federal;

II – apresentar ato formal de criação do Serviço de Verificação de Óbito e Esclarecimento da Causa Mortis;

III – comprovar disponibilidade de área física com instalações e tecnologias necessárias, inclusive computador conectado à internet;

IV – dispor de uma equipe para o SVO, composta por, no mínimo:

a) Auxiliar Administrativo (*);

b) Auxiliar de Serviços Gerais (*);

c) Médico Patologista (**);

d) Técnico de Necropsia (**);

e) Histotécnico (***); e

(*) Ao menos um durante todo o horário de funcionamento.

(**) Ao menos um durante todo o horário de funcionamento do plantão técnico.

(***) Dispensável caso o serviço não realize os exames histopatológicos em suas dependências.

V – manter grade de horário para funcionamento de seus plantões técnico e administrativo, conforme descrito:

Atividade	Porte I
Recepção de corpos (plantão administrativo)	0-24 h
Plantão técnico (*)	7-19 h

(*) Médico Patologista, Técnico e Auxiliar de Necropsia.

2. Competências:

O Serviço de Verificação de Óbito e Esclarecimento da *Causa Mortis* desenvolverá o conjunto de ações descritas abaixo, que visam ao esclarecimento da causa de óbito, além da detecção e investigação de qualquer agravo suspeito ou confirmado de doença de notificação compulsória atendido no hospital, utilizando para isso as normas de vigilância epidemiológica nacionais, estaduais e municipais:

Procedimentos/Atividades	Porte I
Exame anatomopatológico macroscópico	X
Exame histopatológico básico	X(*)
Exame hematológico	X(*)
Exame bioquímico	X(*)
Laboratório de microbiologia	X(*)
Sorológicos	X(*)

(*) Procedimento realizado no local ou contratado.

ANEXO III
CRITÉRIOS PARA A CLASSIFICAÇÃO – PORTE II
SERVIÇOS DE VERIFICAÇÃO DE ÓBITO E ESCLARECIMENTO DA *CAUSA MORTIS*

1. Para que o Serviço de Verificação de Óbito e Esclarecimento da Causa Mortis seja habilitado deverá atender às seguintes condições:

I – apresentar Carta de Adesão (Anexo VI) assinada pelo Secretário de Saúde do Estado ou do Município ou do Distrito Federal;

II – apresentar ato formal de criação do Serviço de Verificação de Óbito e Esclarecimento da *Causa Mortis*;

III – comprovar disponibilidade de área física com instalações e tecnologias necessárias, inclusive computador conectado à internet; e

IV – dispor de uma equipe para o SVO, composta por, no mínimo:

a) Auxiliar Administrativo (*);

b) Auxiliar de Serviços Gerais (*);

c) Médico Patologista (**);

d) Técnico de Necropsia (**);

e) Histotécnico (***);

f) Assistente Social (**);

(*) Ao menos um durante todo o horário de funcionamento.

(**) Ao menos um durante todo o horário de funcionamento do plantão técnico.

(***) Dispensável caso o serviço não realize os exames histopatológicos em suas dependências.

V – manter grade de horário para funcionamento de seus plantões técnico e administrativo, conforme descrito:

Atividade	Porte I
Recepção de corpos (plantão administrativo)	0-24 h
Plantão técnico (*)	7-23 h

(*) Médico Patologista, Técnico e Auxiliar de Necropsia.

2. Competências:

O Serviço de Verificação de Óbito e Esclarecimento da *Causa Mortis* desenvolverá o conjunto de ações descritas a seguir e que visam ao esclarecimento da causa de óbito, além da detecção e investigação de qualquer agravo suspeito ou confirmado de doença de notificação compulsória atendido no hospital, utilizando para isso as normas de vigilância epidemiológica nacionais, estaduais e municipais:

Procedimentos/Atividades	Porte II
Exame anatomopatológico macroscópico	X
Exame histopatológico básico	X (*)
Exame hematológico	X (*)
Exame bioquímico	X (*)
Laboratório de microbiologia	X (*)
Imuno-histoquímico	X (*)

(*) Procedimento realizado no local ou contratado.

ANEXO IV
CRITÉRIOS PARA A CLASSIFICAÇÃO – PORTE III
SERVIÇOS DE VERIFICAÇÃO DE ÓBITO E ESCLARECIMENTO DA *CAUSA MORTIS*

1. Para que o Serviço de Verificação de Óbito e Esclarecimento da *Causa Mortis* seja habilitado, deverá atender às seguintes condições:

I – apresentar Carta de Adesão (Anexo VI) assinada pelo Secretário de Saúde do Estado ou do Município ou do Distrito Federal;

II – apresentar ato formal de criação do Serviço de Verificação de Óbito e Esclarecimento da Causa Mortis;

III – comprovar disponibilidade de área física com instalações e tecnologias necessárias, inclusive computador conectado à internet; e

IV – dispor de uma equipe para o SVO, composta por, no mínimo:

Categoria profisisonal	Porte III
Auxiliar Administrativo (*)	1
Auxiliar de Serviços Gerais (*)	1
Médico Patologista (**)	2
Técnico de Necropsia (**)	1
Auxiliar de Necropsia (**)	1
Histotécnico 40 h semanais (***)	1
Assistente Social (**)	1

(*) Ao menos um durante todo o horário de funcionamento.
(**) Ao menos um durante todo o horário de funcionamento do plantão técnico.
(***) Dispensável caso o serviço não realize os exames hisopatológicos em suas dependências.

V – manter grade de horário para funcionamento de seus plantões técnico e administrativo, conforme descrito:

Atividade	Porte III
Recepção de corpos (plantão administrativo)	0-24 h
Plantão técnico (*)	7-23 h (**)

(*) Médico Patologista, Técnico e Auxiliar de Necropsia.
(**) O SVO Porte III de UF com mais de 10.000.000 de habitantes, cuja gestão receba o incentivo-adicional de que trata o §3° do artigo 5° desta Portaria, deverá mantar plantão técnico de 24 horas.

2. Competências:

O Serviço de Verificação de Óbito e Esclarecimento da *Causa Mortis* desenvolverá o conjunto de ações descritas abaixo e que visam ao esclarecimento da causa de óbito, além da detecção e investigação de qualquer agravo suspeito ou confirmado de doença de notificação compulsória atendido no hospital, utilizando para isso as normas de vigilância epidemiológica nacionais, estaduais e municipais:

Procedimentos/Atividades	Porte III
Exame anatomopatológico macroscópico	X
Exame histopatológico básico	X (*)
Exame hematológico	X (*)
Exame bioquímico	X (*)

(continua)

Procedimentos/Atividades	Porte III
Laboratório de toxicologia, com os seguintes procedimentos mínimos: análise de álcool em amostras biológicas, e análise qualitativa de drogas (triagem)	X (**)
Imuno-histoquímico	X (**)
Sorológicos	X (*)
Capacidade para oferecer treinamento	X (**)

(*) Procedimento realizado no local ou contratado.
(**) Procedimento realizado no local ou contratado, e disponível para os demais SVO do estado.

ANEXO V
VALOR MENSAL DO INCENTIVO SEGUNDO O PORTE DO SVO

Porte	Valor Mensal
I	R$20.000,00
II	R$30.000,00
III (*)	R$35.000,00

(*) O SVO de Porte III com mais de 10 milhões de habitantes poderá receber o incentivo adicional de R$ 15.000,00 (quinze mil reais), de que trata o §3.° do artigo 5.° desta Portaria, e deverá manter plantão técnico de 24 horas.

ANEXO VI
CARTA DE ADESÃO

Cada Serviço de Verificação de Óbito e Esclarecimento da *Causa Mortis* deve ser encaminhado por ofício assinado pelo gestor correspondente (Secretário de Saúde do Estado, do Município ou do Distrito Federal) e em papel timbrado, conforme modelo abaixo:

(TIMBRE)

Identificação do Gestor (Secretaria Estadual ou Municipal de XXXXX)

Local e data __________, _____ de __________ de 20XX.

Endereçado a:

À Secretaria de Vigilância em Saúde – SVS/MS

Departamento de Análise de Situação de Saúde – DASIS

Esplanada dos Ministérios, Bloco G, Edifício Sede do Ministério da Saúde, sobreloja, sala 148

CEP: 70058-900 Brasília – DF

Senhor Diretor,

Vimos oficializar o compromisso do Serviço de Verificação de Óbito e Esclarecimento da *Causa Mortis* de (identificar o Serviço), em participar da Rede Nacional de Serviços de Verificação de Óbito e Esclarecimento da *Causa Mortis* (SVO), integrando o Sistema Nacional de Vigilância em Saúde. Ao mesmo tempo, declaramos que o referido Serviço cumpre os critérios estabelecidos pelo Ministério da Saúde.

Para tanto, enviamos a documentação necessária, que habilitará o referido Serviço ao credenciamento como Serviço de Verificação de Óbito e Esclarecimento da *Causa Mortis* (SVO) no Porte __________, com as obrigações e vantagens que advêm desta condição.

Atenciosamente,

Assinatura do gestor correspondente

(Secretário de Saúde do Estado, do Município ou do Distrito Federal)"

REFERÊNCIAS BIBLIOGRÁFICAS

1. Thoinot L. Précis de médecine légale. Tomo I. Paris: Octave Doin; 1913.
2. Hércules HC. Medicina legal – Texto e atlas. São Paulo: Atheneu; 2014.
3. Miziara ID. Manual prático de medicina legal. São Paulo: Atheneu; 2014. p.103-10.
4. França GV. Medicina legal. Rio de Janeiro: Guanabara Koogan; 2015. p.455-65.

BIBLIOGRAFIA

1. Conselho Federal de Medicina
2. Costa LRS, Costa BM. A perícia médico-legal aplicada à área criminal. Campinas: Millennium; 2014. p.171.
3. Croce D, Júnior DC. Manual de medicina legal. São Paulo: Saraiva; 2012. p.462-98.
4. Fávero F. Medicina legal. São Paulo: Revista dos Tribunais; 1942. p.496-562.
5. França cap 17 pgs 421-430 pgs 430-444 pgs 444-456 pgs 456-461 pgs 487-492 pgs 496-514 pgs 496-562
6. Franklin R. Sobre a virtopsia. Disponível em: http://reginaldofranklin.com.br/sobre-a-virtopsia/. Acessado em: 19/9/2021.
7. Hygino cap 6 pgs 103-110 pgs 165-183
8. https://portalarquivos2.saude.gov.br/images/pdf/2015/agosto/14/Declaracao-de-Obito-WEB.pdf Acessado em: 19/9/2021.

CAPÍTULO 7

SEXOLOGIA FORENSE

Fernanda Scaramussa
Ivan Dieb Miziara

INTRODUÇÃO

A história mostra que a violência sempre esteve presente em todos os setores da sociedade, sendo um fenômeno multifatorial e, consequentemente, complexo. A palavra violência é utilizada em diferentes contextos, por exemplo, casos de homicídio, abusos sexuais, maus-tratos físicos, agressões verbais e psicológicas, entre outros. É, portanto, uma questão social extremamente relevante.[1]

Segundo a Organização Mundial da Saúde (OMS), a violência pode ser definida como "uso intencional da força ou poder em uma forma de ameaça ou efetivamente, contra si mesmo, outra pessoa ou grupo ou comunidade, que ocasiona ou tem grandes probabilidades de ocasionar lesão, morte, dano psíquico, alterações do desenvolvimento ou privações".[2]

Ainda de acordo com a OMS, saúde corresponde ao completo bem-estar físico, mental, social e espiritual dos indivíduos. Diante disso, nota-se que a violência está relacionada às questões de saúde (em saúde pública, como gênese do processo saúde-doença), uma vez que influencia diretamente na qualidade de vida das pessoas. Assim, é fundamental que os profissionais da saúde estejam preparados para atender e acolher as vítimas envolvidas nessas situações.

O termo violência contra a mulher surgiu do movimento social feminista. Refere-se a situações diversas, como afirmam Sacramento e Rezende:

> *atos e comportamentos cometidos: violência física, assassinatos, violência sexual e psicológica cometida por parceiros (íntimos ou não), estupro, abuso sexual de meninas, assédio sexual e moral (no trabalho ou não), abusos emocionais, espancamentos, compelir a pânico, aterrorizar, prostituição forçada, coerção à pornografia, o trá-*

fico de mulheres, o turismo sexual, a violência étnica e racial, a violência cometida pelo Estado, por ação ou omissão, a mutilação genital, a violência e os assassinatos ligados ao dote, violação conjugal, violência tolerada perpetrada pelo Estado, etc.[1]

Além das agressões e abusos já expostos, a violência contra a mulher manifesta-se de outras formas, inclusive em ambiente familiar. Segundo Sacramento e Rezende, esta violência é caracterizada por

impedimentos ao trabalho ou estudo, recusa de apoio financeiro para as atividades domésticas, controle dos bens do casal e/ou dos bens da mulher exclusivamente pelos homens da casa, ameaças de expulsão da casa e perda de bens, como forma de "educar" ou punir por comportamentos que a mulher tenha adotado.[1]

O foco deste capítulo é violência sexual, ressaltando, principalmente, as questões médicas e jurídicas. Ou seja, o tema a ser estudado é a sexologia forense.

SEXOLOGIA FORENSE

Segundo França, "a sexologia forense, é a parte da Medicina Legal que trata das questões médico-biológicas e periciais ligadas aos delitos contra a dignidade e a liberdade sexual".[3] É o segmento que abrange o estudo do comportamento sexual ou relacionado ao sexo. Baseia-se nos fundamentos médicos, biológicos, sociais, culturais e psicossociais, no que diz respeito às implicações jurídicas.[4] A sexologia forense pode ser aplicada nas duas principais grandes áreas da perícia médica: a criminal e a civil.

A violência sexual não é apenas uma agressão ao corpo, mas é, acima de tudo, algo que fere a cidadania. Trata-se de um fenômeno universal que atinge todas as classes socioeconômicas, culturas, religiões e etnias, segundo Dahlberg e Krug.[5] O crescimento populacional desordenado, principalmente das periferias das grandes cidades, gera aumento do desemprego, do uso de drogas, do alcoolismo e da insegurança. São elementos que fomentam e fazem crescer a violência, seja a sexual ou não. As maiores vítimas deste contexto são as mais desprotegidas e vulneráveis: as mulheres e as crianças. O estupro, por sua vez, é a forma de violência sexual mais comum. Apesar de ser um assunto tão relevante e presente no cotidiano, infelizmente, ainda é pouco discutido.

Diante disso, é de fundamental importância o investimento, cada vez maior, na contribuição técnica e científica. No caso da sexologia forense, o desenvolvimento e o aprimoramento pericial são fatores imprescindíveis. França refere que *torna-se imperioso que se amplie e melhore a qualidade das perícias médico-legais, pois só assim os elementos constitutivos do corpo de delito terão seu destino ligado ao interesse da justiça. Não há outra forma de avaliar um fato de origem criminal que não seja através da análise da prova.*[3]

Em termos legais, especificamente em relação ao Código Penal Brasileiro, o principal crime sexual em tela é o estupro. Segundo a Lei n. 12.015/2009, a definição de estupro é "constranger alguém, mediante violência ou grave ameaça, a conjunção carnal, ou praticar ou permitir que com ele se pratique outro ato libidinoso".[6] Esta lei vem, de forma oportuna, modificar o texto do Código Penal, juntando os artigos 213 (estupro) e 214 (atentado violento ao pudor) em um crime único e que também contempla os indivíduos do sexo masculino – posto que, no antigo artigo 213, somente a mulher poderia ser vítima de estupro, já que em sua redação consignava "constranger mulher a conjunção carnal [...]".

Deste modo, alguns conceitos expressos no texto legal merecem explicação, a saber:

- Violência: pode ser de vários tipos e não necessariamente se correlaciona apenas ao emprego da força física.
- Violência física: uso de força física ou similar para constranger a vítima.
- Violência psíquica: emprego de meios de inibição, por exemplo, a embriaguez, o uso de drogas alucinógenas e/ou de drogas que promovem o rebaixamento do nível de consciência.
- Violência presumida: ação praticada contra pessoas que não podem e/ou não conseguem reagir, ou que não possuam discernimento para consentir no ato (menores de 14 anos, deficientes mentais etc.).
- Conjunção carnal: trata-se da introdução do pênis na vagina, o intercurso completo ou incompleto (com ou sem ejaculação).
- Praticar ou permitir que se pratique: aqui define-se o infrator não só como aquele que realiza determinado ato libidinoso, como também aquele que, agindo de forma passiva, permite que lhe seja praticado.
- Grave ameaça: corresponde à promessa de um mal maior, algo que é superior à própria honra.
- Ato libidinoso: objetiva o prazer sexual de quem o pratica, sem incluir conjunção carnal; é lascivo, voluptuoso, dirigido para a satisfação do instinto sexual. São considerados atos libidinosos diversos da conjunção carnal as cópulas ectópicas (sexo anal), os atos orais e os atos manuais.

Quanto à conjunção carnal como prova técnica do crime de estupro, existem alguns pressupostos que dão a certeza de sua ocorrência. Doutrinariamente, são considerados sinais de certeza a rotura do hímen, a presença de espermatozoides ou do antígeno prostático (PSA) na vagina e a gravidez com data gestacional compatível ao fato alegado. De modo mais simples, o sinal de certeza de coito anal é a detecção da presença de espermatozoides no ânus.

O EXAME PERICIAL E O ATENDIMENTO À VÍTIMA DE VIOLÊNCIA SEXUAL

Contextualização

A violência sexual está presente em todas as camadas socioeconômicas e culturais do Brasil e do mundo. Apesar de os números serem alarmantes, grande parte ainda é subnotificada. Infelizmente, independente do gênero, da faixa etária, da posição/classe social e demais fatores. Sabe-se também que, na maioria dos casos, o agressor é alguém próximo e que compartilha do ambiente familiar (os próprios familiares, amigos e vizinhos).

Diante disso, é de extrema importância o estudo referente ao atendimento das vítimas de violência sexual, uma vez que a situação é bastante complexa e causa constrangimento à pessoa a ser examinada.

Acolhimento e anamnese

O acolhimento, em ambiente hospitalar, é fundamental e deve acontecer independentemente do tempo da ocorrência da violência. As vítimas chegam aos diversos níveis de atendimento médico (posto de saúde, pronto atendimento, ambulatórios etc.) e, por esse motivo, os profissionais de saúde (de qualquer especialidade) devem sempre estar preparados e atualizados sobre o tema.

No início do acolhimento e da anamnese, a vítima encontra-se constrangida, assustada, com medo ou receio e com vergonha da situação ocorrida. Deve-se, então, ser realizada uma escuta atenta, sem interrupções ou questionamentos. Respeitar os sentimentos e o tempo de fala e assimilação da pessoa é fundamental.

O local de atendimento deve ser reservado e a porta deve estar fechada. Procurar, neste primeiro contato, firmar uma relação de confiança e empatia, não somente na relação médico e paciente, mas com toda a equipe multiprofissional.

Durante o atendimento, é muito importante determinar a cronologia dos fatos, ou seja, se a violência é aguda ou crônica, como também se o último episódio aconteceu em até 72 horas. Esse dado é importante, pois irá determinar se, após o acolhimento e a consulta, a vítima será encaminhada ao acompanhamento ambulatorial ou se, caso o fato tenha ocorrido em menos de 72 horas, será realizado o pronto atendimento (Tabela 1).

Tabela 1 Atendimento da vítima de acordo com a cronologia

Aconteceu em MENOS de 72 horas?	
SIM	NÃO
Procedimentos médico-legais, se possível, nas primeiras horas	Procedimentos médico-legais, podendo ir primeiro à delegacia
Coletar exames e secreções	Ir ao hospital, pois algumas medicações podem ser administradas em até 5 dias
Realizar PEP	
Após alta, orientar a procurar uma Delegacia de Defesa da Mulher	

PEP: profilaxias pós-exposicionais.

Deve-se ressaltar também o cuidado e a necessidade de se ter estratégias para a coleta adequada da história da vítima (relato), como por meio da confecção de um roteiro simples e objetivo, evitando que a vítima tenha de repetir a mesma história várias vezes, visando a evitar situações de revitimização durante o atendimento médico e multiprofissional.

Exame físico

Deve ser realizado em ambiente calmo, com privacidade e na presença de acompanhante, caso seja da vontade da vítima. Explicar todas as etapas do exame e o que será feito passo a passo, a fim de transmitir empatia e confiança. Se possível, em caso de vítima mulher, o atendimento deve ser realizado, também, por alguém do gênero feminino. O exame deve ser minucioso e deve ser descrito de maneira completa. Atenção especial nas anotações referentes aos achados típicos de lesões genitais (sangramentos, escoriações, hematomas, hiperemia, corpo estranho, evidência de penetração, entre outros).

É necessário avaliar a vítima como um todo, ou seja, procurar por lesões extragenitais, como traumas cranianos, queimaduras e fraturas. Em alguns casos, as vítimas chegam ao pronto atendimento com outras queixas principais ou até mesmo em situações mais graves, como desacordadas ou inconscientes. Nessas situações, questionar/pesquisar a possibilidade de ter ocorrido também a violência sexual. Todos os dados coletados devem ser minuciosamente registrados em prontuário médico, caso haja algum questionamento jurídico no futuro acerca da ocorrência do fato.

A perícia médico-legal sexológica

Antes de descrever a perícia médico-legal sexológica propriamente dita, vale lembrar as considerações de Ingemann-Hansen e Charles:

> *O cuidado e o exame de uma vítima de abuso sexual agudo devem ser conduzidos por um médico competente com conhecimento de respostas psicológicas aos abusos de natureza sexual. Ele deve ser um competente comunicador para que uma história relevante possa ser obtida. Ele deve saber o que procurar, como documentar e obter evidências biológicas, e como interpretar e relatar seus achados verbalmente e na forma escrita. De uma perspectiva legal, seus relatórios devem conter: história acurada, documentação das observações, recolha de evidências biológicas e físicas, interpretação de seus achados em termos objetivos. [...] Uma história meticulosa levará o médico a colher o material necessário e a realizar o exame de maneira correta.*[7]

Segundo os autores, o exame correto inclui

> *A inspeção sistemática dos pés a cabeça, todas as vezes da mesma maneira, em todas as partes do corpo da vítima. Um método adequado é começar pela cabeça, incluindo a cavidade oral, as pálpebras (hemorragia petequial) e o pescoço. Reclinar a vítima para examinar os seios e o tronco e depois as extremidades. Lembrar de recobrir a região pélvica da vítima e as pernas enquanto estiver examinando os seios e o tronco, e vice-versa. Esfregaços em lâmina são feitos para pesquisa de espermatozoides e corados por hematoxilina-eosina, em busca de espermatozoides sob microscopia ótica. Evidências genéticas para sêmen, sangue, saliva e pele, por tipagem de DNA. Colher material para análise toxicológica (sangue e urina) em busca de álcool e drogas. [...]* Swabs *devem ser feitos em busca de fluido seminal, com análise de fosfatase ácida prostática e antígeno específico prostático, que frequentemente apresentam positividade maior que a pesquisa de espermatozoide sob microscopia ótica. A Organização Mundial de Saúde, em 2003, recomendou que a coleta de material fosse realizada o mais rapidamente possível, possivelmente porque a evidência decresce dramaticamente após 72 horas. Na Dinamarca, estudo demonstrou que espermatozoides não eram mais encontrados em vítimas de abuso sexual depois de três dias. Por outro lado, outras lesões podem permanecer por mais tempo, e o uso de colpos-*

copia associado à utilização do azul de toluidina, evidenciou que as lesões permaneciam visíveis por período de tempo entre 24-80 horas.[7]

Dessa maneira, o exame pericial inicia-se com a ectoscopia cuidadosa, buscando-se por lesões sugestivas de imobilização, deslocamento, arrasto e outras lesões que possivelmente resultaram de atos libidinosos que não a conjunção carnal, como presença de sêmen na pele da vítima (coxas, pernas, braços, rosto e abdome) ou nas vestimentas.

Em seguida, passa-se ao exame sexológico propriamente dito. Em vítimas do sexo feminino, colocadas em posição ginecológica (Figura 1), o hímen é o objeto de interesse pericial mais relevante (e deve ser analisado, sempre que possível, com o auxílio de um colposcópio), já que é um dos sinais de certeza da conjunção carnal. Deve-se fazer um movimento de pinça, apreendendo os grandes e os pequenos lábios vaginais entre o polegar e o indicador de cada mão e tracioná-los para os lados e para adiante. Como ensina Hélio Gomes, "a orla deverá ser examinada com todo detalhe no que diz respeito à forma e à espessura, consistência, inserção, entalhes, roturas, tamanho do óstio etc." As roturas receberão descrição minuciosa quanto à sua localização, se completas ou incompletas, se cicatrizadas ou não, sua quantidade etc.

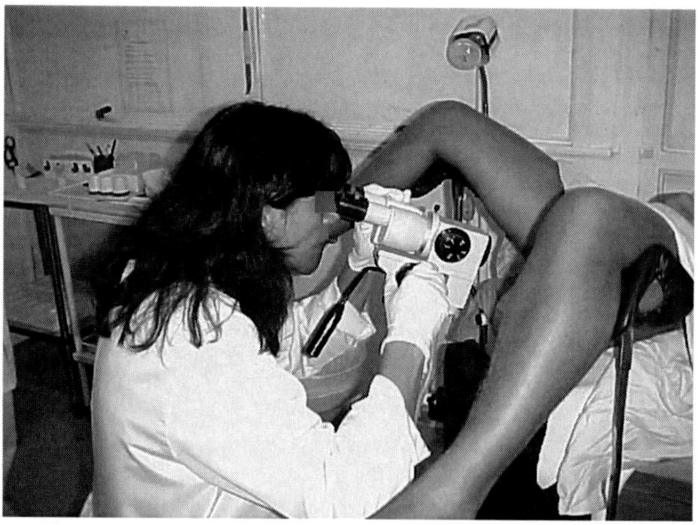

Figura 1 Exame pericial sexológico realizado no Programa Bem-me-Quer do IML/SP.
Fonte: cortesia da Dra. Eliete Coelho Bastos.

Ao exame histológico, o hímen é composto por duas membranas mucosas sobrepostas. Entre elas, há a presença de tecido conjuntivo, vasos e nervos, podendo existir também musculatura lisa. É a estrutura mucosa do hímen que separa a vulva da vagina.

A classificação do hímen pode ser feita de várias formas, de acordo com a literatura disponível sobre o tema. Basicamente, estas classificações se apoiam na forma do óstio himenal e no aspecto da orla. Afrânio Peixoto, por exemplo, dividiu-os em "comissurados, acomissurados e atípicos", conforme tenham solução de continuidade na orla. Os comissurados são bi, tri, tetra e multilabiados – segundo os ensinamentos de Hélio Gomes. Os acomissurados compreendem os imperfurados, os anulares, os semilunares, os helicoides, os cribiformes e os septados. Oscar Freire, por sua vez, separa-os em "com orifício, sem orifício e atípico". Hélio Gomes afirma que, na prática médico-legal, cerca de 95% dos himens enquadram-se entre os anulares, os semilunares e os labiados.

Outras classificações possíveis são:

1. Quanto ao formato do óstio:
   - Imperfurado.
   - Anular ou circular.
   - Ovalar.
   - Cribiforme.
   - Septado.
   - Cordiforme.
2. Quanto à amplitude do óstio:
   - Grande.
   - Média.
   - Pequena.
3. Quanto à espessura:
   - Membranoso.
   - Carnoso.
4. Quanto à orla/borda:
   - Alta.
   - Média.
   - Baixa.

Elemento de especial consideração é o denominado hímen complacente. Na definição de Oscar Freire, trata-se de um tipo de hímen "que permite a cópula sem se romper". De regra, apresenta óstio de grande amplitude e orla baixa (Figura 2).

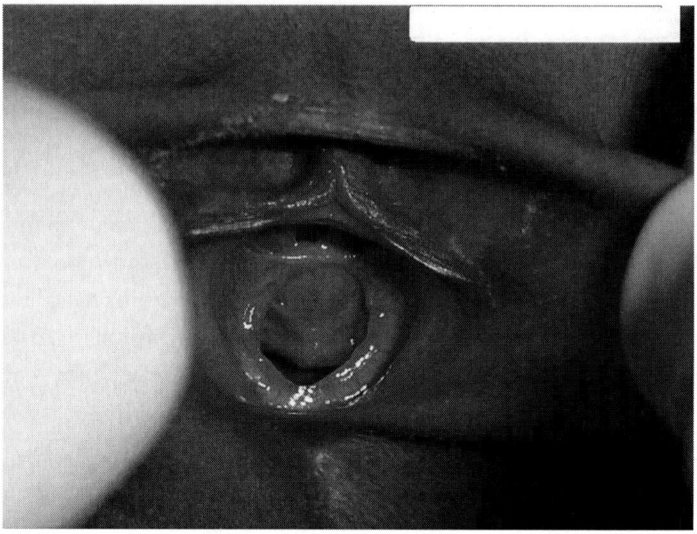

Figura 2 Hímen complacente: orla baixa e grande amplitude orificial.
Fonte: arquivo pessoal do autor.

Importante frisar que, segundo França[3], o conceito de hímen complacente é bastante discutível na prática da sexologia forense, tanto pelo seu caráter subjetivo quanto pela ausência de meios propedêuticos, exceto à avaliação clínica visual. Por isso, é um assunto em que nem sempre há um consenso entre aqueles que realizam a perícia sexológica.

Diagnóstico da conjunção carnal

O diagnóstico de conjunção carnal pode ser feito por meio de vários sinais. Segundo Fávero, "convém agrupá-los em sinais de erro e sinais de certeza". Dentre os sinais de erro, são citados "a presença de irritações locais, escoriações, equimoses, o estado da fossa navicular, o estado da fúrcula, a existência de contaminação venérea". Todos esses sinais podem, eventualmente, servir de subsídio ao caso, mas carecem de valor probante. Já os sinais de certeza são a rotura do hímen, a presença de esperma/PSA na vagina e a presença de gravidez.

Lesões no hímen

As roturas e a lesões do hímen podem ocorrer na borda livre ou em qualquer outra parte. Deve-se também atentar para lesões sangrentas, indícios de hemorragia, seja recente ou mais tardia, ou lesões cicatriciais. É importante, também, saber localizar a região em que as lesões ocorreram. Oscar Freire propôs a divisão da topografia em quadrantes, sendo dois superiores (direito e esquerdo) e dois inferiores (direito e esquerdo) (Figura 3). Este tipo de divisão em quadrantes é mais preciso e menos dúbio que indicar as lesões utilizando os marcadores de um ponteiro de relógio (p. ex., rotura às duas horas), que pode gerar alguma confusão. Estudos demonstram que a maior parte das rupturas ocorre na união dos quadrantes inferiores.

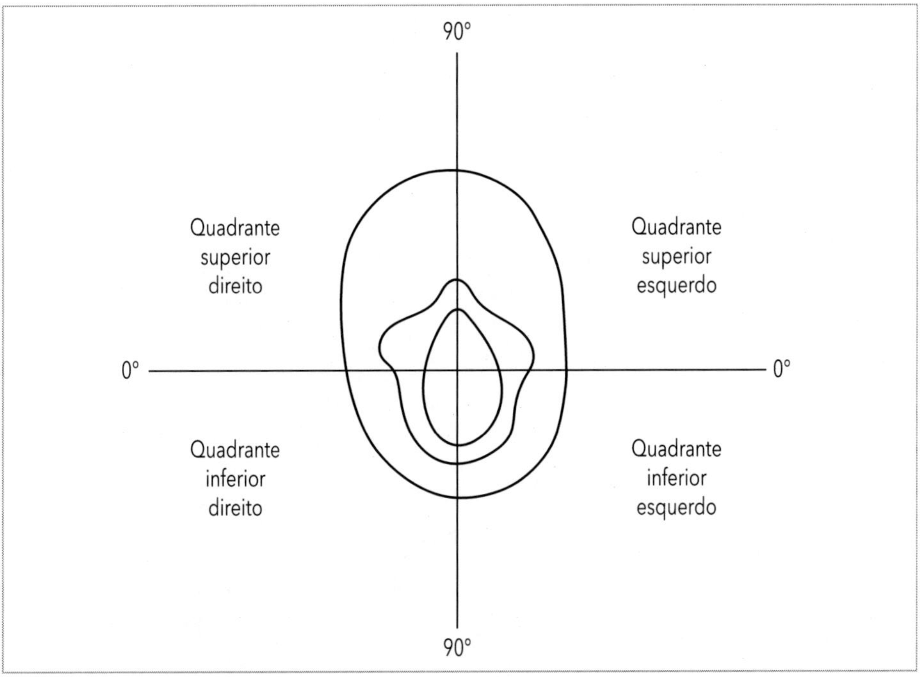

Figura 3 Esquema sugerido por Oscar Freire, baseado em gráfico cartesiano, para localizar lesões himenais.

Nos exames periciais de sexologia forense, é fundamental, portanto, descrever as roturas de forma simples, objetiva e completa, caracterizando o tempo em que ocorreram as lesões. Ainda, sua localização, a quantidade de lesões identificadas e outros achados que possam ser relevantes. Detalhe de suma importância é o diagnóstico diferencial entre rotura e entalhe. Os entalhes são uma condição natural, frequentemente superficiais, limitando-se muitas vezes ao bordo livre da orla. Segundo Strasman (apud Helio Gomes), "este é um dos problemas mais difíceis que o médico legista pode defrontar". Hofmann aduz que "só se considerem como roturas aquelas soluções de continuidade que atingem a parede da vagina" (Figuras 4 e 5).

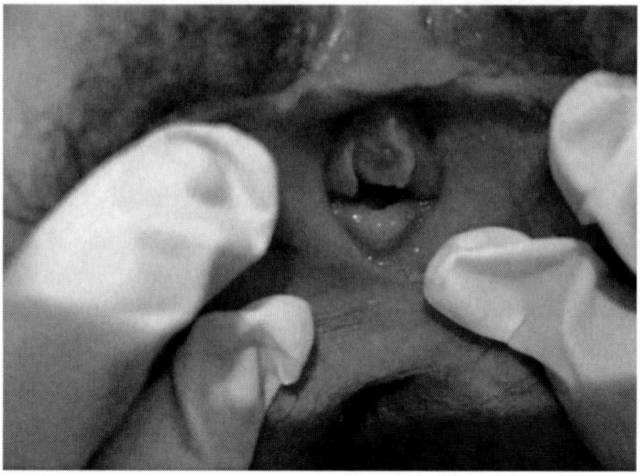

Figura 4 Hímen com rotura recente: notar a solução de continuidade que alcança a parede vaginal, coberta por "orvalho" sanguinolento.
Fonte: arquivo pessoal do autor.

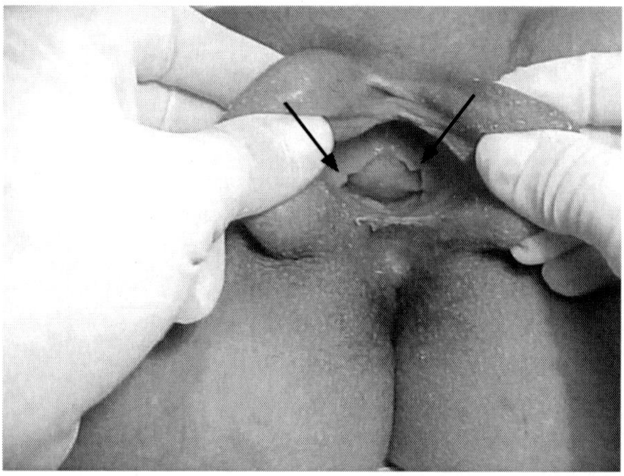

Figura 5 Hímen apresentando entalhes (setas).
Fonte: arquivo pessoal do autor.

Além disso, é crucial no exame estabelecer a cronologia da lesão do hímen, sua diferenciação entre rotura recente e não recente (para contexto temporal com o evento alegado), assim como a diferenciação entre rotura e entalhe. O diagnóstico da cronologia da lesão himenal, costuma ser feito pela presença de lesão cicatrizada ou recente. Nesse aspecto, existe alguma divergência entre diversos autores quanto ao tempo de cicatrização do hímen. Portanto, o conselho de Fávero é sempre útil, ao afirmar que "uma precisão diagnóstica nem sempre é possível". Aconselha o mestre:

Evite o perito, sempre, quando vir cicatrizadas as lesões himenais, o mau vêzo de dizer que o defloramento é antigo. Diga apenas que, ou pelas lesões cicatrizadas ou pela gravidez de tal época, pode ou não o atentado datar da época alegada. E nada mais. Não estando cicatrizados os retalhos, então será possível uma precisão maior na diagnose de recentidade, até 21 dias no ver de Afrânio Peixoto.

Entretanto, em caso de uma lesão himenal cicatrizada (Figura 6) e não podendo assegurar com certeza o tempo de cicatrização (que, inclusive, depende de fatores intrínsecos à própria mulher, como estado de nutrição, presença de infecções etc.), é necessário oferecer uma resposta plausível à Justiça diante do questionamento nos quesitos oficiais "qual a data provável da conjunção carnal?", afirmando se tratar de não recente (lesão cicatrizada) ou recente (lesão não cicatrizada). Caso posteriormente seja necessário responder com maior precisão, poderá ser apresentado ao inquiridor as diversas possibilidades existentes na literatura médico-legal.

Como lembra Calabuig,

A cicatrização do hímen não se efetua como nas feridas cutâneas, por junção das superfícies seccionadas, mas consiste em uma reparação in situ *por uma fina mucosa, que substitui aquela que foi seccionada. A nova mucosa possui uma coloração rosada como a do restante dos órgãos genitais.*

A cicatrização do hímen é rápida: Devergie estimava que em 3 ou 4 dias os sinais de ferida aguda. Tardieu indicou casos excepcionais em que a cicatrização se efetuou em 15 ou 20 dias. Bastam estes dois testemunhos para ver que a variabilidade do tempo de cicatrização é bastante grande e não permite precisar com exatidão a data do estupro.

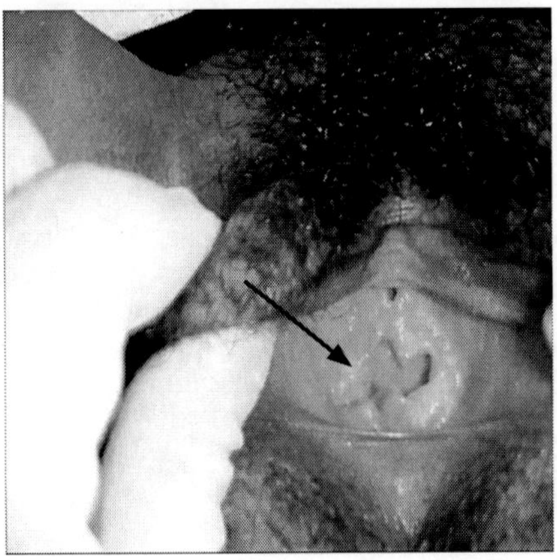

Figura 6 Rotura himenal cicatrizada.
Fonte: arquivo pessoal do autor.

Coleta de material

Após a verificação do estado vaginal (que pode apresentar equimoses, escoriações etc.), passa-se à coleta do material. Para pesquisa de presença de espermatozoides na vagina, utiliza-se uma espátula de Ayres e esfrega-se o material coletado em lâmina de vidro, com a devida identificação (Figuras 7 e 8). No caso de vítimas crianças ou virgens, a coleta deve ser realizada apenas com *swab* para as etapas de esfregaço e de arquivamento. Recomenda-se a coleta em até 72 horas após o fato. A coleta da secreção anal **é** realizada com *swab* umedecido em soro fisiológico. Recomenda-se que seja feita em até 24 horas após o fato. Já a coleta da secreção oral é realizada com *swab* na cavidade oral (internamente). Recomenda-se a coleta em até 6 horas após o fato.

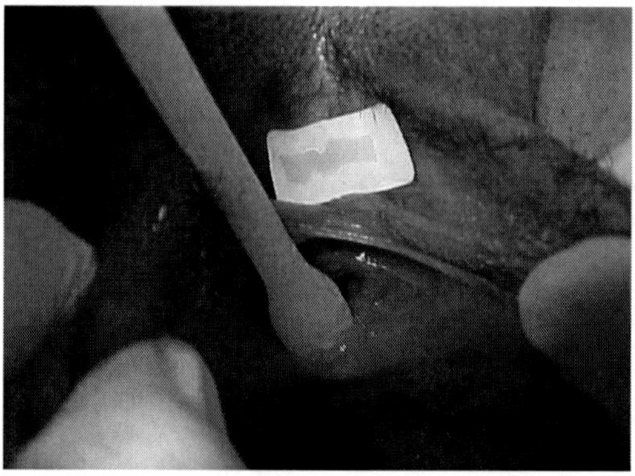

Figura 7 Coleta de material vaginal com espátula de Ayres.
Fonte: arquivo pessoal do autor.

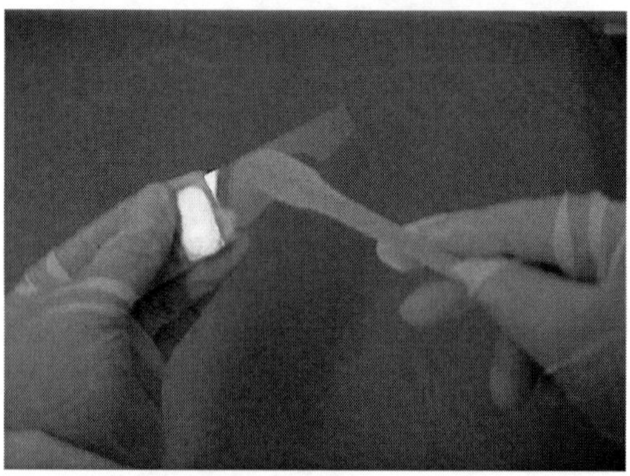

Figura 8 Realização de esfregaço em lâmina de vidro.
Fonte: arquivo pessoal do autor.

Para coleta de material para possível confronto genético *a posteriori*, utiliza-se o *swab* de algodão, que, depois de seco, será acondicionado em envelope e enviado ao laboratório (Figura 9). O mesmo procedimento deve ser adotado para pesquisa de espermatozoide em ânus (Figura 10) ou para pesquisa em outros pontos do corpo se a vítima referir ejaculação ectópica por parte do perpetrador.

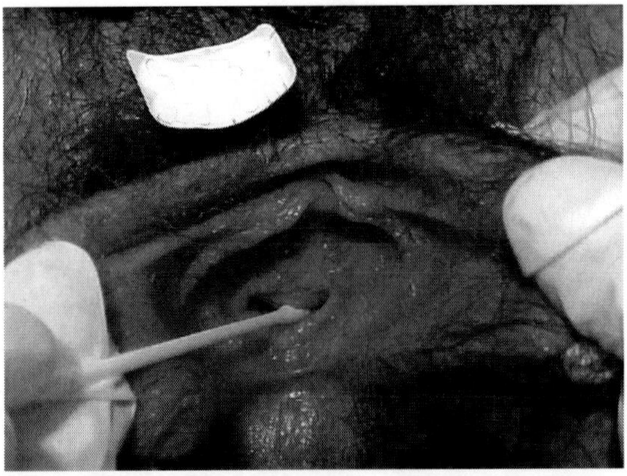

Figura 9 Coleta de *swab* vaginal para confronto genético (pesquisa de DNA).

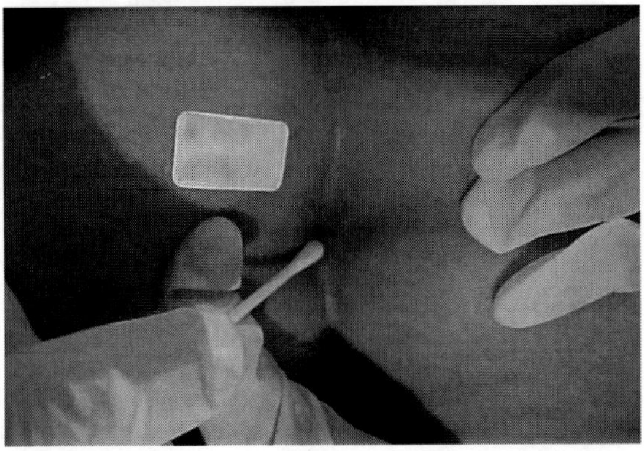

Figura 10 Coleta de *swab* anal.

Obviamente, a vítima de violência sexual deve ser examinada por completo, em busca de outros sinais de violência que possam corroborar os fatos alegados. O períneo é uma área que merece especial atenção, devendo-se observar a presença de manchas violáceas ou outras cores (azuladas, amareladas e esverdeadas), características de equimoses ou até mesmo hematomas. Verificar se há a presença de escoriações e sinais sugestivos de tentativa de defesa.

A região anal deve ser examinada na posição genopeitoral, com afastamento dos glúteos, sendo importante buscar por lesões e escoriações também na região perianal, avaliar o tônus da musculatura (dilatação do ânus) e observar a presença de lesões verrucosas ou outras formas. Estar atento também à presença de roturas, fissuras e outros. É fundamental consignar que achados como fissuras, rágades (Figura 11), equimoses, dilatação do ânus e achados similares são apenas sugestivos de coito anal. Sinal de certeza deste tipo de cópula ectópica é a presença de espermatozoides no ânus.

Vale ressaltar também que a ausência de achados nesse exame não exclui o diagnóstico de violência sexual.

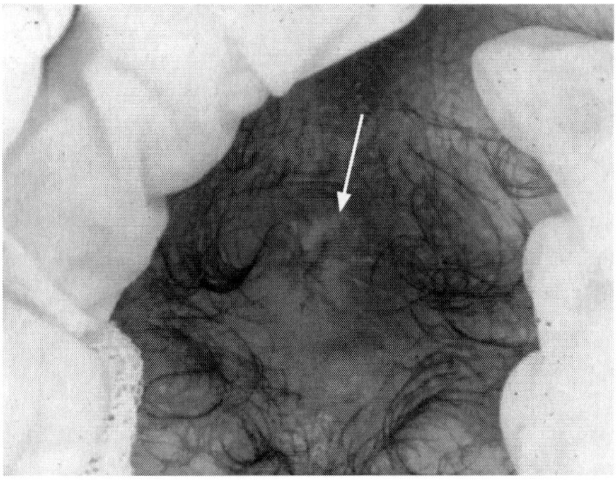

Figura 11 Exame do ânus evidenciando fissuras e rágades (seta).
Fonte: arquivo pessoal do autor.

Coletas de exames laboratoriais

A coleta dos exames laboratoriais é necessária desde o primeiro atendimento, pois irá determinar o *status* sorológico da vítima. Posteriormente, esses exames vão servir também para o controle do tratamento. Além dos testes sorológicos, são solicitados exames que verificam as funções hepática e renal, essenciais nos casos em que serão prescritas as profilaxias pós-exposicionais (PEP). Os exames solicitados são: sorologias para sífilis, HIV, hepatites B e C, hemograma, ALT, AST, ureia e creatinina. Além disso, pedir teste de gravidez para as mulheres em idade reprodutiva. Outros exames laboratoriais ou de imagens podem ser requisitados a critério médico. Ademais, sempre que necessário (a depender do histórico relatado pela vítima), recomenda-se a realização de exames toxicológicos em sangue e urina.

Por fim, é importante comentar de forma breve uma alteração introduzida pela Lei n. 12.015/2009[6] do Código Penal brasileiro, além da definição do crime de estupro. O Art. 217-A passa a definir estupro de vulnerável como "Ter conjunção carnal ou praticar outro ato libidinoso com [1] menor de 14 anos - Pena - reclusão, de 8 a 15 anos. No parágrafo 1° determina: incorre na mesma pena quem pratica as ações descritas no *caput* com alguém que, [2] por enfermidade ou deficiência mental, não tem o necessário discernimento para a prática do ato, [3] ou que, por qualquer outra causa, não pode oferecer resistência. Note-se que a pena é bem mais elevada que aquela prevista no artigo 213 (6 a 10 anos de reclusão).

Abortamento

O termo abortamento apresenta conceitos distintos quando aplicado na medicina assistencial e na medicina legal. Na primeira, o abortamento é a interrupção do processo gestacional até a 20ª ou 22ª semana de gravidez, desde que o produto da concepção pese menos de 500 g. Na segunda, corresponde à interrupção dolosa da gestação a qualquer tempo, antes de seu termo final, causando a morte fetal. Este é o conceito médico-legal de abortamento. O abortamento natural/espontâneo é uma fatalidade; já o abortamento provocado é considerado criminoso e é vedado pelo ordenamento jurídico. No Direito brasileiro, o Código Penal estabelece formas de aborto que são diferenciadas pela natureza do agente e pela existência ou não do consentimento da gestante, a saber:

1. Aborto provocado pela gestante ou com seu consentimento:
   Art. 124. Provocar aborto em si mesma ou consentir que outrem lho provoque:
   Pena – Detenção, de 1 a 3 anos.
2. Aborto provocado por terceiro:
   Art. 125. Provocar aborto, sem o consentimento da gestante:
   Pena – Reclusão, de 3 a 10 anos.
   Art. 126. Provocar aborto com o consentimento da gestante:
   Pena – Reclusão, de 1 a 4 anos.
3. Aborto provocado pelo médico:
   Art. 128. Não se pune o aborto praticado por médico:
   - Aborto necessário: se não há outro meio de salvar a vida da gestante.
   - Aborto no caso de gravidez resultante de estupro: se a gravidez resulta de estupro e o aborto é precedido de consentimento da gestante ou, quando incapaz, de seu representante legal.

Cabe destacar as complicações do aborto criminoso, principalmente quando provocado pela própria mulher e/ou por terceiros que não apresentam conhecimento técnico nem local adequado para a realização de tal ato. A prática ilegal dessas ações pode resultar, portanto, em lesões corporais que apresentam grande relevância no contexto médico-legal.

Em relação à perícia médica, a natureza das lesões pode variar de leve a gravíssima, incluindo a possibilidade de morte. No caso de abortamento provocado pela ingestão de substâncias tóxicas, a intoxicação é o sintoma clínico mais comum e pode se manifestar desde efeitos mais leves aos mais letais.

Diante de uma tentativa por meio mecânico, as complicações dos procedimentos são mais diversas. Referente à gravidade, as lesões menos graves caracterizam-se pelo comprometimento das estruturas do aparelho reprodutor feminino, como a parede vaginal, o fundo de saco vaginal, o colo do útero e o útero propriamente dito.

Por outro lado, a embolia gasosa merece destaque e é uma das complicações mais graves. Decorre principalmente de perfuração do útero, lesões de alças intestinais, infecção bacteriana, inclusive tétano pós-parto, e peritonite. Nesses casos, o risco de morte materna é alto. Tais complicações infelizmente não são raras na prática médica. Além disso, a presença de endometrites, salpingites e salpingo-oforites, juntamente com o contexto clínico, sugerem a tentativa ou a realização de abortamento por meio mecânico.

Em suma, no ordenamento jurídico brasileiro, o abortamento provocado é crime. Pune-se tanto a gestante que pratica em si mesma como aquele que realiza o procedimento (mesmo mediante consentimento da gestante) e agrava-se a pena se este houver procedido sem o consentimento da gestante. No entanto, é imperioso lembrar que, ao médico que atende a uma gestante com complicações de um abortamento provocado, cabe-lhe, acima de tudo, proporcionar a ela o tratamento assistencial adequado, sem entrar no mérito da questão, evitando juízos de valor e, sobretudo, preservando o sigilo médico.

Em contrapartida aos abortamentos criminosos, existem no Brasil três situações em que o abortamento é permitido por lei, sendo que duas são exceções expressas no artigo 128 do Código Penal, e uma é permitida a partir de resolução do Conselho Federal de Medicina (CFM), embasada em súmula do Supremo Tribunal Federal.

Os tipos de abortamento permitidos no Brasil são:

1. Exceções ao Código Penal:

- Abortamento sentimental ou humanitário: nos casos em que a gestação resultou de violência sexual e/ou estupro.

- Não é obrigatória a apresentação do Boletim de Ocorrência.
- A Portaria n. 1.508/2005[8] dispõe sobre o procedimento de justificação e autorização da interrupção da gravidez nos casos previstos em lei, no âmbito do Sistema Único de Saúde (SUS).

Art. 1º O Procedimento de Justificação e Autorização da Interrupção da Gravidez nos casos previstos em lei é condição necessária para adoção de qualquer medida de interrupção da gravidez no âmbito do Sistema Único de Saúde, excetuados os casos que envolvem riscos de morte à mulher.
Art. 2º O Procedimento de Justificação e Autorização da Interrupção da Gravidez nos casos previstos em lei compõe-se de quatro fases que deverão ser registradas no formato de Termos, arquivados anexos ao prontuário médico, garantida a confidencialidade desses termos.

- Abortamento terapêutico ou necessário: quando não há outro meio para salvar a vida da gestante ou para auxiliar a impedir riscos iminentes à sua saúde em razão de gravidez anormal.

2. Resolução n. 1.989/2012 do Conselho Federal de Medicina (CFM).[9]

- Antecipação terapêutica do parto: casos de anencefalia. A anencefalia é uma malformação fetal caracterizada por um defeito no fechamento do tubo neural. Essa estrutura, ao longo da gestação, irá originar o cérebro, o cerebelo, o bulbo e a medula espinal. Casos de erro no fechamento podem ocorrer entre o 21º e o 26º dia. O diagnóstico é feito, inicialmente, por meio de ultrassonografia e deve ser solicitado a partir de 12 semanas de gestação. A Resolução n. 1.989/2012 do CFM dispõe sobre os critérios diagnósticos de anencefalia e assistência à gestante:

Art. 1º Na ocorrência do diagnóstico inequívoco de anencefalia o médico pode, a pedido da gestante, independente de autorização do Estado, interromper a gravidez.
Art. 2º O diagnóstico de anencefalia é feito por exame ultrassonográfico realizado a partir da 12ª (décima segunda) semana de gestação e deve conter:
I – duas fotografias, identificadas e datadas: uma com a face do feto em posição sagital; a outra, com a visualização do polo cefálico no corte transversal, demonstrando a ausência da calota craniana e de parênquima cerebral identificável;
II – laudo assinado por dois médicos, capacitados para tal diagnóstico
Art. 3º Concluído o diagnóstico de anencefalia, o médico deve prestar à gestante todos os esclarecimentos que lhe forem solicitados, garantindo a ela o direito de decidir

livremente sobre a conduta a ser adotada, sem impor sua autoridade para induzi-la a tomar qualquer decisão ou para limitá-la naquilo que decidir:
§1º É direito da gestante solicitar a realização de junta médica ou buscar outra opinião sobre o diagnóstico.
§2º Ante o diagnóstico de anencefalia, a gestante tem o direito de:
I – manter a gravidez;
II – interromper imediatamente a gravidez, independente do tempo de gestação, ou adiar essa decisão para outro momento.

Encaminhamento ao Instituto Médico Legal (IML)

O encaminhamento ao IML, em geral, ocorre quando há lesão corporal e/ou quando a morte é considerada suspeita e/ou violenta. Em relação ao abortamento, existem situações em que o aborto (produto final) deve ser examinado no IML, principalmente nos casos em que há maceração fetal e/ou o óbito da gestante por consequência da tentativa e da realização do abortamento.

Perícia médico-legal

Segundo Nelson Hungria, são elementos do crime de abortamento:

1. Existência do dolo: não existe a forma culposa do ilícito, posto que precisa haver o *animo necandi* para a consecução do delito. Aqui enquadra-se a lesão corporal que resulte em aborto, expressa no parágrafo 2º do art. 129 (denominado aborto "preterdoloso").
2. Gravidez: ausência de gravidez e de um ser humano em desenvolvimento torna o crime impossível (note-se que a "gravidez" molar não se enquadra na tipificação do crime).
3. Uso dos meios necessários: deve ser demonstrado qual o meio utilizado (caso contrário não há crime).
4. Morte do concepto: caso o feto sobreviva, poder-se-ia, no máximo, falar em "tentativa" de abortamento. Note-se também aqui um esclarecimento de ordem semântica: "abortamento" refere-se ao processo, enquanto "aborto" é o produto do delito.

A perícia médico-legal, assim, possui como objetivos principais:

- Comprovar a gravidez prévia.
- Classificar a natureza e os meios das lesões provocadas.
- Determinar e diferenciar entre o abortamento espontâneo e o traumático.

Em relação ao abortamento traumático, deve-se atentar para os vestígios de provocação de aborto, assim como para a tentativa de identificação do meio causador. De fundamental importância é também o exame no feto ou nos restos fetais. França[3] afirma que, nas seguintes situações relacionadas ao abortamento, é preciso, obrigatoriamente, seguir alguns passos durante a perícia:

1. Abortamento recente em mulher viva:
   - Deve-se proceder ao exame dos seios, notando a coloração da auréola, presença de secreções, rede venosa de Haller, tubérculos de Montegomery.
   - Pesquisar a presença de melasma, cloasma e linha negra abdominal.
   - Ao exame genital, atentar para os sinais de embebição gravídica, com edema de grandes e pequenos lábios, assim como lesões que possam evidenciar o trauma no períneo, lesões uterinas, presença de material introduzido e lóquios serossanguinolentos ou serosos.
   - Histopatologia dos restos ovulares e membranosos: auxiliam na constatação de gravidez tópica.
   - Exame minucioso da cavidade vaginal com o auxílio de espéculo vaginal e exame do colo uterino com colposcópio, a fim de evidenciar lesões traumáticas tanto no canal vaginal como na região cervical.
2. Abortamento antigo em mulher viva: quanto maior o tempo da prática de abortamento, mais difícil será o exame pericial. Nestes casos, ficar atento à presença de restos antigos de membranas, cicatrizes vaginais e em fúrcula e/ou rupturas himenais.
3. Abortamento recente em mulher morta: direcionar o exame para a análise dos órgãos internos. Observar principalmente as características da cavidade uterina, como tumefações, coloração, consistência e presença ou não das vilosidades coriônicas. A análise dos ovários também deve ser realizada. Ao exame, avaliar:
   - Forma, tamanho e característica das lesões, assim como a disposição do colo uterino.
   - Presença de secreções.
   - Dimensão e forma do corpo uterino, aferindo-se as 3 dimensões.
   - Perimétrio: em casos de abortamento, encontram-se espessados e lacerados.
4. Abortamento antigo em mulher morta: na maioria das vezes, não é possível afirmar a ocorrência do abortamento criminoso.
5. Abortamento espontâneo *vs*. traumático:
   - Espontâneo: considerar as patologias da gravidez, tanto fetal quanto materna.
   - Traumático: procurar por lesões sugestivas de trauma em todo o aparelho reprodutor feminino.

6. Evidências de provocação do abortamento:
   - Evolução do abortamento: dores, hemorragias, expulsão parcial e presença de membranas ovulares.
   - Lesões maternas: lesões sugestivas de ação química, térmica ou mecânica.
7. Identificação do meio causador: após a constatação de abortamento criminoso, deve ser indicado o meio responsável. Nem sempre é tarefa fácil, mesmo ao médico legista mais experiente. Como o uso de misoprostol costuma ser um dos métodos mais corriqueiros nos dias de hoje (juntamente com a mifepristona, RU-486, um antagonista da progesterona), aconselha-se sempre a coleta de exame toxicológico para comprovação. Os meios mecânicos, como os agentes contundentes, são bastante comuns e os mais facilmente identificáveis, pelas lesões que causam no aparelho genital feminino (Figura 12). Entretanto, quando utilizados meios químicos (injeção de substâncias como permanganato de potássio, soluções hipertônicas e antissépticos) diretamente na cavidade uterina, a identificação dos meios torna-se bastante difícil.

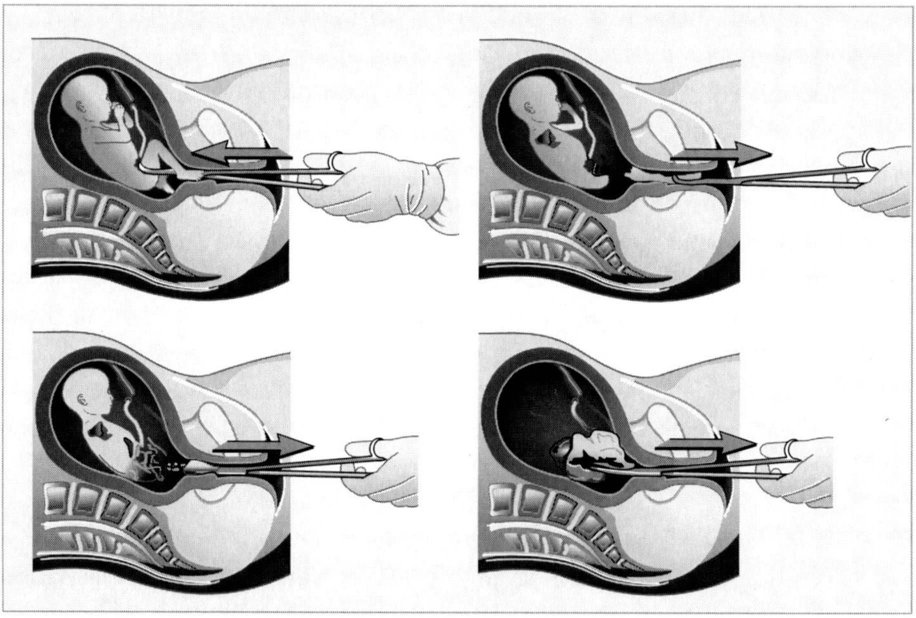

Figura 12 Meios mecânicos utilizados para abortamento.

8. Exame dos restos fetais: a boa prática recomenda sempre encaminhar os restos fetais para exame necroscópico e histológico. Em casos de feto eliminado por inteiro, avaliar o grau de desenvolvimento e, se possível, a idade gestacio-

nal, pois são elementos que auxiliam na diferenciação entre a causa natural e a violenta (Figura 13). Em casos de restos de ovo, o exame histopatológico será o de escolha, a fim de detectar e analisar tecido trofoblástico e células teciduais. Além desses exames, o estudo anatomopatológico da placenta, quando presente, é de extrema relevância e deve ser sempre solicitado.

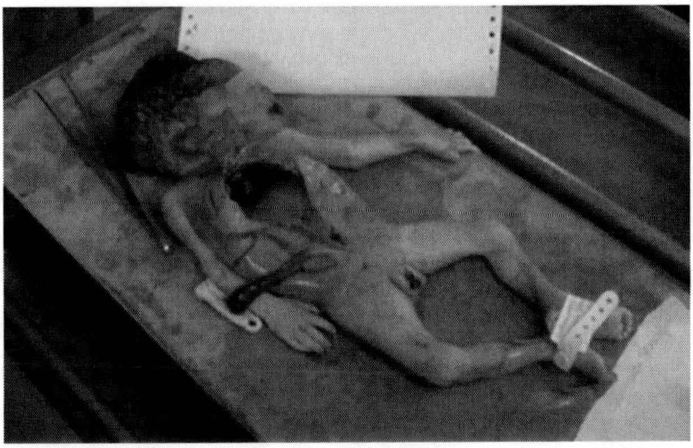

Figura 13 Produto de abortamento eliminado por inteiro.
Fonte: arquivo pessoal do autor.

Infanticídio

O crime de matar uma criança recém-nascida ou expô-la ao abandono, tendo como consequência sua morte, existe desde tempos imemoriais na humanidade. Sempre ocorreu por uma multiplicidade de motivos (honra, deficiência física, religião). Espartanos abandonavam bebês que não pudessem servir à guerra; no Código Carolino de Carlos V, a pena para mulheres que matavam seus filhos era a inumação em vida. O Iluminismo observou com certa benevolência essas mulheres, desde que comprovada a motivação moral, e não a pura perversidade.

O infanticídio está previsto no art. 123 do Código Penal e é descrito como "matar, sob a influência do estado puerperal, o próprio filho, durante o parto ou logo após". A pena para esses casos é de 2 a 6 anos de reclusão – bem menor que a pena para homicídio, prevista no art. 121 do Código Penal (6 a 20 anos). De qualquer modo, para a caracterização do crime de infanticídio, é fundamental que a criança nasça viva (ou seja, que não tenha havido óbito intraútero). Esta é a forma comissiva do crime.

Em nosso ordenamento jurídico, o infanticídio é considerado um *delitum exceptum*, quando cometido por influência do estado puerperal e, por este motivo, é punido com uma pena mais branda. A perturbação psíquica que acomete a mãe é consequência do estado puerperal, determinando a autoinibição da parturiente. Fora deste aspecto (ainda quando ocorra "motivo de honra"), trata-se de homicídio simples.

O crime de infanticídio traduz uma situação psíquica extraordinária em que a mulher mata o próprio filho ou colabora para a sua morte. No Código Penal vigente, é classificado com um tipo de homicídio doloso privilegiado. São casos que se caracterizam e se justificam por distúrbios psíquicos que diminuem a capacidade de entendimento ou a inibição de pensamentos e ações, resultando, portanto, na morte do infante.

Diante disso, o Direito entende que essas situações devem ser consideradas como fatores de atenuação da responsabilidade e, como consequência, da redução da pena. Sendo assim, é fundamental determinar a perturbação psíquica que o estado puerperal provocou na parturiente.

No entanto, cabe a ressalva de que a legislação não esclarece muito bem o conceito e a duração do estado puerperal e, em virtude dessa não determinação dos dias exatos que compõe o puerpério, permite diferentes interpretações de um mesmo texto. Logo, este fato pode prejudicar, de maneira geral, a adequada aplicação tanto da lei quanto da pena. Atualmente, é patente a atribuição ao julgador da decisão se o fato se deu "durante ou logo após o parto". Caberá, portanto, ao médico legista fornecer ao magistrado informações suficientes a respeito do estado do infante para que a decisão seja a mais correta possível. É importante registrar se havia a presença de induto sebáceo, estado sanguinolento e, de modo preciso, a existência (ou ausência) de cordão umbilical. Sabe-se que o cordão umbilical "cai" cerca de 4 a 6 dias depois do nascimento, e este é um elemento de convicção importante a ser mencionado no exame pericial (Figura 14).

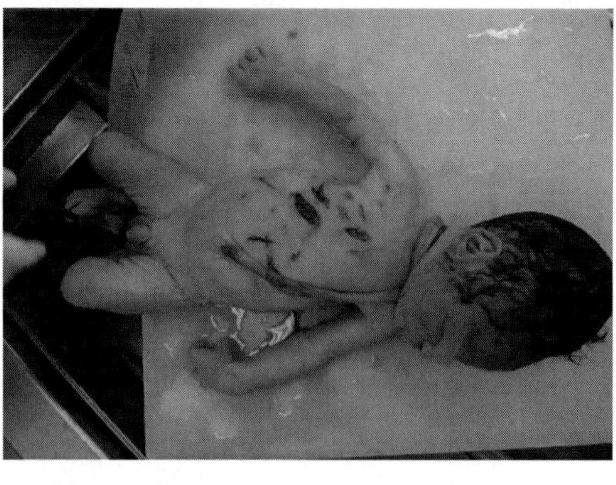

Figura 14 Caso de infanticídio por instrumento perfurocortante. Notar a presença de cordão umbilical.
Fonte: arquivo pessoal do autor.

O art. 134 do Código Penal refere-se à forma omissiva do crime, que engloba os conceitos de abandono, negligência e omissão de socorro (Figura 15).

> *Art. 134 Expor ou abandonar recém-nascido, para ocultar desonra própria:*
> *Pena - detenção, de seis meses a dois anos.*
> *§ 1º - Se do fato resulta lesão corporal de natureza grave:*
> *Pena - detenção, de um a três anos.*
> *§ 2º - Se resulta a morte:*
> *Pena - detenção, de dois a seis anos.*

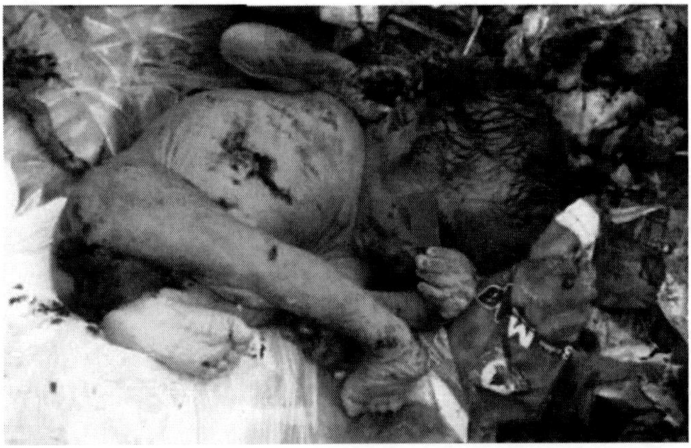

Figura 15 Forma omissiva de infanticídio: feto abandonado em lata de lixo.

Desse modo, os elementos primordiais do crime de infanticídio são:

1. Feto nascente ou infante recém-nascido (não importa sua viabilidade, pois caso tenha nascido morto, trata-se de aborto).
2. Que tenha havido vida extrauterina.
3. Que a morte seja intencional.
4. Que o ato tenha sido cometido pela gestante (caso qualquer outra pessoa tenha cometido o crime, este será classificado como homicídio).
5. Que a gestante esteja sob influência do estado puerperal.

Cada um desses elementos deve ser objeto da investigação pericial, a saber:

- Fixação do momento fisiológico do crime.
- Verificação se o feto ainda estava vivo.
- Prova de vida extrauterina.

- Natureza da violência.
- Verificação mãe/filho.
- Exame da puérpera.
- Ação da mãe estando sob influência do estado puerperal.

Perícia psiquiátrica na puérpera

De início, a fim de determinar e melhor definir o estado mental da puérpera, recomenda-se a avaliação médica realizada por profissionais experientes na psiquiatria forense.

O exame psiquiátrico deve ser realizado, de preferência, nos dias seguintes aos acontecimentos dos fatos (dia seguinte ou o mais rápido possível). Deve-se avaliar o estado mental da mulher, o seu comportamento, como foi a gestação (aceitação, apoio, planejamento e conflitos), história pessoal prévia, comorbidades, principalmente relacionadas à saúde mental, uso de medicações e, por fim, uso de drogas, seja ilícitas ou não. Também é importante avaliar a apresentação e o autocuidado (como está a higiene pessoal, a vestimenta, o cheiro, o cuidado com os cabelos, as unhas entre outros). Em casos de psicoses ou outras doenças psiquiátricas, tais quesitos podem estar prejudicados.

Autópsia do infante

Segundo França[3], o objeto de análise pode ser classificado conforme segue:

1. Natimorto: feto morto durante o período perinatal que, de acordo com a CID-10, inicia-se a partir da 22ª semana de gestação e/ou quando o peso fetal é de 500 g. A mortalidade perinatal pode ter causa natural ou violenta.
2. Feto nascente:

> *Como o infanticídio também se verifica "durante o parto", é necessário estabelecer nessa circunstância o estado de feto nascente. Em outras legislações, a modalidade de crime nesse estágio denomina-se feticídio.*
> *O feto nascente apresenta todas as características do infante nascido, menos a faculdade de ter respirado. No infanticídio de feto nascente, as lesões causadoras de morte estão situadas nas regiões onde o feto começa a se expor e têm as características das feridas produzidas* in vitam.

3. Infante nascido: aquele que acabou de nascer, que respirou, mas não recebeu nenhum cuidado especial. É possível constatar ainda o estado sanguinolento, que corresponde à cobertura total ou parcial do feto por sangue, seja fetal ou materno, o induto sebáceo (verniz caseoso) e o tumor do parto, nem sempre

presente, mas que corresponde a uma saliência de cor violácea, no couro cabeludo do recém-nascido, em face da pressão exercida pelo anel do colo uterino. Sua localização varia de acordo com a posição da cabeça. Além disso, a presença de cordão umbilical sem ligadura adequada sugere infanticídio por omissão de cuidados. A presença de mecônio é outro fator importante, pois significa a ocorrência de sofrimento fetal. Por fim, a respiração autônoma: somente pode ser classificado como infante nascido aquele que respirou. As provas de evidência sobre a presença de respiração ou não serão apresentadas mais adiante.
4. Recém-nascido: período que corresponde desde os primeiros cuidados, após o parto, ao 7º dia do nascimento, aproximadamente.

Com o objetivo de esclarecer melhor se o infante nasceu vivo, ou seja, se ele respirou, existem, na medicina legal, recursos que auxiliam na elucidação de tais situações. As docimásias são realizadas no IML durante a realização da necrópsia. A seguir, são citadas as mais relevantes:

1. Docimásia hidrostática de Galeno: mede a densidade pulmonar de forma indireta, por comparação do empuxo causado pela água deslocada e o peso da peça testada. É utilizada para verificar se o infante respirou ou não e é composta por 4 fases. Uma observação importante é que essa prova deve ser realizada em até 24 horas após a morte do infante, uma vez que a produção de gases pela putrefação pode alterar o resultado (falso-positivo).
   - Fase 1: pulmão e coração são colocados em um recipiente com água. Se os órgãos boiam, significa que o infante respirou. Se não boiam, o resultado é negativo (Figura 16).

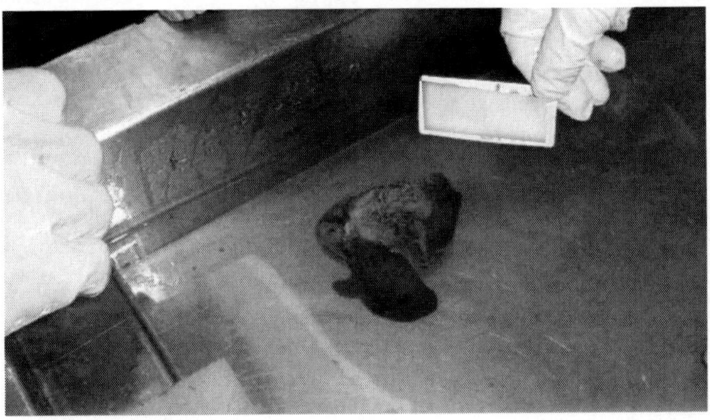

Figura 16 Docimásia de Galeno: primeira fase.
Fonte: arquivo pessoal do autor.

- Fase 2: o pulmão é colocado em um recipiente com água. Se o órgão boia, significa que o infante respirou (resultado positivo).
- Fase 3: fragmento pulmonar é colocado em um recipiente com água. Se o fragmento boia, significa que o infante respirou (resultado positivo)
- Fase 4: se o fragmento pulmonar da fase anterior não boiar, o último é recurso é espremê-lo dentro do recipiente com água. Se há saída de bolhas após o procedimento, significa que o infante respirou (resultado positivo).

Por fim, é importante ressaltar as situações em que os resultados podem ser falsos-negativos. A primeira é quando o corpo está em putrefação, conforme já mencionado. A segunda corresponde às manobras de reanimação com insuflação pulmonar artificial. Portanto, deve-se ter muita cautela ao realizar e interpretar os resultados desta docimásia.

2. Docimásia histológica: exame anatomopatológico do pulmão fetal. Prova que determina as diferenças entre um pulmão que respirou ou não.
   - Pulmão do natimorto (não respirou): gases da putrefação presentes apenas no tecido conjuntivo pulmonar.
   - Pulmão que respirou: gases presentes nos alvéolos. Os achados são dilatação uniforme dos alvéolos, achatamento das células epiteliais, desdobramento das ramificações brônquicas e aumento o volume dos capilares.

   A realização do exame histológico, nestes casos, é imprescindível, pois é o recurso que consegue determinar se houve respiração espontânea ou não. Além disso, é capaz de identificar e diferenciar também se houve a ocorrência de ventilação mecânica durante a tentativa de reanimação do infante.

3. Maceração fetal A tanatologia estuda os fenômenos cadavéricos que podem ser divididos em fenômenos abióticos ou avitais (que se subdividem em imediatos e consecutivos) e em fenômenos transformativos (que podem ser destrutivos ou conservadores). Referente aos fenômenos transformativos destrutivos, há ainda uma subdivisão em autólise, putrefação e maceração, sendo que esta última pode ser classificada como asséptica ou séptica.

   A autólise é o primeiro fenômeno após a morte e corresponde à morte/lesão celular por meio da lise dos lisossomos. É conhecida também como morte ácida. A putrefação é o processo de decomposição causado por bactérias aeróbicas, anaeróbicas e aeróbicas facultativas. Os diversos fatores que interferem neste processo podem ser intrínsecos (idade, composição física e causa da morte) e extrínsecos (tipo de solo, ventilação do local, temperatura e umidade). A putrefação é dividida, primordialmente, em 4 fases: a de coloração, a de gaseificação, a quoliquativa, a de colignação e a de esqueletização. Essas fases não serão discutidas neste capítulo.

A maceração séptica, por sua vez, é aquela que ocorre nos corpos encontrados em pântanos e rios ou referente a feto intrauterino em cadáveres. Já a maceração asséptica, assunto de maior interesse médico-legal neste capítulo, corresponde à morte do feto ainda no útero materno (morte uterina), a partir do 5º mês gestacional. Fetos menores podem ser reabsorvidos, mumificados ou calcificados. A cronologia da maceração asséptica é:

- Poucas horas após a morte: menor aderência epidérmica.
- 3 a 5 dias: formação e coalescência de bolhas, destacamento cutâneo e do couro cabeludo, derme avermelhada.
- Evolução: redução da consistência corporal, achatamento ventral, descolamento ósseo e grande possibilidade de infecção.
- Tabela de F.A. Laugley: recurso importante na análise e na determinação cronológica do material estudado, para cronotanatognose fetal (Tabela 2), em que analisa o grau de maceração fetal para cada tempo de morte intraútero.

TABELA 2 Tabela de F.A. Laugley

Grau	Características	Tempo
0	Pele com aspecto bolhoso	< 8 h
I	Início do descolamento da pele	> 8 h e < 24 h
II	Efusão avermelhada em cavidades + descolamento extenso epidérmico	> 24 h
III	Fígado amarelo-amarronzado + efusões turvas	> 48 h

Diante disso, nota-se que o estudo de tal fenômeno é de extrema relevância na determinação do diagnóstico diferencial nos casos em que ocorreu morte fetal intra-útero.

ANEXO

Profilaxias pós-exposicionais (PEP)

A PEP é uma medida de prevenção de urgência à infecção pelo HIV, hepatites virais e outras infecções sexualmente transmissíveis (IST), que consiste no uso de medicamentos para reduzir o risco de adquirir tais infecções. Deve ser utilizada após qualquer situação em que exista risco de contágio dessas doenças, como em ocorrência de violência sexual com penetração anal, vaginal e/ou oral com ejaculação.

A profilaxia deve ser feita o mais rápido possível, uma vez que a eficácia da proteção se relaciona com o início precoce das medicações. As medicações indicadas e as doenças relacionadas estão na Tabela 3.

TABELA 3 Profilaxias pós-exposicionais (adultos ou crianças maiores de 12 anos/45 kg)

Doença	Medicações	Dose/meio	Duração
HIV	3TC + TDF + DTG	300 mg + 50 mg + 50 mg (dose única)	28 dias
Sífilis	Penicilina G benzatina	2,4 milhões UI (1,2 mi/glúteo IM)	Dose única
Gonorreia	Ceftriaxona	500 mg IM	Dose única
C. trachomatis	Azitromicina	1 g VO	Dose única
Tricomoníase	Metronidazol	2 g VO	Dose única

Não se preconiza profilaxia para hepatite C, herpes simples e vírus do HPV. A vacina para HPV está disponível para crianças entre 9 e 13 anos de idade, no Sistema Único de Saúde. Infelizmente, não há a liberação das doses nos casos de violência sexual.

Não se preconiza o uso de PEP em casos de:

- Violência sexual crônica com o mesmo agressor.
- Agressor sabidamente HIV negativo.
- Se houver uso de preservativos durante a violência sexual.
- Se não houver contato com material biológico.
- Se o tempo for maior que 72 horas após o fato.

A anticoncepção emergencial está indicada para mulheres e adolescentes em idade reprodutiva, dentro de até 5 dias após a violência sexual, idealmente até 72 horas, com uso de levonorgestrel 0,75 mg (2 comprimidos em dose única) ou 1,5 mg (1 comprimido em dose única).

Acompanhamento ambulatorial

O acompanhamento ambulatorial com equipe multiprofissional é de extrema importância no tratamento da vítima de violência sexual e na recuperação da autoestima. Tem duração mínima de 6 meses.

Com relação às sorologias, deve-se fazer o controle (solicitar novos exames) após 45 dias, 3 meses e 6 meses. No atendimento médico, verificar se houve efeitos adversos ao uso das profilaxias, aventar possibilidade e risco de gestação pós-estupro e outras queixas.

O acompanhamento psicológico pode durar mais de 6 meses. Quando o quadro evolui para sinais e sintomas mais graves, como ansiedade generalizada, distúrbios alimentares, estresse pós-traumático, ideação suicida, depressão ou outros, o acompanhamento psiquiátrico também é recomendado.

Na consulta de acompanhamento ambulatorial, deve-se reforçar também a importância do uso de preservativos, do não compartilhamento de seringas e outros instrumentos.

Encaminhamentos e orientações específicas

Procedimentos obrigatórios

- Notificação à Vara da Infância e Juventude para menores de 18 anos.
- Notificação via ficha de violência interpessoal (Sistema de Informação de Agravos de Notificação – SINAN).
- Denúncia à polícia. A Lei n. 13.931, de 10 de dezembro de 2019[10] altera a Lei n. 10.778, de 24 de novembro de 2003, para dispor sobre a notificação compulsória dos casos de suspeita de violência contra a mulher:

  Art. 1º Constituem objeto de notificação compulsória, em todo o território nacional, os casos em que houver indícios ou confirmação de violência contra a mulher atendida em serviços de saúde públicos e privados.
  [...]
  § 4º Os casos em que houver indícios ou confirmação de violência contra a mulher referidos no caput *deste artigo serão obrigatoriamente comunicados à autoridade policial no prazo de 24 (vinte e quatro) horas, para as providências cabíveis e para fins estatísticos. (NR)*

- Portaria 2.282/2020 do Ministério da Saúde[11]
  [...] Art. 1º É obrigatória a notificação à autoridade policial pelo médico, demais profissionais de saúde ou responsáveis pelo estabelecimento de saúde que acolheram a paciente dos casos em que houver indícios ou confirmação do crime de estupro.
  Parágrafo único. Os profissionais mencionados no caput *deverão preservar possíveis evidências materiais do crime de estupro a serem entregues imediatamente à autoridade policial, tais como fragmentos de embrião ou feto com vistas à realização de confrontos genéticos que poderão levar à identificação do respectivo autor do crime, nos termos da Lei Federal nº 12.654, de 2012 [...]*

Procedimentos recomendados

- Orientar a vítima a fazer o boletim de ocorrência (BO).
- Em casos de violência por parceiro íntimo, orientar ida a Delegacia da Defesa da Mulher.
- Encaminhamento para os serviços que lidam com gestação pós-estupro, caso seja a vontade da vítima.
- Encaminhamento a serviços especializados em cuidar de sequelas adquiridas durante a violência.
- Encaminhamento ao Centro de Atenção Psicossocial (CAPS), ou outros serviços relacionados.

REFERÊNCIAS BIBLIOGRÁFICAS

1. Sacramento LT, Rezende MM. Violências: lembrando alguns conceitos. Aletheia. 2006;(24):95-104.
2. Organização Mundial da Saúde (OMS), Krug EG. Relatório Mundial sobre Violência e Saúde; 2002
3. França GV. Medicina legal. 11.ed. Rio de Janeiro: Guanabara Koogan; 2017.
4. Miziara ID. Manual prático de medicina legal. São Paulo: Atheneu; 2014.
5. Dahlberg LL, Krug EG. Violência: um problema global de saúde pública. Cien Saúde Colet. 2006;11(suppl):1163-78.
6. Brasil. Lei n. 12.015, de 7 de agosto de 2009. Disponível em: http://www.planalto.gov.br/ccivil_03/_ato2007-2010/2009/lei/l12015.htm. Acesso em: 12/9/2021.
7. Ingemann-Hansen O, Charles AV. Forensic medical examination of adolescent and adult victims of sexual violence. Best Practice & Research Clinical Obstetrics and Gynaecology. 2013;27:91-102.
8. Brasil. Ministério da Saúde. Portaria n. 1.508 de 1 de setembro de 2005. Disponível em: https://www.camara.leg.br/proposicoesWeb/prop_mostrarintegra?codteor=461754&filename=LegislacaoCitada+-PDC+42/200. Acesso em: 12/9/2021.
9. Conselho Federal de Medicina (CFM). Resolução n. 1.989 de 10 de maio de 2012. Disponível em: http://www.as.saude.ms.gov.br/wpcontent/uploads/2016/05/Resolu%C3%A7%C3%A3o-1989_2012_CFM.pdf. Acesso em: 12/9/2021.
10. Brasil. Lei n. 13.931 de 10 de dezembro de 2019. Disponível em: http://www.planalto.gov.br/ccivil_03/_ato2019-2022/2019/lei/L13931.htm. Acesso em: 12/9/2021.
11. Brasil. Ministério da Saúde. Portaria n. 2.282, de 27 de agosto de 2020. Disponível em: https://www.in.gov.br/en/web/dou/-/portaria-n-2.282-de-27-de-agosto-de-2020-274644814. Acesso em: 12/9/2021.

BIBLIOGRAFIA

1. Brasil. Decreto Lei n. 3.689, de 3 de outubro de 1941. Disponível em: http://www.planalto.gov.br/ccivil_03/decreto-lei/del3689.htm.
2. Brasil. Lei n. 8.069 de 13 de julho de 1990. Disponível em: http://www.planalto.gov.br/ccivil_03/leis/l8069.htm. Acesso em: 12/9/2021.
3. Brasil. Ministério da Saúde. Violência contra a criança e o adolescente: proposta preliminar de prevenção e assistência à violência doméstica. Brasília: MS; 1997.
4. Brasil. Lei n. 10.406, de 10 de janeiro de 2002. Disponível em: http://www.planalto.gov.br/ccivil_03/leis/2002/l10406compilada.htm. Acesso em: 12/9/2021.
5. Brasil. Lei n. 12.461, de 26 de julho de 2011. Disponível em: http://www.planalto.gov.br/ccivil_03/_ato2011-2014/2011/lei/L12461.htm. Acesso em: 12/9/2021.
6. Brasil. Decreto Lei n. 7.958, de 13 de março de 2013. Disponível em: http://www.planalto.gov.br/ccivil_03/_ato2011-2014/2013/decreto/d7958.htm.

7. Brasil. Lei n. 12.845 de 1 de agosto de 2013. Dispõe sobre o atendimento obrigatório e integral de pessoas em situação de violência sexual. Disponível em: http://www.planalto.gov.br/ccivil_03/_ato2011-2014/2013/lei/l12845.htm. Acesso em: 12/9/2021.
8. Brasil. Lei n. 13.010, de 26 de junho de 2014. Disponível em: http://www.planalto.gov.br/ccivil_03/_ato2011-2014/2014/lei/l13010.htm. Acesso em 12/9/2021.
9. Brasil. Lei n. 13.718, de 24 de setembro de 2018. Disponível em: http://www.planalto.gov.br/ccivil_03/_ato2015-2018/2018/lei/L13718.htm. Acesso em: 12/9/2021.
10. Cohen C, Oliveira RA. Bioética, direito e medicina. Barueri: Manole; 2020.
11. Cypel S, Diament A. Neurologia infantil. 3.ed. São Paulo: Atheneu; 1996. p.742
12. Duque AM, Leal MCC, Marques APO, Eskinazi FMV, Duque AM. Violência contra idosos no ambiente doméstico: Prevalência e fatores associados (Recife/PE). Cienc e Saude Coletiva. 2012;17(8):2199-208.
13. Fagundes Souto D, Zanin L, Bovi Ambrosano GM, Martão Flório F. Violência contra crianças e adolescentes: perfil e tendências decorrentes da Lei n. 13.010. Rev Bras Enferm [Internet]. 2018;71(suppl 3):1313-23. Available from: http://search.ebscohost.com/login.aspx?direct=true&db=cin20&AN=131234533&site=ehost-live.
14. Ferrari DC, De Bona A, Matos G, Almeida R, Veccina TC, Miyahara ET, et al. Violência doméstica contra crianças e adolescentes. Rev Bras Psicodrama. 1994;2(2):109-16.
15. França Junior RR, Braga MV, Miziara CSMG, Miziara ID. Abortamento legal: comparação do grau de conhecimento de médicos de um hospital especializado em atendimento à mulher e de um hospital geral. Saúde, Ética & Justiça. 2015;20(2):57-65.
16. Magalhães T, Dinis-Oliveira RJ, Silva B, Corte-Real F, Nuno Vieira D. Biological evidence management for DNA analysis in cases of sexual assault. Sci World J. 2015;2015.
17. Morais LR. A legislação sobre o aborto e seu impacto na saúde da mulher. Senatus. 2008;6(1):50-8.

CAPÍTULO 8

NOÇÕES DE PSICOPATOLOGIA FORENSE

Ivan Dieb Miziara

INTRODUÇÃO

A medicina legal é a parte normativa, e não preventiva ou curativa, da medicina, que consiste basicamente no conhecimento médico e biológico do homem em tudo que possa interessar à justiça. Trata-se de uma ciência que tem – exatamente porque é uma ciência – linguagem própria, tecnicamente correta em relação às ciências e, ao mesmo tempo, é acessível àqueles que precisam servir-se das informações para melhor elaborar as normas e bem aplicá-las, visando à realização da justiça. A medicina legal tem método próprio, que se coaduna perfeitamente a um enfoque específico, diverso daquele que caracteriza a medicina curativa ou preventiva. Cabe ao especialista na área coletar e interpretar dados relativos a fenômenos que se passam com o ser humano, que são frequentemente os mesmos de que cuida a patologia humana com o escopo de fornecer subsídios, esclarecimentos adequados e pertinentes às solicitações formuladas pela justiça, citando aqui o professor Armando Canger Rodrigues.

Como afirmam Barros e Castellana, com "o amadurecimento dos sistemas legais mundo afora, a influência da legislação na vida comum das pessoas passou a ser constante".[1] Desse modo, "a integridade da razão e do autocontrole é sempre levada em conta quando se considera o enquadramento de uma pessoa diante da lei".[1]

Por conta dessa necessidade de avaliação da integridade da razão e do autocontrole, a psiquiatria forense é um ramo da medicina legal que se propõe a esclarecer os casos em que alguma pessoa, pelo estado especial de sua saúde mental, necessita de consideração particular perante a lei.

Nesse aspecto, a perícia psiquiatra abrange diversas áreas do direito, a saber:

- Direito penal.
- Direito civil.
- Direito do trabalho.
- Direito administrativo.
- Direito militar.
- Direito canônico.
- Criminologia.

Na área do direito penal, a perícia psiquiátrica trata de verificação da capacidade de imputação nos incidentes de insanidade mental; verificação da capacidade de imputação nos incidentes de fármaco-dependência; exames de cessação de periculosidade nos sentenciados à medida de segurança; avaliação de transtornos mentais em casos de lesões corporais e crimes sexuais. Já na área do direito civil, sua atuação é avaliar a capacidade de uma pessoa para reger a si mesma e administrar seus bens. Também se encarrega das perícias nas ações de interdição de direitos; nas ações de anulação de atos jurídicos; na avaliação da capacidade de testar; assim como nas anulações de casamentos e separações judiciais litigiosas, em ações de modificação de guarda de filhos, na avaliação da capacidade de receber citação judicial, na avaliação de transtornos mentais em ações de indenização. Em outras palavras, a perícia médico-legal nesses casos indica ou não se determinado indivíduo possui condições para exercer esses atos da vida civil ou se necessita de um curador que responda por ele nessas situações.

Em relação ao direito do trabalho, a perícia psiquiátrica atua na avaliação da capacidade laborativa nos acidentes do trabalho com manifestações psiquiátricas; na avaliação da capacidade laborativa nas doenças profissionais com manifestações psiquiátricas; na avaliação da capacidade laborativa nas doenças decorrentes das condições do trabalho com manifestações psiquiátricas.

Em paralelo, junto ao direito administrativo, a necessidade de perícia se dá na avaliação psiquiátrica em faltas cometidas contra a administração pública ou privada, na avaliação psiquiátrica para concessão de licença para tratamento de saúde ou aposentadoria por doença mental. Do mesmo modo, junto ao direito militar, pode ser necessária para reconhecimento prévio das pessoas incapazes de ingressar nas forças armadas por alterações psiquiátricas, nas reformas por doenças mentais ou em casos de crimes militares.

Em todas essas áreas do direito, ao fim e ao cabo, o que a justiça deseja saber é se a pessoa envolvida "tem ou não uma doença mental e, em caso positivo, se esta interfere de alguma forma na atitude que se está questionando". De modo geral, como afirma Barros, as principais perguntas da justiça ao encargo da psiquiatria forense seriam: "Existe doença? Há quanto tempo? Ela interferiu na ocorrência de algo que está sendo questionado (crime, transação comercial)? Ela foi causada por alguém que possa ser responsabilizado (devido a trabalho, paternidade, estudo)? Ela representa um risco futuro para o discernimento ou autocontrole?".

Por fim, de suma importância, ainda que pouco utilizada em nosso meio, em relação à criminologia, cumpre ressaltar a participação do psiquiatra como parte integrante da equipe multidisciplinar nos exames criminológicos previstos na lei de execução penal. Essa participação é mandatória.

NOÇÕES DE IMPUTABILIDADE PENAL

Imputável, no sentido originário, significa aquilo que pode ou deve ser posto a cargo de determinada pessoa. Por seu turno, imputabilidade é concebida como o conjunto de condições psíquicas que a lei exige para atribuir ao agente a sua ação. É um complexo de determinadas condições psíquicas que tornam possível ligar um fato à uma pessoa. É a base psicológica da culpabilidade. Esta, no dizer de Manzini e Maggiore, é a capacidade para reconhecer e valorizar a obrigatoriedade de respeitar as normas e a capacidade de determinação espontânea (de inibir os impulsos para delinquir). Em psicopatologia forense, a imputabilidade, no entanto, não significa normalidade psíquica. O sujeito que disponha da integridade dos próprios poderes e esteja em condições de avaliar seus próprios atos, apesar da presença de uma alteração mental, continua sendo imputável. É o que ocorre, por exemplo, no intervalo lúcido das psicoses.

Culpabilidade, portanto, é o aspecto interno ou subjetivo do delito. Em outras palavras, é uma característica do delito. É a apreciação que se faz do autor quanto a um ato concreto punível, ao que se vincula uma motivação psicológica, partindo da premissa de que ele dirige sua atitude a um objetivo, conhecido ou esperado, sendo dele exigido um procedimento conforme as normas. Desse modo, a culpabilidade caracteriza-se por o indivíduo possuir uma capacidade intelectiva que o permita ter consciência do ato cometido, e também uma capacidade afetiva, que direciona sua vontade de encaminhar suas ações para o fim delitivo. Nesse aspecto, ela possui duas formas ou espécies: a culpa (caracterizada por negligência, imprudência ou imperícia) e o dolo (a intenção premeditada de atingir o fim delitivo).

Por outro lado, a responsabilidade é o aspecto externo ou objetivo do delito, ou seja, a força física do delito. "É a consequência do delito, à qual está vinculada a aplicação da pena, e por isso está fora do delito em si". Nesse ponto, é conveniente lembrar que a teoria da causalidade adequada recomenda atenção ao fato de que não basta haver a causa; ela tem que ser adequadamente a origem do dano.

De forma sucinta, pode-se dizer que a imputabilidade antecede o fato punível; a culpabilidade é contemporânea ao fato punível; e a responsabilidade é a consequência do fato punível.

Quando se trata de imputabilidade, vale observar que existe um duplo ângulo de consideração: o aspecto objetivo (enquanto liga o ato ao sujeito) e o subjetivo (enquanto exige do sujeito prévia capacidade para imputação). Importante frisar que a imputabilidade requer algumas condições prévias do sujeito da ação. A primeira delas é quanto à sua inteligência, ou seja, a capacidade de compreender o caráter delitivo do ato. A segunda se refere à vontade, à capacidade de querer, ou seja, de realizar ou não a ação. De acordo com essas duas condições, os indivíduos podem ser divididos em irresponsáveis ou semirresponsáveis. Na classificação preconizada por Almeida Jr., em imputáveis (aqueles aptos a responder pelos crimes) ou inimputáveis (inaptos para responder). O critério de distinção entre eles é saúde mental. Os mentalmente sadios são responsáveis; os mentalmente insanos são inimputáveis. Os irresponsáveis, por sua vez, seriam os oligofrênicos acentuados, dementes, psicóticos e, com restrições legais, os intoxicados pelo álcool e outras substâncias inebriantes.

Quanto a isso, o artigo 26 do Código Penal brasileiro refere como inimputáveis:

> *É isento de pena o agente que, por doença mental ou desenvolvimento mental incompleto ou retardado, era, ao tempo da ação ou da omissão, inteiramente incapaz de entender o caráter ilícito do fato ou de determinar-se de acordo com esse entendimento.*

Entre estes, incluem-se aqueles que possuem desenvolvimento mental incompleto ou retardado, os menores de 18 e maiores de 70 anos, os surdos-mudos, os silvícolas, os oligofrênicos, subdivididos em idiota (QI < 30), imbecil (QI entre 30 e 50) e débil mental (QI entre 50 e 70). Entre aqueles com doenças psiquiátricas definidas, ressaltam-se os portadores de estados fisiológicos de caráter mórbido (na expressão de Nelson Hungria), de delírio febril, sonambulismo, os que estejam sob estado hipnótico, os portadores de psicoses exógenas, de traumas, tumores, doenças neurológicas, endócrinas, vascular ou infecciosas, como encefalites e meningoencefalites, além dos transtornos de humor (mania, melancolia, psicose maníaco-depressivas) e das esquizofrenias e dos delírios crônicos não alucinatórios, como as paranoias e a parafrenia (Kraepelin).

Os semi-imputáveis estão referidos no parágrafo único do artigo 26, quando afirma que:

A pena pode ser reduzida de um a dois terços, se o agente, em virtude de perturbação de saúde mental ou por desenvolvimento mental incompleto ou retardado não era inteiramente capaz de entender o caráter ilícito do fato ou de determinar-se de acordo com esse entendimento.

São aqueles que não possuem plena capacidade de entender o caráter criminoso do ato, aqueles que estão em uma faixa intermediária de sanidade mental, também denominados semiloucos de Grasset, a cujo respeito o célebre autor dizia que "O louco não é mais que um doente; o normal não é mais que um culpável, mas o semi-louco é uma outra coisa: para ele, não se deve escolher entre a cadeia e o hospital, pois são necessárias ambas as coisas". Para estes, Carrara afirmava que "Quer a Justiça que a cada minoração das faculdades intelectivas ou volitivas do agente (isto é, na força moral subjetiva do delito) corresponda uma diminuição da imputação". Portanto, estes indivíduos seriam semirresponsáveis, ou seja: por sua semiloucura, teriam sua imputação diminuída. Dentre eles, destacam-se:

- Os oligofrênicos menos acentuados.
- Os portadores de demência senil leve.
- As personalidades psicopáticas.
- Os transtornos fronteiriços ou *borderline* da personalidade.

Para Almeida Jr, as reações antissociais desses indivíduos explicam-se por insuficiente formação do superego (oligofrênicos), regressão a período infantil (senilidade) e defeitos na formação da libido (personalidade psicopática).

Desse modo, o critério adotado pelo Código Penal brasileiro é o biopsicológico, no qual biológico significa a existência de um transtorno mental, e psicológico significa um comprometimento total ou parcial da capacidade de entendimento e/ou de determinação.

O PROBLEMA DA PSICOPATIA

A psiquiatria forense tem dedicado, há tempo, uma enorme preocupação com o quadro conhecido por psicopatia (ou sociopatia, transtorno dissocial, transtorno sociopático). Na atual edição da DSM-5, elaborada pela Associação Americana de Psiquiatria, é categorizada como transtorno de personalidade antissocial.[2]

Ao se abordar este tipo de transtorno, é necessário lembrar alguns conceitos básicos acerca de faculdade moral, ou seja, aquele atributo da mente humana que torna o indivíduo capaz de distinguir e eleger entre o bem e o mal. Em segundo lugar, a consciência, que habilita a pessoa a censurar os próprios atos quando necessário e propicia a ela capacidade arrependimento. Por fim, a empatia, isto é, a capacidade de se identificar com outra pessoa, de sentir o que ela sente e de querer o que ela quer. Em resumo, empatia é se colocar no lugar do outro.

Os psicopatas são pessoas cujo tipo de conduta chama fortemente a atenção e que não se podem qualificar de loucos nem de débeis; elas estão num campo intermediário. São indivíduos que se separam do grosso da população em termos de comportamento, conduta moral e ética. Não são dotados de consciência (censura e arrependimento), tampouco de empatia.

Historicamente, Girolano Cardamo (1501-1596) falava em improbidade, um quadro que não alcançava a insanidade total porque as pessoas que disso padeciam mantinham a aptidão para dirigir sua vontade. Em 1801, Philippe Pinel publicou seu *Tratado médico filosófico sobre a alienação mental* e falou de pessoas que têm todas as características da mania, mas que carecem do delírio. Dizia, no tratado, que se admirava de ver muitos loucos que, em nenhum momento, apresentavam prejuízo algum do entendimento e que estavam sempre dominados por uma espécie de furor instintivo, como se o único dano fosse em suas faculdades instintivas. "A falta de educação, uma educação mal dirigida ou traços perversos e indômitos naturais, podem ser as causas desta espécie de alteração", dizia. Em 1923, Schneider elaborou uma conceituação e classificação do que é, para ele, a personalidade psicopática. No conjunto classificatório da personalidade, ele desconsidera atributos como inteligência, instintos e sentimentos corporais e valoriza como elementos distintivos o conjunto de sentimentos e valores, de tendências e vontades. Para ele, "o psicopata não *tem* uma psicopatia, no sentido de quem tem uma tuberculose, ou algo transitório, mas ele ***é*** um psicopata. Psicopata é uma maneira de ser no mundo, é uma maneira de ser estável."

No entanto, é preciso dizer que a conduta do psicopata nem sempre é toda psicopática, existindo momentos, fases e circunstâncias de condutas adaptadas, as quais permitem que ele passe despercebido em muitas áreas do desempenho social. Essa dissimulação garante sua sobrevivência social.

Cleckley[3], por seu turno, estabeleceu alguns critérios para o diagnóstico do psicopata. Em 1976, Hare, Hart e Harpur, completaram esses critérios. Somando-se as duas listas, pode-se relacionar as seguintes características:

1. Problemas de conduta na infância.
2. Inexistência de alucinações e delírio.
3. Ausência de manifestações neuróticas.
4. Impulsividade e ausência de autocontrole.

5. Irresponsabilidade.
6. Encanto superficial, notável inteligência e loquacidade.
7. Egocentrismo patológico, autovalorização e arrogância.
8. Incapacidade de amar.
9. Grande pobreza de reações afetivas básicas.
10. Vida sexual impessoal, trivial e pouco integrada.
11. Falta de sentimentos de culpa e de vergonha.
12. Indigno de confiança, falta de empatia nas relações pessoais.
13. Manipulação do outro com recursos enganosos.
14. Mentiras e insinceridade.
15. Perda específica da intuição.
16. Incapacidade para seguir qualquer plano de vida.
17. Conduta antissocial sem aparente arrependimento.
18. Ameaças de suicídio raramente cumpridas.
19. Falta de capacidade para aprender com a experiência vivida.

Eunofre Marques adota a denominação de personalidade psicopática (PP) amoral. Diz ele:

> *O PP amoral é um indivíduo incapaz de incorporar valores. Ele funciona sempre na relação prazer-desprazer imediato. São indivíduos incapazes de se integrar a qualquer grupo, devido ao seu egoísmo absoluto e a não aceitarem qualquer tipo de regras. Só o que eles querem é o que interessa. No início, eles até fazem amizades com facilidade mas, diante dos primeiros conflitos, a sua amoralidade aparece em todo o seu potencial.*
>
> *Terminam por ser rejeitados pelos grupos em pouco tempo. São, por isso, em geral indivíduos solitários, que migram de grupo em grupo até que não restem mais grupos para os aceitarem. Ainda crianças já aparece o seu componente amoral, por não aceitarem regras jamais, não respeitarem qualquer limite e terem um comportamento absolutamente inadequado na escola, de onde são frequentemente expulsos. Já na adolescência tendem francamente para a marginalidade e tentam integrar-se aos grupos marginais mas mesmo esses, com a sua ética marginal rígida, logo o rejeitam. Quando pressionado pelo ambiente, especialmente em ambientes fechados, como numa penitenciária, eles atual de modo primoroso, como que absorvendo os valores rígidos do meio. No entanto, é só surgir uma pequena brecha nas regras para que a sua amoralidade venha plenamente à tona. Boa parte deles não chega à idade adulta porque, misturados com os marginais, acabam sendo mortos por estes. Mesmo assim, chegando à idade adulta, terminam por serem recolhidos a alguma peni-*

tenciária, onde eles são encontrados com frequência. Mesmo dentro da penitenciária a sua existência está sendo constantemente ameaçada, porque não se integram a nenhum dos grupos que lá se formam. Aqueles que têm um nível de inteligência superior conseguem parcialmente, utilizando-se dos recursos cognitivos, manterem-se relativamente integrados no meio até a idade adulta mas, mesmo estes, acabam por serem expulsos do seu meio e também vão parar nos presídios. O PP amoral é o exemplo do fracasso do ser humano.

Mostrando a dificuldade de diagnóstico desse tipo de transtorno, Myra y López[4] elencou alguns tipos de personalidades psicopáticas, com suas respectivas características, dividindo-as em:

- Personalidade astênica – indivíduos que apresentam rápido esgotamento da atividade psíquica, onde predomina a conduta do mínimo esforço.
- Personalidade compulsiva – indivíduos extremamente precisos, detalhistas, dotados de bom gosto e boa habilidade manual, onipotentes, teimosos, tiranos.
- Personalidade explosiva – indivíduos com ações bruscas, irritabilidade emocional, acessos de raiva, criminalidade aumentada, perda total ou quase total do autodomínio.
- Personalidade instável – indivíduos com agitação constante, instabilidade de pensamento, gosto e intenções, sem disciplina, com mudanças excessivas dos propósitos e da conduta.
- Personalidade histérica –mais frequente no sexo feminino e entre intersexuais, apresentam labilidade dos reflexos vegetativos, confusão dos dois planos da realidade (objetivo e subjetivo), exagero da realização imaginária do desejo levando ao sonho e a confabulação, personalidade dissociativa.
- Personalidade cicloide – indivíduos que passam por períodos de agitação e depois por períodos de tristeza. Com instabilidade afetiva, riem, choram ou se encolerizam de acordo com o meio. Adaptatividade regular à vida social; são pessimistas e angustiosos, podendo ser levados ao suicídio.
- Personalidade sensitivo-paranoide – indivíduos que mostram ego hipertrofiado e amor próprio exagerado; são muito racionais, inteligentes, porém apresentam falta de serenidade, diminuição da autoconfiança, predisposição a ideias delirantes, desconfiam de todos, criminalidade elevada.
- Personalidade perversa – indivíduos que ignoram normas éticas, falta-lhes compreensão das obrigações morais, suas tendências antissociais são intensas, assim como a ausência de sentimentos; sua periculosidade está na razão direta de sua inteligência.

- Personalidade esquizoide – predominância autista, são indivíduos que vivem em seu próprio mundo, divorciado das outras pessoas; mostram reações violentas e apresentam sensibilidade ou irritabilidade furiosa.
- Personalidade hipocondríaca – indivíduos que têm medo de todos os perigos, preocupação exagerada com a integridade física ou a saúde.

Obviamente, esta classificação encontra-se completamente defasada em termos da atual DSM-5 – que hoje a denomina transtorno de personalidade antissocial –, mas, de todo modo, serve como curiosidade e também para que se entenda a complexidade do problema. Em termos de valorização jurídica, Myra y Lopez afirmam que "É possível ser um doente mental e ser responsável.".[4] Assim, para emitir parecer acerca da imputabilidade penal ou periculosidade desses indivíduos, faz-se necessário amplo estudo de todos os aspectos da vida psíquica, além de todas as condições ambientais.

LEGISLAÇÃO PERTINENTE

Código Penal brasileiro

> *Artigo 26. É isento de pena o agente que, por doença mental ou desenvolvimento mental incompleto ou retardado, era, ao tempo da ação ou da omissão, inteiramente incapaz de entender o caráter ilícito do fato ou de determinar-se de acordo com esse entendimento (inimputáveis, n.a).*
> *Parágrafo único. A pena pode ser reduzida de um a dois terços, se o agente, em virtude de perturbação de saúde mental ou por desenvolvimento mental incompleto ou retardado não era inteiramente capaz de entender o caráter ilícito do fato ou de determinar-se de acordo com esse entendimento (semi-imputáveis, n.a).*
> *Artigo 98. Na hipótese do parágrafo único do art. 26 do CP e necessitando o condenado de especial tratamento curativo, a pena privativa de liberdade pode ser substituída pela internação ou tratamento ambulatorial (medida de segurança, n.a), pelo prazo mínimo de 1 a 3 anos, nos termos do artigo anterior e respectivos parágrafos 1º ao 4º. As medidas de segurança são internação em hospital de cústódia e tratamento psiquiátrico ou, à falta, em outro estabelecimento adequado; ou ainda sujeição a tratamento ambulatorial.*

Como afirma Celso Delmanto, "fica o juiz com a delicada missão de optar entre a pena diminuída e a medida de segurança. Entendemos que deve decidir com muita cautela, só procedendo à substituição pela medida de segurança quando esta for, realmente, a melhor solução". Esta cautela é de todo necessária porque ele passará a receber o mesmo tratamento dispensado aos inimputáveis.

> *Artigo 28. Não excluem a imputabilidade penal:*
> *I - a emoção ou a paixão;*
> *II - a embriaguez, voluntária ou culposa, pelo álcool ou substância de efeitos análogos.*
> *Parágrafo 1º É isento de pena o agente que, por embriaguez completa, proveniente de caso fortuito ou de força maior, era, ao tempo da ação ou da omissão, inteiramente incapaz de entender o caráter ilícito do fato ou de determinar-se de acordo com esse entendimento.*
> *Parágrafo 2º A pena pode ser reduzida de um a dois terços, se o agente, por embriaguez, proveniente de caso fortuito ou força maior, não possuía, ao tempo da ação ou da omissão, a plena capacidade de entender o caráter ilícito do fato ou de determinar-se de acordo com esse entendimento.*

As exigências da lei penal, portanto, são:

- Ação ou omissão contemporânea ao transtorno biológico.
- Concomitância do transtorno mental e a inteira ou parcial incapacidade para entender e/ou se autodeterminar.
- Nexo causal entre a prática delituosa e o transtorno ou alteração mental patológica geradora da inteira ou parcial incapacidade para entendimento ou autodeterminação.

Por outro lado, o comprometimento da capacidade de imputação, de forma parcial ou total, admite, juridicamente, quatro formas: doença mental, desenvolvimento mental incompleto, desenvolvimento mental retardado e perturbação da saúde mental. Acrescente-se também a dependência de drogas (estar sob efeito de drogas que causam dependência física e/ou psíquica proveniente de caso fortuito ou de força maior) e a embriaguez por álcool ou substâncias de efeitos análogos (proveniente de caso fortuito ou de força maior).

Desse modo, a perícia psiquiátrica deve fornecer à justiça um diagnóstico psiquiátrico (critério biológico); demonstrar que tal diagnóstico comprometia de forma parcial ou total a capacidade de entendimento e/ou de determinação do examinado (critério psicológico); o enquadramento jurídico deste diagnóstico nas quatro formas previstas na lei (doença mental, desenvolvimento mental incompleto, desenvolvimento mental retardado ou perturbação da saúde mental), tudo ao tempo da ação ou omissão (critério temporal).

Segundo Heitor Carrilho (primeiro diretor do Manicômio Judiciário do Rio de Janeiro), " a doença mental deve ser considerada em todos seus aspectos e formas – funcional, orgânica, constitucional ou toxinfecciosa – que tenham suprimido inteiramente a capacidade de entender o caráter criminoso da reação antissocial realizada ou que tenha anulado a capacidade de autodeterminação. Nesta fórmula estão contidas todas as psicoses, funcionais ou dinâmicas, orgânicas ou destrutivas, como: a esquizofrenia, as psicoses maníaco-depressivas (transtorno afetivo bipolar), as decorrentes de auto e hétero-intoxicações e, ainda, todos os estados demenciais correspondentes a processos orgânicos (arteriosclerose cerebral, demência senil etc.).

Quanto ao desenvolvimento mental incompleto ou retardado, há duas hipóteses: uma de ordem psiquiátrica; outra, implicitamente presumida por lei. O desenvolvimento mental retardado inclui todas as oligofrenias em grau profundo (idiotia e imbecilidade) e ainda a debilidade mental acentuada, ou seja, o 3° grau, o 2° grau e o 1° grau (acentuado) das oligofrenias. Compreende ainda dois casos presumidos por lei: os surdos-mudos (podem ser incluídos nos três graus de imputação) e os silvícolas inadaptados (o índio aculturado é imputável e, no caso do índio em fase de integração, será necessário perícia).

Com relação aos denominados semi-imputáveis (art. 26 – parágrafo único), segundo Campos "o projeto teve em vista, aqui – principalmente – os 'fronteiriços' (anormais psíquicos, psicopatas)". Mas observa:

> *É conhecida a controvérsia que esses indivíduos suscitam no campo da psiquiatria. Ora são declarados verdadeiros loucos e, portanto irresponsáveis, ora se diz que são apenas semiloucos e reconhece-se sua* imputabilidade restrita*; e, finalmente, não falta quem afirme, com indiscutível autoridade, a sua nenhuma identidade com os insanos mentais.*

Para Carrilho:

> *Embora esta expressão* possa permitir confusões com doença mental, *dado o conceito amplo de saúde mental perturbada, pensamos que, dentro do espírito da Lei Penal, sobretudo quatro hipóteses clínicas podem ocorrer, permitindo a limitação da capacidade de entendimento e de autodeterminação.*

São elas: os "distúrbios leves, ligados a fases iniciais ou preliminares de psicoses. Aí se enquadram as esquizofrenias latentes ou as fases iniciais dessa psicose, as manifestações prodrômicas da psicose maníaco-depressiva, as fases pré-clínicas da neurossífilis etc.". As "perturbações residuais, integrantes das remissões francas de certas psicoses funcionais, notadamente a esquizofrenia e a psicose maníaco-depressiva ou as que caracterizam as chamadas *curas com defeito* e as *curas sociais*, verificadas sobretudo nos portadores de psicoses endógenas". Os "distúrbios iniciais ou seqüelas [sic] psíquicas das endo e heterotoxicoses". Os "desvios expressivos das *personalidades psicopáticas* (transtornos de personalidade antissocial), notadamente os que caracterizam os psicopatas hipertímicos, depressivos, inseguros, fanáticos, ostentadores, inconstantes, explosivos, insensíveis, abúlicos, astênicos, da classificação de Kurt Schneider.".

Em relação àqueles com desenvolvimento mental retardado, ainda segundo Carrilho:

> *O perito indagará sobre se o desenvolvimento mental do acusado deixou de atingir o nível normal e se esta parada na evolução psíquica é de grau a permitir a atenuação da capacidade de entendimento e de autodeterminação. Uma única hipótese comporta essa indagação: é a debilidade mental em* grau leve.

Isto significa que é o primeiro grau atenuado das oligofrenias. Quanto ao desenvolvimento mental incompleto, incluem-se os surdos-mudos e, segundo alguns autores, os cegos.

DIFICULDADES RELACIONADAS ÀS PERÍCIAS

No escopo da medicina legal, a perícia psiquiátrica é uma das mais difíceis de serem executadas e requerem muita experiência do perito acerca do tema. Entre as dificuldades encontradas para sua realização em nosso meio, vale citar, em primeiro lugar, a época de sua realização. Por tratar-se sempre de uma perícia retroativa (ao tempo da ação ou da omissão), é de grande importância que seja realizada o mais próximo possível à época do delito. Em nossa experiência, as perícias são realizadas, em média, 1 a 2 anos após o fato delitivo, o que muitas vezes dificulta a apreensão adequada de todos os aspectos relacionados ao fato em questão.

Em segundo lugar, deve-se observar a impossibilidade de uma avaliação psiquiátrica mais prolongada. Geralmente é necessário formular um diagnóstico e seu enquadramento jurídico, em uma única entrevista que dura, em média, 1 hora. Outras razões de ordem diversa podem ser citadas: dificuldades de escolta, excessivo número de agendamentos que impedem uma reconvocação, entre outras. Não fosse o bastante, a demora no agendamento e dificuldades para realização de exames complementares, muitas vezes cruciais para elucidação do caso, termina por acrescentar mais dificuldade a uma perícia que, por si só, é extremamente complexa.

MODELO DE ELABORAÇÃO DO LAUDO PSIQUIÁTRICO FORENSE

A seguir, é apresentado um modelo de formulação do laudo psiquátrico forense que pode servir de base aos iniciantes nesse tipo de perícia.

Preâmbulo	Identificação do perito, da autoridade requisitante, do periciando, data e local da perícia
História criminal	a) Denúncia
	b) Elementos coletados nos autos
	c) Versão do acusado aos peritos
Anamnese	d) Antecedentes pessoais
	e) Antecedentes heredológicos
	f) Antecedentes psicossociais
Exame somático	g) Geral
	h) Especializado
Exames complementares	i) Eletroencefalografia
	j) Tomografia computadorizada
	k) Laboratorial (análises clínicas)
	l) Radiologia
	m) Parecer psicológico. Outros exames
Exame psíquico	
Discussão e conclusões	n) Considerações psiquiátrico-forenses
	o) Diagnósticos
	p) Enquadramento jurídico
Resposta aos quesitos	

REFERÊNCIAS BIBLIOGRÁFICAS

1. Barros DM, Castellana GB. Psiquiatria forense – Interfaces jurídicas, éticas e clínicas. 2.ed. Porto Alegre: Artmed; 2020.
2. American Psychiatric Association (APA). DSM-5 - Manual diagnóstico e estatístico de transtornos mentais. 5.ed. Porto Alegre: Artmed; 2014.
3. Cleckley H. The mask of sanity. 5.ed. Augusta: CV Mosby & Co.; 1988.
4. Myra y Lopez E. Manual de psicologia jurídica. Campinas: LZN; 2005.

BIBLIOGRAFIA

1. Barros DM, Teixeira EH. Manual de perícias psiquiátricas Porto Alegre: Artmed; 2015.
2. Cheniaux E. Manual de psicopatologia. 6.ed. Rio de Janeiro: Guanabara Koogan; 2020.
3. Dalgalarrondo P. Psicopatologia e semiologia dos transtornos mentais. Porto Alegre: Artmed; 2018.
4. Louzã MR, Kordás TA. Transtornos da personalidade. 2.ed. Porto Alegre: Artmed; 2019.
5. Palomba GA. Tratado de psiquiatria forense civil e penal. São Paulo: Atheneu; 2003.

CAPÍTULO 9

PERÍCIAS CÍVEIS E AVALIAÇÃO DO DANO CORPORAL

Emílio Zuolo Ferro
Ivan Dieb Miziara

INTRODUÇÃO

A perícia médica na esfera cível ocorre quando, no decorrer de um processo administrativo ou judicial, se faz necessário a avaliação de um médico perito para o esclarecimento de um fato que dele depender.

Dessa forma, podem-se encontrar perícias médicas onde seja necessário avaliar, por exemplo: a incapacidade de uma pessoa, se parcial ou total, temporária ou permanente; o dano resultante de um tratamento de saúde; a sequela que restou após um acidente de qualquer natureza sofrido; a invalidez securitária ou previdenciária de um indivíduo; e a obrigação de se dispensar determinado tratamento de saúde diante de um quadro clínico que demande atenção especial.

Após a avaliação da condição de saúde apresentada pelo indivíduo, é necessário caracterizar ou não o nexo de causalidade entre o evento ocorrido e o quadro clínico apresentado. Assim, deve-se analisar se um fato médico se relaciona diretamente com um possível acidente sofrido ou com o resultado obtido após um tratamento médico instituído.

Com a finalidade de esclarecer a atuação do médico perito em demandas cíveis, será apresentado neste capítulo o conceito atribuído à medicina legal, ao perito e à perícia médica. Para tanto, será imprescindível abordar alguns artigos do novo Código de Processo Civil, onde está determinado que o juiz será assistido por um perito quando a prova do fato depender de conhecimento técnico ou científico.

CONCEITO DE MEDICINA LEGAL

O conceito atribuído à medicina legal depende muito da perspectiva histórica do momento em que é definido. Por exemplo, para Ambroise Paré, autor de

Tratados dos Relatórios em 1575, era definida por ser "a arte de fazer relatórios na Justiça".[1] Anos mais tarde, Tourdes a definia como "a aplicação dos conhecimentos médicos às questões que concernem aos direitos e aos deveres dos homens reunidos em sociedade".

A partir do século XIX, com o avanço das ciências naturais e com a necessidade de maior objetividade nos conceitos, surgiram definições mais concisas e claras sobre a medicina legal, como a de Lacassagne: "É a arte de por os conhecimentos médicos ao serviço da administração da Justiça". Já para Hoffman, ela não era considerada como arte, mas sim como ciência, afirmando que "É a ciência que tem por objetivo o estudo das questões no exercício da jurisprudência civil e criminal e cuja solução depende de certos conhecimentos médicos prévios". Atualmente, é possível concordar com ambos os autores e dizer que a medicina legal é, ao mesmo tempo, arte e ciência. É arte pois a realização de uma perícia médica exige habilidade prática no exame além de coerência lógica na redação do laudo; é ciência porque, além de ter um campo próprio de pesquisas, utiliza de todo o conhecimento oferecido pelas demais especialidades médicas para se chegar à uma conclusão.[1]

Apesar de ser uma especialidade médica, a medicina legal e perícia médica não atua no tratamento ou na prevenção de doenças. Ela é uma especialidade que apresenta uma interface entre a medicina e o direito, e o seu objetivo primeiro é a justiça. "É a contribuição da Medicina para o estabelecimento da justiça social". Dessa forma, o profissional que a exerce possui um papel fundamental na preservação dos direitos do ser humano, garantindo que a justiça social seja aplicada.[2]

Tendo em mente que o objetivo da medicina é a saúde do homem, tanto do ponto de vista curativo quanto do preventivo, conclui-se que a medicina legal, e a consequente atuação do médico perito, não se relacionam nem com o tratamento nem com a prevenção de doenças. Sua finalidade é mais ampla, em termos de ação social, tendo em vista que ela auxilia o direito, que é a ciência das normas que disciplinam as relações dos homens em sociedade, cujo objetivo é a justiça. Em resumo, o especialista em medicina legal e perícia médica, apesar de ser médico, não exerce atividade na área da saúde; seu objetivo não é a saúde da pessoa, mas sim a preservação dos direitos do ser humano, atuando na área da justiça.[3]

A Organização Mundial da Saúde (OMS) define saúde como um "estado de completo bem-estar físico, mental e social, e não consiste apenas na ausência de doença ou de enfermidade". Dessa forma, utilizando-se esta definição mais ampla da saúde, observa-se que o completo bem-estar social é condição necessária para se caracterizar um estado de saúde. Uma pessoa que apresenta boa condição física e mental, mas que é injustiçado socialmente, não está englobado por esta definição de saúde, mesmo na ausência de doença ou de enfermidade.

Conclui-se, portanto, que a medicina legal e perícia médica, ao ser observada pelo prisma da Organização Mundial da Saúde, é uma especialidade médica que promove a saúde por meio do completo bem-estar social. Assim, por exemplo, um indivíduo que sofreu um dano à sua saúde e não foi reparado devidamente, um indivíduo inválido para o trabalho que não recebe um benefício previdenciário e um indivíduo portador de deficiência que não é aceito para uma vaga de emprego não possuem boa saúde, pois estão sofrendo uma injustiça social.

VALOR DO ESTUDO DA MEDICINA LEGAL PARA O MÉDICO

A medicina legal deve ser vista como a única disciplina existente no currículo do curso de medicina que tem maior uso para o próprio médico do que para o paciente. Diferentemente da área assistencial, em que o médico se prepara para ser um clínico ou um cirurgião, visando a promover basicamente o bem-estar do seu paciente e, se atingido o objetivo, adquire reconhecimento entre seus pares e um bom nome profissional. Na área médico-legal, seu conhecimento é fundamental para prevenir aborrecimentos com o seu paciente e também questionamentos na justiça.[1]

Em ambiente de pronto-socorro, na ocorrência de um traumatismo, a descrição pormenorizada das lesões pelo profissional médico apresenta uma importância fundamental para a medicina legal. Esta descrição poderá ser a única possibilidade de se determinar o agente causal se a vítima permanecer internada por vários dias, ou durante um período suficiente para ocorrer a cicatrização das feridas. Caso o paciente venha a falecer no decorrer de sua internação, sendo posteriormente examinado por médico-legista, este não disporá de elementos para afirmar qual instrumento ou meio causou as lesões. Com isso, torna-se evidente a necessidade de uma descrição cuidadosa das características das lesões observadas quando da admissão do paciente no pronto-socorro. Na prática, isto não ocorre. A regra é os médicos plantonistas referirem-se às lesões por seu diagnóstico.[1]

CÓDIGO DE PROCESSO CIVIL

De acordo com o nosso Código de Processo Civil, em seu artigo 156, o juiz será assistido por perito quando a prova do fato depender de conhecimento técnico ou científico. Dessa forma, sempre que, em uma demanda judicial, for necessária uma análise técnica, um perito será nomeado pelo juiz.[4]

Artigo 156: O juiz será assistido por perito quando a prova do fato depender de conhecimento técnico ou científico.
§1º Os peritos serão nomeados entre os profissionais legalmente habilitados e os órgãos técnicos ou científicos devidamente inscritos em cadastro mantido pelo tribunal ao qual o juiz está vinculado.

Nos casos em que a matéria em discussão é da área médica, o profissional legalmente habilitado será o médico, dentre aqueles inscritos em cadastro mantido pelo tribunal ao qual o juiz está vinculado.

É esperado que o médico perito possua conhecimentos básicos da área do direito, porque é necessário buscar no processo os pontos essenciais que demandam análise técnica, além de saber o que deve conter um laudo médico-legal e sua forma de apresentação, respeitando os limites de sua designação, conhecer os meios que poderá disponibilizar na elaboração deste documento, além de seguir os preceitos éticos e normativos das associações.

O médico perito deve ter em mente que o seu laudo pericial será entregue e avaliado por uma pessoa leiga na área médica, sem os conhecimentos técnicos e científicos necessários para a compreensão de termos específicos. Dessa forma, é preciso evitar utilizar abreviações, descrevendo por extenso tudo o que for analisado, com uma linguagem clara e acessível. Para concluir o seu trabalho, o médico perito pode utilizar todos os meios que considerar necessários.

Tais atribuições são encontradas no Código de Processo Civil[4], em seu artigo 473, que possui o seguinte texto:

Art. 473. O laudo pericial deverá conter:
I - a exposição do objeto da perícia;
II - a análise técnica ou científica realizada pelo perito;
III - a indicação do método utilizado, esclarecendo-o e demonstrando ser predominantemente aceito pelos especialistas da área do conhecimento da qual se originou;
IV - resposta conclusiva a todos os quesitos apresentados pelo juiz, pelas partes e pelo órgão do Ministério Público.
§ 1º No laudo, o perito deve apresentar sua fundamentação em linguagem simples e com coerência lógica, indicando como alcançou suas conclusões.
§ 2º É vedado ao perito ultrapassar os limites de sua designação, bem como emitir opiniões pessoais que excedam o exame técnico ou científico do objeto da perícia.
§ 3º Para o desempenho de sua função, o perito e os assistentes técnicos podem valer-se de todos os meios necessários, ouvindo testemunhas, obtendo informações, solicitando documentos que estejam em poder da parte, de terceiros ou em repartições públi-

cas, bem como instruir o laudo com planilhas, mapas, plantas, desenhos, fotografias ou outros elementos necessários ao esclarecimento do objeto da perícia.

De posse destes conceitos, torna-se necessário o aprofundamento em pontos específicos e fundamentais para a atividade do médico perito.

PERITOS

Utilizando a definição proposta por Fávero: "Peritos são pessoas entendidas e experimentadas em determinados assuntos e que, designadas pela justiça, recebem a incumbência de ver e referir fatos de natureza permanente cujo esclarecimento é de interesse num processo.".[5]

O mesmo autor continua da seguinte forma sua explicação sobre o perito: "Todo profissional ou artista pode ser perito. É o técnico que vai esclarecer a justiça. Entretanto, dentre todos avulta o médico que, com frequência, é chamado para resolver questões importantes e difíceis de que a justiça carece.".[5]

Ao se utilizar outra referência com a definição de perito, tem-se que ele é caracterizado por todo e qualquer profissional especializado em determinados ofícios, artes ou ciências, capaz de conduzir quem quer que seja à verdade, quando para tal é solicitado. Assim, é todo técnico que, designado pela justiça, recebe o encargo de esclarecer fatos/acontecimentos num processo. Sua atuação ocorre em qualquer fase, policial ou judiciária, do processo.

De acordo com o Código de Processo Civil, em seu artigo 156, "o juiz será assistido por perito quando a prova do fato depender de conhecimento técnico ou científico".

Dessa forma, fica claro que a figura do perito é necessária em qualquer área do conhecimento, seja ela relacionada às ciências exatas, humanas e da saúde. A sua função primordial é o esclarecimento de um fato que seja de interesse no curso de uma demanda judicial.

Ao se utilizar definições de dicionário, tem-se como perito:[6,7]

1. Que ou aquele que se especializou em determinado ramo de atividade ou assunto; 2. Que tem experiência ou habilidade em determinada atividade; 3. Diz-se de ou técnico nomeado pelo juiz ou pelas partes para que opine sobre questões que lhe são submetidas em determinado processo 1. Experimentado, experiente, prático; 2. Sábio, douto, erudito; 3. Hábil, sagaz; 4. Aquele que é sabedor ou especialista em determinado assunto; experto 5. Aquele que é nomeado judicialmente para exame ou vistoria

Observa-se que as definições denotativas para o perito relacionam-se com a figura de um indivíduo que é especialista em determinado ramo de atividade ou assunto, alguém experiente e que tenha sido nomeado judicialmente para realizar exame em pessoa ou coisa. Assim, as definições de perito são semelhantes, seja para qual for a área ou especialidade praticada por ele.

Definição muito difundida entre vários doutrinadores é que perito é todo e qualquer indivíduo de moral ilibada e de notável saber, especializado em determinados ofícios, artes ou ciências, capaz de conduzir quem quer que seja à verdade, quando para tal é solicitado. Constata-se, então, a extrema importância da figura de um perito, dotado de conhecimento especializado para esclarecer um fato técnico a uma autoridade requisitante. Da necessidade de um profissional médico isento, com o objetivo de realizar uma análise técnica e imparcial dos fatos, surgiu a medicina legal. Ela é considerada ramo distinto da medicina assistencial, principalmente por não se pautar na relação médico-paciente, e por utilizar de seu conhecimento especializado para esclarecer um fato médico para a justiça, e não para obter a cura de alguma doença.[5]

Em síntese, o médico perito deve possuir competência técnica e científica. Para o melhor desempenho de sua função, é necessário que possua os conhecimentos necessários de leis, normas e portarias vigentes. É preciso agir com imparcialidade, isenção e independência; ter civilidade e discrição; ter disciplina operacional, respeitando com rigor os prazos previamente estipulados e as formalidades pertencentes ao rol da profissão; ter senso de justiça e atuar com ética profissional. O perito médico deve ser, antes de tudo, justo. Apenas assim ele não irá negar o que é legítimo e nem conceder, graciosamente, o que não é de direito do indivíduo.

Resumidamente e de modo esquemático, pode-se afirmar, de acordo com França[6], que os peritos na área cível são considerados auxiliares da justiça, enquanto na perícia criminal, são servidores públicos. Quanto ao fiel cumprimento do dever de ofício, os primeiros prestam compromissos a cada vez que são designados pelo juiz e os segundos têm compromisso implícito com a posse no cargo público, a não ser nos casos dos chamados peritos nomeados *ad hoc*.

ATUAÇÃO DO PERITO

Apesar da atuação do perito ter início após a nomeação por uma autoridade judicial requisitante, ela é limitada, pois ele não realiza julgamentos, não defende e não acusa nenhuma das partes. Em outras palavras, o perito não é advogado de defesa nem funcionário do Ministério Público: não defende nem acusa ninguém.[1] A este profissional incumbe unicamente a obrigação de indicar à autoridade requisitante do processo exatamente o que foi observado no momento da avaliação pericial realizada. Esta perícia pode ser realizada tanto em pessoas quanto em objetos ou em locais onde o fato possa ter ocorrido.

Em outras palavras, a sua função limita-se a verificar o fato, indicando a causa que o motivou. No exercício de sua atividade, ele pode proceder a todas as indagações que julgar necessárias, devendo registrar, com imparcialidade exemplar, todas as circunstâncias, sejam elas favoráveis ou não ao acusado.[1] Ao registrar a sua impressão em seu laudo, embasado cientificamente, o perito age de forma livre. É senhor de sua vontade e suas convicções, não podendo ser coagido por ninguém, nem pelo juiz, nem pela polícia, no sentido de chegar a conclusões preestabelecidas. Caso este profissional se sinta pressionado e sem liberdade para realizar de modo adequado o exame, deve recusar-se a fazê-lo, mesmo que sua recusa o exponha a possíveis e injustas sanções administrativas.

Em suma, compete ao perito, em sua atuação, somente examinar e relatar fatos de natureza específica e caráter permanente de esclarecimento necessário num processo; vê e refere; *visum et repertum*; visto e referido, concluindo, assim, sua missão.

NOMEAÇÃO DO PERITO

Diferentemente do que ocorre em um atendimento médico assistencial, em que o paciente escolhe seu médico livre e espontaneamente e lhe confidencia todos os seus sofrimentos no intuito de se ver tratado e curado, em um atendimento pericial, a escolha do médico perito não é realizada pelo indivíduo que será examinado. O periciado (não mais considerado um paciente) é solicitado por uma autoridade a comparecer diante de um profissional perito selecionado por essa autoridade, com o objetivo de se verificar o estado de saúde ou das sequelas apresentadas.

De acordo com o Código de Processo Civil, em seu artigo 156, "o juiz será assistido por perito quando a prova do fato depender de conhecimento técnico ou científico". Ainda de acordo com o Código de Processo Civil, em seu artigo 465, "O juiz nomeará perito especializado no objeto da perícia e fixará de imediato o prazo para a entrega do laudo".

Nas perícias cíveis, contados 15 dias após a nomeação do perito judicial, faculta-se às partes envolvidas no processo a indicação de peritos assistentes técnicos, cujos nomes serão submetidos à apreciação do magistrado, como determina o artigo 465, §1º, do Código de Processo Civil. Estes peritos, assistentes técnicos, não são escolhidos pelo juiz, e representam assessores das partes litigantes ou interessados no caso em análise.

ESCUSA JUSTIFICÁVEL - SUSPEIÇÃO E IMPEDIMENTO

A princípio, ninguém tem o direito de escusar-se à função de perito sem se justificar, posto que a função de perito se reveste de um dever cívico a que se deve atender prontamente em defesa dos interesses sociais. Nos casos em que houver escusa motivada (suspeição, impedimento, impossibilidade de desvincular-se da tarefa em tempo hábil em face de outros compromissos assumidos previamente), o juiz, ao aceitar a escusa ou ao julgar procedente a impugnação, nomeará novo perito.

De acordo com o Código de Processo Civil, nos seus artigos 144 e 145, são apresentados os motivos de impedimento e suspeição do juiz. No artigo 148 deste mesmo Código, os motivos de impedimento e de suspeição também são aplicados aos auxiliares da justiça, ou seja, aos peritos.

Aqui serão apresentados alguns motivos de impedimento e de suspeição que podem ser encontrados na íntegra nos artigos 144 e 145 do Código de Processo Civil.

- Quando for herdeiro presuntivo, donatário ou empregador de qualquer das partes.
- Em que figure como parte instituição de ensino com a qual tenha relação de emprego ou decorrente de contrato de prestação de serviços.
- Amigo íntimo ou inimigo de qualquer das partes ou de seus advogados.
- Que receber presentes de pessoas que tiverem interesse na causa antes ou depois de iniciado o processo, que aconselhar alguma das partes acerca do objeto da causa ou que subministrar meios para atender às despesas do litígio.
- Quando qualquer das partes for sua credora ou devedora, de seu cônjuge ou companheiro ou de parentes destes, em linha reta até o 3º grau.
- Interessado no julgamento do processo em favor de qualquer das partes.

No caso dos peritos médicos assistentes técnicos das partes, por serem estes de confiança destas, não estão sujeitos aos motivos de impedimento ou suspeição.

IMPORTÂNCIA DA PROVA

"Se há dúvida, a prova não foi feita. Esta é a lógica mais simples", França.[6] A prova é o elemento fundamental para que o juiz possa formar sua convicção para decidir a causa. Ela é o elemento demonstrativo de um fato. Tamanha é a sua importância que é possível dizer que todo o desenvolvimento de um processo consiste na sua obtenção.

A avaliação da prova pode ser feita por três sistemas conhecidos:

1. Sistema legal ou tarifado – em que o juiz se limita a comprovar o resultado das provas e cada prova tem um valor certo e preestabelecido.
2. Sistema de livre convicção – em que o magistrado é soberano, julga segundo sua consciência e não está obrigado a explicar as razões de sua decisão.
3. Sistema da persuasão racional – quando o juiz forma seu próprio convencimento baseado em razões justificadas.

Este último é o adotado no Brasil.[6] Para formar o seu próprio convencimento, o juiz necessita de provas consistentes e fundamentadas, que nortearão sua a decisão e a boa condução do processo como um todo. Neste sistema, o juiz não está obrigado a acatar todas as provas existentes nos autos. No entanto, ele terá que fundamentar a sua rejeição, proferindo uma sentença que discuta o motivo da não relevância das provas que foram apresentadas pelo perito, e indicando onde se encontram os fatos de seu convencimento. França aduz: "A importância da prova está, pois, na necessidade que tem o julgador de fundamentar a convicção de sua sentença".[6]

Nesse sentido, atualmente a expectativa de uma perícia por parte do magistrado não se resume apenas no "ver e relatar", traduzida pelo dogma *visum et repertum*. Ela é muito mais abrangente do que isso. É esperado que o perito realize uma discussão sobre o caso e as condições médicas apresentadas, que fundamente cientificamente o que está concluindo e, dessa forma, contribua para o convencimento do juiz e consequente bom julgamento do processo.

Por ser considerado um profissional de conhecimentos e experiências que atuam em serviço da justiça, o perito adquire importante valor nas decisões em favor das políticas sociais, contribuindo assim com o interesse público e com a paz social. Contribui, portanto, dentro da definição mais ampla de saúde da Organização Mundial da Saúde, por garantir um completo estado de bem-estar social.

VALOR RACIONAL DA PROVA E CREDIBILIDADE DA PERÍCIA

Na elaboração da prova médico-legal, é necessário identificar o problema, esclarecê-lo e justificar as conclusões obtidas. Assim, ao se fazer uma afirmação, é extremamente importante explicá-la utilizando conhecimentos e razões que sustentem a verdade das afirmações. Quanto mais detalhadamente explicada for a prova, mais solidez e credibilidade ela transmite. Dessa forma, sua explicação, detalhamento e justificativa apresentam maior relevância do que o simples fato de se realizar a afirmação. Portanto, o perito não deve realizar uma afirmação que não possa justificar. Não é adequado realizar suposições, dar opiniões pessoais ou informações que não se relacionem com o fato em análise. Sempre que for realizada uma afirmação, deve-se sustentá-la utilizando a adequada literatura médica e embasamento científico para esclarecer o que é considerado como fato comprobatório.

Admitindo-se o sistema de persuasão racional por parte do juiz, e sendo ele o responsável pelo julgamento do processo, ele pode ser considerado como o perito dos peritos (*peritus peritorum*). A credibilidade da perícia admite o princípio de que a decisão do juiz não deve, necessariamente, subordinar-se às conclusões apresentadas pelo perito judicial. Nestes casos, o magistrado tem o dever de fundamentar a sua discordância do laudo pericial, podendo recusá-lo em parte ou no todo, e determinar nova perícia.

Dito isto, fica claro que o juiz pode discordar de qualquer conclusão pericial, parcial ou completamente, recusando o laudo e determinando nova prova pericial, podendo, para isso, nomear novos peritos para formar a sua convicção. Nestes casos, os trabalhos periciais anteriormente realizados também são anexados aos autos, com as novas perícias objetivando os pontos de dúvida do magistrado anexadas na sequência do processo. O juiz sempre deve justificar o motivo da não aceitação das provas formuladas durante a instrução do processo, pois o seu arbítrio não é ilimitado, mas sim, um *arbitrium regulatum* (faculdade do juiz de considerar delito uma conduta humana e aplicar sanção).

De acordo com Fávero[5], isto está presente nos códigos e nas doutrinas especializadas, em teoria. Na prática, ocorre o contrário. As autoridades julgam, em geral, com base nas conclusões dos peritos que elas nomeiam e que lhes merecem inteira confiança. Seguindo esta linha de raciocínio, é possível que os peritos judiciais mereçam essa confiança que lhe é depositada, prendendo a opinião do juiz à sua, utilizando a premissa fundamental da honestidade a toda prova, da dedicação sem limites e da competência profissional.

Como dito anteriormente neste capítulo, as perícias podem envolver qualquer aspecto do saber humano. Assim, médicos, engenheiros, químicos, contadores, artistas plásticos, todos podem ser nomeados para a função pericial, tanto no foro penal como no foro civil. Dessa forma, a possibilidade de exames necessários ao esclarecimento dos fatos duradouros nos diversos tipos de processos é enorme.[1]

OBJETIVO DA PERÍCIA

Antes de especificar o objetivo de uma perícia, é preciso considerar em qual área do direito se está atuando, ou seja, se a perícia a ser realizada é no foro cível ou no foro criminal. A seguir, serão abordados com mais detalhes os objetivos da perícia cível.

Para esclarecer a diferença entre os dois tipos de perícia[5], no foro criminal, pode se tratar de exame de corpo de delito, do indiciado ou de testemunha ou de jurado. O corpo de delito pode ser no vivo (identidade, lesões, circunstâncias) ou no morto (identidade, data da morte, sua causa jurídica, circunstâncias). Esses exames serão complementados pelo estudo do ambiente ou do local onde o fato se processou (manchas, impressões várias, armas, vestígios de luta) ou drogas e medicamentos apreendidos, vestes, animais etc.

Quando determinada no foro cível, a perícia se faz necessária para caracterização e avaliação de danos, sejam eles físicos ou mentais; para a verificação de perturbação mental relacionada à capacidade civil; a determinação de erro essencial de pessoa em questões de anulação de casamento; o arbitramento de honorários profissionais no processo respectivo. Em acidentes do trabalho[5], cabe ao perito verificar a sua realidade, causa, nexo de ligação, avaliar incapacidade etc.

O objetivo da perícia, que é o elemento necessário para o magistrado formar o seu convencimento e julgamento, é apresentado pelo próprio juiz no decorrer do processo em um documento denominado Despacho Saneador ou Visto Saneador. Neste documento, o juiz delimita as questões de fato sobre as quais recairá a atividade probatória, especificando os meios de prova admitidos. Nele serão especificados os pontos fundamentais para o julgamento do processo, sanando as dúvidas que porventura existam. As dúvidas podem ser referentes a ocorrência ou não de um dano, existência ou não de uma doença, preservação de capacidade para o trabalho, adequação de tratamento médico e estabelecimento de nexo causal entre o fato ocorrido e o dano alegado.

De acordo com o Código de Processo Civil, artigo 465, o juiz nomeará perito especializado no objeto da perícia. Os peritos nomeados para uma perícia médica devem ser médicos, mas não só isso: o ideal é que sejam especialistas em medicina legal e perícia médica. A prática tem demonstrado que os melhores peritos não são os melhores clínicos, porque o juízo clínico é diferente do médico-legal.[5]

PROVA PERICIAL E CONSENTIMENTO LIVRE E ESCLARECIDO

De acordo com a Constituição Federal, ninguém é obrigado a fazer ou deixar de fazer alguma coisa senão em virtude de lei. Assim, ninguém está obrigado a se submeter a qualquer tipo de exame sem a sua permissão. Mesmo determinada por uma autoridade judicial, é necessário que o periciado consinta com a realização da perícia.[6] Para isso, no momento da realização do exame médico-pericial, o perito deve informar o objeto do mesmo, seus fins, método e exames a ser realizados, assim como a autoridade solicitante daquele procedimento.[6]

Estas informações devem ser esclarecidas pelo próprio perito ao examinado capaz, ou aos seus representantes legais. Com uso de uma linguagem compreensível e adequada, o exame pericial deve ser informado e permitido que seja realizado pelo examinado.

PERÍCIA MÉDICA

A perícia médica apresenta diversas definições na literatura especializada, com poucas diferenças em virtude da época em que foram criadas, mantendo a essência. Para Souza Lima[5,7], a perícia médica pode ser definida como "toda a sindicância promovida por autoridade policial ou judiciária, acompanhada de exame em que, pela natureza do mesmo, os peritos são ou devem ser médicos".

Nas palavras de França[6], perícia médico-legal é um conjunto de procedimentos médicos e técnicos cuja finalidade é esclarecer um fato de interesse da justiça. Portanto, a realização de uma perícia médica visa a produzir uma prova, demonstrando assim a ocorrência ou não de um fato médico. Fornece elemento para o magistrado formar seu convencimento, esclarecendo de forma clara e objetiva as questões que necessitam de análise técnica.

De acordo com o Código de Processo Civil, em seu artigo 145, "quando a prova do fato depender de conhecimento técnico ou científico, o juiz será assistido por perito". A este perito incumbe a função de formar provas, embasado em conhecimento técnico e científico atualizado, demonstrando de forma lógica e coerente os fatos que merecem esclarecimento.

As perícias se materializam por meio dos laudos, constituídos de uma peça escrita, tendo por base o material examinado. Este documento será apresentado mais adiante. Nesse documento médico-legal, os achados periciais encontrados devem ser transcritos pelos peritos em linguagem técnica, porém acessível à autoridade solicitante, pessoa leiga no assunto médico em questão. O médico perito, ao não se fazer entender pela autoridade solicitante e pelas partes envolvidas, motiva o pedido de esclarecimentos por meio de quesitos ou de viva voz, caso convocado para depor em audiência. Em qualquer das hipóteses, há retardamento dos trâmites processuais.[1]

Segundo o Código de Processo Civil, em seu artigo 473, parágrafo primeiro: no laudo, o perito deve apresentar sua fundamentação em linguagem simples e com coerência lógica, indicando como alcançou suas conclusões.

É preciso sempre ter em mente, na realização de uma perícia médica, que existe fundamental diferença na relação com o examinado. Na tradicional relação médico-paciente, o paciente retrata toda a sua intimidade, tem todo o interesse de informar detalhes sobre os seus sintomas, angústias e outros, no intuito de se ver curado de todos os seus problemas de saúde. Ao contrário, na relação pericial, o examinado normalmente aborda os sintomas e outras informações pertinentes naquela ocasião, podendo até omitir ou distorcer informações necessárias à conclusão pericial, que, por algum motivo, possam interferir na conclusão do laudo médico a seu favor.

RELATÓRIO MÉDICO-LEGAL

Como dito anteriormente, uma perícia médica se materializa por meio de um relatório médico-legal, documento elaborado pelo médico perito incumbido de esclarecer os fatos médicos de interesse da justiça.

Fávero[5] especifica que o relatório médico-legal é a narração escrita e minuciosa de todas as operações de uma perícia médica, determinada por autoridade policial ou judiciária, a um ou mais profissionais anteriormente nomeados e compromissados na forma das leis. Ao ser transcrito, de *mano propria* (digitado ou datilografado), pelo próprio perito, o relatório passa a se denominar laudo.

Para seguir o rigor técnico e científico, um laudo médico-legal deve ser metódico, sempre constituído pelas mesmas partes, devidamente organizadas, com coerência lógica para se chegar à conclusão pericial. Um laudo médico-legal é composto das seguintes partes: preâmbulo, quesitos, histórico, descrição, discussão, conclusões e resposta aos quesitos.[8]

O preâmbulo é constituído por informações referentes à apresentação do trabalho pericial, com informações do perito como seu nome, título, residência, nome da autoridade que determinou o exame, local, dia e hora da sua realização, qualificação do examinado e finalidade do exame.

Nos quesitos, o perito apresenta sua transcrição integral, embora já constem nos autos, buscando evitar desagradáveis surpresas que podem ocorrer na prática, como troca de ordem ou substituição destes.[5] Na esfera cível, assim como em psiquiatria médico-legal, não existem quesitos oficiais. Dessa forma, o médico perito deve apresentar resposta conclusiva a todos os quesitos apresentados pelo juiz, pelas partes e pelo órgão do Ministério Público, conforme exigências do caso.[6] Nas ações penais, já se encontram formulados os chamados quesitos oficiais. Mesmo assim, podem, à vontade da autoridade competente, existir quesitos acessórios.

No histórico, deve conter, em detalhes, todas as condições em que se verificaram os fatos, relatados pelo próprio examinado, utilizando as palavras e o entendimento do examinado acerca do ocorrido. Neste item, o perito não deve se comprometer com o que é dito, sendo adequado utilizar termos como "relata que" e "refere que", visto que, por vezes, o examinado tem o interesse de adicionar informações que possam favorecê-lo. Assim, tais informações não devem ser tomadas inteiramente como verdade. Essa parte do laudo deve ser creditada ao periciado, não se devendo imputar ao perito nenhuma responsabilidade sobre seu conteúdo.[6]

Fávero explica:

> *O registro desses elementos em local distinto e especial visa por a coberto a responsabilidade do perito quanto à sua veracidade. Estes elementos, que tem a presunção de falsidade, serão tomados, entretanto, em conta, se coincidirem com as verificações pessoais dos demais peritos, assim, então, esclarecidas e completadas.*[5]

O histórico deve conter todos os informes coletados do interessado ou de seu representante legal que possam auxiliar a ação pericial. O esclarecimento sobre um ferimento, a dinâmica de um acidente, as condições em que ocorreram o fato, local do ocorrido, antecedentes, necessidade de atendimento médico, exames realizados, exames anteriores, tratamentos feitos ou deixados de fazer e outras circunstâncias. Consiste, portanto, no registro dos fatos mais relevantes que motivaram o pedido da perícia ou que possam esclarecer e orientar a ação do perito.

É necessário registrar todos os fatos ocorridos, além de procedimentos e tratamentos médicos e fisioterápicos realizados. Também é de extrema importância registrar todos os fatos que são negados pelo periciado, devendo-se sempre questioná-lo a respeito de todas as particularidades relacionadas ao ocorrido.

A importância deste item dentro de um laudo pericial consiste em se demonstrar que, de fato, o periciado foi entrevistado durante uma avaliação médico-legal. Ele não tem comprometimento com a veracidade, visto ser o relato do periciado, mas demonstra ter sido entrevistado e relatado o seu ponto de vista sobre o ocorrido.

O próximo item é a descrição, considerada a parte mais importante de todo o relatório médico-legal. Essa parte deve ser a reprodução mais fiel e minuciosa de todos os exames praticados e de todas as verificações feitas. É o ver e descrever, da forma mais isenta e imparcial.[5] Nela é necessário não apenas afirmar, mas justificar a sua afirmação, mencionar interpretando, descrever valorizando e relatar esmiuçando. Com isso, a descrição deve ser completa, minuciosa, metódica e objetiva, não chegando jamais ao terreno das hipóteses.[6] Equipara-se ao exame físico, realizado rotineiramente nos atendimentos médicos assistenciais, refletindo o atual estado de saúde do examinado no exato momento em que a avaliação pericial é realizada.

Ao se considerar que a real finalidade do laudo médico-legal é fornecer à autoridade requisitante elementos suficientemente sólidos e consistentes para convencimento do magistrado, conclui-se que a essência da perícia é dar a imagem mais aproximada possível do dano e do seu mecanismo de ação, do qual a lesão foi resultante. Toda alteração ou particularidade bem descrita, técnica e artisticamente, consegue transferir o dano ou a lesão para o laudo, permitindo que um futuro leitor visualize claramente todos os aspectos que foram verificados no momento da avaliação médico-pericial.[6]

Para maior detalhamento da lesão ou do dano observado no momento da perícia, a descrição não deve se limitar somente à lesão. É de extrema importância que se registre também a distância entre a lesão e os pontos anatômicos mais próximos, com uso de uma régua ou fita métrica, no intuito de se evitar dúvidas ou interpretações divergentes da realidade. De acordo com o Código de Processo Civil, no seu artigo 473, parágrafo 3º, o perito, para o desempenho de sua função, pode valer-se de todos os meios necessários, instruindo seu laudo com planilhas, desenhos, fotografias ou outros elementos necessários ao esclarecimento do objeto da perícia. Dessa forma, a utilização de registro fotográfico é autorizada, sendo necessário, no entanto, que seja informado e consentido pelo examinado.

Ainda na descrição do laudo, os peritos devem atuar como verdadeiras máquinas, reproduzindo pormenorizadamente o que foi evidenciado em exame médico pericial e em exame físico realizado. Não se deve esquecer que só pode servir bem à justiça o perito que for minucioso, completo, metódico, sem ideias ou hipóteses preconcebidas.[5]

Nesta parte do laudo, devem ser registrados elementos que permitam a identificação do examinado, como sexo, cor, idade, estatura, peso, marcas, cicatrizes, tatuagens e malformações. Também devem ser registrados dados referentes ao estado geral do examinado. Caso não haja nada de importante ou digno de nota, o perito não deve se limitar a apenas dizer que o estado de saúde é bom ou que o periciado está normal. É extremamente importante registrar todos os sinais e sintomas que o examinado não apresenta, conferindo assim maior compreensão a respeito do real estado de saúde observado. Dessa forma, é necessário realizar o registro, por exemplo, de que o periciado não apresenta edemas, não apresenta sinais flogísticos, não apresenta hipotrofias musculares, não apresenta claudicação, não apresenta limitações aos movimentos e não apresenta diminuição de força.

O próximo item contido em um relatório médico legal é a discussão. Nela os peritos tecem todos os comentários e explicações técnicas referentes ao caso em comento. Deve construir uma linha de raciocínio que conduza logicamente o leitor para o resultado observado no momento da avaliação médico-pericial. Para isso, utiliza os dados registrados no histórico, os achados do exame físico e os documentos médicos anexados aos autos, utilizando bibliografia adequada ao caso como base para a sua argumentação.[5] Diferentemente da interpretação que pode ser feita sobre o termo discussão, não deve ser considerada como um conflito entre os peritos, mas, sim, a apresentação lógica de um diagnóstico a partir de justificativas racionais e baseadas na avaliação realizada.[6]

A conclusão do laudo deve conter uma breve síntese de tudo o que o perito conseguiu deduzir a partir do exame realizado e da discussão elaborada.[5] Compreende-se nesta parte a síntese diagnóstica redigida com clareza, disposta ordenadamente, deduzida pela descrição e discussão. É a análise sumária daquilo que os peritos puderam concluir após o exame minucioso.

Finalmente, a resposta aos quesitos deve ser sumária e o mais conclusiva possível, sem gerar ambiguidades. Todos os quesitos devem ter a sua resposta, conforme preceitua o Código de Processo Civil. Se o seu objeto for contrário às convicções dos peritos ou escapar à sua competência, ainda assim deve-se dar a eles uma resposta, justificando o seu motivo. Assim, podem dizer que o assunto não é da sua alçada ou que o questionamento não é pertinente para a perícia. Findo o relatório, ele deve ser datado e assinado pelos peritos.

RESPONSABILIDADE CIVIL

Em ações cíveis, de acordo com o Código de Processo Civil, os peritos são escolhidos entre profissionais de nível universitário, devidamente inscritos no órgão de classe competente e segundo a especialidade na matéria, e "nas localidades onde não houver profissionais qualificados a indicação dos peritos será de livre escolha do Juiz".

O perito exerce um encargo, do qual não pode escusar-se, salvo se alegar motivo legítimo, conforme estabelece o Código de Processo Civil: "Ninguém se exime do dever de colaborar com o Poder Judiciário para o descobrimento da verdade". A atividade do perito também está sujeita a uma ação de reparação de danos quando caracterizada a má prática[6], sendo necessário para isso que se comprove os danos alegados serem decorrentes da realização da avaliação médico-pericial ou, da mesma forma, da sua não realização ou da não entrega do laudo no prazo estipulado pelo juízo.

O Código Civil, no seu artigo 186, diz o seguinte: "Aquele que por ação ou omissão voluntária, negligência ou imprudência, violar direito e causar dano a outrem, ainda, que exclusivamente moral, comete ato ilícito". Se o perito exceder os limites de sua função, comete ato ilícito. É o que diz o artigo 187: "Também comete ato ilícito o titular de um direito que, ao exercê-lo, excede, manifestamente, os limites impostos pelo seu fim econômico ou social, pela boa-fé ou pelos bons costumes".

É sabido que age com culpa e excede os seus limites o perito que não manifestar a insuficiência de conhecimentos científicos e de habilidades técnicas para o exercício da atividade pericial. Não somente isso, mas também a experiência e o domínio da matéria, uma vez que essa atividade exige experiência profissional.[6] Uma das obrigações do perito está no dever de zelar pela boa técnica e pelo aprimoramento dos conhecimentos científicos.

Todavia, para que se configure a responsabilidade civil do perito, há de se observar os três requisitos fundamentais à obrigação de indenizar: o dano, a culpa e o nexo. Contudo, é preciso que esse dano tenha sido de uma ação ou omissão voluntária (dolo), ou de negligência, imprudência ou imperícia (culpa em sentido estrito) e que também seja provado o nexo de causalidade entre a culpa e o dano. Ao se cumprir estes critérios, fica caracterizada a obrigação de se reparar o dano causado.[6]

ASSISTENTE TÉCNICO

No decorrer de um processo, de acordo com o Código de Processo Civil, as partes são livres para indicar seus assistentes técnicos, quase sempre em número de um e cuja aceitação é espontânea. Estes são de confiança da parte e não estão sujeitos a impedimento ou suspeição.[6]

A Lei n. 8.455/1992 apresenta significativas inovações na produção, direção e realização da prova pericial no processo civil dando nova redação a alguns artigos, nos quais estão excluídos do assistente técnico a suspeição e o impedimento (artigo 422). As partes podem apresentar pareceres técnicos ou documentos elucidativos que lhes pareçam importantes (artigo 427 da Lei n. 8.455/1992). Durante audiência de instrução e julgamento, quando a natureza dos fatos permitir, a perícia pode consistir apenas da inquirição do pleito, podendo o juiz optar pelos esclarecimentos diretos dos técnicos (artigo 421 §2 da Lei n. 8.455/1992).

Assim, assistente técnico é o rótulo que a lei processual civil empresta ao profissional especializado em determinada área, indicado e contratado por uma das partes, no sentido de lhe ajudar na elaboração da prova pericial (CPC artigo 465: [...] §1º - incube às partes, dentro de 5 (cinco) dias, contados da intimação do despacho de nomeação do perito: II – indicar o assistente técnico; III – apresentar quesitos).[6]

Entende-se que não cabe ao assistente técnico a produção da prova pericial, tarefa esta do perito judicial, mas é consenso entre os diferentes autores que cabe ao assistente técnico a função de fiscalizar a elaboração da prova e do laudo pericial, conferindo os meios avaliativos utilizados, a verificação do nexo de causalidade, a utilização dos meios subsidiários procedentes, a possível omissão de detalhes, além de manifestar por escrito suas próprias conclusões sobre o fato averiguado, após a entrega do laudo pericial do perito em cartório.[6]

Este é o mesmo entendimento apontado por Fávero em sua obra:

> *Oscar Freire, considerando as dificuldades que a perícia contraditória suscita na prática e, além disso, a demora que a atuação dos tribunais ou conselhos pode ocasionar nos trabalhos periciais, lembrou que a fiscalização podia ser feita mais pronta e facilmente empregando-se metodização e minúcia adequadas nos laudos de exames e permitindo-se, na parte objetiva da perícia, o exame propriamente dito, a intervenção de um perito indicado pelas partes para acompanhar apenas as verificações, tomando as suas notas sem influir na marcha dos trabalhos. Assim, essa parte que é a mais importante do exame, conduzida com a minúcia habitual, segundo a técnica, seria convenientemente fiscalizada, evitando-se, destarte, a possibilidade de erros ou omissões por parte dos peritos da justiça. Evidentemente, a presença desse profissional estranho seria de acordo com os princípios da boa ética profissional, não há que duvidar.*[5]

Esta é considerada, portanto, a função primordial do assistente técnico no acompanhamento do trabalho pericial: realizar uma fiscalização próxima e no exato momento em que a avaliação médica é realizada, prevenindo possíveis contradições entre os entendimentos das partes.

A CONSTRUÇÃO DO LAUDO PERICIAL DA AVALIAÇÃO DO DANO CORPORAL NA ÁREA DO DIREITO CIVIL

A construção do laudo pericial na esfera do direito civil, a par do que foi mencionado anteriormente, merece algumas considerações particulares – à luz das mudanças introduzidas no Código de Processo Civil em 2015, especialmente no que tange ao artigo 473 deste código, que exige do perito explicação detalhada de como realizou de forma científica seu exame pericial. O modelo apresentado a seguir foi elaborado a partir das reflexões dos médicos residentes em Medicina Legal e Perícia Médica, da Faculdade de Medicina da Universidade de São Paulo, estabelecidas muitas vezes em um dos seus campos de estágio junto ao Instituto de Medicina Social e de Criminologia do Estado de São Paulo (IMESC).

É necessário realçar que o laudo pericial na avaliação do dano corporal deve seguir alguns tópicos de relevância, quais sejam: preâmbulo, transcrição dos quesitos formulados, conceitos e métodos científicos utilizados, histórico, descrição, discussão, conclusão e resposta aos quesitos. Nota-se aqui, uma diferença inicial que é a inserção dos conceitos e método científico utilizados, logo após a transcrição dos quesitos formulados (tanto pelo juiz, como pelas partes), que são obtidos após a leitura do despacho saneador. No modelo explicitado a seguir, é possível notar que, em cada tópico, foram feitos comentários sobre o que deve ser incluído no laudo e seu ordenamento, além de pontos importantes que devem merecer atenção acurada do perito. Vale lembrar que cada perito realiza seu laudo da maneira que lhe é mais conveniente, do modo como está acostumado e que lhe dirige sua experiência. E mais: não raro o laudo necessita de ajustes de acordo com o teor da demanda e da lide. Muitos itens aqui elencados podem não ser pertinentes ao caso em questão e acréscimos ou supressões serão necessários. Esta é somente uma proposta, que pode ser seguida ou não. Desse modo, com o modelo proposto, espera-se contribuir para melhor padronização dos laudos periciais na área cível, estabelecendo padrões mínimos que a peça pericial deve conter.

EXCELENTÍSSIMO (A) SENHOR (A) DOUTOR (A) JUIZ (A) DE DIREITO DA XXX VARA DA XX COMARCA DE XXX – XX

Processo n.: XXXXXXX-XX.20XX.X.XX.XXXX

Autor:

Réu:

Ação XXX por XXX

PREÂMBULO

Eu, xxxxxxxxxxxxxxxxx, nomeado perito judicial, após ter examinado e analisado os elementos que considero essenciais, venho apresentar o trabalho resultado da perícia realizada em XX/XX/XXXX, sendo periciado o sr. XXXXX, natural de XXXX, RG XXXXXXX, perícia esta realizada em (local) XXXX

LAUDO PERICIAL

1. **OBJETO DA PERÍCIA:** segundo consta na Inicial acostada aos autos, o objeto pericial é ação indenizatória movida pelo reclamante em face do reclamado, devido a dano pessoal pós-traumático ocorrido …

2. **QUESITOS: segundo despacho saneador às fls. XXX, solicita-se resposta aos seguintes quesitos:**
   - 2.1. **QUESITOS OFICIAIS**
     - 2.1.1. Quesito...
   - 2.2. **QUESITOS DO AUTOR**
     - 2.2.1. Quesito...

2.3. **QUESITOS DO RÉU**

2.3.1. Quesito...

3. **HISTÓRICO**

3.1. **RESUMO DA PETIÇÃO INICIAL**

Trata-se de ação XXX para XXX ....

3.2. **RESUMO DA CONTESTAÇÃO**

3.3. **RELATO DO PERICIADO**

3.4. **ANTECEDENTES PESSOAIS DO PERICIADO**

3.5. **DOCUMENTOS MÉDICOS**

Foram analisados todos os documentos anexados aos autos. Destes, **são listados os mais relevantes para a demanda:**

3.5.1. Documento 1

3.5.2. Documento 2 ...

4. **DESCRIÇÃO**

4.1. Exame físico geral

4.2. Exame físico específico

5. **DISCUSSÃO**

A presente perícia presta-se a auxiliar a instrução de ação de XXXX que XXXX move em face do XXX para XXX

5.1. **CONCEITOS E MÉTODOS UTILIZADOS**

Conforme Art. 473 do Código de Processo Civil, procede-se ao esclarecimento do método utilizado para a elaboração deste laudo médico-pericial.

Este método consistiu primeiramente em análise dos documentos médicos presentes nos autos e prosseguiu com anamnese direcionada, exame clínico e exame de demais documentos porventura apresentados no momento da perícia médica. Utilizando-se das técnicas de semiologia médico-pericial, ponderação do nexo de causalidade (utilizando a teoria da causalidade adequada e aplicando os critérios descritos por Simonin), bem como da data de cura/consolidação das lesões, foram identificados e descritos os eventuais danos temporários e permanentes por meio de relatório médico-pericial. Conforme solicitado, foram estipulados graus de perda de funcionalidade utilizando-se a Classificação Internacional de Funcionalidade (CIF) e/ou graus de incapacidade utilizando-se o Baremo da Associação Médica Americana.

5.2. CLASSIFICAÇÃO INTERNACIONAL DE FUNCIONALIDADE (quando necessário)

A avaliação do dano corporal deve conter os conceitos da Classificação Internacional de Funcionalidade, Incapacidade (total ou parcial, permanente ou temporária) e Saúde da Organização Mundial de Saúde. Ela vai além do dano psicofísico, relativo estritamente ao corpo, e abrange as repercussões mais abrangentes no indivíduo, suas relações interpessoais com amigos, familiares e cônjuges, suas atividades de lazer e trabalho. As limitações vão além das que acometem as atividades remuneradas, incluindo as que proporcionam prazer ao avaliado, abrangendo assim a participação do indivíduo em todas as atividades que compõem sua vida.

Na avaliação do dano, deve-se levar em conta os seguintes itens:

- Estruturas do corpo.
- Funções do corpo (incluindo as funções mentais).
- Atividade (execução de tarefas).
- Participação (envolvimento de um indivíduo em situações da vida social).
- Fatores ambientais (fatores externos).

As limitações da atividade e restrições na participação são situações que um indivíduo pode enfrentar quando há alguma deficiência nas funções ou estruturas do corpo (perdas e desvios), ou obstáculos no ambiente.

5.3. DANO

A Classificação Internacional de Segurança do Paciente da Organização Mundial da Saúde define dano como comprometimento da estrutura ou função do corpo e/ou qualquer efeito dele oriundo, incluindo-se doenças, lesão, sofrimento, morte, incapacidade ou disfunção, podendo, assim, ser físico, social ou psicológico.

O dano pode ter relação com acidentes, doenças, complicações de procedimentos terapêuticos ou outras situações que comprometam de forma negativa a normalidade da fisiologia, da anatomia ou função, incluindo a psíquica. Inclui toda lesão, diminuição, destruição ou todo prejuízo a que alguém é submetido, nos seus direitos e no seu patrimônio, devido a um certo evento e contra sua vontade.

Em sua essência, o dano corporal é a alteração da integridade psicofísica de uma pessoa. Envolve grande complexidade, quando se leva em conta as particularidades de cada lide, inclusive no que tange às diferenças de enfoque e avaliação dos distintos tipos de ação jurídica.

No ordenamento jurídico brasileiro, definem-se diversas formas de perícias cuja finalidade é a avaliação do dano corporal e, consequentemente, as incapacidades decorrentes em diversos âmbitos, com esclarecimentos nas esferas criminal, cível, previdenciária, securitária e administrativa. A perícia de dano corporal pode ter os mais diversos enfoques, desde esclarecimentos judiciários, avaliação de capacidade laboral (e benefícios apropriados) ou enquadramento em cobertura de seguros pessoais, em cada perícia sendo necessário definir o nexo com o evento a que se refere o processo. Em suma, o objetivo da perícia médica na avaliação do dano corporal é apurar o prejuízo existente à pessoa e à sua integridade, levando em conta a diversidade existente em cada avaliado e suas individualidades.

A importância da especialização pericial reside na discrepância entre o enfoque do perito e o do médico assistencial nesta apuração. Enquanto o primeiro é treinado para que seja imparcial, sendo impossibilitado inclusive de atuar como perito se prestar atendimento médico assistencial ao periciado, o segundo atua na área de prevenção e promoção de saúde e tratamento de doenças, havendo relação de mútua confiança entre seu paciente, e o dever se sigilo médico. Fosse apenas uma questão de detecção de sofrimento pessoal e prejuízo, o médico assistente teria total competência para tal. O cerne da questão reside em pegar esse fato constatado e transformá-lo em uma proposta com objetivos de se estabelecer o quanto cabe na requisição de um processo judicial. Evidentemente, se há uma parte sendo responsabilizada pelo dano a terceiro, é necessário estabelecer critérios para aplicação de pena e para contestação justa da causa.

5.4. *QUANTUM DOLORIS*

O conceito de *Quantum doloris* consiste no sofrimento físico e psíquico vivido pela vítima, seja no caso de danos temporários ou no caso de danos permanentes. Considera a avaliação da dor física e psicológica resultante dos ferimentos e dos tratamentos. Tem relação com a natureza do evento traumático, duração, severidade e o contexto de tratamentos e lesões geradas pelos tratamentos. É estimável por meio de escala quantitativa descritiva conforme proposto por Thierry-Nicourt em 7 graus de gravidade crescente:

1. Muito ligeiro.
2. Ligeiro.
3. Moderado.
4. Médio.

5. Considerável.
6. Importante.
7. Muito importante.

A aplicação dos testes clássicos para avaliação de dor evita a simulação, dissimulação e metassimulação. A simulação ocorre quando o periciado alega algum distúrbio que não existe; a metassimulação é quando o examinado realmente possui alguma alteração da saúde, porém exagera no que de fato sente; e dissimulação ocorre quando não é revelada alguma perturbação ao médico perito, propositalmente pelo periciado.

5.5. DÉFICITS E REPERCUSSÕES

Durante a avaliação de danos temporários, são valorados os seguintes parâmetros:

5.5.1. Déficit funcional temporário

5.5.1.1. *Déficit funcional temporário total*

Fase em que a vítima esteve impossibilitada de realizar, com razoável autonomia, as atividades da vida diária, familiar e social. É estimável em um período de dias.

5.5.1.2. *Déficit funcional temporário parcial*

Período em que a vítima, ainda que com limitações, retornou, com alguma autonomia, à realização das atividades da vida diária, familiar e social. É estimável em um período de dias.

5.5.2. Repercussão na atividade profissional

5.5.2.1. *Repercussão temporária na atividade profissional total*

Período em que a vítima esteve impossibilitada de realizar sua atividade profissional. É estimável em um período de dias.

5.5.2.2. *Repercussão temporária na atividade profissional parcial*

Período em que foi possível à vítima desenvolver sua atividade profissional, apesar de certas limitações. Fixável num período de dias.

Durante a avaliação de danos permanentes são valorados os seguintes parâmetros:

5.5.3. Déficit funcional permanente ou alteração da integridade físico-psíquica

Afetação definitiva da integridade física e/ou psíquica da pessoa, com repercussão nas atividades da vida diária, incluindo familiares, sociais, de lazer e desportivas, de forma independente das atividades profissionais.

5.5.4. Repercussão das sequelas na atividade profissional

Sequelas no exercício da atividade profissional habitual do indivíduo periciado à data dos fatos, tendo em conta sua formação e experiência técnico-profissional, além da repercussão sobre o rendimento profissional e a capacidade econômica.

As sequelas podem ser compatíveis com o exercício da atividade profissional habitual, não determinando incapacidade. Podem ser compatíveis, mas com necessidade de esforços suplementares, sem repercussão direta sobre as atividades fundamentais da rotina de seu trabalho. Podem ser impeditivas para o exercício da atividade profissional habitual e compatível com outras com menor ou igual nível de complexidade, exigindo-se readequação ou mesmo readaptação. Podem ser impeditivas para qualquer atividade dentro de sua *expertise* técnico-profissional, com possibilidade de reabilitação para outras profissões. Por fim, podem ser impeditivas para qualquer tipo de trabalho.

5.5.5. Dano estético

Repercussão das sequelas sobre a imagem de um indivíduo, numa perspectiva estática e dinâmica. Envolve uma avaliação personalizada da imagem em relação a si mesmo e perante os outros, incluindo a relação com a atividade profissional. Abrange desde uma alteração discreta até o aleijão. É estimável em grau numa escala de 7 graus de gravidade crescente, tendo em conta as características da lesão.

1. Muito ligeiro ou muito leve (1/7).
2. Ligeiro ou leve (2/7).
3. Moderado (3/7).
4. Médio (4/7).
5. Considerável (5/7).
6. Importante ou grave (6/7).
7. Muito importante ou muito grave (7/7).

5.5.6. Repercussão das sequelas na vida sexual

Limitação total ou parcial do nível de desempenho/gratificação de natureza sexual, decorrente das sequelas físicas e/ou psíquicas, não se incluindo aqui os aspectos relacionados com a capacidade de procriação.

5.5.7. Repercussão das sequelas nas atividades desportivas e de lazer

Impossibilidade estrita e específica para a vítima de se dedicar a certas atividades culturais, desportivas ou de lazer, praticadas previamente ao evento responsável pelas sequelas.

5.5.8. Dependências permanentes

São relativas a diversos tipos de necessidades orgânicas, funcionais e situacionais. Considera ajudas medicamentosas, tratamentos médicos regulares, ajudas técnicas, adaptação do domicílio, do local de trabalho e/ou do veículo, ajuda de terceira pessoa na realização de determinadas funções ou situações de vida diária, como vigilância, incitação, complemento ou substituição total.

5.6. CURA E CONSOLIDAÇÃO

Toda lesão evolui ao longo do tempo. Isso varia em função de inúmeros fatores, tanto no sentido da cura, quando da resolução, ou seja, recuperação da lesão, ou no sentido da consolidação, quando há sequelas da lesão. A análise da evolução do dano é baseada em dados documentais de seguimento médico e paramédico, bem como da fisiopatologia da lesão.

Cura pode ser definida como recuperação das lesões sofridas, quando não resta alteração na integridade físico-psíquica, anatômica, funcional e psicológica. Implica na existência de um período de danos temporários.

Consolidação pode ser definida como o momento em que a lesão para de evoluir, após um período de cuidados assistenciais. Nesse momento, a lesão não é mais suscetível de sofrer mudanças, sendo que há prejuízo definitivo, ou seja, uma sequela. Implica na existência de danos temporários e de danos permanentes.

5.7. NEXO CAUSAL

Ao se constatar o dano, deve-se analisar se há relação com o fato alegado – este é o estabelecimento de nexo causal. É a análise retrospectiva do vínculo que une causa e efeito.

Necessita de análise temporal e fisiopatológica, levando-se em conta o "estado anterior de saúde" do periciado, isto é, toda condição ou predisposição, congênita ou adquirida, que existia antes da ocorrência do causador da lesão. Recomenda-se a utilização da teoria da casualidade adequada para estabelecimento do nexo.

A partir dos critérios de Simonin, Oliveira, Vieira e Corte-Real (2017) estabeleceram alguns tópicos para a avaliação do nexo causal:

- Critério etiológico, etiopatogênico ou qualitativo: as características da lesão ou dos danos observados são concordantes com a natureza do instrumento e com seu mecanismo de ação, ou seja, há verossimilhança científica?

- Critério da certeza diagnóstica: há natureza adequada das lesões à etiologia em causa, o dano verificado é uma eventualidade possível, clinicamente admissível e aceitável?
- Critério topográfico ou espacial: há adequação entre a sede do traumatismo e a sede da lesão?
- Critério cronológico ou adequação temporal: o intervalo de tempo entre o traumatismo/evento e o dano é compatível com um encadeamento anatomoclínico ou com uma correlação etiológica?
- Critério da continuidade sintomática ou encadeamento anatomoclínico: há uma continuidade sintomatológica ou de uma sucessão de fatos fisiopatológicos que tornem plausível uma cadeia causa, desde o traumatismo até a última expressão do dano?
- Critério da integridade prévia ou exclusão da preexistência do dano relativamente ao traumatismo: qual era o "estado anterior", havia dano pré-existente ao evento?
- Critério de exclusão: há causa estranha ao traumatismo que pode ter contribuído com o dano ou houve lesão posterior ao evento analisado?

A presença desses critérios no caso pode estabelecer nexo causal certo, direto e total, mas a ausência de algum dos critérios não afasta a existência do nexo. Os critérios, portanto, foram interpretados de acordo com os demais elementos disponíveis, sempre à luz da literatura médica disponível, e, em seguida, foram classificados conforme disposto a seguir:

- Certo ou hipotético: é certo se a relação é evidente e indiscutível, mas hipotético se a análise dos elementos não permitir estabelecer relação causal com segurança, nem afastá-la formalmente.
- Total ou parcial: é total se o evento é causa necessária e suficiente para a produção do dano, e parcial se houver mais de um fator etiológico que concorreu para o resultado observado.
- Direto ou indireto: é direto se o dano for resultado direto do evento, mas indireto se a sequela for consequência da lesão inicial sem que tenha sido gerada diretamente pelo traumatismo ou evento analisado.

5.8. TABELAS E BAREMAS

Após identificação e descrição do dano no relatório, procede-se à sua interpretação e valoração. Na avaliação do dano corporal de natureza cível, contemplam-se danos temporários e permanentes, dentro do princípio geral da reparação integral dos danos.

Para a apuração quantitativa do dano corporal, não se dispõe de normas ou critérios de consenso científico nacional. Há tabelas oriundas de outros países que exprimem em pontos ou em percentuais a repercussão do dano, permitindo unificação de critérios e reprodutibilidade. Os valores resultam de consensos, que refletem valores socioculturais de determinada população, por isso seu uso como referência em perícias nacionais é possível apenas quando feito com cautela e levando tais questões em consideração, embutindo conhecimentos relativos às necessidades pessoais, atividades habituais da vida diária e sua autonomia.

A avaliação de dano pode ser mensurada por critérios relativos à perda anatômica ou funcional, alteração física, psíquica ou sensorial, utilizando tabelas ou baremas, que indicam um percentual ou número correspondente à perda. Os baremas são instrumentos do perito na mensuração do dano, elaborados por meio do estudo e consenso de médicos peritos, devem ter estrutura mínima e serem atualizados periodicamente.

Um exemplo de barema é a tabela para a avaliação de alteração da integridade física e psíquica proposta pela Superintendência de Seguros Privados (SUSEP). É um instrumento de uso securitário, utilizado por analogia nas demandas indenizatórias. Criado em 1991, sua limitação é avaliar o dano numa perspectiva essencialmente osteomuscular e sensorial, como mostrado a seguir.

Tabela para cálculo da indenização em caso de invalidez permanente

Inv. Perm.	Discriminação	% sobre importância segurada
TOTAL	Perda total da visão de ambos os olhos	100
	Perda total do uso de ambos os membros superiores	100
	Perda total do uso de ambos os membros inferiores	100
	Perda total do uso de ambas as mãos	100
	Perda total do uso de um membro superior e um membro inferior	100
	Perda total do uso de uma das mãos e de um dos pés	100
	Perda total do uso de ambos os pés	100
	Alienação mental total e incurável	100
Parcial diversas	Perda total da visão de um olho	30
	Perda total da visão de um olho, quando o segurado já não tiver a outra vista	70

(continua)

Tabela para cálculo da indenização em caso de invalidez permanente (*continuação*)

Inv. Perm.	Discriminação	% sobre importância segurada
Parcial diversas	Surdez total incurável de ambos os ouvidos	40
	Surdez total incurável de um dos ouvidos	20
	Mudez incurável	50
	Fratura não consolidada do maxilar inferior	20
	Imobilidade do segmento cervical da coluna vertebral	20
	Imobilidade do segmento tóraco-lombo-sacro da coluna vertebral	20
Parcial Membros Superiores	Perda total de uso de um dos membros superiores	70
	Perda total do uso de uma das mãos	60
	Fratura não consolidada de um dos úmeros	50
	Fratura não consolidada de um dos segmentos rádio-ulnares	30
	Anquilose total de um dos ombros	25
	Anquilose total de um dos cotovelos	25
	Anquilose total de um dos punhos	20
	Perda total do uso de um dos polegares, inclusive o metacarpiano	25
	Perda total do uso de um dos polegares, exclusive o metacarpiano	18
	Perda total do uso da falange distal do polegar	9
	Perda total do uso de um dos dedos indicadores	15
	Perda total do uso de um dos dedos mínimos ou um dos dedos médios	12
	Perda total do uso de um dos dedos anulares	9
	Perda total do uso de qualquer falange, excluídas as do polegar: indenização equivalente a 1/3 do valor do dedo respectivo	
Parcial Membros Inferiores	Perda total do uso de um dos membros inferiores	70
	Perda total do uso de um dos pés	50
	Fratura não consolidada de um fêmur	50
	Fratura não consolidada de um dos segmentos tíbio-peroneiros	25
	Fratura não consolidada da rótula	20
	Fratura não consolidada de um pé	20
	Anquilose total de um dos joelhos	20

(continua)

Tabela para cálculo da indenização em caso de invalidez permanente (*continuação*)		
Inv. Perm.	Discriminação	% sobre importância segurada
Parcial Membros Inferiores	Anquilose total de um dos tornozelos	20
	Anquilose total de um quadril	20
	Perda parcial de um dos pés, isto é, perda de todos os dedos e de uma parte do mesmo pé	25
	Amputação do 1° (primeiro) dedo	10
	Amputação de qualquer outro dedo	3
	Perda total do uso de uma falange do 1° dedo, indenização equivalente a 1/2, e dos demais dedos, equivalente a 1/3 do respectivo dedo	
	Encurtamento de um dos membros inferiores	
	De 5 (cinco) centímetros ou mais	15
	De 4 (quatro) centímetros	10
	De 3 (três) centímetros	6
	Menos de 3 (três) centímetros: sem indenização	

Diferentemente da realidade brasileira, em Portugal, é utilizada uma tabela nacional cujo objetivo é definir bases de avaliação do déficit funcional decorrente de acidente de trabalho ou doença profissional. Ela entende que incapacidade laboral tem natureza complexa e é reconhecida por sua visão que não se restringe apenas ao segmento corporal atingido, contemplando também a avaliação psicofísica.

A Associação Médica Americana em seu "Guias para avaliação de deficiência permanente", entende que a incapacidade pode se manifestar objetivamente, a partir de uma lesão, ou subjetivamente, como nos casos de dor. A incapacidade necessita de uma limitação funcional ou incapacidade para os atos da vida diária. São consideradas as perdas funcionais e anatômicas. As perdas anatômicas têm mais ênfase no sistema muscular, já a ênfase das perdas funcionais é na avaliação mental. Após a avaliação, obtêm-se percentagens de incapacidade em relação ao funcionamento entendido como normal nos atos da vida diária. Os atos da vida diária considerados são: capacidade de higienizar-se, capacidade de comunicar-se, capacidade de ter atividade física, avaliação sensorial, capacidade de realizar atividades manuais não especializadas, capacidade de locomoção, função sexual e sono. A avaliação médica para determinar a incapacidade não se refere ao trabalho, e sim aos atos da vida diária, ou seja, ao déficit funcional e não à doença em si.

5.9. **EXPECTATIVA DE VIDA**

A expectativa de vida, conforme dados do IBGE, demonstra a sobrevida do periciado. A relevância em analisar este dado se dá em estimar o tempo restante em que o examinado irá conviver com os danos e repercussões descritas, com desdobramentos em sua saúde e desdobramentos sociais e profissionais.

5.10. **RESUMO DO CASO**

5.11. **DANOS VERIFICADOS NA PERÍCIA MÉDICA**

5.12. **NEXO?**

5.13. **ANÁLISE CONTEXTUALIZADA DO CASO**

5. **CONCLUSÃO**

Diante do exposto, conclui-se que:

- Houve dano?
  - Temporário
  - Permanente: atividade laboral, corporal, estético

6. **RESPOSTA AOS QUESITOS**
   6.1. **QUESITOS OFICIAIS**
   6.2. **QUESITOS DO AUTOR**
   6.3. **QUESITOS DO RÉU**

7. **REFERÊNCIAS BIBLIOGRÁFICAS**

7.1. Tabela de avaliação de incapacidades permanentes em Direito Civil. Imprensa da Universidade de Coimbra, 2008.

7.2. Oliveira C, Duarte NV, Corte-Real F. Nexo de causalidade e estado anterior na avaliação médico-legal do dano corporal. Coimbra: Universidade de Coimbra; 2017.

7.3. Spina VPL, Leal LPFF, Silva ER, Borracini JA, Panza FT. O uso de tabelas (baremas) na apuração do dano corporal em direito cível. Suplemento: Anais do 4º Congresso ABMLPM. Comunicados Vol 3. N. 3. Out/2018.

7.4. Fernandes FC, Cherem AJ. Dano corporal e mensuração da incapacidade. Rev Bras Med Trab. 2005;3(2):123-34.

7.5. Brasil. Ministério do Trabalho e da Solidariedade Social. Tabela de avaliação de incapacidades permanentes em Direito Civil. Decreto-Lei n. 352/2007, de 23 de outubro de 2007.

7.6. Silva ER. Disponível em: https://www.institutopericiar.com.br/artigos-gerais/a-indenizacao-do-dano-corporal-no-ambito-medico-legal.html. Acesso em: 10/9/2020.

7.7. Farias N, Buchalla CM. A classificação internacional de funcionalidade, incapacidade e saúde da Organização Mundial da Saúde: conceitos, usos e perspectivas. Rev Bras Epidemiol. 2005;8(2):187-93. Disponível em: http://www.scielo.br/scielo.php?script=sci_arttext&pid=S1415-790X2005000200011&lng=en.

8. **ENCERRAMENTO**

Sendo o que havia a relatar, discutir e expor, à disposição para esclarecimentos adicionais, encerra-se o presente laudo.

REFERÊNCIAS BIBLIOGRÁFICAS

1. Hercules HC. Medicina legal – Texto e atlas. São Paulo: Atheneu; 2011.
2. Muñoz DR, Gianvecchio V, Miziara ID. Especialidades médicas – Medicina legal e perícias médicas. Rev Med (São Paulo). 2012;91(ed. Esp.):45-8.
3. Muñoz DR, Gianvecchio VAP. Residência médica em medicina legal: objetivos. Rev Saúde, Ética & Justiça. 2005;10(1/2):6-11.
4. Brasil. Presidência da República. Secretaria-Geral. Subchefia para Assuntos Jurídicos. Código de Processo Civil. Lei n. 13.105, de 16 de março de 2015.
5. Fávero F. Medicina legal. 4.ed. V.1. São Paulo: Livraria Martins; 1977.
6. França GV. Medicina legal. 11.ed. Rio de Janeiro: Guanabara Koogan; 2017.
7. Souza Lima AJ. Tratado de medicina legal. 4.ed. Rio de Janeiro: Livraria Leite Ribeiro; 1923.
8. Miziara ID. Manual prático de medicina legal. Rio de Janeiro: Atheneu; 2014.

CAPÍTULO 10

A PERÍCIA NOS CASOS DE ERRO MÉDICO

Ivan Dieb Miziara

INTRODUÇÃO

A avaliação pericial do chamado erro médico é uma tarefa complexa e que demanda elevado conhecimento do perito médico-legal em várias áreas da medicina, assim como do Direito. Não só: demanda também um raciocínio científico apurado e metodologia bem definida, visando a estabelecer de maneira clara e precisa o dano causado pela atuação do médico, o nexo causal entre o ato médico e o dano, a existência (ou não) de concausas pré-existentes ou supervenientes, o estado anterior da vítima, as circunstâncias em que o evento em questão ocorreu, para, finalmente, estabelecer o diagnóstico médico-legal frente aos vários aspectos da legislação vigente.

Por definição, erro médico é a forma de conduta profissional inadequada que supõe uma inobservância técnica, capaz de produzir dano à vida ou à saúde do paciente. O erro é sempre culposo, caracterizado como imperícia, imprudência ou negligência, no exercício da atividade profissional do médico.

Conforme Miziara e Miziara[1], existem alguns elementos que devem ser obrigatoriamente caracterizados antes de se falar em erro. Entre esses elementos fundamentais estão o agente (obviamente, um profissional médico), o ato profissional, a ausência de dolo, a existência do dano e o nexo causal entre o ato e o dano. Estes elementos se juntarão aos já citados (concausas, estado anterior da vítima, circunstâncias do evento) na análise pericial da existência de erro.

A questão do erro médico insere-se profundamente no tema da responsabilidade médica – civil, criminal e ético-administrativa. Como afirma Amaral,

[...] não é raro, o ser humano tentar compensar a sua dor transferindo a responsabilidade ou imputando a culpa a alguém. Se o paciente morreu foi porque o médico errou, e se errou, deve ser processado e punido. Desta forma "esquece-se" do morto, e da dor experimentada, e desvia-se o pensamento para a compensação, ou para a reparação, criando-se a falsa expectativa de se ter feito justiça.[2]

Não por acaso, o profissional da medicina tem sido constantemente obrigado a responder a questionamentos à sua conduta perante a justiça, com um número crescente de demandas judiciais. Neste capítulo, cada um desses elementos será analisado detidamente.

CONCEITO DE ERRO MÉDICO

Apesar de toda publicidade originada pela mídia, que busca centralizar sua atenção no episódio isolado, na exceção, e não na regra geral, o conceito de erro médico não deve ser analisado de maneira *a priori*. Muito ao contrário, como afirma França, é necessário "desarmar as pessoas de um certo preconceito de que todo resultado atípico e indesejado no exercício da medicina é da responsabilidade do médico, quando em algumas vezes ele também é vítima". Este preconceito, a visão apriorística sem análise adequada dos fatos ocorridos, a generalização imposta pela mídia, que a todo momento julga os atos médicos, não esclarecem a questão e, muito pelo contrário, só causam confusão e atrapalham a conceituação exata do que seja um erro médico realmente.

Historicamente, o erro existe desde que o primeiro homem tentou curar outro. O Código de Hamurabi (2400 AC) já previa penas para aqueles que falhassem em seu intento: "O médico que mata alguém livre no tratamento ou que cega um cidadão livre terá suas mãos cortadas; se morre o escravo paga seu preço, se ficar cego, a metade do preço".

Até alguns anos atrás, a medicina era considerada um sacerdócio. Havia uma quantidade reduzida de médicos. A doutrina positivista, muito difundida na primeira metade do século passado no Brasil, havia ensinado a "natureza irrecusável da verdade científica, e o médico era um dos representantes dessa verdade". De sua parte, o paciente depositava toda sua confiança no profissional. Era costumeiro o médico da família, que acompanhava os membros do núcleo familiar desde seu nascimento, na saúde e na doença. Por conseguinte, o profissional tinha um conhecimento aprofundado de seus pacientes, um contato íntimo com eles, que o fazia ser respeitado e querido por eles. Assim, "a maioria dos danos vinculados de algum modo a um ato médico era atribuída à fatalidade, ao destino, ao imprevisível. Esse tipo de posicionamento da sociedade em relação ao médico, visto como detentor de conhecimentos irrefutáveis, durante bom tempo fez com que os direitos dos pacientes fossem relegados a um plano inferior e a reparação de um dano por ação ou omissão do médico raramente fosse solicitada. Apenas na metade final do século passado, com a massificação da atividade médica (e também por interesse da mídia), resultados de uma ação médica que não se enquadrassem dentro do previsto passaram a ser questionados, principalmente por intermédio do Poder Judiciário.

Segundo Amaral, "grande parte dessas demandas são propostas em face do profissional de saúde que prestou o atendimento, imputando ao médico a culpa pelo dano sofrido, ou questionando os procedimentos por ele adotados."[2]

A bem dizer, existe certa dificuldade de conceituar o erro, mormente na visão do leigo na prática médica. E, pior, como diz França, "a avaliação do erro médico é a mais complexa e delicada tarefa da legisperícia". Modernamente, há a tendência de se conceituar o erro ao se cotejar o ato médico causador de dano ao paciente em confrontação com o conceito de prevenção e evitação de um ato potencialmente danoso ao paciente, e relacioná-lo com a responsabilidade (penal, civil, ética) que todo médico carrega no exercício de sua profissão. Segundo Miziara e Miziara, esta "é uma responsabilidade específica, ou seja: de dano à saúde, entretanto só será caracterizada como tal quando o ato ou omissão for realizado na prática profissional".[1]

Salamacha[3], valendo-se da doutrina de Giostri, ensina que "erro médico pode ser entendido como 'uma falha no exercício da profissão do que advém um mau resultado ou um resultado adverso, efetivando-se através da ação ou da omissão do profissional.'".

De modo mais explícito, no dizer de Gomes, Drummond e França[4], erro médico "é o resultado da conduta profissional inadequada que supõe uma inobservância técnica, capaz de produzir dano à vida ou agravo à saúde de outrem, mediante imperícia, imprudência ou negligência". Esta parece ser uma definição quase perfeita, porquanto pressupõe em seu bojo os elementos essenciais do erro: dano, profissional e ato médico, nexo de causalidade entre dano e ato.

Outros autores preferem ser mais diretos na conceituação de erro médico, como Moraes[5], para quem "erro médico é a falha do médico no exercício da profissão", o que faz lembrar que, nesse caso específico, a economia de palavras pode produzir conceitos dúbios, tendo em vista que não se pode caracterizar qualquer falha do médico como erro.

Nesse aspecto, a observância da possibilidade de prevenção de um ato ou omissão causadores de dano ao paciente é de suma importância. Conforme afirmam Hébert, Levin e Robertson, "erros médicos são usualmente considerados como eventos adversos preveníveis".[6] Ou como afirma Viana, quando o médico pratica atos "omitindo e deixando de prever o resultado previsível".[7]

Sob o ponto de vista da Justiça, portanto, esta possui visão técnica e clara em identificar o erro médico. Exige três pré-requisitos, já citados: dano ao paciente, procedimento médico e nexo causal. Ou seja, a causa do dano foi um procedimento médico. Não existindo qualquer uma dessas três condições, não houve erro médico. Verificada a existência desses pré-requisitos, a Justiça avalia o comportamento do médico com o objetivo de comprovar uma ou mais destas condições: 1) não fez o que deveria ter feito (negligência); 2) fez o que não devia ter feito (imprudência); 3) fez errado (imperícia). Saliente-se que esta última condição ocorre por incompetência, deixando bem claro o perigo da ignorância. É bom lembrar que existem situações especiais que seduzem aqueles que, por falta de bom senso, arriscam-se no campo da improvisação, fazendo o que não sabem, com grande probabilidade de errar.

Quando ocorre um evento adverso ao esperado na atuação do médico, é comum dizer que ocorreu um acidente, dando a entender que todo acidente ocorrido se deve a obra da natureza, eximindo o médico de qualquer responsabilidade sobre o fato. Na prática, as coisas não são e nem devem ser assim: existem tipos de acidentes. É necessário diferenciar entre um acidente que de fato foge da esfera de controle do médico e outro que ocorreu por negligência, imprudência e imperícia.

De modo esquemático e com base no conceito de previsibilidade, referido por Fávero[8], e evitação, é possível dizer que existem três situações básicas em que um acidente por ação do médico acontece, acarretando um dano corporal ao paciente:

1. Quando o acidente é imprevisível e inevitável – Por exemplo, durante uma cirurgia abdominal, feita sob todo rigor da técnica preconizada pelos protocolos cirúrgicos, para remoção de apêndice. Desafortunadamente, existe um vaso sanguíneo, em posição anômala em relação à anatomia conhecida, justaposto à parede do órgão, e esse vaso é inadvertidamente seccionado pelo médico. Nesse caso, parece óbvio: a posição anômala do vaso não poderia ser imaginada pelo profissional e, consequentemente, não se poderia prever a sua secção ao se remover o apêndice inflamado. Não houve aqui nenhuma forma de culpa (imprudência, negligência ou imperícia) e tampouco inobservância da regra profissional. Portanto, não há que se falar em erro ou má prática.
2. Quando o acidente é previsível e inevitável – O paciente é portador de um colesteatoma (um tumor epitelial benigno, mas que pode ter comportamento invasivo, e cujo tratamento é cirúrgico) que ocupa toda a orelha média e envolve o nervo facial. Durante o ato cirúrgico, inevitavelmente, o nervo facial será

lesionado e o paciente evoluirá com paralisia facial no pós-operatório, situação que pode ser irreversível. Nesse caso, também não há que se falar em erro, pois já se sabia previamente que a lesão do nervo facial seria inevitável. Lembrar sempre de que é obrigação do médico conversar com seu paciente antes do ato cirúrgico, explicando-lhe todas as consequências.

3. Quando o acidente é previsível e evitável – Por exemplo, o mesmo procedimento cirúrgico citado anteriormente – a mastoidectomia – em um caso de otite média crônica simples (não colesteatomatosa), ou em casos de colesteatoma mais simples, de tamanho pequeno, que não envolva o nervo facial. Esse nervo possui uma característica peculiar de, ao deixar o conduto auditivo interno, atravessar a mastoide, dentro de um canal ósseo, antes de atingir a musculatura facial. Desse modo, a boa técnica cirúrgica obriga o cirurgião, como um dos passos operatórios, localizar o canal do nervo para realizar a limpeza da cavidade mastóidea sem lesar o tecido nervoso. A lesão do nervo, nessa situação, é previsível, mas, se tomados os cuidados devidos, perfeitamente evitável. Caso isso não ocorra (por inabilidade ou desconhecimento anatômico ou falta de cuidado do cirurgião), dificilmente não será caracterizado o erro médico.

Nesse contexto, há que se citar, ainda, o dito por Salamacha:

No entanto, não estará caracterizado o erro médico quando o resultado imprevisto ou o mau resultado advierem de situações que, naquele momento, não estavam ao alcance do médico, ou seja, se ficar comprovado que o resultado não decorreu da atuação do profissional, mas de circunstâncias não previsíveis. Para Costales, o exame da culpa médica dependerá sempre da análise das circunstâncias, do caso concreto. Vale dizer, há que se analisar caso a caso, suas peculiaridades.[3]

Em resumo, é possível verificar que, apesar de algumas definições com vários pontos em comum, o conceito de erro médico ainda depende fundamentalmente da utilização correta de termos que não sejam satisfatoriamente percebidos pelo leigo em medicina; termos como acidente, complicação, imprevisível e inevitável devem ser evitados, ou, se utilizados, devem vir acompanhados de explicações satisfatórias a que se referem, tendo em vista que nem todo acidente deixa de ser um erro somente por ser acidental. Deve-se evitar utilizá-los como eufemismo para denominar algo que deu errado ou não saiu a contento. Essa confusão semântica somente favorece os faltosos e é de pouco auxílio à Justiça e à própria medicina. Por outro lado, cabe reforçar a importância de levar-se sempre em conta a previsibilidade das ações, as circunstâncias em que ocorreram, assim como ter sempre à mão a ferramenta de particularização da análise a cada caso concreto. Sob esse prisma, nunca é demais lembrar Peixoto: "Aprendereis a duvidar. É o caminho da maior sabedoria e da menor injustiça".[9]

A RESPONSABILIDADE MÉDICA

Por definição, responsabilidade é a obrigação que pesa sobre os médicos de arcarem com as consequências de faltas por eles cometidas no exercício da profissão – faltas essas que podem acarretar ações e sanções nas áreas penal, civil, administrativa e ética.

Para o mestre francês da Medicina Legal, Alexandre Lacassagne (1843-1924), fundador da escola de criminologia que leva seu nome, a responsabilidade é também "o princípio jurídico geral que estabelece para todas as pessoas a obrigação de responder por danos ocasionados a outrem". É preciso observar que, no caso do médico, sua responsabilidade profissional é permanente, ainda que não tenha havido intenção de causar dano ao paciente. É uma responsabilidade específica, ou seja, de dano à saúde. Entretanto, vale ressaltar que esta só será caracterizada como tal quando o ato ou omissão for realizado na prática profissional.

A responsabilidade profissional é hoje uma norma bem estabelecida em todos os ordenamentos jurídicos, ainda que caiba o questionamento sobre a atual "judicialização da medicina" que ocorre no Brasil e em outros países. No Código Penal brasileiro, pode-se enquadrá-la no artigo 15-II, nos casos de dano causado por imprudência, imperícia ou negligência, ou no artigo 129 (§6º), das lesões corporais. E, ainda, no artigo 121, "matar alguém", na sua forma culposa (§3º). Em ambos os casos (de lesão corporal ou morte) com a pena elevada de 1/3 nos casos de serem consequentes a "inobservância de regra técnica profissional".

Assim, nessas duas condições dos artigos 121 e 129 do Código Penal, caracteriza-se o crime de responsabilidade médica, cujos elementos são:

1. O agente, que obrigatoriamente deve ser médico.
2. O ato, que necessariamente deve ser profissional.
3. O dano, que pode ser, além da provocação, o agravamento de males preexistentes, lesões subsequentes e decorrentes do ato, ou a morte.
4. A culpa, que é a ausência de intenção, a falta de previsão, por negligência, imprudência ou imperícia.
5. A existência de nexo causal, evidente e insofismável, entre ato e dano.

Estas características serão abordadas adiante, com mais detalhes.

No Código Civil, a responsabilidade do médico pode ser enquadrada nos artigos 159, 1525 e 1545 (especificamente), acarretando sanções que denotam a imperícia grosseira e desdenhosa, a ignorância voluntária, a má-fé e a desonestidade profissional. Em ambos os Códigos, encontram-se, portanto, definidas em Lei, formas de proteger os doentes da má prática médica. É preciso notar também que a lei, de maneira indireta, provê segurança aos profissionais competentes ao punir os negligentes, ignorantes e desonestos, funcionando também como uma barreira às reclamações fantasiosas de pacientes porventura descontentes com os resultados obtidos, fato que não é raro nos dias de hoje; portanto, essas normas podem ser consideradas salutares. Contudo, nem sempre assim foi interpretado. Segundo Souza Lima (conforme narrado por Fávero[8]), em 1829, a Academia de Medicina de Paris assegurava ser a Medicina "um mandato ilimitado junto à cabeceira dos doentes, aos quais só pode aproveitar essa condição. Os médicos nunca deveriam ser legalmente punidos pelos erros que cometessem de boa-fé no exercício de suas funções; sua responsabilidade seria toda moral, toda de consciência. Nenhuma ação jurídica poder-se-ia lhes ser intentada, senão em caso de captação, de dolo, de fraude e de prevaricação".

Em 1834, a mesma Academia pretendeu que os médicos e cirurgiões não fossem responsáveis pelos erros que cometessem de boa-fé, no exercício de sua arte. Argumentavam então pela incompetência dos juízes para avaliar as faltas médicas e o prejuízo para o paciente ao ser atendido por um médico sobrecarregado pela preocupação de punição pela justiça, restringindo-lhe a ação e impedindo-o de lançar mão de "práticas salvadoras de exceção" – eufemismo utilizado por Fávero em seu tratado.[8]

Como bem frisa o autor, trata-se de uma falácia. Diz ele: "de um lado os juízes se manifestam apenas depois de ouvirem os próprios médicos, como peritos, e, de outro lado, a justiça apenas argui da imprudência, imperícia e negligência do profissional, quer dizer das faltas graves deste, sem, em absoluto, pretender, direta ou indiretamente, embaraçar-lhe a ação benéfica e humanitária".[8]

Há ainda um aspecto adicional, que sobreleva a necessidade de sanção legal para as faltas dos médicos, também lembrado pelo autor:

> *estes exercem um verdadeiro monopólio, gozando um privilégio especial, garantido pelas leis que punem todo aquele que, não estando habilitado convenientemente, queira praticar a medicina. É justo destarte que, em troca dessa prerrogativa, a mesma lei impeça que os componentes da sociedade sejam atingidos por danos que os médicos possam causar-lhes, punindo mesmo os que os praticarem. Mas, a noção de responsabilidade, estimulando a prudência, a perícia, a dedicação,* é uma garantia para

a própria Medicina, que, assim, será extremamente beneficiada – não se tornando, nas palavras de Fodere, "um verdadeiro perigo social".[8]

A esse respeito, Salamacha resume de forma objetiva:

Atente-se para o fato de que a noção de culpa médica evoluiu da ausência total da responsabilização – passando pelas demandas fundadas apenas em erro grosseiro, negligência notória, imperdoável imprudência, absoluto desconhecimento científico – para o estado atual, em que, em determinadas situações, qualquer tipo de negligência, imprudência ou imperícia já é suficiente para fundamentar a responsabilidade civil do médico.[3]

Responsabilidade legal do médico

Responsabilidade é um conceito complexo em termos filosóficos e de Direito. Para alguns, como Dias, de maneira simples, "a ideia mais aproximada de uma definição de responsabilidade é a ideia de obrigação".[10] Para outros, a responsabilidade está relacionada ao dever de reparar "um dano, prejuízo ou detrimento" causado a outrem. Para Serpa Lopes, por sua vez, "responsabilidade significa a obrigação de reparar um prejuízo, seja por decorrer de uma culpa ou de uma outra circunstância legal que a justifique, como a culpa presumida, ou por uma circunstância meramente objetiva".[11]

A questão da responsabilidade legal do médico em relação ao seu paciente remonta aos primórdios da profissão – condensando-se em disposições codificadas. O Código de Hamurabi da Babilônia previa penas severas aos médicos causadores de danos a outrem. Alguns autores citam a Lei Aquilia como a primeira disposição legal a fazer referência à *culpa gravis* dos médicos, tornando-se a base da legislação moderna acerca do tema. Ao que parece de forma inócua, posto que Plínio se queixava de que apenas aos médicos era permitido "cometer assassinatos impunemente".

Lacassagne, em 1906, afirmava que a responsabilidade médica trata da "obrigação para os médicos de sofrer as consequências de faltas por eles cometidas no exercício da arte, faltas que podem originar uma dupla ação – civil e penal". Com efeito, a legislação moderna dos povos ocidentais é concorde em exigir dos médicos que assumam a responsabilidade por seus atos profissionais nessas duas esferas da Justiça. No Brasil, tanto o Código Civil quanto o Código Penal possuem dispositivos reguladores a esse respeito. Por exemplo, no Código Penal, em seu artigo 15, parágrafo II, está expresso: "Diz-se o crime [...] culposo, quando o agente deu causa ao resultado por imprudência, negligência ou imperícia". O parágrafo 3º do artigo 121 ("Matar alguém" [...]) assim o diz: "Se o homicídio é culposo: Pena – detenção de um a três anos". No parágrafo seguinte, afirma o Código Penal: "No homicídio culposo, a pena é aumentada de um terço, se o crime resulta de inobservância de regra técnica de profissão, arte ou ofício, ou se o agente deixa de prestar imediato socorro a vítima, não procura diminuir as consequências de seu ato, ou foge para evitar a prisão em flagrante".

O artigo 129 do Código Penal, que trata das lesões corporais ("Ofender a integridade corporal ou a saúde de outrem"), prevê a modalidade culposa dessas ofensas em seu parágrafo 6º, que reza: "Se a lesão é culposa: Pena – detenção de dois meses a um ano".

Por sua vez, o Código Civil brasileiro contém as disposições acerca de reparação de danos causados a outrem. Em seu artigo 159, consta que "Aquele que, por ação ou omissão voluntária, negligência ou imprudência, violar direito ou causar prejuízo a outrem fica obrigado a reparar o dano". E mais especificamente em seu artigo 1545: "Os médicos, cirurgiões, farmacêuticos, parteiras e dentistas são obrigados a satisfazer o dano, sempre que da imprudência, negligência ou imperícia em atos profissionais resultar morte, inabilitação de servir ou ferimento".

Quando já existe comprovação da responsabilidade na esfera criminal, esta, automaticamente, servirá como elemento no processo civil, como reza o artigo 1525: "A responsabilidade civil é independente da criminal; não se poderá, porém, questionar mais sobre a existência do fato, ou quem seja o seu autor – quando estas questões se acharem decididas no crime".

Por seu turno, o Código de Ética Médica, em seu Capítulo III, reza que é vedado ao médico:

> *Art. 1º - Causar dano ao paciente, por ação ou omissão, caracterizável como imperícia, imprudência ou negligência.*
> *Parágrafo único – A responsabilidade médica é sempre pessoal e não pode ser presumida.*
> *Art.3º - Deixar de assumir responsabilidade sobre procedimento médico que indicou ou do qual participou, mesmo quando vários médicos tenham assistido ao paciente.*
> *Art. 4º - Deixar de assumir a responsabilidade de qualquer ato profissional que tenha praticado ou indicado, ainda que solicitado ou consentido pelo paciente ou por seu representante legal.*[12]

Em suma, a responsabilidade do médico define-se como a obrigação – seja ela de ordem civil, penal ou ético-administrativa (ou de todas elas) – a que estão sujeitos os médicos no exercício de sua profissão quando provocam lesão ou dano ao paciente por culpa, ou seja, por imprudência, imperícia ou negligência. Ou ainda, como já explicaram Mazeaud e Mazeaud, "a responsabilidade legal pressupõe inevitavelmente a existência de um prejuízo ao paciente. Mas danos que perturbam a ordem social podem ser de natureza muito diferente. Ora eles ferem a sociedade, ora determinada pessoa; por vezes, alcançam com o mesmo golpe um e outro. Logo o problema da responsabilidade legal vai se dissociar: distinguiremos a responsabilidade penal e a responsabilidade civil".[13]

De outro lado, como bem formulado por Kuhn[14], cria-se um novo conceito para explicar a responsabilidade jurídica: o chamado fator de atribuição. Para a autora, o fato danoso produz de fato uma lesão em um sujeito. Dessa maneira, a questão proposta pelo Direito é: é justo a vítima arcar com esse dano ou deve-se deslocar suas consequências econômicas a outra pessoa?

Responde a autora:

> *Se não for justo, impõe-se a obrigação de responder. A razão pela qual se justifica que o dano sofrido por uma pessoa se transfira economicamente a outra (no caso das questões civis) é o que os autores chamam de fator de atribuição.*[14]

E ainda: a responsabilidade penal, segundo Kuhn, "deriva de uma perturbação do equilíbrio social, contra a qual reage o Estado, buscando restabelecer o equilíbrio alterado pelo crime", por meio de sanções, no mais das vezes, caracterizadas pela privação da liberdade".[14] Já a responsabilidade civil, no entender de Savatier, "é a obrigação que pode caber a uma pessoa de reparar o dano causado a outra por sua falta, ou pela falta de pessoas ou de coisas dependentes dela", reparação essa, o mais das vezes, de caráter indenizatório monetário.

Com relação às responsabilidades civil e penal, segundo Serpa Lopes[11], tanto uma quanto outra não apresentam diferenças essenciais, posto que ambas surgem de um ato ilícito. As diferenças entre elas são muito mais de cunho político-legislativo, havendo 5 distinções fundamentais, a saber:

1. A responsabilidade civil é mais abrangente, englobando todos os casos em que um indivíduo é obrigado a reparar o dano causado a outrem.
2. Apesar de terem a mesma raiz (o ato ilícito), as consequências de uma e de outra são diferentes na essência (restrição de liberdade vs. indenização pecuniária).
3. A responsabilidade penal resguarda a paz social, tendo como objeto a sociedade e o criminoso, enquanto a responsabilidade civil visa a reparar o dano por meio da recomposição patrimonial.

4. Por ter a mesma raiz ontológica – o ato ilícito –, o direito penal influencia o direito civil, porquanto há validação da coisa julgada no foro criminal sobre a ação civil.
5. Na responsabilidade penal, a pena é proporcional à gravidade do crime, enquanto na ação civil, a indenização é proporcional ao dano.

Por sua vez, com relação à responsabilidade ético-administrativa, esta está atrelada à função fiscalizadora dos Conselhos de classe – cuja função (entre outras) é proteger a sociedade e os indivíduos da prática inadequada da profissão, assim como proteger também o bom nome da profissão, sancionando aqueles que não seguem os ditames da boa prática. Nesse campo, as sanções variam desde a advertência simples (pública ou privada) até a cassação do registro profissional, temporária ou definitivamente.

CLASSIFICAÇÃO DA RESPONSABILIDADE CIVIL QUANTO À CULPA

Nosso ordenamento jurídico adota a responsabilidade subjetiva como regra, com base na teoria da culpa. Assim, como afirma Tartuce, para que haja indenização por parte do agente causador (i.e., para que ele responda civilmente), "é necessária a comprovação de sua culpa genérica, que inclui o dolo (intenção de prejudicar) e a culpa em sentido restrito (imprudência, negligência e imperícia)".[15] Quanto à responsabilidade objetiva, admitida expressamente pelo Código Civil, em seu artigo 927, parágrafo único, lê-se:

> *Aquele que, por ato ilícito (arts. 186 e 187) causar dano a outrem é obrigado a repará-lo. Parágrafo único: Haverá obrigação de reparar o dano, independentemente de culpa, nos casos especificados em lei, ou quando a atividade normalmente desenvolvida pelo autor do dano implicar, por sua natureza, risco para os direitos de outrem.*

Há que se deixar consignado que a medicina é uma atividade de meios, e não de fins; seu objetivo primordial é tratar, e não curar (um fim que pode ser alcançado ou não), ou, como afirma Correia-Lima,

> *A obrigação médica é, em geral, de meio e não de resultado, ou seja, implica no dever de prudência e diligência no exercício de sua arte, utilizando os melhores meios disponíveis para tentar a cura do paciente sem, entretanto, prometer ou garantir o resultado esperado. Não existe a possibilidade de assegurar prévio resultado porque os fatores que envolvem o exercício da medicina o tornam incerto. Esses fatores de*

incerteza, como a evolução da ciência, a constituição do paciente e a evolução da própria moléstia, fazem com que o médico não possa efetivamente garantir o resultado. Reconhece-se, contudo, que em algumas especialidades – como a cirurgia plástica estética, anatomopatologia, análises clínicas e radiologia – a obrigação médica será de resultado.[16]

Dessa maneira, a responsabilidade do médico é subjetiva, restando necessária a comprovação de sua culpa em sentido restrito. Obviamente esse tópico pode ser discutido, mormente quando se leva em conta a relação de consumo (ou relação contratual) existente entre médico e paciente explicitada no Código de Defesa do Consumidor.

Características da responsabilidade legal

Nerio Rojas, já em 1927, dizia serem 5 os elementos constitutivos para caracterizar a responsabilidade subjetiva do médico. Os elementos são: o agente, o ato profissional, a ausência de dolo, a existência do dano e o nexo causal entre o ato e o dano.

Agente

O agente, ao qual será imputada a falta de responsabilidade médica, obviamente deverá ser um profissional. Claro está que curandeiros ou aqueles que exercem a profissão de forma ilegal também estão sujeitos a pena, quando provocarem dano em outrem por meio de suas práticas. É o que diz a lei, quando trata do exercício ilegal da medicina (artigo 282 do Código Penal), do charlatanismo (artigo 283) e do curandeirismo (artigo 284). O artigo 285 acrescenta que: "[...] No caso de culpa, se do fato resulta lesão corporal, a pena aumenta-se da metade; se resulta morte, aplica-se a pena cominada ao homicídio culposo, aumentada de um terço".

Ato profissional

A espécie delituosa deve se originar de um ato "estritamente profissional", a fim de cumprir os dispositivos da lei. Parece bem claro que crimes ou atos de outra natureza – desde que realizados no exercício da profissão ou dela se servindo (como nos casos de prática de charlatanismo) – serão alvo do interesse de outros artigos tanto do Código Penal como do Código Civil, conforme já citado.

Ausência de dolo

Assim como Rojas, Fávero cita a ausência de dolo, pois "a culpa profissional vem a reduzir-se, enfim, à noção geral de culpa".[8] Em termos estritos, culpa é a violação de um direito por um fato imputável, mas praticado sem a intenção de prejudicar. Já em sentido mais amplo, conforme aceito pelo Direito Civil, "a noção de culpa abrange a de dolo". Para Fávero, "a previsibilidade é o traço característico diferencial entre culpa e dolo"[8], já que, no caso de dolo, o resultado danoso foi previsto, enquanto, no caso da culpa, não o foi – embora pudesse ter sido previsto anteriormente (ou seja, fosse previsível). A questão da previsibilidade já foi abordada neste capítulo, ao se comentar as possibilidades de ocorrência de acidentes em atos médicos.

Entretanto, há um pormenor – do risco assumido transferindo a noção de culpa para a de dolo – que demanda melhor análise, uma vez que, para o Código Penal, em seu artigo 15 – I, é doloso o crime "quando o agente quis o resultado ou assumiu o risco de produzi-lo". Assim, assumir o risco, muitas vezes (senão na maioria das vezes), é agir com imprudência ou negligência, sendo estas, conforme dito anteriormente, modalidades de culpa.

Desse modo, cabe o esclarecimento de um ponto colocado logo no primeiro item mencionado por Nerio Rojas: a questão da imputabilidade. A reflexão de Kuhn a esse respeito nos parece perfeita ao dizer que:

> *Na aguda análise de Iturraspe, para se responsabilizar alguém por fato próprio, este deve ter agido com determinação e liberdade; ou seja, agido com discernimento e compreensão. O ordenamento jurídico qualificará seu modo de agir e determinará as consequências. O juízo valorativo vai se desenvolver em dois planos: o fático (determinação da autoria) e o jurídico (imputação jurídica* stricto senso*). [...] A autoria implica em que um fato possa ser atribuído a um indivíduo através de uma* comprovação do tipo fática [grifo nosso].[14]

A mesma autora elenca alguns fatores denominados por ela de excludentes de culpabilidade, e afirma:

> *No primado da responsabilidade civil subjetiva o autor, para livrar-se, deveria demonstrar a sua inimputabilidade ou a sua inculpabilidade. Esta se baseia no erro, por faltar a compreensão e, a coação, por faltar liberdade. Posteriormente, com a afirmação dos pressupostos de autoria, antijuridicidade, imputabilidade, dano e causalidade adequada, se abriu um leque maior de eximentes. Frente à alegação de autoria, o indivíduo pode demonstrar a não autoria, caso fortuito ou fato de terceiro – particu-*

> *lar ou do Estado – ou até mesmo fato da própria vítima. Frente a alegação de antijuridicidade, operam as causas de justificação. Ante a imputabilidade genérica, cabe alegar as causas de inimputabilidade, como a demência ou a menoridade. Pode-se alegar a causa concorrente, de acordo com o modo de agir da vítima, o que diminui a responsabilidade do agente. Para o ato doloso, não cabem eximentes. Entre os fatores subjetivos[...] aponta o caso fortuito, o fato de terceiro, o fato da coisa e o fato da vítima. Quanto ao dano, pode-se discutir sobre sua existência ou inexistência. Este argumento é muito utilizado quando* o dano é a perda de uma chance [grifo nosso] *e o demandado alega que esta chance era zero. [...] Entre as causas externas, destacam-se o fato da natureza (força maior e caso fortuito), o fato do Estado (fato do príncipe) e o fato de terceiro estranho, pessoa pela qual não devemos responder, por não estar sob nossa guarda ou não nos servirmos dela (art. 1058 do Código Civil – adendo nosso). Quanto ao fato do Estado, Hely Lopes Meirelles divide em fato do príncipe (toda determinação estatal, positiva ou negativa, geral, imprevista e imprevisível que onera substancialmente a execução do contrato administrativo) e fato da Administração (toda ação ou omissão do poder público), sendo que em ambos os casos o Poder Público deve compensar integralmente os prejuízos suportados pela outra parte.*[14]

Por fim, o fato da vítima é outra condição considerada eximente de imputabilidade. Não é raro, ainda que de forma não intencional (ou até mesmo de forma voluntária, consciente), um indivíduo produzir dano a si mesmo. Essa eximente pode ser total (sem que haja outras causas envolvidas na ação) ou parcial (quando existem causas concorrentes envolvidas). Assim, o fato da vítima e o fato do agente (a autoria) podem ser responsáveis pela produção do evento danoso, restando saber em que medida cada um deles contribuiu para o resultado lesivo ao indivíduo.

Em resumo, as excludentes de culpabilidade se reúnem em torno de alguns pressupostos, quais sejam:

1. A autoria, em que pode ser demonstrado não ser o acusado o autor da ação; ou pode ter havido a ocorrência de caso fortuito, fato de terceiro (particular ou do Estado) e fato da vítima.
2. A imputabilidade, que pode demonstrar a inimputabilidade do autor frente a um quadro de demência ou menoridade, e ainda a existência de causa concorrente de acordo com o modo de agir da vítima.
3. A antijuridicidade, pois podem entrar ação as causas de justificação.
4. O dano, sendo preciso discutir sua existência ou inexistência, principalmente quando se fala em "perda de uma chance" e essa "chance" é zero, ou seja, não existe e, por conseguinte, não existe dano.

5. As causas externas, pois é possível excluir a autoria (total ou parcialmente) quando entram em cena os fatos da natureza (caso fortuito, por sua imprevisibilidade, ou força maior, por sua característica de inevitabilidade), o fato do Estado (fato do príncipe) e o fato de terceiro estranho.

Conceito de dano

Outra característica fundamental da responsabilidade médica é a existência do dano – elemento que se encontra na origem mesma do problema. É necessário – condição *sine qua non* – que haja um dano real (morte, lesão corporal, incapacidade funcional) para que o médico seja responsabilizado. No entanto, antes de seguir na conceituação de dano, é preciso dizer que a expressão dano corporal, embora largamente utilizada, não é a mais adequada. Tendo em vista que o dano em questão não se refere apenas ao corpo do indivíduo atingido, mas sim à saúde da pessoa como um todo (incluindo a saúde mental), e que aquilo que se encontra em questão é o dano consequente a um trauma, o mais correto talvez seja denominá-lo dano pessoal pós-traumático – expressão muito difundida em Portugal e que, sem dúvida, reflete melhor todos os pormenores do tipo de dano que se pretende discutir.

De qualquer maneira, Diniz conceitua dano *senso lato* como "lesão (diminuição ou destruição) que, devido a certo evento, sofre uma pessoa, contra sua vontade, em qualquer bem ou interesse jurídico, patrimonial ou moral".[17] Amaral, por seu turno, também de forma ampla, afirma ser o dano "prejuízo resultante da lesão a um bem ou direito. É a perda ou redução do patrimônio moral ou material do lesado em decorrência da conduta do agente".[2] Há autores, como Nerio Rojas, que excluem os danos morais ou econômicos do rol de características do dano. Todavia, conforme afirma Tartuce, "a reparabilidade dos danos imateriais é relativamente nova em nosso País, tendo sido tornada pacífica com a Constituição Federal de 1988, pela previsão expressa no seu art. 5º, V e X."[15]

E continua o autor:

> *A melhor corrente categórica é aquela que conceitua os danos morais como* lesão a direitos de personalidade [grifo nosso], *sendo essa a visão que prevalece na doutrina brasileira. Alerte-se que para sua reparação não se requer a determinação de preço para a dor ou o sofrimento, mas sim um meio para atenuar, em parte, as consequências do prejuízo imaterial, o que traz o conceito de lenitivo, derivativo ou sucedâneo. Por isso é que se utiliza a expressão* reparação *e não ressarcimento para os danos morais* [grifo nosso]. *Cumpre esclarecer que não há, no dano moral, uma finalidade de acréscimo patrimonial para a vítima, mas sim de compensação pelos*

males suportados. Tal dedução justifica a não incidência de imposto de renda sobre o valor recebido a título de indenização por dano moral, o que foi consolidado pela Súmula 498 do Superior Tribunal de Justiça, do ano de 2012.[15]

O mesmo autor adianta:

O dano moral caracteriza-se por uma ofensa, e não por uma dor ou padecimento. Eventuais mudanças no estado de alma do lesado decorrentes do dano moral, portanto, não constituem o próprio dano, mas eventuais efeitos ou resultados do dano. Já os bens jurídicos cuja afronta caracteriza o dano moral são os denominados pela doutrina como direitos da personalidade, que são aqueles reconhecidos à pessoa humana tomada em si mesma e em suas projeções na sociedade. [...] A dignidade humana pode ser considerada assim, um direito constitucional subjetivo – essência de todos os direitos personalíssimos – e é o ataque a esse direito o que se convencionou chamar dano moral.[15]

Fávero já afirmava:

Não são raros os casos de lesões na personalidade de alguém, em sua parte psíquica ou física mesmo por traumatismo a distância, puramente moral: um susto, uma notícia desagradável, etc., e isto havendo ou não prévia lesão orgânica, tudo ligado às condições de resistência, de suscetibilidade do paciente.[8]

Ou ainda, como pontua França:

Este dano pessoal aqui considerado não é apenas aquele cujo resultado se traduz pela alteração anatômica ou funcional de uma estrutura, mas a qualquer desordem da normalidade individual.

Desse modo, ao contrário do pensamento de Nério Rojas, acredita-se ser impossível excluir do rol de características do dano pessoal pós-traumático a possibilidade do dano moral ou de dano aos direitos de personalidade do indivíduo. A problemática do dano moral é uma questão mais judicial que eventualmente pericial, pois caberá ao magistrado avaliar a sua procedência, já que é tarefa impossível periciar as consequências ditas imateriais ou extrapatrimoniais de um fato; à parte isso, há que se registrar que, conforme lembra Tartuce, "o dano moral objetivo ou presumido (*in re ipsa*) é aquele que "não necessita de prova, como nos casos de morte de pessoa da família, **lesão estética** [grifo nosso], lesão a direito fundamental protegido pela Constituição Federal".[14]

De acordo também está Lalou, pontificando: "Todas as ações em responsabilidade supõem, independentemente de um direito lesado, uma condição primordial: a existência do dano. Sem dano, sem responsabilidade"[18] (em qualquer foro). Segundo esse autor, um dano é uma agressão a um direito e pode gerar uma ação em responsabilidade, material e também moral, pois existem duas variedades de direitos: os patrimoniais e os extrapatrimoniais (como os direitos políticos, o direito à vida, à liberdade, à honra, ao nome, à dignidade e os direitos de família).

Para Fischer, dano é "todo prejuízo ou lesão que uma pessoa experimenta na **alma** [grifo nosso], corpo ou bens, quem quer que seja o causante e qualquer que seja a causa, ainda que produzida pelo próprio lesado ou aconteça sem intervenção alguma do homem".[19] Para Stiglitz e Echevesti, em se tratado de responsabilidade civil, o dano é "lesão ou depreciação de um interesse patrimonial ou extrapatrimonial, ocorrido como consequência de uma ação". Para esses autores, dano moral é aquele que cause tão somente uma dor moral à vítima.

No caso de erro médico, de forma específica por fim, há que se definir o que seja propriamente dano corporal, podendo-se traduzi-lo por "qualquer agravo à condição corporal e/ou funcional sobrevindo em certo momento da vida, desde o útero. Consiste em lesão, perda ou anomalia de parte do corpo, distúrbio ou doença".

Nexo de causalidade

Por fim, o elemento essencial e imprescindível ao se falar acerca de responsabilidade médica: a relação de nexo causal entre ato e dano provocado.

No campo da responsabilidade civil, o nexo causal cumpre uma dupla função:

- Permite determinar a quem se deve atribuir um resultado danoso.
- É indispensável na verificação da extensão do dano a se indenizar, pois serve como medida da indenização.

Conforme afirmam Oliveira, Vieira e Corte-Real, "o nexo de causalidade é um dos pressupostos fundamentais no estabelecimento da responsabilidade pela reparação do dano corporal." Entretanto, advertem os mesmos autores:

> *Sendo o nexo de causalidade a pedra de toque sobre o qual assenta a avaliação pericial do dano corporal, analisá-lo e estabelecê-lo com segurança pode constituir uma tarefa complexa, podendo surgir situações de conflitualidade e até de litigância entre as partes intervenientes. Assim sendo, na sua abordagem, a primeira etapa consiste*

em avaliar cientificamente se existe uma relação de causalidade entre o evento traumático e as lesões e/ou sequelas alegadas e constatadas.[20]

Em outras palavras, relação de causalidade nada mais é que "o vínculo que, necessariamente, deve existir entre o fato e o dano, para que o autor desse ato deva indenizar o prejuízo". Como se pode ver, o fato deve ser precursor, deve ser a causa do dano, e, desse modo, "o prejuízo ou a lesão devem surgir como efeito ou consequência dessa ação". De modo mais simples, em relação ao objetivo primário (o erro médico), a causa do dano foi o procedimento médico – sendo o nexo entre um e outro comprovado pela prova pericial. É uma condição lógica e coerente da existência de vínculo entre ambos (ato e dano). No entanto, não se pode aqui exigir certeza cabal ou precisão absoluta – basta que haja uma interligação efetiva e com base na coerência dos fatos avocados.

Não se consegue falar de nexo causal de maneira coerente sem antes estudar as diversas teorias a respeito da causa. Assim, as teorias que procuram explicar as características de uma causa para um hipotético dano, assim denominadas teorias acerca da previsibilidade, de início tiveram sua origem no Direito Penal, mas logo foram abarcadas também pelo Direito Civil. Kuhn[14] cita algumas dessas teorias em seu estudo acerca da responsabilidade civil. São elas:

1. Teoria da *conditio sine qua non*: para esta teoria, basta que o fato de uma pessoa tenha sido um dos antecedentes do dano para que esta pessoa responda por ele.
2. Teoria da causa próxima: para esta teoria, é responsável aquele que tenha realizado o fato que é a *proximate causa* e estão liberados os autores de comportamentos que estejam mais remotos.
3. Teoria da causa eficiente: para esta teoria, não basta comprovar que um fato tenha sido antecedente de outro para afirmar que seja sua causa eficiente. É necessário que tenha por si mesmo a virtualidade de produzir resultado semelhante.
4. A teoria mais aceita e que foi acolhida pela lei civil é a denominada teoria da interrupção do nexo causal ou teoria da relação causal imediata. Segundo essa teoria, deve existir, entre a inexecução da obrigação e o dano, uma relação de causa e efeito, direta e imediata:

A interrupção do nexo causal ocorreria, [...], toda vez em que, devendo impor-se um determinado resultado como normal consequência do desenrolar de certos acontecimentos, tal não se verificasse pelo surgimento de uma circunstância outra que, "com anterioridade", fosse aquela que acabasse por responder por esse mesmo esperado resultado. Tal circunstância outra se constituiria na chamada "causa estranha".

Há que se citar ainda aquela que parece a teoria mais lógica, além da teoria da causa eficiente: a chamada teoria da causalidade adequada, ou seja, o dano acontece como uma decorrência natural e razoável das coisas ou do seu resultado mais provável. Na acepção de Oliveira, Vieira e Corte-Real, esta teoria, a mais aceita no sistema jurídico de Portugal, não exige "uma exclusividade do fato condicionante do dano, ou seja, permitindo que um determinado resultado possa ter várias causas concorrentes, simultâneas ou sucessivas (concausas e causas cumulativas), sem que isso diminua ou atenue a eficácia causal de qualquer uma delas".[20] De modo geral, no entanto, pode-se dizer que essa é a teoria segundo a qual para que um fato seja considerado como causador, no sentido de responsável de outro, é mister não só que realmente haja sido o motivo da verificação do segundo como que normalmente assim suceda, ou seja, suceda de forma normal, afastando-se as atipias, o imprevisível, o anormal. No dizer dos mesmos autores, a teoria da causalidade adequada "exclui o referido nexo quando os danos resultam de 'desvios fortuitos' ou seja, quando ocorre uma evolução extraordinária, imprevisível e anormal".[20]

Para esses autores, a teoria da causalidade adequada, portanto, procura

> *identificar, na presença de uma possível causa, aquela potencialmente apta ou a mais adequada a produzir o dano, baseando-se num* critério de previsibilidade [grifo nosso]. *Na verdade, isto significa que não devem ser considerados todos os antecedentes históricos à produção do dano, mas aqueles que, segundo a evolução expectável da situação, sejam aptos para o produzir, afastando os que só por virtude de circunstâncias extraordinárias o possam ter determinado. Não basta que o fato praticado pelo agente tenha sido, no caso concreto, condição* sine qua non *do dano; é imprescindível ainda que, em abstrato, o fato seja causa adequada do dano.*[20]

Concebida pelo filósofo Von Kries, aqui busca-se a identificação, frente a uma (ou mais de uma) causa possível, aquela que é potencialmente apta a produzir dano, examinando-a em função da possibilidade e probabilidade de que um determinado resultado ocorra à luz da experiência comum dos indivíduos. Quanto maior a probabilidade de determinada causa gerar um dano, mais adequada ela será em relação a esse dano.

Assim explica Maeda[21]:

> Diante de uma pluralidade de concausas, indaga-se qual delas, em tese, poderia ser considerada apta a causar o resultado. Respondida esta primeira pergunta, questiona-se se essa causa, capaz de causar o dano, é também hábil, segundo as leis naturais;

> *Não basta que um fato seja condição de um evento; é preciso que se trate de uma condição tal que, normal ou regularmente, provoque o mesmo resultado. É o chamado juízo de probabilidade, realizado em abstrato – e não concreto, considerando os fatos como efetivamente ocorreram –, cujo objetivo é responder se a ação ou omissão do sujeito era, por si só, capaz de provocar normalmente o dano.*
>
> *Nota-se que ao contrário da teoria da equivalência dos antecedentes, na teoria da causalidade adequada a "causa" deve ser estabelecida em abstrato, segundo a ordem natural das coisas e a experiência da vida, e não em concreto, a considerar os fatos tal como se deram, já que, em tais circunstâncias, as condições são mesmo equivalentes.*
>
> *É necessário que o julgador, em sua análise, retroaja mentalmente até o momento da ação ou omissão para estabelecer se esta era ou não adequada para produzir o dano. Realiza-se, assim, uma "prognose póstuma", já que o julgador se coloca no momento da ação, como se o resultado não tivesse ocorrido, a fim de determinar sua probabilidade.*[22]
>
> *Nota-se, portanto, que Von Kries tomava como referência o ponto de vista do autor do ato – e, assim, computava o que este conhecia concretamente ou podia conhecer para avaliar a previsibilidade de seu atuar.*

Interessante ressaltar que o entendimento dessas teorias como um todo originaram os chamados critérios de Simonin a respeito do nexo de causalidade entre um evento traumático e o dano corporal por este provocado. Afirma Simonin: "Para se admitir o nexo de um traumatismo com uma afecção determinada e demonstrar que tenha sido a causa geradora ou provocadora, devem encontrar-se reunidas sete condições médico-legais"[23], quais sejam:

1. A lesão seja produzida por determinado traumatismo real e apropriado àquelas circunstâncias.
2. A lesão tenha efetivamente uma origem traumática.
3. O local do traumatismo tenha relação com a sede da lesão.
4. Haja relação de temporalidade (um prazo legal e um prazo clínico).
5. Exista uma lógica anatomoclínica de sinais e sintomas típicos.
6. Haja exclusão da preexistência de danos relativamente ao traumatismo.
7. Inexista uma causa estranha à ação traumática.

Posteriormente, em 1965, Austin Bradford Hill (trabalhando sobre o *Tratado da Natureza Humana* de David Hume) propôs parâmetros para inferência de causas com base em associações estatísticas, que ficaram conhecidos como critérios causais de Hill. Estes critérios de possíveis relações causais (originalmente para explicar o modelo infeccioso de doenças, mas também úteis em perícia médica, especialmente nas perícias trabalhistas) são:

1. Especificidade: a presença da causa é necessária para o aparecimento do efeito. Temporalidade: a causa deve sempre preceder temporalmente o efeito.
2. Força: tanto mais forte será uma associação quanto mais a medida do efeito se afastar de zero.
3. Consistência: resultados semelhantes são observados em diferentes populações.
4. Gradiente biológico: o aumento da intensidade da causa aumenta a intensidade do efeito (efeito dose-resposta).
5. Plausibilidade: deve haver uma explicação fisiopatológica plausível para a associação observada.
6. Coerência: a interpretação causal deve estar em acordo com os paradigmas científicos contemporâneos.
7. Evidência experimental: mudanças na exposição mudam o padrão da associação.
8. Analogia: outras associações conhecidas apresentam o mesmo modelo de associação.

Analisando-os detidamente (tanto os elaborados por Hill como aqueles criados por Simonin), pode-se dizer que estes critérios envolvem três aspectos principais: "o fator tempo (intervalo temporal de aparecimento e continuidade evolutiva), o fator espaço (localização das lesões e/ou sequelas) e o fator fisiopatológico (explicação patogênica das lesões e/ou sequelas, ou seja, a produção de uma alteração anátomo-clínica)". Aqui, acrescenta-se ainda a exclusão de danos preexistentes e a ausência de uma causa estranha ao trauma.

Por conseguinte, todos estes critérios de possíveis relações causais, mormente em se tratando de perícia médica, necessitam de alguma explicação mais detalhada. Assim, segundo Oliveira, Vieira e Corte-Real, é possível dizer que que:

> a) *O critério etiológico (etiopatogênico ou qualitativo), exige uma natureza adequada do traumatismo para produzir as lesões evidenciadas, ou seja, as características da lesão têm de ser concordantes com a natureza do instrumento e com o seu mecanismo de produção, designando-se esta de verossimilhança científica;*
> b) *O critério da certeza diagnóstica, refere-se à natureza adequada das lesões à etiologia em causa, geralmente traumática. [...] É necessário que o evento traumático seja uma eventualidade possível, clinicamente admissível e aceitável, atendendo a casos semelhantes anteriores ou obtidos experimentalmente;*

> c) *O critério topográfico ou espacial refere-se à adequação entre a sede do traumatismo e a sede da lesão, sendo que adequação não significa coincidência anatômica* (por exemplo, lesões podem surgir à distância da área de impacto, adendo nosso) *O profundo conhecimento médico da anatomia, da fisiologia e da patogenia, permite explicar a relação entre o local atingido diretamente pelo traumatismo e o local onde surgiram as manifestações da lesão. É importante que exista uma "lógica médica" no que respeita aos mecanismos fisiopatológicos;*
> d) *O critério cronológico ou adequadação temporal nos permite saber se um determinado intervalo livre (silencioso) entre o traumatismo e o dano é compatível com um encadeamento anatomoclínico ou com uma correlação etiológica;*
> e) *O critério de continuidade sintomática ou encadeamento anatomoclínico complementa o critério anterior, uma vez que exige a presença de uma continuidade sintomatológica ou de uma sucessão de fatos fisiopatológicos que torne plausível e aceitável uma cadeia causal, desde o traumatismo até a última expressão do dano;*
> f) *O critério da integridade prévia ou exclusão da preexistência do dano relativamente ao traumatismo leva em consideração a integridade preexistente da estrutura ou função atingida (por exemplo: uma fratura com características radiológicas antigas deverá ser excluída do dano pós-traumático recente); por fim*
> g) *O critério de exclusão indica a remoção de uma causa estranha ao traumatismo, por exemplo, de um outro traumatismo criando patologia própria e posterior àquele em causa, sem que se possa apreciar qualquer relação causa-efeito. Este último critério completa o da verossimilhança científica, particularmente no domínio dos traumatismos psíquicos ou emocionais.*[20]

Em relação a esse tópico, ou seja, "no domínio dos traumatismos psíquicos ou emocionais" como referido anteriormente, vale lembrar que, para Barbosa, Schmidt e Bertolote[24], trata-se de adentrar ao terreno da "elucidação da espinhosa questão do nexo causal de transtornos mentais na perícia psiquiátrica". Nesse aspecto, lembram os autores, é necessário explicar sua existência (do nexo) também a partir de perspectivas como "da doença propriamente dita, da história de vida do periciando, perspectiva comportamental e perspectiva dimensional" – fazendo com que o esforço de estabelecimento do nexo de causalidade seja realmente hercúleo.

Por fim, Oliveira, Vieira e Corte-Real advertem sobre os 7 critérios por eles elencados anteriormente que:

> *Note-se que apesar destes pressupostos serem mencionados de forma autônoma entre si e perfeitamente individualizados, tal discriminação não significa necessariamente que sejam conceitos estanques. Na realidade, em alguns casos resulta que entre es-*

tes pressupostos exista permutabilidade, interferindo entre si. Por outro lado, estes sete critérios não devem constituir senão elementos de reflexão, a serem interpretados cuidadosa e ponderadamente em cada situação concreta.[20]

Por fim, é preciso lembrar que, embora o nexo de causalidade seja instrumento indispensável para o perito concluir acerca de uma relação de causa e efeito, é possível estabelecer-se algumas modalidades de nexo, quais sejam:

1. Nexo certo, total e direto: quando todos os critérios de imputabilidade estiverem satisfeitos.
2. Nexo hipotético ou incerto: quando os estudos dos critérios de imputabilidade não fornecerem segurança para seu estabelecimento nem para seu afastamento.
3. Nexo duvidoso: quando, principalmente, o pressuposto da temporalidade não se verificar. Desnecessário lembrar, que, em caso de dúvida acerca do nexo de causalidade, o relatório pericial deverá levar ao julgador os argumentos contra e a favor do estabelecimento do nexo – jamais deixando de registrar uma posição a respeito, a fim de auxiliar a quem vai julgar (leigo em matéria médica), emitindo seu ponto de vista específico. Se, ainda assim, nem isso lhe for possível, comunicar o julgador que não conseguiu formar opinião (ainda que hipotética) a respeito do fato.

Estado anterior, concausas e perda de uma chance

Uma das questões que despertam controvérsias quando se fala em nexo de causalidade e dano, principalmente nos casos de erro médico, trata-se da hipótese aventada por alguns da perda de uma chance. Esse problema, de início uma criação do Direito francês, merece algumas considerações elucidativas, posto que não é qualquer falha no atendimento médico, ainda mais na perspectiva de futuro do pretérito (o "poderia ter ocorrido"), que se configura a perda de uma chance. Isso é mais evidente na área do Direito Penal, porém muito aceita pelo Direito Civil no ordenamento jurídico francês. A esse respeito, Chariot e Debout comentam:

> *O requisito do nexo de causalidade entre a culpa do praticante e a lesão corporal faz parte da estrita interpretação do direito penal e justifica que a noção de perda de chance de recuperação ou sobrevivência* não deva *ser mantida pela câmara criminal do Tribunal de cassação, diferentemente da jurisprudência civil, que geralmente admite perda de chance de sobrevivência ou cura para compensar parcialmente o dano.*

De fato, as incriminações do código penal não mencionam uma ofensa à perda de chance de cura ou sobrevivência. Consequentemente, a divisão criminal exige a certeza do nexo de causalidade entre a falta e a morte no que se refere ao homicídio culposo. A perda de chance não pode ser usada como base para condenação criminal.
Assim, na observação de um paciente que cometeu suicídio por absorver vários medicamentos, incluindo um produto tóxico na dose letal, o tribunal administrativo compensou o marido com base na perda de chance, devido à deficiência no funcionamento do serviço público, mas a câmara criminal aprovou a libertação com base no fato de que, se de fato a culpa deles (um atraso nos cuidados exigidos pela gravidade da condição do paciente) fez com que a vítima perdesse a chance de sobreviver, é impossível se demonstrar que a intervenção mais rápida a teria salvado.
É diferente se a culpa do médico privou o paciente de qualquer chance de sobrevivência. Assim, é culpado o médico que "ao criar imprudentemente um risco mortal e negligenciar para impedir seus efeitos, privando o paciente de qualquer possibilidade de sobrevivência e, assim, cometendo por todo o seu comportamento uma falha que constitui o crime de homicídio culposo, ao causar a morte deste último "
Da mesma forma, os médicos que criam culposamente seus riscos fatais quando a combinação desses riscos irão privar a vítima não de uma chance, mas de todas as possibilidades de sobrevivência".[25]

Deixando à parte as diversas teorias sobre a causa aqui citadas, que delas melhor se ocupam os operadores do Direito, é preciso ressaltar, entretanto, que nem sempre aquilo que se acredita ter sido causado por um ato médico de fato o foi, porquanto possa ter sido apenas uma evolução natural da própria doença do indivíduo. Ou, ainda, pode ter sido tão somente decorrência de um acidente, definido no Código Penal anterior como "fato sucedido casualmente, no exercício ou prática de qualquer ato lícito, feito com atenção ordinária". Como bem exemplifica Fávero,

> *não é excepcional que um dano apontado seja continuação do próprio estado mórbido de consequências irreparáveis ou que uma preexistência mórbida despercebida e imprevisível torne fatal, por exemplo, uma intervenção cirúrgica feita segundo todos os requisitos da ciência e da arte. Então não há nem imperícia, nem negligência ou imprudência.*[8]

O dano, pois, seria de fato um acidente. A mesma opinião tem França, para quem "quando o ato é praticado licitamente, com moderação e a atenção devida, o resultado pode ser considerado acidente". Aqui cabe um breve comentário. De acordo com Kuhn,

*Um ato é ilícito quando viola uma norma jurídica imperativa ou proibitiva. [...] A ilicitude pode consistir na violação do genérico dever jurídico de não causar dano a outro (*alterum non laedere*) ou, mais frequentemente, constitui a violação de um dever legal específico. O Artigo 115 do Código Civil, primeira parte, dispõe que "São lícitos, em geral, todas as condições que a lei não vedar expressamente".*
Da mesma forma que na lei penal, nulla poena nullun crimen sine lege. *Mas este critério não é satisfatório. [...] "o campo civil, diferentemente do penal, deve consagrar a atipicidade do ilícito. A pretensão de construir uma teoria da ilicitude civil, com um catálogo de 'tipos' é ilusória. A imaginação dos depredadores supera a previsão legislativa". A antijuricidade, portanto, não pode ser sinônimo de ilegalidade. [...] "A antijuricidade se encontra na culpa [grifo nosso], a famosa* faute *da doutrina francesa. As culpas ou os erros de conduta não aparecem, claro está, tipificados; são os juízes os encarregados de julgar de acordo com modelos de conduta por eles construídos. [...] Carvalho Santos explica que o nosso Código seguiu a doutrina predominante, abandonando de vez a distinção entre delito e quase-delito e adotando o conceito unificado de ato ilícito.*[14]

Esse acidente, referido por França, portanto, tem todas as características da imprevisibilidade (à qual Fávero já chamava a atenção) – tendo em vista não ser a Medicina uma ciência exata, e que nem sempre todas as hipóteses adversas são capazes de serem previstas e evitadas – e, além do mais, decorreu de um ato executado com toda cautela e desvelo, seguindo as normas técnicas de praxe. Aqui, pode-se deduzir que França está se referindo a apenas dois tipos de acidentes, entre os já elencados: os acidentes imprevisíveis e inevitáveis e os acidentes previsíveis, porém inevitáveis.

Excludentes de causalidade

Existem situações em que a relação causa-efeito não pode ser comprovada, chamadas de excludentes de causalidade. São elas:

- A força maior e o caso fortuito.
- A culpa exclusiva da vítima ou fato de terceiro.
- A culpa concorrente da vítima ou de terceiro.

Segundo Maeda, "fala-se em força maior e caso fortuito quando se trata de acontecimento que escapa a toda diligência, inteiramente estranho à vontade do devedor da obrigação.".[21]

Para a autora,

> *A força maior é um acontecimento externo, estranho à vontade humana, imprevisível e inevitável (pode ainda ser previsível, mas inevitável). O caso fortuito é evento imprevisível e, portanto, inevitável. A imprevisibilidade, portanto, é o elemento indispensável para a caracterização do caso fortuito, enquanto a inevitabilidade o é da força maior[...]. Tanto o caso fortuito quanto a força maior precisam cumular alguns requisitos, para que possa afastar o liame causal entre a conduta do agente e o resultado danoso. Tais requisitos são apontados tanto pela doutrina estrangeira, quanto pela doutrina nacional, qual seja: (i)* inevitabilidade [grifo nosso]*: trata-se de um acontecimento que de nenhuma forma poderia ser resistido; (ii)* imprevisibilidade [grifo nosso]*: imprevisível para uma pessoa de discernimento comum – este juízo deve ser feito em abstrato; (iii)* atualidade [grifo nosso]*: o agente não pode se valer de elementos futuros; (iv)* extraordinariedade [grifo nosso]*: o fato deve fugir do comum, do curso natural das coisas. Sem esses requisitos, que devem ser demonstrados pelo agente, o caso fortuito e a força maior não se configurarão e não poderão afastar o liame causal.*[21]

Neste ponto, é necessário estabelecer o que caracteriza o ato médico ilícito, ou seja, aquele passível de ser considerado erro médico. Nesse caso, a ilicitude do ato é caracterizada pela presença de uma (ou mais) das modalidades de culpa (negligência, imprudência ou imperícia), bem como, na seara criminal, pela ausência de observância de regra técnica profissional, como estabelecido pelo Código Penal brasileiro. A regra técnica profissional, a rigor, está especificada nos protocolos e diretrizes preconizados pela ciência médica atual – protocolos estes criados e normatizados pelas evidências disponíveis na literatura científica. Não cabe aqui ser considerada, salvo em raríssimas exceções, a experiência isolada de um médico, por maior que seja seu tempo de prática. Experiência individual, intuição e raciocínio dedutivo são elementos que carecem de objetividade para que um suposto erro médico seja analisado de forma imparcial e justa. Esta, certamente, não é a opinião daqueles, hoje em franca minoria, que repudiam a medicina baseada em evidências, os quais lançam mão de argumentos como o desconhecimento de línguas estrangeiras por parte dos médicos, a dificuldade de se realizar revisões sistemáticas, a imponderabilidade dos fenômenos biológicos, a importância da experiência individual etc. para destratar uma prática que busca tão somente o aperfeiçoamento da arte médica em benefício dos pacientes.

Por outro lado, é importante realçar que, se o agente realiza seu ato respaldado pelo ordenamento jurídico vigente, este não caracteriza um ato ilícito e não possui, assim, caráter de antijuridicidade. Como bem afirma Kuhn, o artigo 160 do Código Civil dispõe que não constituem atos ilícitos aqueles praticados "em legítima defesa ou no exercício regular de um direito reconhecido".[14] A autora cita ainda o entendimento de Carvalho Santos de que "a regra geral é que no nosso ordenamento as obrigações derivam do ato ilícito, do contrato e da declaração unilateral de vontade".[26]

ERRO DE DIAGNÓSTICO *VS.* ERRO DE CONDUTA

Por outro lado, como bem coloca França, "discute-se muito se o médico responde por erro de diagnóstico ou por erro de conduta". Uma vez que o profissional tenha tomado todas as medidas necessárias no exame de seu paciente, lançando mão dos recursos auxiliares disponíveis, ou seja, agindo com extremo zelo, erros desse tipo (i.e., erros de diagnóstico) não são culpáveis, não havendo aqui que se falar em negligência. Nessa mesma seara, encontram-se os chamados erros de prognóstico, pois não se pode atribuir ao médico o conhecimento prévio do imponderável, desde que tenha agido de forma prudente. A possibilidade da perda de uma chance ou de dano futuro, será comentada mais adiante.

Os erros de conduta são os mais frequentes e motivadores de queixas contra os médicos nas várias esferas de responsabilidade (civil, penal e administrativa). No entanto, mesmo esses erros devem ser analisados com critério e parcimônia. Deve-se ter em mente que, muitas vezes, trata-se de erros fictícios, erros anteriormente denominados imaginários, ou seja, criados pela imaginação dos pacientes, que elaboram versões fantasiosas, verdadeiras ficções em torno dos fatos, sempre que um resultado adverso não corresponde às expectativas criadas por eles. Não raro encontram-se pessoas que se dizem vítimas de erro médico e, com uma apuração mais cuidadosa da história, tem-se relatos que não possuem a menor coerência ou verossimilhança. É preciso ressaltar, no entanto, que muitos desses erros fictício" são resultado de um relacionamento médico-paciente que deixa a desejar – cabendo aqui boa parte da responsabilidade do médico em explicar de maneira adequada os fatos ao paciente, de obter seu consentimento prévio devidamente esclarecido para qualquer ato que venha a cometer, a fim de evitar a propagação desse tipo de erro que tanto mal faz à classe médica, à Justica e aos próprios pacientes. Destarte, é preciso que, antes de se consignar o erro médico real e verdadeiro, restem provados a inobservância de regra técnica profissional, a conduta inadequada para o caso, o desrespeito aos protocolos científicos vigentes e, por fim, condição *sine qua non*, o nexo causal entre a conduta inadequada e o dano sofrido pelo paciente.

Fávero[8] cita alguns exemplos de erros médicos que se tornaram clássicos na literatura médico-legal. Sao eles:

1. Erros de tratamento: "na aplicação de aparelhos de fratura, se realizada de modo inconveniente, podem sobrevir serias complicações como gangrena e até morte".
2. Erros na dosagem de medicamentos: ocorrem por "distração do médico ou doença deste. Lacassagne refere o caso de um médico que receitou 5 g de cianeto de potássio, e de outro que prescreveu 10 g de laudano em vez de 10 gotas, sendo ambos condenados a prisão e multa".
3. Omissão de socorro: o artigo 135 do Código Penal diz "deixar de prestar assistência, quando possível fazê-lo, sem risco pessoal, a criança abandonada ou extraviada ou a pessoa inválida ou ferida, ao desamparo ou em grave e iminente perigo; ou não pedir, nesses casos, o socorro da autoridade pública".
4. Escolha de tratamento: "antes não ferir ou causar mal" é o princípio hipocrático que, no dizer de Fávero, "é a regra geral de conduta do médico". Desta forma, diz ele, "não há e nem pode haver 'medicina oficial'", e, dotado de poder de livre escolha, deve o médico preferir os meios que condigam com "a segurança do sucesso e o progresso da medicina". Mesmo quando, na prática, o profissional se veja obrigado a fazer um mal para evitar um mal maior, essa conduta deve ser tomada nos casos de absoluta necessidade, com muita prudência e sob consentimento do paciente e os conselhos de outros colegas "chamados em conferência para que a responsabilidade seja dividida e a atitude extrema fique perfeitamente documentada e testemunhada". Exemplo desse tipo de conduta é o abortamento nos casos de ser o único meio de se salvar a vida da gestante.
5. Experiências *in anima nobili*: experiências com seres humanos, em geral, devem ser proscritas. Mesmo quando o homem aceita ser um sujeito de pesquisa, existem regras específicas para isso, com as normas éticas de pesquisa. Como dizia Lacassagne, "o médico apenas tem um direito, e é o de operar em si mesmo". Fávero cita o caso de Neisser, condenado pelo tribunal de Breslau a 2 meses de prisão e a pagar 1.000 marcos de multa, "porque inoculou gonococos em um moribundo que, escapando de seu mal, ficou preso da blenorragia provocada". E lembra: o Código Penal brasileiro, em seu artigo 132, veda "expor a vida ou a saúde de outrem a perigo direto e iminente".

Ao abordar a questão do erro médico real, é preciso, no entanto, não confundir o que se convencionou chamar de erro escusável com o chamado erro inescusável. Este último é o erro que poderia ser evitado – o erro grosseiro –, aquele que não permite escusas. O erro escusável, por seu turno, é inevitável – é aquele impossível ao comum dos médicos, no exercício de sua profissão, evitar. De todo modo, essa é uma questão sempre polêmica, com defensores ardorosos de parte a parte, e que envolve virtualmente todos os ramos da prática médica. Por exemplo, existem autores da área do direito que acreditam ser o erro de diagnóstico passível de imputação de culpa, enquanto muitos autores propugnam não ser possível imputar culpa ao médico que comete um erro de diagnóstico, visto (pela ainda inexatidão da medicina) serem sempre as hipóteses diagnósticas variadas, permitindo diversas interpretações. Muitos não pensam dessa maneira. "A responsabilização por erro no diagnóstico induzirá a responsabilização se este erro for grosseiro ou se a especialidade do profissional impor a este o conhecimento de determinada situação", afirma Branco.[27] No entanto, outros tantos tendem a concordar, pelo menos parcialmente, com França no tocante aos erros de diagnóstico. Kfouri Neto afirma que "O erro de diagnóstico é, em princípio, escusável a menos que seja por completo grosseiro. Assim, qualquer erro de avaliação diagnóstica induzirá responsabilidade se um médico prudente não o cometesse atuando nas mesmas condições externas que o demandado".[28]

Em resumo, há um meio-termo entre as duas posições. Mesmo os operadores do direito reconhecem que, para ser passível de responsabilização, o erro de diagnóstico tem que ser de tal forma aberrante que impeça qualquer argumentação em contrário. Um exemplo dado por Fávero (confundir um tumor abdominal com gestação) é altamente ilustrativo dessa situação anômala. Desse modo, erros não gritantes não conseguem caracterizar a culpa na atuação do médico, e, não havendo culpa, não há que se falar em erro médico. Por fim, é preciso mais uma vez lembrar que as ciências biológicas, incluindo a medicina, não são dotadas de precisão matemática. A evolução das doenças muitas vezes é imprevisível e não depende do poder de interferência do médico, mas, sim, de um atendimento e acompanhamento médico-hospitalar ajustado a gravidade de cada caso. Tampouco a gravidade dos casos pode ser medida objetivamente em determinado instante, nem alguns aspectos da própria história natural de determinadas doenças podem ser avaliados com precisão. Muitos fatores entram em jogo nessa hora, como as características individuais do paciente, sua capacidade de seguir as determinações médicas por fatores socioeconômicos e educacionais e, também, por características inusitadas da doença, que, muitas vezes, de forma inexplicável, assume comportamentos mais agressivos.

Convém lembrar ainda que a medicina se compromete unicamente com os meios – seu dever primordial é com os cuidados devidos ao paciente. A cura ou o bom resultado, isto é, os fins, são uma consequência que pode ocorrer ou não, independentemente de todos os esforços realizados pelo médico, posto que a ciência, por mais que avance a passos largos, ainda tem limites. Vale lembrar que o serviço prestado pelo médico a seu paciente é regido por um contrato de formato especial, diferente de outros contratos de prestação de serviços, pois, como já foi dito, não se pode exigir do médico a obrigação de resultados. É um contrato de meio; portanto, o médico não se obriga a curar o doente; e é um acordo implícito, não precisa ser escrito e é válido mesmo em circunstâncias especiais. Por exemplo, um médico, passageiro de um avião, que atende um paciente (passageiro do mesmo avião) que sofre um infarto agudo durante a viagem. Um não conhece o outro, mas, no simples fato de ajudar o paciente, estabelece-se a obrigação do médico de atendê-lo de forma adequada.

Erros de conduta médica

Os médicos podem cometer erros de conduta, que variam dos chamados erros pesados, erros graves e erros voluntários até os erros imaginários.

Os erros pesados são constituídos, em seu cerne, por desconhecimento científico e absoluta ignorância de procedimentos e condutas que todo médico – até os recém-formados – deve saber. São erros inescusáveis, pois não se admite a ignorância de procedimentos básicos em medicina, por exemplo, iniciar uma cirurgia sem rigorosa assepsia e antissepsia, exceto em casos excepcionais, advindo em consequência disso um processo infeccioso letal ao paciente.

Os erros graves são os decorrentes de negligência, desatenção ou, como dizia Lacassagne (*apud* Fávero), a "imprevidência, inobservância dos regulamentos". Taís regulamentos são os modernamente chamados de diretrizes ou protocolos.

Os erros voluntários, por seu turno, são aqueles cometidos nos casos de experimentação nos pacientes, de ordem terapêutica, diagnóstica ou meramente especulativa, advindo danos a esse paciente. Um exemplo é aquele médico que recebe, de um laboratório farmacêutico, uma amostra de uma droga nova ainda sem largo uso pela comunidade médica e decide testá-la em seus pacientes.

Por fim, existe o já citado erro imaginário, ou seja, aquele que existe apenas na imaginação do paciente, em consequência de um mau resultado terapêutico ou de um prognóstico adverso. Na verdade, não houve erro algum, apenas o curso natural e inexorável de uma moléstia grave. É o tipo de erro consequente a um mau relacionamento médico-paciente, relacionamento frio e insensível em que não são explicados ao paciente, de maneira franca e sincera, as características de sua doença, os prognósticos e as complicações possíveis etc. Enfim, é erro oriundo de falta de comunicação, mas que enseja, nos dias de hoje, inúmeros processos judiciais e uma queda acentuada na confiança que a sociedade deposita nos médicos.

Cabe ressaltar que, ainda segundo Fávero, os erros cometidos pelos médicos podem ser por comissão ou omissão, ou ainda ativos e passivos. Por comissão é quando o médico, diretamente por imperícia ou imprudência, produz o dano; por exemplo, o médico que, ao drenar um abscesso, incise ou perfure um vaso sanguíneo adjacente. Por omissão, é quando ocorre "inobservância de cuidados prescritos para um processo mórbido: a omissão de ligar vaso que sangra, podendo a hemorragia provocar a morte".[8]

Para o Código Penal brasileiro, existem três modelos de erros de conduta médica: por imprudência, negligência e imperícia. A imprudência se caracteriza pela audácia de conduta do agente e por atitudes não recomendadas ou justificadas pela experiência. São, por exemplo, procedimentos cirúrgicos executados sem as devidas cautelas com pacientes debilitados, assim como a prescrição de doses elevadas de medicamentos sem sopesar possíveis efeitos colaterais etc.

A negligência é evidenciada pela omissão de precauções e cuidados necessários para evitar danos, por exemplo na execução de intervenções cirúrgicas sem a verificação do estado clínico do paciente por meio de exames pré-operatórios naqueles portadores de cardiopatias, pneumopatias ou moléstias outras que possam agravar o risco cirúrgico-anestésico.

A imperícia é reflexo da incapacidade técnica, da pouca habilidade, do desconhecimento profundo na realização do procedimento médico. Fávero cita como exemplo a perfuração do fundo uterino durante uma curetagem. Há outros que afirmam não poder ser imputada ao médico, com habilitação profissional e legal, a pecha de imperito. Na verdade, os avanços da medicina não permitem a todos a habilitação e a *expertise* em todas as áreas médicas.

De todo modo, como afirma Fávero, "a falta do médico, para ser punida, deve ser grave, pesada, notória, manifesta e evidente".[8] Brian e Chaude, em 1863, enfatizavam que, para os médicos,

> *as faltas leves não lhes são imputáveis, porque em tudo há a parte da fraqueza humana; mas, quando se tratar de um fato que não poderia escapar a quem é dotado de uma inteligência e de uma atenção ordinária, serão responsáveis. Devem ser imputados por exercer uma profissão cujos deveres essenciais negligenciam. Os juízes os condenarão se cometerem uma falta grosseira, uma grande negligência; mas não os responsabilizarão se se tratar de uma negligência que possa ser atribuída a fraqueza humana.*

Surge aqui o primórdio do conceito de erro escusável ("faltas leves") e erro inescusável ("faltas graves"). Como afirmava Dupin, procurador geral de França, *do momento em que houve negligência, leviandade, engano grosseiro e, por isso mesmo, inescusável da parte de um médico ou cirurgião, toda a responsabilidade do fato recai sobre ele, sem que seja necessário, em relação a responsabilidade puramente civil, apurar se houve de sua parte intenção culposa.*

E continua: "É aos tribunais que cabe fazer a aplicação desse princípio, com discernimento, com moderação, deixando à ciência a latitude de que necessitar, mas concedendo à Justiça e ao Direito comum tudo o que lhe pertencer".

Em outras palavras, a análise de negligência, imperícia e imprudência é um julgamento que só cabe aos juízes (penais, civis ou ético-administrativos). Aos demais médicos (a ciência), cabe o estabelecimento das regras profissionais, dos protocolos e diretrizes que nortearam os procedimentos a serem seguidos na terapêutica, no diagnóstico das moléstias que afligem os pacientes. Ou ainda, como bem lembra Fávero, "aos peritos cabe, então, a função de esclarecer o caso sob o ponto de vista das várias condições e circunstâncias em que se apresenta".[8]

Resta, portanto, somente a questão: quais seriam então essas faltas graves, esses erros inescusáveis?

Fávero[8] cita alguns tipos de erros que devem ser analisados com mais atenção. São eles:

1. Erros de diagnóstico: Demogue, analisando a posição dos tribunais franceses no início do século XX, afirmava: "No diagnóstico do médico, sua ciência sendo mais que as outras incerta e conjetural, um erro não é necessariamente culposo".[29] No entanto, cabe observar que juristas de renome consideram haver erros de diagnóstico devidos a negligência, imprudência ou imperícia. É de se observar também que, para Oscar Freire, esses erros de diagnóstico se dividem em inevitáveis e evitáveis. Os primeiros seriam originários por condições insuficientes da própria medicina, sendo minorados com o tempo pelos avanços da técnica e da ciência. Obviamente, esses erros inevitáveis não podem ser considerados graves ou inescusáveis, posto que não dependem propriamente da capacidade do médico. O próprio Fávero cita o caso de famoso cirurgião que, inadvertidamente, "abriu um aneurisma da artéria axilar, certo de incisar um abscesso".[8] Claro está que, à luz da medicina daquela época, sem o auxílio simples de um exame ultrassonográfico e dependendo das condições clínicas apresentadas pelo paciente e seu aneurisma, o engano seria perfeitamente possível. Já, de modo contrário, os erros evitáveis são de absoluta responsabilidade do médico. Fávero cita o caso de confusão diagnóstica entre um tumor abdominal e uma gravidez ou vice-versa.

2. Erros de tratamento e erros nas dosagens de medicamentos, já referidos anteriormente.

Enfim, cada caso deve ser analisado de forma cuidadosa e imparcial. Quando se fala de responsabilidade médica, trata-se de um assunto de extrema gravidade, e as penas devidas aos médicos negligentes e imprudentes devem ser estabelecidas pelas regras do direito. Entretanto, cabe realmente aos médicos, na função de peritos, informar o juízo da existência ou não de conduta médica inadequada, a fim de que o juiz possa formar sua convicção da verdade dos fatos. Ao perito, cabe a imparcialidade total em seu ato técnico, sem julgamentos *a priori*, mas também sem agir de forma corporativa. Nessas condições, somente a medicina tem a ganhar.

REFERÊNCIAS BIBLIOGRÁFICAS

1. Miziara ID, Miziara CSMG. Guia de bolso de ética, bioética e deontologia médica. São Paulo: Atheneu; 2016.
2. Amaral FRC. Erro médico – A responsabilidade jurídica pelos danos causados aos pacientes. Curitiba: Juruá; 2014. p.23.
3. Salamacha CTF. Erro médico – Inversão do ônus da prova. 4.ed. Curitiba: Juruá; 2016. p.93.
4. Gomes JCM, Drummond JGF, França GV. Erro médico. 4.ed. Rio de Janeiro: Guanabara Koogan; 2002. p.5.
5. Moraes IN. Erro médico e a justiça. 5.ed. Rev. e atual. São Paulo: RT; 2003. p.426.
6. Hébert PC, Levin AV, Robertson G. Bioethics for clinicians: 23. Disclosure of medical error. CMAJ. 2001;164(4):509-13.
7. Viana THF. Erro médico. Campinas: Millenium; 2012. p.27.
8. Fávero F. Medicina legal. 3.ed. Sao Paulo: Livraria Martins; 1974. p.68.
9. Peixoto A. Novos rumos da medicina legal. Rio de Janeiro: Companhia Editora Nacional; 1938. p.156.
10. Dias JA. Da responsabilidade civil. 10. ed. Rio de Janeiro: Forense; 1997. p.2.
11. Serpa Lopes MM. Curso de direito civil. Rio de Janeiro: Freitas Bastos; 1961, vol.V. p.188-9.
12. Conselho Federal de Medicina (CFM). Código de ética médica. Brasília: CFM; 2018. p.13.
13. Mazeaud H, Mazeaud L. Traite theorique et pratique de la responsabilite civile. 4.ed. Paris: Sirey; 1947. p.4.
14. Kuhn MLS. Responsabilidade civil – A natureza jurídica da relação médico-paciente. Barueri: Manole; 2002. p.7.
15. Tartuce F. Responsabilidade civil. In: Manual de direito civil. Rio de Janeiro: Forense/São Paulo: Método; 2016. p.559.
16. Correia-Lima FG. Erro médico e responsabilidade civil. Brasília: Conselho Federal de Medicina; 2012. p.38.
17. Diniz MH. Curso de direito civil brasileiro: responsabilidade civil. São Paulo: Saraiva; 2003. v.7, p.112.
18. Lalou H. Traite pratique de la responsabilite civile. 3.ed. Paris: Dalloz; 1943. p.85.
19. Fischer HA. Los danos civiles y su reparacion. Madrid: Victorino Suarez; 1928, p.1 (apud Kuhn MLS).
20. Oliveira C, Vieira DN, Corte-Real F. Nexo de causalidade e estado anterior na avaliação médico-legal do dano corporal. Coimbra: Imprensa da Universidade de Coimbra; 2017. p.13.
21. Maeda RS. Pressupostos da responsabilidade civil: nexo causal. Disponível em: https://ambitojuridico.com.br/cadernos/direito-civil/pressupostos-da-responsabilidade-civil-nexo-causal/. Acessado em: 5/7/2020.
22. Cruz GS. O problema do nexo causal na responsabilidade civil. Rio de Janeiro: Renovar; 2005. p.22.
23. Simonin C. Medicina legal judicial. Barcelona: Editorial JIMS; 1962. p.284-7.
24. Barbosa WF, Schmidt MLG, Bertolote JM. Perícia médica administrativa. São Paulo: LTr80; p.237.
25. Chariot P, Debout M. Traité de medecine légale et de droit de la santé. Paris:Vuibert; 2010. p.569-70.
26. Carvalho Santos JM. Código civil interpretado. 9.ed. Rio de Janeiro: Freitas Bastos; 1963. V.III, p.331.

27. Branco GL. Aspectos da responsabilidade civil e do dano médico. Revista dos Tribunais/Fasc. Civ. 1966;85(733):62.
28. Kfouri Neto M. Responsabilidade civil do médico. São Paulo: Revista dos Tribunais; 1998. p.75.
29. Demogue R. Traite des obligations en general. Paris: Arthur Rousseau; 1931. Vol.II, Effets des Obligations. Tome VI. p.184-6

BIBLIOGRAFIA

1. Brandimiller PA. Conceitos médico-legais para indenização do dano corporal. São Paulo: Thomson-Reuters; 2018. p.37.
2. França GV. A perícia do erro médico. Revista Acta Médica Misericordiae. Disponível em: http://www.actamedica.org.br/noticia.asp?codigo=371.
3. França GV. Direito médico. 6.ed. São Paulo: Fundação Editorial BYK; 1994. p.206.
4. França GV. Flagrantes médico-legais VI. Recife: Edupe; 2000. p.93-8.
5. França GV. Política de prevenção de risco de erro médico. Flagrantes médico-legais VIII. Recife: Edupe; 2006. p.231.
6. Seoane M, Lago RAS, Maccagno A. Los caminos del error medico. Cuadernos de Medicina Forense. 2003;2(2):73-8.

CAPÍTULO 11

DECLARAÇÃO DE ÓBITO

Carmen Silvia Molleis Galego Miziara

INTRODUÇÃO

A morte é definida como o desaparecimento permanente de todas as evidências de vida a qualquer momento após o nascimento (cessação pós-natal das funções vitais sem capacidade de ressuscitação), conforme estabelecido pela Organização das Nações Unidas (ONU).[1]

A necessidade de coletar dados fidedignos sobre mortalidade, número e causa, e sua disponibilização de forma rápida, ampla e organizada é o pilar que permite aos governos e às agências internacionais analisarem e implementarem medidas de contenção, especialmente no que tange a mortes evitáveis. O adequado preenchimento da declaração de óbito (DO) é a fonte dessas informações, permitindo a compilação, a validação e a elaboração de relatórios com dados sobre mortalidade em formato passível de comparação.[2]

Em 2007, a revista *The Lancet* publicou uma série de artigos sobre contabilidade de nascimentos e de mortes no planeta, apontando um grave problema denominado escândalo da invisibilidade.[3] Em um dos artigos, os autores mostram que, no mundo, milhões "de seres humanos nascem e morrem sem deixar registros de sua existência", sendo estimado que 3/4 deles pertencem a países da África subsaariana e do sudeste da Ásia.[4]

A Organização Mundial da Saúde (OMS), em maio de 2014, publicou *Civil registration: why counting births and deaths is important* e apontou que 2/3 das mortes ocorridas no mundo não são registradas e que metade das crianças não tem sequer registro de nascimento.[5] Essa mesma organização publicou as 10 principais causas de mortes no mundo ocorridas em 2019, as quais foram distribuídas em ordem da maior para a menor frequência: doença cardíaca isquêmica; acidente vascular cerebral; doença pulmonar obstrutiva crônica; infecção respiratória baixa; condições neonatais; neoplasia de traqueia, brônquios e pulmão; demência; diarreia; diabetes melito; e doença renal.[6]

Estudo brasileiro demonstrou melhorias na captação de informações sobre mortalidade ("melhora na qualidade dos registros") nos últimos anos, entretanto, com variabilidade de acordo com as diversas regiões brasileiras[7], demonstrando a necessidade de se unificar os dados para que estes sejam confiáveis.

BREVE RELATO HISTÓRICO

Em meados do século XV, no norte da Itália, os conselheiros regionais passaram a contabilizar e registrar as mortes. Essa iniciativa partiu do temor de recorrência de fatos ocorridos no século anterior, a peste, quando 1/3 da população europeia sucumbiu à doença infecciosa. A finalidade de obter dados objetivos sobre as mortes foi uma tentativa de identificar as causas e tornar possível, em caso de recorrência, a adoção de medidas precoces. Documentos escritos naquela época apontaram a indicação de quarentena sob supervisão sanitária como medida de prevenção do adoecimento.[8]

Contudo, foi na Inglaterra, em 1552, que os registros de mortes com a identificação da pessoa falecida, com dados referentes à paróquia do sepultamento e a possível causa da morte passaram a ser sistematizados semanalmente. A partir dos séculos XVII e XVIII, houve o despertar dos interesses científicos sobre dados coletados e o tema ocupou espaço nas discussões e debates sobre a mortalidade populacional.[9]

Em 1662, John Graunt publicou o livro *Natural and political observations upon the bills of mortality*, listando 83 casos de mortes com base em dados dos párocos ingleses, dando início às bases estatísticas demográficas que mais se aproximam da era atual. A lista de Graunt é considerada a primeira tentativa de classificação internacional de doenças, embora seja apenas uma nosografia.[10] Em suas análises, Graunt especificou a alta taxa de mortalidade de crianças nos primeiros anos de vida.[11]

Em 1837, foi implantada a lei de registro na Inglaterra, mas os dados não seguiam normas nem regularidade de coletas, culminando com grandes dificuldades para o estabelecimento de normatizações sobre as principais causas de mortes, pois não tinham padrão aceito universalmente. Dois anos após, William Farr foi nomeado compilador no Escritório de Registros Geral e tornou-se o primeiro médico estatístico do *General Register Office of England and Wales*, iniciando a análise de dados estatísticos sobre mortalidade. Outro nome de suma importância foi Florence Nigthingale, que compilou os dados de mortes em hospitais militares. A lei de registros atravessou os limites europeus e foi implantada nos Estados Unidos (EUA) em 1842, em Massachusetts, mas ainda carecia de uniformização dos dados sobre a causa da morte.[8]

William Farr, em 1853, propôs uma classificação de causas de mortes, subdivididas em 5 categorias, a qual foi recomendada no Primeiro Congresso Internacional de Estatística realizado em Bruxelas.[10]

No Segundo Congresso Internacional de Estatística em Paris, em 1855, Farr e d'Espine "apresentaram listas separadas e baseadas em eixos diferentes de classificação". A lista de Farr foi composta por 5 classes e 8 eixos, que serviram de base para a classificação atual. A lista de Marc d'Espine não teve boa aceitação na comunidade científica, mas o Congresso propôs uma lista com as posições de Farr e de d' Espine.

Em 1891, foi criado o Instituto Internacional de Estatística, em Viena, cujo objetivo era preparar a classificação de doenças sob a égide de Jacques Bertillon, a qual foi denominada Classificação das Causas de Morte de Bertillon, composta por 14 grupos ou capítulos e adotada internacionalmente em 1893, sofrendo várias revisões, sendo a primeira em 1900. A sexta revisão (1948-1957) foi feita sob a coordenação da OMS e ganhou a nova nomenclatura Classificação de Doenças, Lesões e de Causas de Mortes da OMS, direcionando o modelo de DO e definindo a causa básica da morte a constar desse documento.

Desde a proposta de Farr e de d'Espine e, posteriormente, a de Bertillon, as declarações de óbitos passaram a ter mais confiabilidade quanto às causas de mortes, entretanto, ainda mostravam muitas diferenças em seus conteúdos. Em 1925, a "Organização da Saúde da Liga das Nações sugeriu a adoção de um modelo único de atestado de óbito". O Brasil passou a adotar o modelo internacional em 1950, com adesão irregular entre os estados da federação, mas esse modelo ainda continha dados variados de acordo com o país, mantendo apenas o padrão concernente às causas da morte. O Ministério da Saúde, em 1976, criou o Sistema de Informações sobre Mortalidade (SIM) e estabeleceu o formulário padrão denominado de DO, que é utilizado até hoje.[9]

Até a década de 1990, o modelo internacional era restrito a duas partes, sendo a Parte I subdividida em a (causa imediata), b (causa intermediária) e c (causa básica), e a Parte II restrita às causas contribuintes ou contributórias.[12]

Com a publicação da 10ª revisão da CID, em 1989, recomendou-se a inclusão de mais uma linha, no caso a "d", visando a contribuir para o melhor entendimento da fisiopatologia da evolução clínica que culminaria com a morte a partir da causa básica. No Brasil, somente a partir de 1996, com a aplicação da CID-10 para questões relativas à mortalidade, o modelo de DO passou a incluir a quarta linha na Parte I e duas linhas na Parte II.

IMPORTÂNCIAS ÉTICA E LEGAL DA DECLARAÇÃO DE ÓBITO

A DO é um documento médico de importância legal e estatística, e seu preenchimento adequado é obrigação ética do médico. No aspecto legal, ela é o documento necessário para as formalidades do sepultamento, como o estabelecido na Lei n. 6.015/1973, com nova redação do artigo 77 dada pela Lei n. 13.484/2017[13], assim como determina a cessação da existência da pessoa natural, conforme o artigo 6° do Código Civil.[14]

No campo estatístico, a Lei n. 11.976/2009 determina a obrigatoriedade da DO como fonte de dados estatísticos nacional.[15] Esse documento médico também é importante para a família, para a implementação de programas educacionais e para pesquisas, portanto, deve ser preenchido da forma mais correta.[16]

FORMULÁRIO DA DECLARAÇÃO DE ÓBITO

Em 1976, o Brasil padronizou a DO, a qual é impressa, distribuída e controlada pela Secretaria de Vigilância Sanitária do Ministério da Saúde (SVS/MS), com possibilidade de descentralização às Secretarias Estaduais de Saúde. O formulário da DO é composto por três vias diferenciadas por cores (branca, amarela e rosa), em sequência numérica única e autocopiativas. É competência do Departamento de Análise da Situação de Saúde (DASIS/SVS/MS) o controle da numeração utilizada no formulário e das Secretarias Estaduais de Saúde a distribuição das DO para as unidades notificadoras.[17]

A DO é composta por 9 blocos apresentados em algarismos romanos e 59 campos, expressos em algarismos arábicos.[18]

Bloco I – Identificação: refere se o óbito foi fetal ou não. Os demais campos são referentes a data e hora do falecimento, número do cartão SUS, naturalidade, nome da pessoa falecida, nomes do pai e da mãe, data de nascimento, idade, sexo, estado civil, escolaridade e ocupação habitual. No total, são 14 campos (1 a 14).

Bloco II – Residência: esse bloco fazia parte do Bloco II, mas foi desmembrado em 5 campos (15 a 19), abordando informações referentes ao local de residência da pessoa falecida.

Bloco III – Ocorrência: corresponde a 7 campos (20 a 26) e busca coletar informes sobre o local onde o óbito ocorreu.

Bloco IV – Exclusivo para o óbito fetal ou de menor que 1 ano, busca informações maternas, antecedentes obstétricos e gestacionais, relação entre o óbito fetal e o parto, incluído o peso da criança. Esse bloco é composto por 10 campos (27 a 36).

Bloco V – Condições da causa do óbito: composto por 4 campos (37 a 40), é o bloco que traz as informações médicas sobre o óbito, qualificando as condições e as causas. Os campos apresentados nesse bloco estão de acordo com o modelo Internacional de Certificado Médico da Causa de Morte adotado pela OMS, desde 1948, fornecendo a causa básica da morte, as intermediárias e a imediata, incluindo a cronologia estimada entre cada evento fisiopatológico. O campo 37 é direcionado ao óbito de mulheres em idade fértil. O campo 40 é subdividido em parte I e parte II, sendo que a primeira parte tem 4 linhas. A causa básica da morte deve ser escrita na última linha, não significando que seja a linha "d".

Parte I – Utilizada para descrever a doença ou condição que forma a sequência de eventos que levaram diretamente à morte.[19]

Causa imediata ou terminal de morte: é escrita na linha "a", podendo ser a única linha escrita na Parte I. Se houver outras condições que fizeram parte diretamente da sequência de eventos que levaram à morte, devem ser escritas em linhas separadas "b", "c" e "d", denominando-se causas antecedentes. A causa básica da morte deve ser escrita sempre na última linha, podendo ser uma das três linhas de causas antecedentes.

A definição de causa básica de morte pela OMS é "a doença ou lesão que iniciou a cadeia de eventos mórbidos que levaram diretamente à morte, ou as circunstâncias do acidente ou da violência que produziram a lesão fatal".[20]

Causa básica: determinar o acidente ou a doença que deu início à cascata de eventos que culminaram com a morte é de extremo valor para a implantação de planos preventivos. Por essa razão, denomina-se causa básica da morte.[10]

Conforme esclareceu Moriyama, a causa da morte pode ser interpretada de diferentes formas. Na medicina assistencial, ela poderia ser considerada como a causa ou a condição causadora da morte, mas também como a doença principal sob tratamento. Por sua vez, no entendimento de saúde pública, a causa da morte seria a doença ou lesão que iniciou a sequência de eventos que culminou com a morte.[21]

O estabelecimento da causa básica da morte favoreceu a real interpretação de dados relativos à mortalidade populacional, pois focou num único aspecto favorecendo a compilação estatística. "Para estes propósitos a estatística mais simples é aquela relativa à causa básica da morte, a qual pode ser definida como (a) a doença ou lesão que iniciou a sucessão de eventos mórbidos que levou diretamente à morte, ou (b) as circunstâncias do acidente ou violência que produziu a lesão fatal".

Parte II – Deve ser preenchida com dados sobre as causas ou condições que não fizeram parte da cascata de eventos da Parte I, mas que contribuíram de alguma forma.

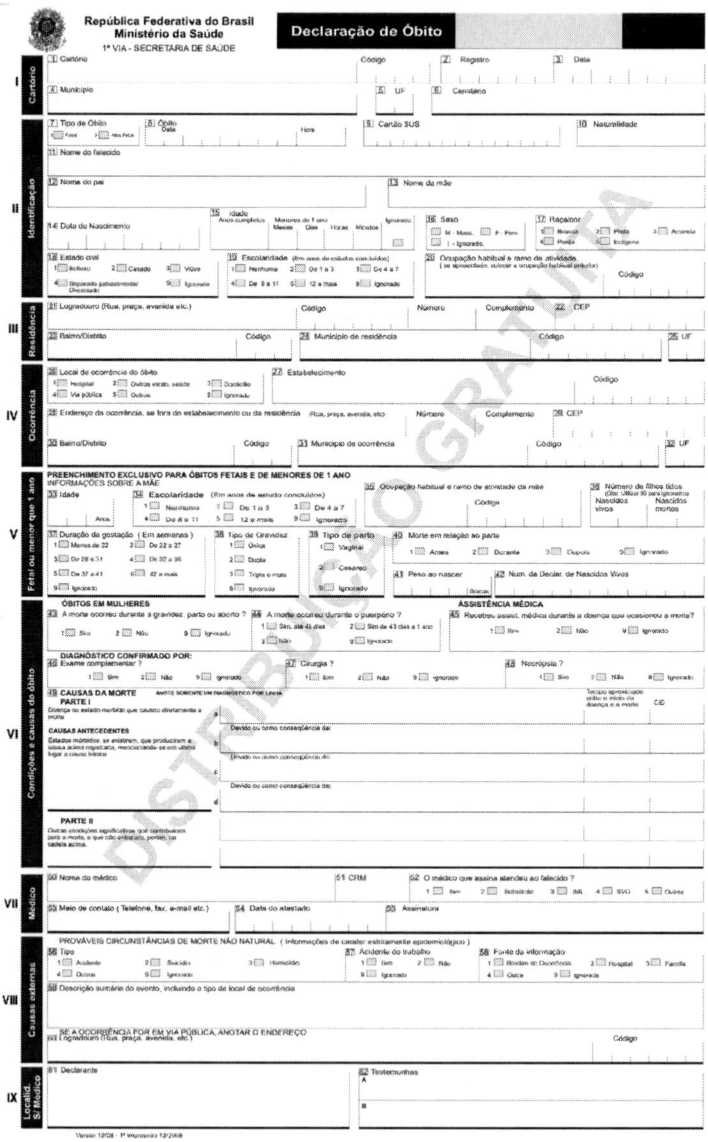

Figura 1 Declaração de óbito.

Orientações necessárias

A. O médico ou o certificador necessitam aplicar raciocínio clínico para o correto preenchimento do campo 40, especificamente no que se refere a causa básica da morte.
B. O médico deve preencher essas linhas definindo apenas um diagnóstico, estabelecer o tempo estimado entre cada evento da cadeia de fenômenos, mas, caso seja desconhecido, o espaço não deve ficar em branco.
C. O espaço destinado à inclusão da CID não deve ser preenchido pelo médico, pois é destinado ao serviço de estatística, mas não impede que o médico pesquise o termo correto na CID para estabelecer os diagnósticos em cada linha, demonstrando dessa forma sua qualidade técnica e responsabilidade.
D. Iniciar o raciocínio clínico a partir da causa básica da morte, mantendo o cadeamento de eventos que culminarão com a morte.
E. A causa básica da morte será escrita na última linha da Parte I, não necessariamente na linha "d". Exemplo: pessoa falece após ser atropelada por carro, com consequente politraumatismo com múltiplas fraturas. Linha "d" anulada; linha "c": Pedestre traumatizado em colisão com um automóvel (carro); linha "b": "Fraturas múltiplas" e linha "a": Choque traumático.
F. Não deve conter rasuras.
G. Caso seja necessária a anulação do formulário por conta de rasura ou outro fato, este não poderá ser descartado, mas, sim, anulado e permanecer à disposição da unidade certificadora.
H. O formulário da DO não poderá ser retirado da instituição ou do local onde foi distribuído para uso particular.
I. O médico, desde que regularmente habilitado, tem o direito de obter o formulário da DO junto à Secretaria municipal de saúde, vigilância epidemiológica.
J. As siglas e as abreviações não são permitidas.
K. Termos vagos, forma da morte ou sintomas não devem fazer parte da sequência de eventos.
L. Não é possível deixar linhas em branco entre a causa básica da morte e a causa terminal.
M. Todas as informações devem ser absolutamente verídicas e escritas de forma legível.

Bloco VI – Médico (campos 41 a 47): destina-se à identificação do médico responsável pelo preenchimento do documento.

Bloco VII – Prováveis circunstâncias de mortes não naturais (causas externas; campos 48 a 52). Existe a ressalva "informações de caráter estritamente epidemiológico", representando a complementação do Bloco V, e "independe da opinião do perito que realizou a autopsia, posto que no campo 50 existe a referência da fonte da informação".[12] O campo 51 deve conter o evento de forma resumida, definindo o local de ocorrência, provável circunstância que motivaram as lesões observadas, incluindo se a morte ocorreu em via pública, residência, unidade de saúde, entre outras.

Bloco IX – Cartório (campos 53 a 57): o preenchimento é de responsabilidade do oficial do cartório civil.

FLUXO DA DECLARAÇÃO DE ÓBITO

O processamento dos dados contidos na DO é atribuição da Secretaria Municipal de Saúde onde o evento ocorreu, mas, em situações específicas e determinadas pela Secretaria Estadual de Saúde, as declarações preenchidas no IML ou no serviço de verificação de óbito (SVO) podem ser realizadas no município onde o serviço está localizado. Outra exceção é em caso de mortes ocorridas nas aldeias indígenas, posto que as DO são processadas pelo Distrito Sanitário Especial Indígena (DSEI).[17]

A primeira via (branca) da DO é recolhida pela Secretaria Municipal de Saúde com subsequente digitação e processamento dos dados, podendo ser previamente criticada e consolidada pelo SIM local. As informações seguem para as bases de dados estaduais que, após a agregação, procede com o encaminhamento para a esfera federal. As transmissões das informações são simultâneas nos três níveis de gestão por internet (via web).[22]

A segunda via (amarela) é entregue à família da pessoa falecida para que inicie o processo de certificação do óbito junto ao Cartório de Registro Civil, que guarda esse documento. Existe uma exceção referente ao fluxo seguido pela segunda via: no caso de óbito de causa natural em localidade sem médico, a DO é preenchida pelo Cartório de Registro Civil, que emite à família do de cujo a certidão de óbito. Nesse caso, a primeira e a terceira vias são encaminhadas à Secretaria Municipal de Saúde.[17]

A terceira via (rosa) deve permanecer na unidade notificadora do óbito (estabelecimento de saúde, IML, SVO). Nos casos de óbitos ocorridos fora das unidades notificadoras de saúde, mas assistidos por médico, a terceira via pode ser entregue à Secretaria Municipal de Saúde. Em localidade sem médico, a DO é preenchida pelo Cartório de Registro Civil, o qual detém as 3 vias.[23]

TEMPO DE GUARDA DA DECLARAÇÃO DE ÓBITO

A Portaria n. 116/2009 estabeleceu que é responsabilidade das secretarias estaduais de saúde normatizar o tempo de guarda da DO, podendo descartá-la após 10 anos quando o documento for impresso e não digitalizado, 3 anos quando o documento impresso for digitalizado e imediatamente caso o documento original tenha sido cancelado por erro de preenchimento. A via designada para compor o prontuário do paciente deve ser mantida durante todo o tempo indicado para a manutenção do mesmo.[17]

RESPONSÁVEL PELO PREENCHIMENTO

A atestação do óbito é ato privativo do médico, "exceto em casos de morte natural em localidade em que não haja médico"[24], estando em conformidade com o determinado na Lei n. 6.015/1973, onde consta que o enterramento somente é permitido após a "lavratura do assento de óbito, em vista do atestado do médico, se houver no lugar, ou, em caso contrário, de duas pessoas qualificadas, que tiverem presenciado ou verificado a morte".[13]

Morte por causa externa

O preenchimento da DO é realizado obrigatoriamente pelo médico legista diante de morte de causa externa, isto é, violenta (homicídios, suicídios, acidente) ou de eventos de intenção ignorada ou de atuação de profissional não médico, independentemente do tempo decorrido entre o evento e a morte.[25] O médico assistente, diante dessas condições, deve proceder com a comunicação à autoridade policial para que seja realizado o encaminhamento do cadáver ao Instituto Médico legal (IML), entretanto, em localidade sem IML, a autoridade policial ou judicial indica qualquer médico da localidade para atuar como médico-perito eventual (*ad hoc*), conforme estabelecido pelo artigo 277 do Código de Processo Penal.[26]

Morte por causa natural

A morte natural é aquela cuja causa que deu início à cascata de evento que culminou com o óbito foi doença ou estado mórbido. Duas situações devem ser consideradas de acordo com a assistência médica nos momentos finais da morte.

Morte natural assistida em unidade hospitalar

A DO deve ser preenchida pelo médico assistente ou plantonista ou substituto da unidade notificadora, diante da ausência de qualquer possibilidade de causa violenta.[27]

No Código de Ética Médica, Resolução n. 2.217/2018, artigo 83, está estabelecida a obrigatoriedade de o médico somente atestar o óbito que tenha verificado pessoalmente e que tenha prestado assistência ao paciente, assim como "deixar de atestar o óbito de paciente ao qual vinha prestando assistência, exceto quando houver indícios de morte violenta", conforme artigo 84.[28]

Laurenti e Melo Jorge pontuaram um dado de grande interesse e com potencial gerador de confusão no que se refere à responsabilidade do hospital como unidade notificadora de óbito quando o paciente permaneceu menos de 48 horas sob regime de internação hospitalar; isso se deve às terminologias indicadas pelo Ministério da Saúde.[12]

De acordo com a Terminologia Básica em Saúde de 1983, óbito hospitalar é diferente de óbito hospitalar específico ou institucional. O primeiro foi definido como o óbito verificado no hospital após o registro do paciente, enquanto o segundo, com finalidade de cálculo estatístico, é o óbito ocorrido após 48 horas de internação.[29]

Morte natural assistida fora da unidade hospitalar

Nos casos em que o paciente recebeu assistência médica durante os estágios finais de vida e na absoluta ausência de possibilidade de ter sido causada por ato de violência ou de suspeita de violência, a DO pode ser preenchida pelo médico. Essa orientação também abrange o médico do programa de saúde da família e programa de internação domiciliar.

Morte natural sem assistência

No caso de morte domiciliar sem assistência ou mesmo sob regime de internação sem causa definida, a DO deve ser preenchida pelo médico patologista do SVO. Nas localidades sem esse serviço, a DO deve ser fornecida pelo "médico do serviço público de saúde mais próximo do local onde ocorreu o evento; na sua ausência, por qualquer médico da localidade".[27]

Morte fetal

A DO deve ser emitida pelo médico que assistiu a gestante, quando a idade gestacional for igual ou superior a 20 semanas, ou o feto tiver peso maior ou superior a 500 g e/ou altura maior ou igual a 25 cm. Quando estas 3 condições não estiverem presentes, a emissão da DO é facultativa, devendo, nesses casos, a família ser consultada quanto à intenção de realizar o sepultamento do feto e, em caso favorável, a DO deve ser fornecida. Nesse ponto, é necessária a explanação do conceito de óbito fetal. Segundo a terminologia básica do Ministério da Saúde, óbito fetal é aquele que ocorre intraútero ou antes da expulsão completa do corpo materno, independentemente da idade gestacional, mas pode ser classificado em precoce (menos de 20 semanas), intermediário (de 20 a 27 semanas) e tardio (com 28 ou mais semanas). Os dois primeiros grupos são considerados aborto, e os tardios constituem os nascidos mortos.[29]

Morte neonatal precoce

a DO deve ser preenchida por qualquer médico que tenha assistido a criança, independentemente da idade gestacional, peso, altura ou tempo que tenha permanecido viva. Óbito neonatal é aquele ocorrido antes do 28º dia de vida; se ocorre antes do 7º dia de vida, o óbito neonatal é designado de precoce.[29]

Morte envolvendo atuação de agente não médico ou de pessoa não habilitada

A Resolução CFM n. 1.641, de 12 de julho de 2002, determina que em caso de morte, mesmo que natural, mas na qual haja o envolvimento de agente não médico ou não habilitado com intenção terapêutica ou diagnóstica, a autoridade policial deve ser acionada para que a autópsia seja realizada no IML e que, no laudo, seja indicado o tipo de atendimento não médico realizado e o possível dano e seu mecanismo.[25]

Morte em via pública ou de pessoa não identificada

Nessas duas circunstâncias, o exame de autópsia no IML deve ser considerado mesmo diante de evidência de morte de causa natural.

Morte metatraumática (sequela de causa externa)

A identificação da causa básica da morte é fundamental para o estabelecimento do médico que preenche a DO. Quando a causa básica da morte se deve a violência ou acidente, é irrelevante o tempo transcorrido e a DO deve ser emitida pelo médico do IML. O Parecer PC/CFM n. 57/1999 atribui o termo de morte violenta tardia.[30]

Comunicação à autoridade policial em caso de morte de causa externa – Guia de encaminhamento de cadáver (GEC)

Diante de óbito de causa externa, de pessoa desconhecida ou morte suspeita, o médico assistente deve proceder com o preenchimento da GEC e indicar que a autópsia seja realizada no IML. Da mesma forma, nos casos de mortes naturais sem assistência ou não definidas, a indicação feita na GEC é ao SVO.

No Estado de São Paulo, a GEC foi implantada "em substituição a quaisquer outros documentos utilizados para acompanhamento de um cadáver". Esse documento contém informações acerca da história clínica da pessoa falecida, possibilitando ao médico legista uma melhor análise dos fatos.[31]

A GEC é composta por três vias, sendo a primeira (branca) direcionada ao SVO ou IML, a segunda (amarela) arquivada no serviço de saúde responsável pelo atendimento à pessoa falecida e a terceira (rosa) encaminhada ao distrito policial, que emite o boletim de ocorrência e providencia a remoção do cadáver.[32]

Goldman et al. analisaram 100 autópsias realizadas em hospitais universitários dos EUA nos anos de 1960, 1970 e 1980 com o objetivo de avaliar a concordância entre os diagnósticos clínicos e os achados anatomopatológicos em três diferentes épocas. Os autores concluíram que, nos 3 anos analisados, a média de diagnósticos revelados na autópsia divergia do diagnóstico antemorte em 10%, acrescentando que eram condições provavelmente não fatais se diagnosticadas corretamente, portanto, foram mortes evitáveis. Em 12% dos resultados, apesar de falha de diagnóstico, não implicariam sobrevivência. Para observação dos resultados, os autores classificaram os registros médicos com os de autópsia em 5 classes:

1. Classe 1– Diagnóstico principal discordante, com potencial impacto na sobrevida do paciente.
2. Classe 2 – Diagnóstico principal discordante, sem e/ou com questionável impacto na sobrevida do paciente.
3. Classe 3 – Diagnósticos secundários não formulados, mas que contribuíram para o óbito do paciente.
4. Classe 4 – Diagnósticos secundários não formulados, mas que não contribuíram para o óbito do paciente.
5. Classe 5 – Concordância completa entre as hipóteses de diagnóstico clínico e os achados anatomopatológicos.[33]

A importância de analisar a qualidade das informações contidas na GEC e o resultado no exame de autópsia pode ser um meio adequado de avaliar o índice de mortes evitáveis (mistanásia) por erro de diagnóstico e, assim, estabelecer mecanismos contendores.

A Figura 2 é um exemplo de GEC utilizada em São Paulo, mas outros estados que adotaram esse modelo de encaminhamento têm modelos diferentes.

PREFEITURA DO MUNICÍPIO DE SÃO PAULO
SECRETARIA MUNICIPAL DA SAÚDE
SUS - SISTEMA ÚNICO DE SAÚDE

GUIA DE ENCAMINHAMENTO DE CADÁVER
☐ SVO ☐ IML

RESPONSÁVEL ENCAMINHAMENTO

Natureza do Óbito: ☐ **Morte Natural** ☐ **Causa Externa** Data do Óbito Hora: ____:____
Nome da Unidade Hospitalar:
Endereço:
Fone: Distrito Administrativo / Bairro:

IDENTIFICAÇÃO DO CADÁVER

Óbito: ☐ **Fetal (Natimorto)** ☐ **Não Fetal**
Nº Cartão SUS: Nº Registro: R.G.:
Nome: Sexo: ☐ M ☐ F
Data Nasc.: ___/___/___ Idade: ___ ☐ Anos ☐ Meses ☐ Dias ☐ Horas ☐ Minutos ☐ Ignorado
Raça/Cor: ☐ Amarela ☐ Branca ☐ Indígena ☐ Pardo ☐ Preta Ocupação:
Escolaridade: ☐ Nenhuma ☐ 1 a 3 anos ☐ 4 a 7 anos ☐ 8 a 11 anos ☐ 12 e + ☐ Ignorado
(em anos de estudo)
Filiação: Pai: Mãe:
Endereço: Nº: Compl.:
CEP: Distrito Adm./Bairro: Cidade: UF:

Óbito em Mulheres (10 a 49 anos)
A morte ocorreu na gravidez, parto ou aborto: ☐ Sim ☐ Não ☐ Ignorado
A morte ocorreu durante o puerpério: ☐ Sim, até 42 dias ☐ Sim, de 43 dias a 1 ano ☐ Não ☐ Ignorado

ÓBITOS FETAIS E EM MENORES DE 1 ANO

Informações sobre a Mãe
Ocupação: Idade:
Escolaridade: ☐ Nenhuma ☐ 1 a 3 anos ☐ 4 a 7 anos ☐ 8 a 11 anos ☐ 12 e + ☐ Ignorado
(em anos de estudo)
Duração da Gestação: ☐ Menos de 22 semans ☐ 28 a 31 semanas ☐ 37 a 41 semanas ☐ 22 a 27 semanas ☐ 32 a 36 semanas ☐ 42 e + semanas ☐ Ignorado
Tipo de Gravidez: ☐ Única ☐ Dupla ☐ Tripla e + ☐ Ignorado
Tipo de Parto: ☐ Vaginal ☐ Cesária ☐ Ignorado

Morte em Relação ao Parto
☐ Antes ☐ Durante
☐ Depois ☐ Ignorado
Peso ao Nascer: ____ Gramas
Nº Declaração Nascido Vivo

ÓBITOS POR CAUSAS EXTERNAS

Morbidade Informada: ☐ Acidente ☐ Suicídio ☐ Agressão por Terceiros ☐ Evento de Intenção Indeterminada

Acidentes
☐ **Acidente de Trânsito** *(Informação sobre a vítima)*: ☐ Pedestre ☐ Condutor ☐ Passageiro ☐ Ignorado
Veículo onde estava a vítima: ☐ Bicicleta ☐ Motocicleta ☐ Automóvel ☐ Ônibus ☐ Outro: ☐ Ignorado
☐ **Queda:** ☐ Laje ☐ Andaime ☐ Mesmo nível ☐ Outro Tipo:
☐ **Afogamento** ☐ **Fogo/Incêndio** ☐ **Arma de fogo** ☐ **Intoxicação** ☐ **Choque elétrico** ☐ **Arma branca**
☐ **Ignorado** ☐ **Outro:**

Suicídio *Instrumento ou Meio Utilizado*
☐ Intoxicação/Envenenamento ☐ Asfixia ☐ Precipitação de lugar elevado ☐ Arma de fogo ☐ Outro:
Substância:

Agressão por Terceiros
☐ Arma de fogo ☐ Arma branca ☐ Asfixia ☐ Uso de força corporal ☐ Meios não especificados ☐ Outros meios:

Local onde Ocorreu o Acidente, Suicídio ou Agressão: ☐ Via Pública ☐ Domicílio ☐ Trabalho ☐ Outro ☐ Ignorado
Endereço:
Distrito Adm./Bairro: Cidade: UF:

Local de Ocorrência do Óbito: ☐ Hospital ☐ Via Pública ☐ Residência ☐ Trabalho ☐ Outro ☐ Ignorado
Endereço:
Distrito Adm./Bairro: Cidade: UF:

Acidente de Trabalho: ☐ Sim ☐ Não ☐ Ignorado

Fonte de Informação: ☐ Boletim de Ocorrência ☐ Familiar ☐ Outros ☐ Ignorada

Figura 2 Guia de encaminhamento de cadáver.
Fonte: https://www.prefeitura.sp.gov.br/cidade/secretarias/upload/arquivos/secretarias/saude/legislacao/0077/Guia_Encaminhamento_Cadaver.pdf.

RESPONSABILIDADE ÉTICA

A Resolução CFM n. 2.217/2018 é a norteadora da conduta ética do médico e nela constam artigos referentes à atestação do óbito. No capítulo X – Documentos Médicos – os artigos 83 e 84 demonstram os impedimentos de o médico atestar sem ter participado efetivamente do processo de morte prestando a assistência. Também estabelece que o médico plantonista ou substituto do médico assistente do paciente possa emitir o documento desde que tenha informações consistentemente documentadas.[28]

> *Art. 83. Atestar óbito quando não o tenha verificado pessoalmente, ou quando não tenha prestado assistência ao paciente, salvo, no último caso, se o fizer como plantonista, médico substituto ou em caso de necropsia e verificação médico-legal.*
> *Art. 84. Deixar de atestar óbito de paciente ao qual vinha prestando assistência, exceto quando houver indícios de morte violenta.*

No artigo 11, está determinado que o médico tem o dever de atestar ou emitir laudos de forma clara e legível, devidamente identificado pelo número do registro no Conselho Regional de Medicina da sua jurisdição, sendo vedada a possibilidade de o médico deixar campos em branco na declaração de óbito.[28]

O preenchimento inadequado ou equivocado da DO está vinculado à baixa qualidade de informações disponibilizadas às autoridades sanitárias, portanto, conforme o artigo 21 do Código de Ética Médica, o médico está impedido de "deixar de colaborar com as autoridades sanitárias ou infringir a legislação pertinente".[28]

Ao proceder de forma correta, preencher os campos da DO com absoluta certeza dos fatos e encaminhar adequadamente para o IML ou SVO para que o esclarecimento da causa da morte seja incontestável, o médico está cumprindo seu dever ético e legal, posto que a inclusão de dados inverídicos ou incertos pode favorecer crimes ou mascarar torturas, fato vedado conforme os artigos 25 e 30 do Código.[28]

O médico incumbido na função pericial deve se ater às normas éticas dispostas no Capítulo XI – Auditorias e Perícia Médica. O artigo 92 estabelece o impedimento de o médico assinar laudos periciais ou verificação médico-legal sem que tenha realizado o exame, no caso, a autópsia.[28]

No aspecto ético, existe a evidência de que o médico emite atestados ou declarações subsequentes ao ato médico, não estando consignado à cobrança de honorários; portanto, a atestação do óbito é decorrente de ato médico, que pode ser majorado dependendo da situação, e o preenchimento do documento é parte integrante desse ato, não podendo, assim, ser cobrado.[34]

A Resolução CFM n. 1.641/2002 veda a emissão, pelo médico, de DO nos casos em que houve atuação de profissional não médico e dá outras providências[25]; a Resolução CFM n. 1.779/2005[27] regulamenta a responsabilidade médica no fornecimento da DÓ e revoga a Resolução CFM n. 1.601/2000.

RESPONSABILIDADE LEGAL

O médico responde pelos seus atos nas esferas penal, cível e administrativa (ética e funcional), portanto, a irregularidade quanto ao preenchimento da DO imputa em responsabilidade.

A responsabilidade cível médica pode ser entendida como subjetiva, pois tem por base a ideia da culpa (negligência, imprudência e imperícia) sendo, portanto, passível ao ressarcimento do dano causado.[14]

No Manual de Atestado de Óbito do Conselho Regional de Medicina do Estado do Rio Grande do Sul constam informações pertinentes ao tema, citando-se a decisão do Tribunal de Justiça de Santa Catarina que entendeu que o preenchimento irregular da DO representa ofensa moral à família do de cujo e deve o médico responsável pelo documento reparar financeiramente o dano moral.[9]

A qualidade das informações contida na DO está diretamente relacionada à determinação da causa do óbito, na maioria das vezes, quando houve assistência médica. O uso de termos imprecisos "sinaliza as baixas condições de infraestrutura assistencial, condições para o diagnóstico de doença, bem como captação de profissional para o preenchimento da DO".[35] A falta de assistência médica é a causa de óbitos por causas mal definidas nas regiões Norte e Nordeste do país, enquanto nas demais regiões a falta de assistência não é a razão mais preponderante, mas, sim, a baixa qualidade do preenchimento da DO.

Todos os campos dos blocos atribuídos ao médico são de estrita responsabilidade do profissional, conforme explicitado na Resolução CFM n. 1.779/2005.[27] Nesse ponto, vale discutir a orientação dada pelo Ministério da Saúde e o fato de a colocação da CID no campo específico ser incumbência do codificador da Secretaria de Saúde, conforme o descrito na página 15. Entretanto, no mesmo documento do Ministério da Saúde, na página 9, consta, em destaque, a seguinte informação: "o médico tem responsabilidade ética e jurídica pelo preenchimento e pela assinatura da DO, assim como pelas informações registradas em todos os campos deste documento. Deve, portanto, revisar o documento antes de assiná-lo". Isso demonstra divergências de orientações.[36]

Embora não seja especificado ao médico responsável pelo preenchimento da DO, o artigo 181 do Código Penal traz a seguinte redação "no caso de inobservância de formalidades, ou no caso de omissões, obscuridades ou contradições, a autoridade judiciária mandará suprir a formalidade, complementar ou esclarecer o laudo. Ainda dentro da esfera penal, a falsificação de documento público ou particular, em parte ou na sua totalidade, implica penalização, conforme artigos 297 e 298. No artigo 299 consta que a omissão ou a inclusão de dados inverídicos em documento público ou particular que foi escrito com finalidade de "prejudicar direito, criar obrigação ou alterar a verdade sobre fato juridicamente relevante" é crime (falsidade ideológica) passível de penalidade, assim como a infração do artigo 301 (Certidão ou atestado ideologicamente falso): "Atestar ou certificar falsamente, em razão de função pública, fato ou circunstância que habilite alguém a obter cargo público, isenção de ônus ou de serviço de caráter público, ou qualquer outra vantagem". O parágrafo primeiro do artigo 301 – falsidade material de atestado ou certidão – traz que: "Falsificar, no todo ou em parte, atestado ou certidão, ou alterar o teor de certidão ou de atestado verdadeiro, para prova de fato ou circunstância que habilite alguém a obter cargo público, isenção de ônus ou de serviço de caráter público, ou qualquer outra vantagem".[26]

PRINCIPAIS DESVIOS NO PREENCHIMENTO DA DO

Indiscutivelmente, a qualidade da DO depende diretamente da acurácia de informações registradas, pautada na causa básica da morte e nas condições subsequentes até a causa terminal. A determinação de intervalo de tempo entre os eventos é de suma importância para a análise da evolução e determinadas doenças ou lesões.

Desde 1948, a OMS demonstrava preocupação com a qualidade da educação médica para a adequação das informações sobre causa de morte, impactando diretamente nos estudos estatísticos.[37] As soluções sugeridas por Moriyama foram estabelecer as informações médicas básicas, o método de notificação, a lista de classificação de doenças e o método de seleção de causas a serem tabulados de forma padronizada.[21]

Citado por Laurenti e Mello Jorge, Lincoln de Freitas Filho publicou, em 1956, o livro *O Clínico e a Bioestatística*, com orientações apropriadas sobre as normas de preenchimento da DO as quais foram utilizadas pelo Ministério da Saúde, pois os erros de preenchimentos causam impactos sociais e epidemiológicos intensos.[12]

Pritt et al. analisaram as DO de instituição de ensino médico em Vermont, EUA, entre janeiro de 2002 e dezembro de 2003, e propuseram uma escala graduada de I a IV em gravidade crescente de erros de preenchimento. O grau zero seria aplicado ao documento sem nenhum erro; os graus I e II incluiriam os erros menores (dados incompletos, ilegíveis, rasurados, sem ordem lógica ou sem sentido e ausência de informações médicas de menor impacto); o grau III trata dos erros decorrentes de falta de informações sobre as causas imediatas ou intermediárias do óbito; o grau IV engloba os erros mais graves, isto é, os que omitiriam ou constassem de forma errada a causa básica da morte. Os erros de graus III e IV impactam significativamente e de forma negativa a interpretação da DO.[38]

Estudo realizado na Índia analisou 1.424 DO preenchidas de dezembro a janeiro de 2005 e de janeiro a junho de 2007, referentes a mortes de crianças. Os autores concluíram que somente 11% das DO tinham sido preenchidas corretamente. Os erros mais frequentes apontados pelos autores foram a ausência do tempo estimado (74,7%) e a incorreção na descrição da sequência de eventos sem sentido (50,3%). Erros maiores foram caracterizados, como a ausência de causa básica da morte, sequência de eventos entre as causas básica e imediata da morte e ausência de causas intermediárias. Por sua vez, erros menores foram DO com abreviações, ausência de determinação do tempo estimado entre cada evento e mecanismo de morte precedendo a causa básica.[39]

Gamage et al. analisaram 1.592 erros de preenchimento dos certificados tomando por base as regras da OMS – *International Form of Medical Certificate of Cause of Death* – e a codificação de acordo com a CID-10. A análise foi feita sob 7 categorias consideradas erros maiores e 3 erros menores. Dentre os erros maiores, foram analisados:

1. Múltiplas causas por linha.
2. Letra manuscrita ilegível.
3. Sequência causal incorreta.
4. Causa básica da morte mal definida.
5. Não inclusão de violência como causa básica
6. Ausência de informações relevantes sobre causa neoplásica.

Como erros menores foram avaliados:

1. Uso de abreviações.
2. Falta de dados do intervalo de tempo.
3. Linhas em branco.

Para os autores, os maiores impactos dos erros analisados foram a ausência de definição da causa básica e ilegibilidade. Impactos de compreensão média foram a ausência de dados sobre o tempo estimado entre os eventos da Parte I e a ausência de informações na Parte II.[40]

Um erro que não deve ocorrer é a inclusão de mecanismo de morte no lugar de causa de morte. O exemplo mais pontual é incluir parada cardiorrespiratória em nenhuma linha do bloco V, pois não é mecanismo específico.[41]

Em caso de morte de pessoa idosa, não é permitido utilizar termos como senescência, enfermidade, velhice e idade avançada, pois não têm valor para saúde pública ou pesquisa médica. A idade da pessoa falecida está escrita no campo anterior. Diante de um paciente com múltiplos fatores que o levaram à morte, o médico deve descrever na DO a cascata de evento mais pertinente; caso não consiga definir, a indicação de autópsia deve ser estabelecida. A inclusão de "falência de múltiplos órgãos" pode ser anotada na Parte II, após a definição da causa da morte na Parte I.

A DO de crianças deve ter a sequência de eventos bem estabelecida. Prematuridade não é termo adequado, pois, isoladamente, não elucida a etiologia do parto prematuro, devendo-se analisar as causas maternas envolvidas em associação à causa que levou ao desfecho fetal da criança.[42]

Na morte súbita de criança, a autópsia deve ser indicada, mas se os exames toxicológico e histológico foram negativos e não há nada incomum na cena ou na condição do sono (compartilhamento de cama, travesseiros fofos), não há história clínica predisponente da morte, não sendo possível identificar a causa da morte (sequência de eventos); se a criança tiver menos de 1 ano, será possível considerar a síndrome da morte súbita infantil.[43]

Outras condições mal definidas que não devem constar da DO: morte cardíaca súbita (I14.1); parada cardíaca (I46.9); hipotensão (I95.9); outros distúrbios não especificados do sistema circulatório (I99); insuficiência respiratória aguda (J96.0); insuficiência respiratória não especificada (J96.9); insuficiência respiratória do recém-nascido (P28.5); sinais e achados clínicos e laboratoriais anormais, não classificados em outra parte (R00-R94 e R96-R99).[20]

Em estudo conduzido por Schuppener et al., foram comparados os diagnósticos de DO com resultados de autópsias realizadas no Hospital Universitário entre 2013 e 2016. Os autores observaram que, em 85% das DO, tinha um ou mais erros, em 51% vários erros. Quando foi aplicada a classificação dos erros de certificação de óbito do médico, os autores obtiveram os seguintes resultados:

- Grau I (53%) – Omissão de outras condições significativas que contribuíram para a morte listada na Parte II da DO.
- Grau III (30%) – Ausência de descrição da cadeia de eventos que levaram diretamente à morte listados na Parte I da DO. Considerado erro maior.

- Grau IIb (18%) – Ausência de informações sobre a cadeia e eventos (Parte I) e das condições que contribuíram para a morte (Parte II).
- Grau IVa (-10%) – Nenhuma cadeia de eventos letais subjacentes aceitáveis listada na Parte I da DO (ou seja, apenas mecanismo).
- Grau IVb (13%) – Erro no preenchimento da cadeia de eventos letais subjacentes aceitáveis listada na Parte I da DO (ou seja, apenas mecanismo).[44]

O preenchimento da DO com a causa médica da morte mal definida ou com erros que não permitem a determinação exata da causa básica e da sequência de eventos é um problema grave nos aspectos estatístico, social e humano. A falta de informações ou a aplicação de termos inespecíficos muitas vezes exige melhor abordagem dos centros certificadores. Um instrumento aplicado é a autópsia verbal.

AUTÓPSIA VERBAL (INVESTIGAÇÃO DOMICILIAR DE CAUSA DE MORTE MAL DEFINIDA)

A determinação da causa real da morte é de extremo valor epidemiológico, mas nem sempre a certificação médica pelos métodos rotineiros é possível, fragilizando a confiabilidade das informações sobre a mortalidade e, consequentemente, dificultando a implantação de políticas públicas e a avaliação da saúde em todos os seus níveis.[45] Nesse contexto, surgiu a autópsia verbal (AV) como instrumento auxiliar de expressivo valor na tentativa de resolução desse problema, especialmente em países de baixo nível socioeconômico, com baixa cobertura dos sistemas de informações de mortalidade e alto índice de subnotificação, visando a identificar mortes até então mal definidas.[46] Dados da OMS mostraram que, entre 2000 a 2009, somente quatro países africanos tinham registros vitais com 75% ou mais de informações.[47]

Altas taxas de mortes mal definidas expõem a falta de assistência médica e/ou a baixa qualidade dessa assistência, como a falta de preparo técnico de médicos para o preenchimento da DO. Quanto maior for o percentual de mortes mal definidas, pior serão os indicadores de qualidade do sistema de informações de mortalidade da localidade.

Em 2003, 81% dos óbitos não declarados no Brasil ocorreram na região Nordeste e 65% de todos os óbitos foram declarados no Brasil sem a causa da morte, significando que 47% dos óbitos foram declarados sem a definição da causa da morte na região que concentra 25% do total da população do país.[46]

A primeira regulamentação brasileira sobre o registro civil de mortes data de 1874, pelo Decreto n. 5.604, de 25 de abril[48], determinando a execução do artigo

2º da Lei n. 1.829, de 9 de setembro de 1970, que tratava sobre procedimentos do recenseamento da população do Império.[49]

Em 1973, a Lei n. 6.015 estabeleceu os critérios sobre os registros públicos, incluído os de óbitos. No artigo 49 da lei, que foi alterado por outra lei, a Lei n. 6.140/1874, ficou determinado que os registros civis deveriam enviar trimestralmente os dados à Fundação Instituto Brasileiro de Geografia (IBGE), como forma de controle.[13] Em 1975, foi implantado o Sistema de Informações sobre Mortalidade (SIM) visando a complementar a ação do IBGE no quesito das causas de mortes e, a partir de 1979, com a informatização do SIM, houve a descentralização dos registros de mortes advindas de dados das DO para as Secretarias de Saúde Estaduais e Municipais.[50]

Dados históricos mostram que a AV teve início na década de 1930, mas somente em 1956 Yves Biraud passou a considerar as informações de pessoas sem formação biomédicas, pertencentes à comunidade local onde o óbito ocorreu, como fonte de dados epidemiológicos sobre as circunstâncias da morte e, a partir da década de 1970, passou a ser aplicada de maneira sistemática em Matlab, Bangladesh.[51]

A determinação da causa da morte pela AV nem sempre é possível, mas é uma forma de notificar os óbitos quando as análises de registros de prontuário ou outros documentos médicos não são suficientes para esclarecer a causa da morte considerada mal esclarecida, sendo, portanto, uma forma de documento que permite aproximar ao máximo a natureza da morte, incluindo o total de casos.[52]

A investigação de causas de morte consideradas mal definidas pode contar com o formulário para investigação da causa do óbito e o formulário doméstico de autópsia verbal. O formulário para investigação da causa do óbito busca informações em DO, em estabelecimentos da saúde onde o óbito ocorreu e em unidade básica de saúde – Programa de Saúde da Família ou outros locais possíveis de serem disponibilizados documentos referentes às condições de saúde do de cujo que possa auxiliar na determinação da causa da morte. Já o formulário doméstico para autópsia verbal não é necessariamente preenchido por médico, portanto, o tema será brevemente discutido neste capítulo.

A OMS, em 2007, publicou a primeira versão unificada do formulário de AV buscando informações relevantes das condições médicas que precederam a morte por meio de entrevista com pessoa(s) que presenciou(aram) a morte. O questionário procura sinais, sintomas e circunstâncias associadas proximamente à morte. O material obtido por meio do questionário é analisado por 2 ou 3 médicos certificadores, os quais preenchem o campo "conclusão da investigação".[46]

A AV é instrumento de importância na determinação da causa de morte baseada em informação de parentes próximos ou de cuidadores quando a morte é sem assistência ou de causa indeterminada.[53]

Os formulários da AV são adequados às diferentes faixas etárias e servem de guias gerais de informações padronizadas sobre as circunstâncias da morte. Quanto às idades, existem três grupos de questionários: para menores de 4 semanas; entre 4 semanas e 14 anos; e acima de 15 anos. A certificação da causa da morte deve ser descrita de acordo com a CID. Partes dos questionários são comuns aos 3 grupos.[54] No Brasil, os questionários são subdivididos por faixas etárias diferentes: menores de 28 dias; de 28 dias a 10 anos; e acima de 10 anos.[46]

Questionário 1 – Menores de 4 semanas: distingue entre natimortos, mortes de recém-nascidos e mortes neonatais tardias; determina as causas desses eventos perinatais e mortes; investiga as condições gestacionais, parto, saúde materna e fatores correlatos.

Questionário 2 – Mortes de maiores de 4 semanas e menores de 14 anos: existe um modulo direcionado a mortes de crianças de 4 semanas a 11 meses.

Questionário 3 – Inclui questões relacionadas a mortes de maiores de 15 anos, adolescentes e adultos. Nesse questionário, também são abordadas mortes relacionadas a gestação e parto, mortes de mulheres e fatores de risco comportamentais (consumo de álcool e tabaco).

Elementos comuns, ou módulo de informações gerais, aos 3 questionários são questões relacionadas a algumas causas de morte e certos sinais e sintomas generalizados. A primeira página de cada questionário contém as principais informações de identificação e sociodemográficas e campos de dados. É composta por um número de identificação ou número de referência, data, local e hora da entrevista e identidade do entrevistador; principais características do entrevistado; hora, local e data da morte; nome, sexo e idade do falecido; a(s) causa(s) da morte e eventos que levaram à morte de acordo com o entrevistado; história de condições médicas previamente conhecidas (do falecido ou da mãe); história de lesão ou acidente; tratamento e utilização de serviços de saúde durante o período de doença final; dados extraídos de certidões de óbito, cartões de saúde pré-natal ou materno-infantil, ou outros registros médicos e evidências documentais relevantes no nível familiar.

REFERÊNCIAS BIBLIOGRÁFICAS

1. United Nations. Department of Economic and Social Affairs. Demographic Yearbook 71st Issue. 2021 (online). Disponível em: https://unstats.un.org/unsd/demographic-social/products/dyb/dybsets/2020.pdf.
2. World Health Organization. WHO civil registration and vital statistics strategic implementation plan 2021-2025. [Internet]. 2021. Disponível em: https://apps.who.int/iris/bitstream/handle/10665/342847/9789240022492-eng.pdf?sequence=1&isAllowed=y.
3. Horton R. The way forward. Lancet. 2007;370(9598):1526.
4. AbouZahr C, Cleland J, Coullare S, on behalf of the Monitoring of Vital Events (MoVE) writing group. The way forward. Lancet. 2007;24;370(9601):1791-9.
5. World Health Organization. Civil registration: why counting births and deaths is important. 2014 [Online]. Disponível em: https://www.who.int/news-room/fact-sheets/detail/civil-registration-why-counting-births-and-deaths-is-important.
6. World Health Organization Global Health Estimates: Life expectancy and leading causes of death and disability. [Internet] Disponível: https://www.who.int/data/gho/data/themes/mortality-and-global-health-estimates.
7. Queiroz BL, Lima EEC. National and subnational experience with estimating the extent and trend in completeness of registration of deaths in Brazil. United Nations Expert Group Meeting: "Methodology and lessons learned to evaluate the completeness and quality of vital statistics data from civil registration". Disponível em: https://unstats.un.org/unsd/vitalstatkb/KnowledgebaseArticle50986.aspx.
8. Moriyama IM, Loy RM, Robb-Smith AHT. History of the statistical classification of diseases and causes of death. In: Rosenberg HM, Hoyert DL, eds. Hyattsville, MD: National Center for Health Statistics. 2011. Disponível: https://www.cdc.gov/nchs/data/misc/classification_diseases2011.pdf.
9. Conselho Regional de Medicina do Estado do Rio Grande do Sul (Cremers). Manual de atestado de óbito. 2.ed. Porto Alegre: Cremers; 2018. Disponível em: https://cremers.org.br/conteudos/livros_e_cartilhas/manual_do_atestado_de_obito.pdf.
10. Laurenti R. Análise da informação em saúde: 1893-1993, cem anos da Classificação Internacional de Doenças. Rev Saúde Públ S Paulo. 1991;25:407-17.
11. Pelling M. John Graunt, the Hartlib circle and child mortality in mid-seventeenth-century London. Contin Chang. 2016;31(3):335-59.
12. Laurenti R, Melo Jorge MLP. O atestado de óbito – Aspectos médicos, estatísticos, éticos e jurídicos. São Paulo: Conselho Regional de Medicina do Estado de São Paulo (Cremesp); 2015. Disponível em: https://www.cremesp.org.br/pdfs/atestado_de_obito.pdf.
13. Brasil. Presidência da República. Casa Civil. Subchefia para Assuntos Jurídicos. Lei n. 6.015, de 31 de dezembro de 1973. Disponível em: http://www.planalto.gov.br/ccivil_03/leis/l6015compilada.htm.
14. Brasil. Presidência da República. Casa Civil. Subchefia para Assuntos Jurídicos. Lei n. 10.406, de 10 de janeiro de 2002. Disponível em: http://www.planalto.gov.br/ccivil_03/leis/2002/l10406compilada.htm.
15. Brasil. Presidência da República. Casa Civil. Subchefia para Assuntos Jurídicos. Lei n. 11.976, de 7 de julho de 2009. Disponível em: http://www.planalto.gov.br/ccivil_03/_ato2007-2010/2009/lei/l11976.htm.
16. McGivern L, Shulman L, Carney JK, Shapiro S, Bundock E. Death certification errors and the effect on mortality statistics. Public Health Rep. 2017;132(6):669-75.
17. Brasil. Ministério da Saúde. Secretaria de Vigilância em Saúde. Portaria n. 116, de 11 de fevereiro de 2009. Disponível em: http://plataforma.saude.gov.br/cta-br-fic/portaria-116-2009.pdf.
18. Brasil. Ministério da Saúde. Secretaria de Vigilância em Saúde. Departamento de Análise de Situação de Saúde. Manual de instruções para o preenchimento da declaração de óbito. 2011. Disponível: http://svs.aids.gov.br/dantps/cgiae/sim/documentacao/manual-de-instrucoes-para-o-preenchimento-da-declaracao-de-obito.pdf.
19. World Health Organization. The International Form of Medical Certificate of Cause of Death. 2016. Disponível em: https://crvsgateway.info/The-International-Form-of-Medical-Certificate-of-Cause-of-Death~356.
20. World Health Organization. International Statistical Classification of Diseases and Related Health Problems. 10. Rev. Vol. 2. Instruction manual 2010 Edition. p. 46. Disponível em: https://www.who.int/classifications/icd/ICD10Volume2_en_2010.pdf

21. Moriyama IM. Development of the present concept of cause of death. Am J Public Health Nations Health.1956;46(4): 436-41.
22. Ministério da Saúde. Secretaria de Vigilância em Saúde. Departamento de Análise de Saúde e Vigilância de doenças não transmissíveis. Disponível em: http://svs.aids.gov.br/dantps/cgiae/sim/apresentacao/.
23. Brasil. Ministério da Saúde. Fundação Nacional de Saúde (Funasa). Manual de instruções para o preenchimento da declaração óbito. 3. ed. Brasília: Ministério da Saúde/Funasa; 2001. Disponível em: https://bvsms.saude.gov.br/bvs/publicacoes/manual_declaracao_obitos.pdf
24. Brasil. Presidência da República. Casa Civil. Subchefia para Assuntos Jurídicos. Lei n. 12.842, de 10 de julho de 2013. Disponível em: http://www.planalto.gov.br/ccivil_03/_ato2011-2014/2013/lei/l12842.htm.
25. Conselho Federal de Medicina. Resolução CFM n. 1.641, de 2002. Disponível em: https://sistemas.cfm.org.br/normas/arquivos/resolucoes/BR/2002/1641_2002.pdf.
26. Brasil. Presidência da República. Casa Civil. Subchefia para Assuntos Jurídicos. Decreto -Lei n. 3.689, de 3 de outubro de 1941. Código de Processo Penal. Disponível em: http://www.planalto.gov.br/ccivil_03/decreto-lei/del3689.htm.
27. Conselho Federal de Medicina. Resolução n. 1.779, de 5 de dezembro de 2005. Disponível em: https://sistemas.cfm.org.br/normas/visualizar/resolucoes/BR/2005/1779.
28. Conselho Federal de Medicina. Resolução n. 2.217, de 27 de setembro de 2018. Código de Ética Médica. Disponível em: https://portal.cfm.org.br/images/PDF/cem2019.pdf.
29. Brasil. Ministério da Saúde. Secretaria Nacional de Ações Básicas de Saúde. Divisão Nacional de Organização de Serviços de Saúde. Terminologia básica em saúde. Brasília: Centro de Documentação do Ministério da Saúde; 1983. (Série B: Textos básicos de saúde; n. 4).
30. Conselho Federal de Medicina. Parecer atestado de óbito PC/CFM/n. 57, de 30 de setembro de 1999. Disponível em: https://sistemas.cfm.org.br/normas/arquivos/pareceres/BR/1999/57_1999.pdf.
31. Governo do Estado de São Paulo. Secretaria de Estado da Saúde, Coordenadoria de Controle de Doenças – CCD. Centro de Informações Estratégicas em Vigilância à Saúde – CIVS. Guia de Encaminhamento de Cadáver (GEC). Disponível em: https://www.saude.sp.gov.br/resources/ccd/homepage/acesso-rapido/documentos-sobre-o-comite-de-mortalidade-materna/guia_de_encaminhamento_de_cadaver__orientacoes_para_preenchimento_2.pdf.
32. Prefeitura Municipal de São Paulo. Guia de Encaminhamento de Cadáver (GEC). PRO-AIM/ CEInfo. 2013 [Internet]. Disponível em: https://www.prefeitura.sp.gov.br/cidade/secretarias/saude/epidemiologia_e_informacao/mortalidade/index.php?p=20445.
33. Goldman L, Sayson R, Robbins S, Cohn LH, Bettmann M, Weisberg M. The value of the autopsy in three medical eras. N Engl J Med. 1983;308:1000-5.
34. Conselho Federal de Medicina. Resolução CFM n. 1.658/2002. Disponível em: https://sistemas.cfm.org.br/normas/arquivos/resolucoes/AC/2009/6_2009.pdf
35. Organização Pan-Americana da Saúde. REDE Interagencial de Informação para a Saúde. Indicadores básicos para a saúde no Brasil: conceitos e aplicações. 2.ed. 2008. Disponível em: https://www.paho.org/bra/dmdocuments/indicadores.pdf.
36. Brasil. Ministério da Saúde, Conselho Federal de Medicina, Centro Brasileiro de Classificação de Doenças. A declaração de óbito: documento necessário e importante. 3.ed. Brasília: Ministério da Saúde; 2009. Disponível em: https://portalarquivos2.saude.gov.br/images/pdf/2015/agosto/14/Declaracao-de-Obito-WEB.pdf.
37. World Health Organization. Instruction of medical practitioners in death certification in England and Wales. Bulletin of the World Health Organization. 1954;11(1-2):258-61. Disponível em: https://apps.who.int/iris/handle/10665/265978.
38. Pritt BS, Hardin NJ, Richmond JA, Shapiro S. Death certification errors at an academic institution. Arch Pathol Lab Med. 2005;129(11):1476-9.
39. Gupta N, Bharti B, Singhi S, Kumar P, Thakur JS. Errors in filling WHO death certificate in children: lessons from 1251 death certificates. J Trop Pediatr. 2014;60(1):74-8.
40. Gamage USH, Adair T, Mikkelsen L, Mahesh PKB, Hart J, Chowdhury H, et al. The impact of errors in medical certification on the accuracy of the underlying cause of death. PLoS One. 2021;16(11):e0259667.
41. Brooks EG, Reed KD. Principles and pitfalls: a guide to death certification. Clin Med Res. 2015;13(2):74-82.

42. Center for Disease Control and Prevention (CDC). National Center for Health Statistics. Physicians' handbook on medical certification of death. 2003 Revision. Disponível em: https://www.cdc.gov/nchs/data/misc/hb_cod.pdf.
43. Center for Disease Control and Prevention (CDC). National Center for Health Statistics. Medical Examiners' and Coroners' Handbook on Death Registration and Fetal Death Reporting. Disponível em: https://www.cdc.gov/nchs/data/misc/hb_me.pdf.
44. Schuppener LM, Olson K, Brooks EG. Death certification: errors and interventions. Clin Med Res. 2020;18(1):21-6.
45. Leitao J, Chandramohan D, Byass P, Jakob R, Bundhamcharoen K, Choprapawon C, et al. Revising the WHO verbal autopsy instrument to facilitate routine cause-of-death monitoring. Glob Health Action. 2013;6.
46. Brasil. Ministério da Saúde. Secretaria de Vigilância em Saúde. Departamento de Análise da Situação de Saúde. Manual para investigação do óbito com causa mal definida. Disponível em: https://bvsms.saude.gov.br/bvs/publicacoes/manual_investigacao_obito.pdf.
47. Projeto CISA – Centro de Investigação em Saúde de Angola. Sistema de Autópsia Verbal: metodologia e procedimentos para aplicação no terreno. Caderno 4. 2014. Disponível em: http://www.cisacaxito.org/contents/bibliotecaitens/14652052129610.pdf.
48. Brasil. Senado Federal. Secretaria Geral da Mesa. Secretaria de Informação Legislativa. Decreto n. 5.604, de 25 de abril de 1874. Disponível em: https://legis.senado.leg.br/norma/566340/publicacao/15778226.
49. Brasil. Senado Federal. Secretaria Geral da Mesa. Secretaria de Informação Legislativa. Lei n. 1.829, de 9 de setembro de 1870. Disponível em: https://legis.senado.leg.br/norma/543582/publicacao/15631205.
50. Brasil. Ministério da Saúde. Sistema de Informações Sobre Mortalidade (SIM). Disponível em: https://www.gov.br/saude/pt-br/composicao/vigilancia-em-saude-svs/sistemas-de-informacao/sistema-de-informacoes-sobre-mortalidade-sim.
51. Chen LC, Gesche MC, Chowdhury ASA, Mosley WH. Maternal mortality in rural Bangladesh. Stud Fam Plann. 1974;5(11):334-41.
52. Thomas L, D'Ambruoso L, Balabanova D. Verbal autopsy in health policy and systems: a literature review. BMJ Global Health. 2018;3:e000639.
53. World Health Organization. Verbal autopsy standards: The 2012 WHO verbal autopsy instrument Release Candidate 1. Disponível em: https://cdn.who.int/media/docs/default-source/mca-documents/verbal-autopsy-standards-the-2012-who-verbal-autopsy-instrument---release-candidate-1.pdf?sfvrsn=68f9b5a4_1&download=true.
54. World Health Organization. 2007. Verbal autopsy standards: ascertaining and attributing cause of death. Disponível em: file:///D:/Verbal%20Autopsy%20Standards%20-%20Ascertaining%20and%20Attributing%20Cause%20of%20Death%20by%20World%20Health%20Organization%20(z-lib.org).pdf.

CAPÍTULO 12

NOÇÕES DE INFORTUNÍSTICA E PERÍCIA TRABALHISTA

Ivan Dieb Miziara

As raízes históricas que ligam a medicina legal à infortunística e à medicina do trabalho remontam a meados do século passado. Júlio Afrânio Peixoto estabelece as bases desse conhecimento a partir das cátedras de medicina legal nas faculdades de medicina e de direito no Rio de Janeiro, e, por meio da publicação de verdadeiros tratados dedicados à área, viria ser considerado por Raimundo Estrela "o pioneiro da Medicina do Trabalho no Brasil".[1] Mendes afirma em seu tratado:

> *Com efeito, a evolução dos conceitos e da prática da Patologia do Trabalho em nosso meio dá-se através da Infortunística, viés que impregnou fortemente a Medicina do Trabalho. Como diz Afrânio Peixoto na introdução de seu tratado escrito em 1934, "a infortunística é a parte da medicina legal que estuda os infortúnios ou riscos industriais, sejam agudos, físicos e químicos, propriamente acidentes do trabalho, sejam subagudos ou crônicos, tóxicos e biológicos, as doenças profissionais".*[1]

Para além da relevante discussão desencadeada pelo uso do termo viés, utilizado por Mendes, este capítulo busca estabelecer alguns conceitos de utilidade àqueles que pretendem se dedicar à medicina pericial. De início, conceitua-se infortunística com a definição dada por Borri, ou seja, "o conjunto de conhecimentos que cuida do estudo teórico e prático, médico e jurídico dos acidentes de trabalho e doenças profissionais, suas consequências e meio de preveni-los e repará-los." Acidente do trabalho, por sua vez, é todo fato que, na execução do trabalho, na ocasião ou em consequência do mesmo, produza lesões corporais, mediatas ou imediatas, aparentes ou não, superficiais ou profundas – nas palavras de Vasconcelos.[2] Desse modo, pode-se inferir que acidente trata de uma violência externa ou interna produzida por um fato anormal vinculado ao trabalho como causa de uma alteração patológica. A doença profissional, por seu turno, é o estado patológico consecutivo à ação reiterada e lenta, sobre o organismo, de elementos inerentes ao trabalho.

De forma resumida e didática, conceitua-se doença ocupacional ou do trabalho a designação de várias doenças que causam alterações na saúde do trabalhador, provocadas por fatores relacionados com o ambiente de trabalho. Elas se dividem em doenças profissionais ou tecnopatias (ou ergopatias ou idiopatias ou doenças profissionais típicas), que são causadas por fatores inerentes à atividade laboral, e doenças do trabalho ou mesopatias, que são causadas pelas circunstâncias do trabalho. As primeiras possuem nexo causal presumido, mas nas segundas, a relação com o trabalho deve ser comprovada por meio de perícia.

De todo modo, como afirma Oliveira[3], o cenário referente aos acidentes de trabalho no Brasil e no mundo não é dos mais animadores – quiçá até seja aflitivo. Afirma ele: "É preciso enfatizar que todos perdem com o acidente de trabalho: o empregado acidentado e sua família, a empresa, o governo e, em última instância, toda a sociedade".[3] Os números alarmantes demonstram bem a situação: no mundo, segundo dados recentes da Organização Internacional do Trabalho (OIT), ocorrem mais de 370 milhões de acidentes anuais; no Brasil, esse número chega a 400 mil por ano.

Em termos de legislação, a primeira lei brasileira sobre acidente de trabalho data de 1919 (Decreto Legislativo n. 3.724/1919). Apesar das críticas e falhas, há que se reconhecer o mérito do pioneirismo e a instituição de princípios especiais da infortunística, emancipando-a dos laços que a prendiam ao direito comum, e estabelecendo o primeiro grau de autonomia do direito trabalhista. Já a segunda lei acidentária (Decreto n. 24.637/1934) amplia o conceito de acidente, incorpora as doenças profissionais atípicas e obriga ao seguro privado com depósito em bancos estatais para pagamento de indenizações. Em 1944 (Decreto-lei n. 7.036/1944), novo diploma legal incorpora as concausas e os acidentes de trajeto ao conceito de acidente de trabalho, além de obrigar o empregador a promover medidas de higiene e segurança do trabalho, e o empregado a cumprir as normas de segurança prescritas. É a partir desta lei que surge a possibilidade de acumulação dos direitos acidentes acidentários com as reparações por responsabilidade civil.

Oliveira ensina que:

> *Vigora atualmente a Lei n. 8.213, de 24 de julho de 1991 – sétima lei acidentária – que foi promulgada no bojo do Plano de Benefícios da Previdência Social, em harmonia com as diretrizes da Constituição da República de 1988. Os aspectos centrais do acidente de trabalho estão disciplinados nos art. 19 a 23 da Lei mencionada, com re-*

gulamentação pelo Decreto n. 3.048, de 6 de maio de 1999. Os benefícios do acidentado, após a Lei n. 9.302/1995, praticamente foram equiparados aos benefícios previdenciários, tanto que não existia diferença alguma, quanto ao valor, da prestação por doença comum ou doença ocupacional. Neste sentido pontua Hertz Costa que "a bem da verdade, o País não tem uma lei de acidentes de trabalho, mas regras infortunísticas disseminadas nos benefícios da Previdência Social".[3]

Desse modo, a legislação vigente (Lei n. 8.213/1991) conceitua acidente de trabalho de modo positivo (definidor) e de modo negativo (explicitando aquilo que não se enquadra na tipificação), equiparando-o, ao mesmo tempo em que as define, às doenças profissionais (produzida ou desencadeada pelo exercício do trabalho) e às doenças do trabalho (adquirida em função das condições especiais de trabalho) como se pode depreender da leitura dos artigos de lei referente a este tópico:

Art. 19. Acidente do trabalho é o que ocorre pelo exercício do trabalho a serviço de empresa ou de empregador doméstico ou pelo exercício do trabalho dos segurados referidos no inciso VII do art. 11 desta Lei, provocando lesão corporal ou perturbação funcional que cause a morte ou a perda ou redução, permanente ou temporária, da capacidade para o trabalho.
Art. 20. Consideram-se acidente do trabalho, nos termos do artigo anterior, as seguintes entidades mórbidas:
I - doença profissional, assim entendida a produzida ou desencadeada pelo exercício do trabalho peculiar a determinada atividade e constante da respectiva relação elaborada pelo Ministério do Trabalho e da Previdência Social;
II - doença do trabalho, assim entendida a adquirida ou desencadeada em função de condições especiais em que o trabalho é realizado e com ele se relacione diretamente, constante da relação mencionada no inciso I.
§ 1º Não são consideradas como doença do trabalho:
a) a doença degenerativa;
b) a inerente a grupo etário;
c) a que não produza incapacidade laborativa;
d) a doença endêmica adquirida por segurado habitante de região em que ela se desenvolva, salvo comprovação de que é resultante de exposição ou contato direto determinado pela natureza do trabalho.
§ 2º Em caso excepcional, constatando-se que a doença não incluída na relação prevista nos incisos I e II deste artigo resultou das condições especiais em que o trabalho é executado e com ele se relaciona diretamente, a Previdência Social deve considerá-la acidente do trabalho.

Art. 21. Equiparam-se também ao acidente do trabalho, para efeitos desta Lei:
I - o acidente ligado ao trabalho que, embora não tenha sido a causa única, haja contribuído diretamente para a morte do segurado, para redução ou perda da sua capacidade para o trabalho, ou produzido lesão que exija atenção médica para a sua recuperação;
II - o acidente sofrido pelo segurado no local e no horário do trabalho, em conseqüência de:
a) ato de agressão, sabotagem ou terrorismo praticado por terceiro ou companheiro de trabalho;
b) ofensa física intencional, inclusive de terceiro, por motivo de disputa relacionada ao trabalho;
c) ato de imprudência, de negligência ou de imperícia de terceiro ou de companheiro de trabalho;
d) ato de pessoa privada do uso da razão;
e) desabamento, inundação, incêndio e outros casos fortuitos ou decorrentes de força maior;
III - a doença proveniente de contaminação acidental do empregado no exercício de sua atividade;
IV - o acidente sofrido pelo segurado ainda que fora do local e horário de trabalho:
a) na execução de ordem ou na realização de serviço sob a autoridade da empresa;
b) na prestação espontânea de qualquer serviço à empresa para lhe evitar prejuízo ou proporcionar proveito;
c) em viagem a serviço da empresa, inclusive para estudo quando financiada por esta dentro de seus planos para melhor capacitação da mão-de-obra, independentemente do meio de locomoção utilizado, inclusive veículo de propriedade do segurado;
d) no percurso da residência para o local de trabalho ou deste para aquela, qualquer que seja o meio de locomoção, inclusive veículo de propriedade do segurado.
§ 1º Nos períodos destinados a refeição ou descanso, ou por ocasião da satisfação de outras necessidades fisiológicas, no local do trabalho ou durante este, o empregado é considerado no exercício do trabalho.
§ 2º Não é considerada agravação ou complicação de acidente do trabalho a lesão que, resultante de acidente de outra origem, se associe ou se superponha às conseqüências do anterior.
Art. 21-A. A perícia médica do Instituto Nacional do Seguro Social (INSS) considerará caracterizada a natureza acidentária da incapacidade quando constatar ocorrência de nexo técnico epidemiológico entre o trabalho e o agravo, decorrente da relação entre a atividade da empresa ou do empregado doméstico e a entidade mórbida motivadora da incapacidade elencada na Classificação Internacional de Doenças (CID),

em conformidade com o que dispuser o regulamento. (Redação dada pela Lei Complementar nº 150, de 2015)
§ 1º A perícia médica do INSS deixará de aplicar o disposto neste artigo quando demonstrada a inexistência do nexo de que trata o caput deste artigo. (Incluído pela Lei nº 11.430, de 2006)
Art. 23. Considera-se como dia do acidente, no caso de doença profissional ou do trabalho, a data do início da incapacidade laborativa para o exercício da atividade habitual, ou o dia da segregação compulsória, ou o dia em que for realizado o diagnóstico, valendo para este efeito o que ocorrer primeiro.

O elemento seguinte a ser estudado, após o conceito legal de acidente de trabalho, no plano pericial, é o que Vasconcelos denomina "suspensão ou limitação da capacidade para este trabalho".[2]

A incapacidade (ou a limitação da capacidade) no direito do trabalho difere da lei penal, pois não é ampla e genérica como disposto no parágrafo 2º do artigo 129 do Código Penal brasileiro. Aqui trata-se de um conceito econômico, de vez que aqui a lei se refere ao indivíduo como fator de trabalho. Desse modo, a incapacidade temporária ou definitiva, grosso modo, atinge quase sempre os órgãos necessários diretamente ao trabalho, como os órgãos executores (mãos e braços), locomotores (membros inferiores) e órgãos da vida de relação e comunicação (sensório, fonação, visão, audição etc.). Há que se mencionar também aqueles órgãos indiretos ao trabalho, cujas alterações prejudicam o desempenho laboral (digestão, respiração, circulação), assim como lesões que venham a reduzir a capacidade potencial do trabalhador, dificultando sua reinserção no mercado de trabalho, equivalendo a uma incapacidade evidente. É importante notar, do ponto de vista pericial, que "quando não for evidenciada qualquer anormalidade funcional sob o ponto de vista ocupacional, assim como não apresentando tal incapacidade para o desenvolvimento de suas atividades, não podemos alegar incapacidade laborativa".[4]

Pode-se dividir a incapacidade em 3 tipos básicos, a saber:

1. Incapacidade total e permanente: trata-se da invalidez incurável para o trabalho. Não precisa ser absoluta, basta que, na avaliação realizada, haja previsão de que o trabalhador não mais será aceito no mercado comum do trabalho. A lei também se refere à incurabilidade, de interpretação relativa, ou seja: as lesões são consideradas incuráveis, quando exijam tratamento muito arriscado ou tempo superior a 1 ano para sua cura1
2. Incapacidade parcial e permanente: é a redução, por toda a vida (no dizer de Vasconcelos[2]), da capacidade do trabalho. Esta redução deve, pela legislação,

atingir um grau mínimo para ser considerada. Para efeitos de indenização civil, muito utilizada é a tabela da Susep (ver Capítulo 9 – Perícias cíveis e avaliação do dano corporal), sobre a qual aplica-se porcentagens de 75%, 50% e 25%, de acordo com avaliação de redução funcional em grau máximo (75%), médio (50%) e mínimo (25%). Buono Neto e Buono fornecem o seguinte exemplo de cálculo:

Lesão em globo ocular com perda em grau médio da visão de um dos olhos:
Pela tabela da SUSEP
50% de 30% = 15% de indenização por danos[4]

3. Incapacidade total e temporária: é a perda total da capacidade para o trabalho, por período limitado, nunca superior a 1 ano. Neste período dedicado ao tratamento, a lesão é curada e a vítima volta ao trabalho, ou não se curou e a incapacidade temporária é automaticamente considerada permanente, total ou parcial. É o momento da consolidação.

Por fim, o elemento crucial que deve integrar o conceito de acidente de trabalho é o de nexo de causalidade entre a lesão e o trabalho. Apesar da obviedade, cumpre-se ressaltar que, para que sejam considerados acidentes de trabalho, as lesões que incapacitam ou levam a óbito devem ter vínculo evidente, relação de causa e efeito, nexo etiológico entre o exercício do trabalho e a eventual lesão dele consequente. Não se trata aqui de local ou de tempo, mas de causa que decorra direta ou indiretamente do trabalho. Para tanto, é de suma importância que o perito também saiba avaliar o risco profissional inerente a algumas condições de trabalho.

Quanto ao risco, pode-se dizer que todo trabalho carrega o seu, e pode ser dividido em 3 tipos básicos, a saber:

1. Risco genérico: aquele a que todas as pessoas estão expostas.
2. Risco específico: a que está sujeito o trabalhador de determinado tipo de ocupação.
3. Risco genérico agravado: aquele risco comum que se agrava pelas condições e circunstâncias do trabalho.

Como bem afirma Vasconcelos,

Ainda que afastados todos os fatores de risco, possíveis de serem evitados no trabalho, restam sempre as causas e os riscos especificamente criados pelo trabalho, ineren-

tes ao mesmo, chamados de risco profissional. Baseada nesta inevitabilidade, *criou-se então a doutrina do risco profissional, uma "doutrina transacional entre patrão e operário" que conhecem, admitem e prevêm aqueles riscos específicos e possíveis do trabalho, recíprocos e pré-estabelecidos. [...] A ideia de culpa substitui-se pela ideia de risco, e o patrão responde pelo acidente, não porque lhe seja imputada uma falta, mas porque sua máquina ou ferramenta criou o risco.*[2]

A perícia médica no foro trabalhista, nos acidentes de trabalho e nas doenças profissionais assume, assim, aspecto de suma relevância e valor conclusivo. Em geral, de início, são apreciadas as questões, litígios e medidas cautelares relativos aos acidentes de trabalho, na esfera administrativa, pelos órgãos da Previdência Social.

De qualquer modo, exige-se, para bem exercer este tipo de perícia, experiência, dedicação e especialização em medicina do trabalho, bem como conhecimento da legislação pertinente. São objetivos periciais nesses casos:

- Esclarecer a natureza do acidente ou da causa diluída da doença profissional.
- Estabelecer nexo de causalidade entre acidente e lesão, entre agente e doença, com a maior evidência possível.
- Avaliar a(s) incapacidade(s) resultante(s).
- Excluir com rigor a simulação, o exagero e o dolo pelo exame da causa e pelo aspecto do efeito.
- Verificar a época de cura ou consolidação das lesões.

Assim, o primeiro elemento a ser verificado em exame pericial é a existência do dano, que pode se traduzir por uma lesão, uma perturbação funcional ou morte. A perturbação funcional refere-se ao comprometimento da atividade de algum segmento ou de alguma função do organismo – como a redução de atividade sensorial (audição, visão etc.) ou motora (redução de amplitude de movimentos, anquiloses etc.) Pode-se cogitar também funções psíquicas: comprometimento da consciência, alterações de memória, crises convulsivas etc. Algumas aparecem de forma precoce, e, outras, mais tardiamente, como alterações metatraumáticas. Por fim, a morte, quando de natureza acidental, requer o exame necroscópico a ser realizado no IML.

O segundo elemento de apuração é a verificação da incapacidade laborativa e seus diversos graus, como já discutido. Por fim, apurados o dano e a incapacidade laborativa, há que se relacioná-los à causa que o produziu, estabelecer o nexo causal. É preciso não esquecer das situações especiais de que trata a lei, como acidentes de trajeto, causas eventuais etc. Ainda, nosso ordenamento jurídico do trabalho adota o conceito abrangente de causa, ou seja, não faz distinção entre causa e condições e, assim, nas palavras de Maranhão, "as particularidades pessoais não descaracterizam o acidente".[5]

Além disso, um terceiro elemento faz-se imperativo: a vistoria do local de trabalho. Ela é de fundamental importância para que o perito tome conhecimento das condições em que o infortúnio transcorreu ou transcorre, e possa fazer sua correlação com todos os riscos inerentes àquelas condições de trabalho. Após consulta ao plano para redução de riscos ambientais (PPRA) e às medidas estipuladas pela própria empresa para controle médico da saúde ocupacional de seus trabalhadores (PCMSO), esta vistoria deve ser marcada previamente, acompanhada por assistentes técnicos e, de regra, pelos responsáveis pela segurança do trabalhador na empresa (além do próprio). Escolhe-se um trabalhador que execute as mesmas funções e que servirá de paradigma para a análise pericial. O trabalho todo é documentado, preferencialmente por fotografias, verifica-se a oferta e a presença e uso de equipamentos de proteção individual e outras situações de risco porventura não relatadas – e se tanto o PPRA como o PCMSO estão sendo seguidos de forma adequada.

Assim, percebe-se que a vistoria do posto de trabalho é uma ferramenta fundamental da perícia trabalhista, uma vez que ela garante a percepção real das condições de trabalho em que o funcionário é/era submetido. Isso permite, portanto, melhor entendimento da organização e da execução do trabalho e ajuda o perito médico a determinar a existência ou não de nexo de causalidade entre as condições/lesões/doenças presentes e a atividade laboral.

A seguir, é apresentado um modelo de laudo pericial trabalhista desenvolvido em conjunto com os médicos residentes em Medicina Legal e Perícia Médica da Faculdade de Medicina da Universidade de São Paulo, à guisa de ilustração. Como dito, trata-se de um modelo, e cada perito pode utilizá-lo ou não de acordo com sua experiência prévia e seu próprio método de trabalho.

MODELO PROPOSTO DE LAUDO PERICIAL

EXCELENTÍSSIMO (A) SENHOR (A) DOUTOR (A) JUIZ (A) DE DIREITO DA XXX VARA DA XX COMARCA DE XXX – XX

Processo nº: XXXXXXX-XX.20XX.X.XX.XXXX

Autor:

Réu:

Ação trabalhista por XXX

PREÂMBULO

Os médicos residentes em Medicina Legal e Perícias Médicas pelo Instituto Oscar Freire do Hospital das Clínicas da Faculdade de Medicina da Universidade de São Paulo, nomeados peritos judiciais, após terem examinado e analisado os elementos que consideram essenciais, vêm apresentar o resultado de seu trabalho resultado da perícia realizada em XX/XX/XXXX, domiciliado em...., RG xxxxx, CTP xxxxxxxxxxxx, na data de .... Na cidade de ......

LAUDO MÉDICO-LEGAL

1. **Quesitos**
   0.1. **Quesitos do autor**
   0.2. **Quesitos do réu**
2. **Histórico**
   2.1. **Resumo da petição inicial**
   2.2. **Resumo da contestação**
   2.3. **Relato do periciando**
   2.4. **Antecedentes pessoais do periciando**
   2.5. **Documentos médicos**
      2.5.1. **PPRA**
      2.5.2. **PCMSO**
3. **Descrição**
   3.1. **Exame físico geral**
   3.2. **Exame físico especial**
   3.3. **Vistoria do local de trabalho**

A vistoria no local de trabalho do/a autor/a foi realizada no dia DATA de MÊS de ANO, nas dependências da empresa ré, localizada na Rua ENDEREÇO – BAIRRO - CIDADE.

A vistoria foi acompanhada pelas seguintes pessoas: XXX, servindo de paradigma; XXX, que exerce a mesma ocupação que foi exercida pelo requerente.

Foi realizada a seguinte documentação fotográfica:

4. **Discussão**

A presente perícia se presta a auxiliar a instrução de ação de indenização trabalhista que XXXX move em face de XXX para a reparação de alegados danos decorrentes do exercício do trabalho a serviço da empresa ré.

4.1. **Conceitos e métodos utilizados**

Procede-se ao esclarecimento do método utilizado para a elaboração deste laudo médico-pericial.

Utilizaram-se critérios técnicos específicos para a análise global e personalizada do caso concreto a fim de elaborar o relatório médico-pericial, baseado no método científico e na filosofia pericial.

Realizou-se perícia médica com exame físico completo e detalhado com a finalidade de descrever o estado real do indivíduo.

Por meio da vistoria do local de trabalho, foi possível conhecer melhor as condições de trabalho em que o indivíduo é/era submetido, por exemplo, a carga horária laboral, a função (na prática), as atividades executivas, as condições do posto de trabalho e os principais movimentos realizados.

Análise da existência ou não do nexo causal, assim como sua classificação, caso existente.

Dentre os aspectos analisados em uma vistoria de local, a análise ergonômica também é bastante importante, uma vez que ela permite entender a rotina ocupacional. Preconizada pela NR-17, a análise ergonômica deve abordar os seguintes tópicos:

- Verificar se os conceitos da ergonomia fazem parte do ambiente corporativo.
- Verificar a postura exigida pelas tarefas do rol de atividades e a implantação de medidas preventivas e corretivas.
- Verificar a indicação de EPIs e seu uso efetivo/ fiscalização.
- Constatar medição de clima organizacional, por meio também da constatação de momentos de interação e descontração.
- Observação das queixas reportadas pelo reclamante e as condições do trabalho.
- Constatação de presença e participação de programas de qualidade de vida:
  - Ginástica laboral.
  - Estímulo a atividade física.
- Presença de ambulatórios específicos/convênio médico e acessibilidade.
- Constatação de treinamentos e capacitação.
- Uso de instrumentos, ferramentas e maquinários, para quais atividades e qual frequência.
- Necessidade e obrigatoriedade de carregamento de peso, sobrecarga de esforço físico e posturas antiergonômicas constantes.

Nesse contexto, passamos à exposição de alguns conceitos e nomenclaturas convencionadas para melhor esclarecimento da Justiça.

4.2. **Dano**

De acordo com a Organização Mundial de Saúde (OMS), dano pode ser entendido como qualquer perda ou anormalidade fisiológica, de estrutura anatômica, de função ou psíquica. É tido como toda lesão, diminuição, destruição ou todo prejuízo a que alguém é exposto na sua pessoa, nos seus direitos e no seu patrimônio, em virtude de um certo evento e contra sua vontade.

Na esfera trabalhista, após identificação e descrição do alegado dano sofrido pelo empregado, no exercício de suas atividades decorrentes do contrato de trabalho, importa proceder à sua interpretação e valoração.

4.3. **Nexo de causalidade**

Trata-se da relação entre a condição físico-psíquica de um determinado indivíduo e um determinado evento ou fato. É o recurso que enseja admitir cientificamente a existência de uma ligação entre um evento ou fato e um estado patológico. Envolve, mormente, o estudo topográfico, temporal e fisiopatológico, tendo-se em conta o estado anterior, ou seja, toda condição que existia antes da ocorrência do fato causador da lesão em demanda e passível de interferir no processo decorrente do evento em discussão.

Para a avaliação do nexo causal, nesta perícia trabalhista, utilizaram-se os critérios de Bradford Hill e, também, levou-se em consideração dados que preencham ou não a condição de nexo técnico epidemiológico.

4.3.1. **Os critérios de Bradford Hill são:**

- Força da associação: quanto mais forte uma associação, mais provável que seja causal. A força da associação é medida pelo risco relativo ou pelo *odds ratio.*
- Consistência: a relação deve ser condizente com os achados de outros estudos.
- Especificidade: exposição específica causa a doença.
- Temporalidade: causa deve ser anterior à doença.
- Gradiente biológico (efeito dose-resposta): deve ser em gradiente, proporcionalmente ao estudo de caso controle.
- Plausibilidade biológica: a associação deve ter uma explicação plausível, concordante com o nível atual de conhecimento do processo patológico.
- Coerência: os achados devem seguir o paradigma da ciência atual.
- Evidências experimentais: mudanças na exposição mudam o padrão da doença.
- Analogia: com outra doença ou com outra exposição.

Segundo Bradford Hill, quanto maior o número de critérios positivos/preenchidos, maior a chance de a demanda alegada ser de causa e efeito.

4.3.2. **Nexo técnico epidemiológico**
XXXXX SE PRECISAR **

4.4. **Acidente de trabalho e doença do trabalho**
Tendo em vista a Lei n. 8.213/1991, é possível definir acidente de trabalho e doença do trabalho da seguinte maneira:

- Acidente de trabalho ou de trajeto refere-se ao acidente ocorrido no exercício da atividade profissional, à serviço da empresa ou durante o deslocamento residência *vs.* trabalho; trabalho × residência. Deve ser o responsável por provocar lesão corporal ou perturbação funcional que resulte em perda ou redução – permanente ou temporária – da capacidade para o trabalho ou em morte.
- Doença do trabalho, por sua vez, é entendida como aquela adquirida ou desencadeada em função de condições especiais em que o trabalho é realizado e com ele se relacione diretamente. Ocorre por conta de circunstâncias alheias à atividade, podendo advir do ambiente onde é exercida ou da maneira que é realizada.

De acordo com o § 1º do Art. 20 desta mesma lei, não são consideradas doenças do trabalho:

- Doença degenerativa.
- Inerente a grupo etário.
- A que não produza incapacidade laborativa.
- Doença endêmica adquirida por segurado habitante de região em que ela se desenvolva, salvo comprovação de que é resultante de exposição ou contato direto determinado pela natureza do trabalho.

4.4.1. **Comunicação de acidente de trabalho**
Datas/documentos apresentados*

5. **Situação do periciando**
Trata-se de periciando que alega ter desenvolvido XXX em decorrência do trabalho na empresa ré e pleiteia indenização trabalhista. Na perícia médica, constatou-se XXXX.
Vistoria de local descrita no item 3.3 deste laudo.

6. **Conclusão**

Diante do exposto em todo o corpo deste laudo, os elementos disponíveis permitem/não permitem, sob a óptica médico-legal, admitir o nexo de causalidade entre XXX e a lesão/queixa XXX e o trabalho exercido na empresa ré.

7. **Respostas aos quesitos**
   7.1. **Quesitos do autor**
   7.2. **Quesitos do réu**
8. **Referências bibliográficas**
9. **Encerramento**

Sendo o que havia a relatar, discutir e expor, à disposição para esclarecimentos adicionais, encerra-se o presente laudo.

REFERÊNCIAS BIBLIOGRÁFICAS

1. Mendes R. Patologia do trabalho. 3.ed. Rio de Janeiro: Atheneu; 2013.
2. Vasconcelos G. Lições de medicina legal. Rio de Janeiro: Companhia Editora Forense; 1970.
3. Oliveira SGO. Indenizações por acidente de trabalho ou doença ocupacional. 12.ed.. Salvador: Juspodium; 2021.
4. Buono Neto A, Buono EA. Perícias judiciais na medicina do trabalho. 5.ed. São Paulo: LTr; 2018.
5. Maranhão OR. Curso básico de medicina legal. 8.ed. São Paulo: Malheiros; 1996.

ÍNDICE REMISSIVO

D

E

F

H

I

J

L

M

N

O

P

Q

R

S